科学出版社"十四五"普通高等教育本科规划教材

# 医 古 文

钱超尘 段逸山 主 审

赵鸿君 徐光星 主 编

科学出版社

北 京

# 内 容 简 介

　　本教材是为了提高阅读古医籍能力这一根本目的，为学习中医经典课程奠定语言文字基础而编写的。全书内容是按文选、基础知识与附录三个部分来编写的。第一单元至第六单元为先秦经典、医家传记、书序提要、医经传注、医家论文、医学杂论，共三十八篇文选。第七单元为基础知识，介绍有助于提高古医籍阅读能力的基本理论、基本知识与基本技能，共八章。附录为工具性知识介绍，包括常用词、容易误读误写的中医药常用字、中医重言词、简繁字对照表、异体字整理表。本教材同步编写有数字化内容，包括文选音频、文选课件和阅读练习参考答案三个部分，请扫描教材中二维码，进行阅读观看或听读。

　　本教材可供全国高等医药院校中医学、中西医临床医学、针灸推拿学、骨伤科学、护理学、中药学等相关专业使用，也可成为中医药学爱好者自学中医的参考书。

图书在版编目（CIP）数据

医古文 / 赵鸿君，徐光星主编.—北京：科学出版社，2021.1
科学出版社"十四五"普通高等教育本科规划教材
ISBN　978-7-03-067489-0

Ⅰ.①医…　Ⅱ.①赵…②徐…　Ⅲ.①医古文-医学院校-教材　Ⅳ.①R2

中国版本图书馆 CIP 数据核字（2020）第 261671 号

责任编辑：郭海燕　白会想 / 责任校对：王晓茜
责任印制：霍　兵 / 封面设计：蓝正设计

科 学 出 版 社 出版
北京东黄城根北街 16 号
邮政编码：100717
http://www.sciencep.com

北京市密东印刷有限公司印刷
科学出版社发行　各地新华书店经销
*
2021 年 1 月第　一　版　开本：787×1092　1/16
2025 年 2 月第十二次印刷　印张：23 1/2
字数：572 000
定价：69.80 元
（如有印装质量问题，我社负责调换）

# 编 写 说 明

医古文是研究古代医籍及相关文献语言文化现象与规律的一门学科，是高等医药院校中医药类专业的基础课程，是中医药从业人员后续学习中医经典的必备课程。本教材的编写目的，是培养学生阅读古代医籍文献的能力，为学习中医经典原著课程和其他古籍文献奠定语言文字基础以及必备的中医文化基础。

《医古文》现行教材至今已有十版，本教材以前十版教材为基础，吸收历版教材的长处，紧密围绕培养提高阅读古医籍能力这一根本目的，内容按文选、基础知识、附录三个部分来编写的，第一单元至第六单元为文选内容，分先秦经典、医家传记、书序提要、医经传注、医家论文、医学杂论，共三十八篇。中医学植根于中国传统文化，是中国传统文化的一部分，故"先秦经典"单元选择能反映中医学渊源的文章，所选篇目为《黄帝内经》成书前的经、史、子文献。"医家传记"与"书序提要"两个单元，除保留公认的名篇外，又做了调整和增补。"医经传注"单元选择《素问》《灵枢》《伤寒论》等中医经典选文和校注。"医家论文"单元选择汉以后中医名家的医学正论。"医学杂论"单元选择中医学相关的非正论文章，体裁多样。第七单元为基础知识，介绍有助于提高古医籍阅读能力的基本理论、基本知识与基本技能，共八章。附录为工具性知识介绍，包括常用词、容易误读误写的中医药常用字、中医重言词、繁简字对照表、异体字整理表。本教材配有数字化内容，包括文选音频、文选课件、阅读练习参考答案三个部分，请扫描教材中二维码，进行阅读观看和听读。

本教材力求突出科学性和实用性。首先，在文选的选目上，重点选取能反映中医学渊源的经、史、子类文章和中医学的经典、论文及各类体裁的文章，以体现中医学术的发展脉络，使哲理、文理与医理贯通。其次，在文选的编排和注释上，按内容分成六个单元，每单元的文章以时间先后为序，每篇文章之后都有阅读练习，供学生进行阅读理解能力的提高训练。注释力求准确、简练，既注意注释的深度，又考虑学生已有的水平。最后，在基础知识内容的编写上，注重介绍与阅读理解古医籍相关的文化知识，如"汉字"部分增加了"俗体字"内容，"与中医药相关的古代文化知识"部分介绍与阅读古医籍相关的天文、历法等内容。此外，在文字处理上，本教材以教育部、国家语言文字工作委员会于2013年组织制定的《通用规范汉字表》为依据，力求文字标准化、规范化。为锻炼学生阅读古医籍能力，本教材从目录开始全部使用繁体字，本说明为了方便读者阅读，使用简化字；文选原文依所据版本保留异体字。

本教材供全国高等医药院校中医药类专业使用。文选部分，以讲授文理为主，兼顾医理，使学生掌握一定数量的古汉语疑难词语和中医学名词术语，并通过阅读练习综合训练，培养和提高学生古医籍阅读能力和水平。基础知识部分，在学生课外自学的基础上，有的可单独介绍，有的可穿插在课文中介绍，力求讲清基本概念，阐述基本知识，传授基本技能。

本教材是由全国高等医药院校医古文授课教师共同完成，具体分工如下：第一单元至第六单元文选部分，第一篇、第二篇由王丽编写，第三篇由葛晓舒编写，第四篇由王丽编写，第五篇由高静编写，第六篇由叶磊编写，第七篇、第八篇由侯洪澜编写，第九篇、第一〇篇由单博编写，第一一篇由张星编写，第一二篇由包红梅编写，第一三篇由高静编写，第一四篇由葛晓舒编写，第一五篇、第一六篇由陈婷编写，第一七篇、第一八篇由包红梅编写，第一九篇、第二〇篇由徐光星编写，第二一篇、第二二篇由马裔美编写，第二三篇由罗宝珍编写，第二四篇由马裔美编写，第二五篇、第二六篇由崔为编写，第二七篇由陈婷编写，第二八篇由董秀娟编写，第二九篇由张星编写，第三〇篇由葛晓舒编写，第三一篇由高湲编写，第三二篇由罗宝珍编写，第三三篇由单博编写，第三四篇由侯洪澜编写，第三五篇由罗宝珍编写，第三六篇由叶磊编写，第三七篇由徐光星编写，第三八篇由董秀娟编写。第七单元基础知识内容，第一章由叶磊编写，第二章由付新军编写，第三章由张星编写，第四章由高静编写，第五章由葛晓舒编写，第六章由崔为编写，第七章由侯洪澜编写，第八章由赵鸿君编写。附录部分，常用词由赵鸿君、张暖编写，容易误读误写的中医药常用字、中医重言词由董秀娟编写，繁简字对照表、异体字整理表由王丽编写。本教材中"文选音频"由张柯欣负责组织录音和提供后期剪辑的技术支持，为了满足不同学习需要，张柯欣还为本教材创建了配套"数字化阅读平台"，供学生使用。

本教材在编写过程中，得到了有关院校、专家、同仁的大力支持。主审北京中医药大学钱超尘教授、上海中医药大学段逸山教授为本教材的出版付出了很多心力；辽宁中医药大学针灸推拿学院刘小宁、张熙朋、张阳、李培萱、王德羽、姜棣菲、倪诗敬、顾津夷、刘睿祺、王馨悦、肖璐嘉、郑竹清、黄硕同学为文选篇章配音朗诵，亦付出了不少心血。在此一并衷心感谢！

《医古文》编委会

2020 年 11 月

# 目　錄

# 第一單元　先秦經典

## 一　洪範（節選）

【題解】本文節選自《尚書·洪範》，據上海古籍出版社 1997 年影印的阮元重刻《十三經注疏》排印。《尚書》最早稱作《書》，漢代稱《尚書》，意爲"上古之書"，儒家將其尊奉爲經，又稱爲《書經》。《尚書》是我國最早的歷史文獻彙編，共五十八篇，分爲《虞書》《夏書》《商書》和《周書》，較爲真實地記錄了距今 4000～2600 年間我國虞、夏、商、周的史實，反映了我國自氏族社會末期至階級社會初期的社會概況，内容涉及天文、地理、官制、禮儀、教育、刑法、典章制度等，反映了封建社會政治制度、宗法思想、倫理道德、哲學觀點逐步形成的歷史過程，是學習和研究我國上古史和古代文化的重要文獻。著名的經史學家金景芳先生盛贊其爲"中國自有史以來的第一部信史"。《尚書》有今文《尚書》和古文《尚書》之分。漢武帝時期發現于孔子故宅中的《尚書》以蝌蚪文寫就，爲古文《尚書》，漢代伏生以隸書所傳的《尚書》，爲今文《尚書》。

《洪範》是公元前十二世紀末周武王克商以後，向商朝貴族箕子請教而得的九條治國大政方針，即"九疇"。它不僅揭示了作爲統治者所必須具備的基本素質和條件、治理國家的基本職能以及曆法、禮儀、祭祀、占卜等方面的規定與要求，而且還蘊含了許多哲學的理念，與《周易》一起彙聚成了中國古代哲學的淵源。在"洪範九疇"中，與醫學的關聯性并不是平行的，其中"五行""稽疑"和"庶徵"三條與醫學的發展尤爲密切。

惟十有三祀[1]，王訪於箕子[2]。王乃言曰："嗚呼！箕子，惟天陰騭下民[3]，相協厥居[4]，我不知其彝倫攸敘[5]。"箕子乃言曰："我聞在昔，鯀陻洪水[6]，汩陳其五行[7]，帝乃震怒，不畀洪範九疇[8]，彝倫攸斁[9]。鯀則殛死[10]，禹乃嗣興[11]。天乃錫禹洪範九疇[12]，彝倫攸敘。

"初一曰五行，次二曰敬用五事[13]，次三曰農用八政[14]，次四曰協用五紀[15]，次五曰建用皇極[16]，次六曰乂用三德[17]，次七曰明用稽疑[18]，次八曰念用庶徵[19]，次九曰嚮用五福[20]，威用六極[21]。

[1]惟十有三祀：十三年。指周文王建國後的第十三年，周武王伐商。惟，語首助詞。有，又。祀，年。

[2]箕子：商紂王的叔父，曾拜爲太師，封于箕（今山西太谷東北），故稱箕子。

[3]陰騭（zhì）：默默地使安定。孔安國傳："騭，定也。天不言，而默定下民。"

[4]相：輔助。　　協：和諧。　　厥：其。

[5]彝倫：常理，常道。　　攸：所。　　敘：次序，引申爲制定。

[6]陻（yīn）：同"堙"。堵塞。

[7]汩（gǔ）：擾亂。　　陳：列。　　其：指代天。

[8]畀（bì）：給予。　　洪範：大法。言天地之大法。　　九疇：九類，指九種治國大法。疇，種類。

[9]攸：于是。　　斁（dù）：敗壞。

[10]殛（jí）：誅殺。

[11]嗣：繼承。

[12]錫：通"賜"。賜予。

[13]五事：指貌、言、視、聽、思五件事。

[14]農：勤勉。　　八政：指食、貨、祀、司空、司徒、司寇、賓、師八種政務。

[15]協：合。　　五紀：指歲、月、日、星辰、曆數五種計時方法。

[16]皇極：帝王統治天下的准則。即所謂大中至正之道。極，准則。

[17]乂（yì）：治理。　　三德：三種政德。《孔傳》："治民必用剛、柔、正直之三德。"

[18]明：明察。　　稽疑：用卜筮決斷疑事。稽，卜問。

[19]念：考慮。　　庶徵：各種徵兆。文中指檢驗君王行爲的各種天時衆氣的徵兆。

[20]嚮：勸導，鼓勵。一說，嚮，通"饗"。祭祀。　　五福：壽、富、康寧、攸好德、考終命。

[21]威：通"畏"，畏懼。　　六極：六種極凶惡之事，指凶短折、疾、憂、貧、惡、弱。

　　"一、五行：一曰水，二曰火，三曰木，四曰金，五曰土。水曰潤下，火曰炎上，木曰曲直，金曰從革[1]，土爰稼穡[2]。潤下作鹹[3]，炎上作苦，曲直作酸，從革作辛，稼穡作甘。

　　"二、五事：一曰貌[4]，二曰言，三曰視，四曰聽，五曰思。貌曰恭，言曰從，視曰明，聽曰聰[5]，思曰睿[6]。恭作肅[7]，從作乂，明作哲[8]，聰作謀，睿作聖。

　　"三、八政：一曰食，二曰貨，三曰祀，四曰司空[9]，五曰司徒[10]，六曰司寇[11]，七曰賓[12]，八曰師[13]。

　　"四、五紀：一曰歲，二曰月，三曰日，四曰星辰，五曰厤數[14]。

　　……

"七、稽疑：擇建立卜筮人[15]，乃命卜筮。曰雨，曰霽，曰蒙，曰驛，曰克[16]，曰貞，曰悔[17]，凡七。

"八、庶徵：曰雨，曰暘，曰燠，曰寒，曰風[18]，曰時。五者來備，各以其敘，庶草蕃廡[19]。一極備，凶；一極無，凶。"

[1] 從革：順從人意而改變形狀。革，改變；變革。

[2] 爰：曰，爲。　　稼穡：耕種，收穫。

[3] 潤下：謂水性就下以滋潤萬物。　　作：生。

[4] 貌：面貌。

[5] 聰：古同"聰"。

[6] 睿：通達。

[7] 肅：恭敬。

[8] 哲（zhé）：通"哲"。明智。

[9] 司空：掌管民居的官員。

[10] 司徒：掌管教育的官員。

[11] 司寇：掌管司法治安的官員。

[12] 賓：孔穎達疏云："教民以禮待賓客，相往來也。"

[13] 師：孔穎達疏云："立師防寇賊，以安保民也。"

[14] 厤：同"曆"。

[15] 卜筮：古時預測吉凶，用龜甲稱卜，用蓍草稱筮，合稱卜筮。

[16] "曰雨"五句：皆爲卜兆。孔穎達疏云："卜兆有五。曰雨兆，如雨下也。曰霽兆，如雨止也。曰雺兆，氣蒙暗也。曰圛兆，氣落驛不連屬也。曰克兆，相交也。"《尚書正義》云："此上五者，灼龜爲兆，其璺坼形狀有五種，是卜兆之常法也。"霽，雨止。蒙，陰暗。克，兆相交錯。

[17] "曰貞"二句：孔穎達疏云："內卦曰貞，外卦曰悔。筮法爻從下起，故以下體爲內，上體爲外。下體爲本，因而重之，故以下卦爲貞。貞，正也，言下體是其正。言上體是其終也。"

[18] "曰雨"五句：孔穎達疏云："其名曰雨，所以潤萬物也；曰暘（yáng），所以乾萬物也；曰燠，所以長萬物也；曰寒，所以成萬物也；曰風，所以動萬物也。此是五氣之名。"暘（yáng），日出。燠（yù），溫暖。

[19] 蕃廡：蕃滋而豐茂，茂盛。廡，草木茂盛。

## 閱讀練習

伏生濟南人也故爲秦博士孝文帝時欲求能治尚書者天下亡有聞伏生治之欲召時伏生年九十餘老不能行於是詔太常使掌故朝錯往受之秦時焚書伏生壁藏之其後大兵起流亡漢定伏生求其書亡數十篇獨得二十九篇即以教於齊魯之間齊學者由此頗能言尚書山東大師亡不涉尚書以

教伏生教濟南張生及歐陽生張生爲博士而伏生孫以治尚書徵弗能明定是後魯周霸雒陽賈嘉頗能言尚書云歐陽生字和伯千乘人也事伏生授兒寬寬又受業孔安國至御史大夫自有傳寬有<u>俊材</u>……歐陽大小夏侯氏學皆出於寬寬授歐陽生子世世相傳至曾孫高子陽爲博士高孫地餘長賓以太子中庶子授太子後爲博士地餘少子政爲王莽講學大夫<u>由是</u>尚書世有歐陽氏學（《漢書·儒林傳》）

1. 標點上文
2. 解釋畫綫詞語

治：　　　亡有：　　　頗：　　　俊材：　　　由是：

3. 回答問題

第一段中伏生《尚書》之學傳承情況如何？

# 二 《周易》三則

**【題解】**本文節選自《周易》，據上海古籍出版社 1997 年影印的阮元重刻《十三經注疏》排印。《周易》又稱爲《易》《易經》，爲儒家經典之一。該書分"經""傳"兩個部分。"經"主要是六十四卦卦形符號與卦爻辭；"傳"以太極和陰陽的二元論視角，討論闡述天地萬物的屬性、特點與規律，由《彖辭》（上、下）、《象辭》（上、下）、《繫辭》（上、下）、《文言》《説卦》《序卦》《雜卦》十篇文章構成，漢時稱爲"十翼"。

第一、二則均選自《繫辭上》。第一則主要闡述天地乾坤對萬物生成變化的作用，第二則圍繞陰陽觀念，闡述變化的必然性和偶然性。第三則選自《説卦》，主要闡明天地人三道是卦的基本內容。

## （一）

天尊地卑[1]，乾坤定矣[2]。卑高以陳[3]，貴賤位矣。動靜有常，剛柔斷矣[4]。方以類聚[5]，物以羣分，吉凶生矣。在天成象[6]，在地成形[7]，變化見矣。是故剛柔相摩[8]，八卦相盪[9]。鼓之以雷霆[10]，潤之以風雨。日月運行，一寒一暑。乾道成男，坤道成女。乾知大始[11]，坤作成物。乾以易知，坤以簡能[12]。易則易知，簡則易從。易知則有親，易從則有功。有親則可久，有功則可大。可久則賢人之德，可大則賢人之業。易簡而天下之理得矣。天下之理得，而成位乎其中矣。

[1]尊：高。　卑：（地勢）低下。

[2]乾坤：乾卦和坤卦。卦象分別爲☰、☷。

[3]以：通"已"。已經。

[4]剛柔：指"剛"（健運）和"柔"（靜伏）的特性。

[5]方："人"之誤。高亨《周易大傳今注》："方當作人。"

[6]象：天象。韓康伯注："象，況日月星辰。"

[7]形：形體，形象。韓康伯注："形，況山川草木也。"

[8]剛柔：此指陰陽。

[9]八卦：爲八種具有象徵意義的基本圖形，代表八種基本物象：乾爲天，坤爲地，震爲雷，巽爲風，艮爲山，兑爲澤，坎爲水，離爲火，每個圖形用三個分別代表陽的"—"（陽爻）和代表陰的"--"（陰爻）組成。　盪，同"蕩"。

[10]鼓：震動。

[11]知：主。《周易本義》："知猶主也。乾主始物，而坤作成之。"

[12]簡能：因簡易而能完善。

## （二）

一陰一陽之謂道[1]。繼之者善也[2]，成之者性也[3]。仁者見之謂之仁，知者見之謂之知。百姓日用而不知，故君子之道鮮矣[4]！

顯諸仁[5]，藏諸用，鼓萬物而不與聖人同憂，盛德大業，至矣哉！富有之謂大業[6]，日新之謂盛德[7]，生生之謂易[8]。成象之謂乾[9]，效法之謂坤，極數知來之謂占[10]，通變之謂事[11]，陰陽不測之謂神[12]。

[1]道：宇宙萬物的本原、本體。韓康伯注："道者何，無之稱也，無不通也，無不由也，況之曰道。"

[2]繼：延續。　善：美好。文中指能順應"道"而養萬物。

[3]成：形成。　性：本性。

[4]"故君子"句：即"故知君子之道鮮矣"。

[5]諸：兼詞。之于。

[6]富有：包羅萬象，無所不有。

[7]新：使……變新。

[8]生生：孳生不絶，繁衍不已。　易：陰陽變化消長的現象。韓康伯注："陰陽轉易，以成化生。"

[9]成象：成爲感官可以覺知的形象或現象。

[10]極數：窮盡其技藝。孔穎達疏："謂窮極蓍策之數，豫知來事，占問吉凶，故云謂之占也。"

[11]通變：通曉變化之理。

[12]測：測度，預料。　神：神奇，玄妙。韓康伯注："神也者，變化之極，妙萬物而爲言，不可以形詰者也。"

## （三）

昔者聖人之作《易》也，將以順性命之理[1]。是以立天之道，曰陰與陽；立地之道，曰柔與剛；立人之道，曰仁與義。兼三才而兩之[2]，故《易》六畫而成卦。分陰分陽，迭用柔剛[3]，故《易》六位而成章[4]。

[1]性命：萬物的天賦和稟賦。

[2]三才：天、地、人。　兩：雙方。指兩個相對的方面。

[3]迭：交替，更迭。　柔剛：柔爻和剛爻，即陰爻和陽爻。

[4]六位：六爻。　章：指卦。

# 閱讀練習

　　無極而太極太極動而生陽動極而靜靜而生陰靜極復動一動一靜互為其根分陰分陽兩儀立焉陽變陰合而生水火木金土五氣順布四時行焉五行一陰陽也陰陽一太極也太極本無極也五行之生也各一其性無極之真二五之精妙合而凝乾道成男坤道成女二氣交感化生萬物萬物生生而變化無窮焉惟人也得其秀而最靈形既生矣神發知矣五性感動而善惡分萬事出矣聖人定之以中正仁義而主靜立人極焉故聖人與天地合其德日月合其明四時合其序鬼神合其吉凶君子修之吉小人悖之凶故曰立天之道曰陰與陽立地之道曰柔與剛立人之道曰仁與義又曰原始反終故知死生之說大哉易也斯其至矣（周敦頤《太極圖說》）

　　1. 標點上文

　　2. 解釋畫綫詞語

一：　　　　本：　　　　修：　　　　原：　　　　斯：

　　3. 回答問題

周敦頤認為宇宙是如何生成的？

# 三　醫　師

【題解】本文節選自《周禮·天官·冢宰》，據中華書局 1980 年清代阮元校刻本《十三經注疏》排印。《周禮》相傳爲西周周公所著，實際成書于兩漢之間。《周禮》爲儒家經典之一，與《儀禮》《禮記》合稱爲“三禮”，對後代禮制影響深遠。《周禮》原名《周官》，記載了周代的職官制度。《周禮》體例嚴整，每種官職皆首論設立此官的意義，次論官職的職掌、屬官及員數等。

　　本文記述了周代的醫事制度，闡述了醫師的職責及其下屬食醫、疾醫、瘍醫、獸醫四類醫生診治疾病的方法，反映出我國在兩千多年前就建立了體系化的醫療衛生管理制度，醫藥學實踐知識已經相當豐富。


　　醫師掌醫之政令[1]，聚毒藥以共醫事[2]。凡邦之有疾病者、疕瘍者造焉[3]，則使醫分而治之。歲終則稽其醫事[4]，以制其食[5]。十全爲上[6]，十失一次之，十失二次之，十失三次之，十失四爲下。

[1]醫師：周代主管醫藥衛生行政和管理各科醫生的長官。
[2]毒藥：古代泛指治病的有效藥物。　　共：“供”的古字。供給。
[3]疕（bǐ）瘍：泛指皮膚外科和骨傷科疾病。疕，頭瘡。瘍，癰瘡。又指身傷。
[4]稽：考核。
[5]制其食：制定醫生的俸祿。
[6]十全爲上：十个病人全都治愈的爲上等。全，通“痊”。病愈。


　　食醫掌和王之六食、六飲、六膳、百羞、百醬、八珍之齊[1]。凡食齊眡春時，羹齊眡夏時，醬齊眡秋時，飲齊眡冬時[2]。凡和，春多酸，夏多苦，秋多辛，冬多鹹，調以滑甘。凡會膳食之宜[3]，牛宜稌，羊宜黍，豕宜稷，犬宜粱，鴈宜麥[4]，魚宜苽。凡君子之食恒放焉[5]。

[1]食醫：掌管天子飲食調配的醫生。　　和（hè）：調配。　　六食：指稌（tú，粳米）、黍（黍子，黏黃米）、稷（穀子，一説爲高粱）、粱（上等小米）、麥、苽（gū，菰米）六種糧食。六飲：指水、漿（酸味的飲料，亦指清酒）、醴（甜酒）、醻（liáng，淡酒）、醫（酒釀）、酏（yí，薄粥）六種飲料。　　六膳：指馬、牛、羊、豕、犬、雞六種牲畜之肉。膳，牲畜之肉。　　百羞：天子饈用 120 種，此取成數。下文“百醬”義同。羞，“饈”的古字。富有滋味的食品。　　八珍：指淳熬（用肉汁烹調并澆上油脂的米飯）、淳母（模仿淳熬而做成的黍食）、炮豚（烤猪）、炮牂（zāng，烤母山羊）、搗珍（以牛羊鹿麞等裏脊肉製成的食品）、煎（經過煎製的牛羊肉之類的食

品）、漬（用鮮牛羊肉的薄片浸入酒醋等調味品而製成的食品）、肝膋（liáo，用狗的腸網膜油蒙在狗肝上烤製成的食品）八種珍貴食品。　　齊："劑"的古字。調配。

　　[2]"凡食齊"四句：指食、羹、醬、飲四類飲食要比照四季氣溫，即食劑溫、羹劑熱、醬劑涼、飲劑冷。　　眂，同"視"。比擬，比照。

　　[3]會：合成。　　宜：同"宜"。

　　[4]鴈：同"雁"。此指鵝，鵝爲家雁。邢昺疏《爾雅·釋鳥》："李巡曰：野曰雁，家曰鵝。"

　　[5]君子：指春秋、戰國時期的貴族階層。　　放：通"仿"。仿照，依照。


　　疾醫掌養萬民之疾病[1]。四時皆有癘疾[2]：春時有痟首疾[3]，夏時有癢疥疾[4]，秋時有瘧寒疾[5]，冬時有漱上氣疾[6]。以五味、五穀、五藥養其病[7]，以五氣、五聲、五色眂其死生[8]。兩之以九竅之變[9]，參之以九藏之動[10]。凡民之有疾病者，分而治之。死終則各書其所以[11]，而入於醫師[12]。

　　[1]疾醫：相當于内科醫生。　　養：治療，將養。

　　[2]癘疾：指季節性的流行病。癘，疫癘。

　　[3]痟（xiāo）首疾：有酸削感的頭痛病。

　　[4]癢疥疾：泛指瘡瘍癬疥等皮膚病。

　　[5]瘧寒疾：指瘧疾以及畏寒發冷的疾病。

　　[6]漱上氣疾：咳嗽及氣喘病。鄭玄注："漱，咳也。上氣，逆喘也。"

　　[7]五穀：指麻、黍、稷、麥、豆。　　五藥：指草、木、蟲、石、穀五類藥物。

　　[8]五氣：指五臟所出之氣，即肺氣熱、心氣次之、肝氣涼、脾氣溫、腎氣寒。又，《素問·陰陽應象大論》指喜、怒、悲、憂、恐。　　五聲：指宮、商、角、徵（zhǐ）、羽五聲。又，《素問·陰陽應象大論》指呼、笑、歌、哭、呻。　　五色：指青、赤、黃、白、黑五種面色。　　眂：診察，診斷。

　　[9]兩：再次診察。名詞活用作動詞。　　九竅：指頭面部耳、目、鼻、口七竅，加下部之前陰、後陰二竅。

　　[10]參：同"三"。再三診察。　　九藏：指心、肝、脾、肺、腎五臟，加上胃、膀胱、小腸、大腸。　　動：指脉的搏動。

　　[11]死終：少亡曰死，老死曰終。

　　[12]入：呈報。


　　瘍醫掌腫瘍、潰瘍、金瘍、折瘍之祝藥、劀殺之齊[1]。凡療瘍，以五毒攻之[2]，以五氣養之[3]，以五藥療之，以五味節之[4]。凡藥[5]，以酸養骨，以辛養筋，以鹹養脈，以苦養氣，以甘養肉，以滑養竅[6]。凡有瘍者，受其藥焉。

　　[1]瘍醫：相當于外科、骨傷科醫生。　　腫瘍：腫大但未潰爛未出膿血的癰瘡。　　潰

瘍：已潰爛有膿血的癰瘡。　金瘍：刀劍等金屬利器所致創傷。　折瘍：指骨折筋傷。　祝藥：外敷用藥。祝，通“注”。敷；塗。　劀（guā）殺之齊：刮除膿血和銷蝕腐肉的藥劑。劀，刮去膿血。後作“刮”。殺，以药蝕其惡肉。

[2] 五毒：指用膽礬、丹砂、雄黄、礜（yù）石、磁石煉製的外用藥。

[3] 五氣：五穀。鄭玄注：“五氣，當爲五穀，字之誤也。”

[4] 節：指調節（藥力）。

[5] 藥：名詞活用作動詞。投用藥物。

[6] 以滑養竅：用具有潤滑作用的藥物調養氣血，使它通利往來如空竅。

　　獸醫掌療獸病，療獸瘍。凡療獸病，灌而行之[1]，以節之[2]，以動其氣[3]，觀其所發而養之[4]。凡療獸瘍，灌而劀之[5]，以發其惡[6]，然後藥之、養之、食之[7]。凡獸之有病者、有瘍者，使療之。死則計其數以進退之[8]。

[1] 灌而行之：給病畜灌藥并使它遛行。

[2] 節之：調節病畜遛行的速度。一説，指以鞭策畜，使藥力運行。

[3] 氣：脉氣。

[4] 所發：所表現出的病情。

[5] 灌：清洗創傷。

[6] 發其惡：發散消除病畜的病邪。

[7] 食（sì）：飼養。

[8] 進退：指職位的升降和俸禄的增減。

# 閱讀練習

　　邶風有云我心非鑒不可以茹則鏡固能茹物者也而周禮言療瘍六養凡有瘍者受其藥焉則天下之能茹藥者病也顧參苓或致殺人而烏喙還能起死有茹不茹死生皎焉將毋病者藥之鏡也何也以其能茹藥也然不先有鏡其病者將毋噬獸人而夏庭無玉慶爲祥麟魚睫渾而秦照鮮金估爲明月寒茹其溫和茹其毒酸辛寒苦甘濕骨筋脈氣肉竅茹各相訛則制巫彭之丸不必挾逢蒙之矢煎空桑之飲不必設吕維之筵定和始之方亦可廢鄷侯之律（王肯堂《醫鏡·序》）

1. 斷句

2. 解釋畫綫詞語

鑒：　　　茹：　　　皎：　　　訛：　　　丸：

3. 回答問題

王肯堂爲什麼認爲病能茹藥？

# 四 《老子》三則

**【題解】** 本文節選自《老子道德經》，據上海書店 1986 年影印世界書局《諸子集成》本排印。老子，姓李名耳，字伯陽，謚曰聃，楚國苦縣（今河南鹿邑縣）人，生卒年不詳，約爲春秋晚期人。據傳老子曾做過周朝史官，孔子曾問禮于老子。老子是我國古代最早提出樸素辯證法思想的著名哲學家，道家學派的創始人，主張無爲而治，其思想主張大都保存在《老子》中。《老子》，又稱《道德經》《老子道德經》，共八十一章，五千餘字，分上下兩篇。《老子》文辭簡奧，意蘊深永，精闢而深刻地闡述了"道"生萬物的緣起學説、相反相成的辯證思維、"懷素抱樸"的個人修養、"無爲而治"的政治主張、"上善若水"的崇高境界、返璞歸真的社會理想等。歷代衆多注解中，以漢河上公注、魏王弼注、清魏源《老子本義》最爲通行。

　　第一則認爲虛静方能觀萬物變化，萬物變化最終都回復根本，主張致虛守静，是老子"無爲"思想的哲學基礎。第二則認爲有厚德者如同嬰兒，無欲無求，順其自然，此爲養生大道。第三則認爲深藏厚蓄，不逞强，是治人事天的根本。

## （一）

　　致虛極[1]，守静篤。萬物並作[2]，吾以觀復[3]。夫物芸芸[4]，各復歸其根[5]。歸根曰静，是謂復命[6]。復命曰常[7]，知常曰明[8]。不知常，妄作[9]，凶。知常，容[10]，容乃公[11]，公乃王[12]，王乃天[13]，天乃道，道乃久，没身不殆[14]。（十六章）

[1]致虛：達到虛無。意爲使心境空明寧静，不爲外物雜念所擾。與下文"守静"意相類。極：頂點，極限。與下文"篤"義同。

[2]作：生長、發展、變化。

[3]復：循環往復。

[4]芸芸：衆多貌。

[5]根：本原。指道。

[6]復命：復歸本性。

[7]常：道。萬物運動變化永恒的規律，即守常不變的規律。

[8]明：明智。

[9]妄作：無知而任意胡爲。

[10]容：包容，寬容。

[11]公：公平，公正。

[12]王：完備，普遍。王弼注爲"周普"。

[13]天：自然。

[14]没（mò）身：終身。

## （二）

含德之厚，比於赤子[1]。蜂蠆虺蛇不螫[2]，猛獸不據[3]，攫鳥不搏[4]。骨弱筋柔而握固，未知牝牡之合而全作[5]，精之至也。終日號而不嗄[6]，和之至也[7]。知和曰常，知常曰明，益生曰祥[8]，心使氣曰强[9]。物壯則老，謂之不道，不道早已[10]。（五十五章）

[1]赤子：嬰兒。

[2]蜂蠆虺（chài huǐ）蛇：蜂、蝎、蛇之類的有毒害蟲。蠆，蝎子一類的毒蟲。虺，毒蛇。螫（shì）：毒蟲或蛇咬刺。

[3]據：抓取。

[4]攫鳥：鷙鳥，凶猛的鳥。　　搏：用爪襲擊它物。

[5]牝（pìn）牡之合：男女交合。　　全：通“朘（zuī）”。小男孩的外生殖器。《説文新附·肉部》：“朘，赤子陰也。”　　作：謂勃起。

[6]嗄（shà）：嗓音嘶啞。

[7]和：和順，和氣。言生命力正常。

[8]益生：貪求生活享受。　　祥：災殃。段玉裁《説文解字注》：“凡統言則災亦謂之祥，析言則善者謂之祥。”

[9]心使氣：存心使氣。此指任性而爲。　　强：逞强。

[10]已：停止。此指死亡。

## （三）

治人事天莫若嗇[1]。夫唯嗇，是謂早服[2]。早服謂之重積德[3]；重積德則無不克[4]；無不克則莫知其極[5]；莫知其極，可以有國[6]。有國之母[7]，可以長久。是謂深根固柢[8]，長生久視之道[9]。（五十九章）

[1]事天：對待自然。　　嗇：愛惜。

[2]早服：及早從事。服，從事。

[3]重：厚。

[4]克：勝。

[5]極：極限。

[6]有國：執掌政權。有，治。

[7]母：根本。

[8]柢（dǐ）：樹木的根。此指基礎。

[9]長生久視：指長久地活着。

## 閱讀練習

　　老子者楚苦縣厲鄉曲仁里人也姓李氏名耳字伯陽謚曰聃周守藏室之史也孔子適周將問禮於老子老子曰子所言者其人與骨皆已朽矣獨其言在耳且君子得其時則駕不得其時則<u>蓬累</u>而行吾聞之良賈深藏若虛君子盛德容貌若愚去子之驕氣與多欲<u>態色</u>與<u>淫志</u>是皆無益於子之身吾所以告子若是而已孔子去謂弟子曰鳥吾知其能飛魚吾知其能游獸吾知其能走走者可以爲<u>罔</u>游者可以爲<u>綸</u>飛者可以爲<u>矰</u>至於龍吾不能知其乘風雲而上天吾今日見老子其猶龍邪老子修道德其學以自隱無名爲務居周久之見周之衰迺遂去至關關令尹喜曰子將隱矣彊爲我著書於是老子迺著書上下篇言道德之意五千餘言而去莫知其所終（《史記·老莊申韓列傳》）

　　1. 標點上文

　　2. 解釋畫綫詞語

　　蓬累：　　　　態色：　　　　淫志：　　　　罔：　　　　綸：

　　矰：

　　3. 回答問題

　　以“自隱無名爲務”的老子爲何要著書留世？

# 五 《管子》二則

**【題解】**本文選自《管子補注》，據《湖北先正叢書》排印。管仲（約前 723～前 645 年），姬姓，管氏，名夷吾，字仲，諡敬。春秋時期齊穎上人（今安徽穎上縣），著名哲學家、政治家、軍事家，法家代表人物。被譽爲"法家先驅""華夏第一相"等。

《管子》爲管仲的繼承者、學生收編和記錄管仲思想與言論的總集，于戰國初年齊都臨淄（今山東淄博）稷下學宫，由管仲學派編撰成書。《管子》内容龐雜，其思想融合法、道、名、陰陽、兵、农等諸家，内容涉及天文、曆數、哲學、醫理、農業、經濟等方面。漢劉向編定八十六篇，後亡佚十篇，故今本《管子》僅七十六篇。全書共分八類，其中"經言"九篇、"外言"八篇、"内言"七篇、"短語"十七篇、"區言"五篇、"雜言"十篇、"管子解"四篇、"管子輕重"十六篇。《水地》《内業》《四時》《五行》《白心》《幼官》《幼官圖》《輕重己》《宙合》《心術》等反映了精氣學説、陰陽五行學説，值得研究醫學者參考。

第一則節選自《水地》篇，提出水爲地的血氣，是萬物的本原。文章通篇論水，大致分水爲萬物的本原與水的性質兩部分。

第二則節選自《内業》篇，屬黄老道家的文獻，着重論述"精气"的作用及治心的原則。認爲"精氣"爲生之本原，提出"精氣"充盈于腎、内心虚静、排除欲望诱惑等是修身養性的關鍵。修心、養生、煉意、養神，是修煉聖人境界的方法。其中關于悲喜與養生關係的論述，至今仍有借鑒意義。

## （一）水地

地者，萬物之本原，諸生之根菀也[1]，美惡、賢不肖、愚俊之所生也。水者，地之血氣，如筋脈之通流者也。故曰：水，具材也[2]。何以知其然也？曰：夫水淖弱以清[3]，而好灑人之惡，仁也；視之黑而白，精也[4]；量之不可使概[5]，至滿而止，正也；唯無不流，至平而止，義也；人皆赴高，己獨赴下，卑也。卑也者，道之室，王者之器也，而水以爲都居[6]。

[1] 根菀：謂根本。菀，通"苑"。

[2] 具材：具備各種才能。

[3] 淖（chuò）弱：柔和貌。淖，通"綽"。

[4] 精：精誠。

[5] 概：古代的一種衡准器。古人用斗斛出納糧米時，用一個長形的器物貼着斗斛的口平

抹一下，使糧米不留尖，不缺欠，達到均平。

　　[6] 都居：水彙聚之所。都，聚集。居，停留。

　　準也者 [1]，五量之宗也 [2]；素也者，五色之質也；淡也者，五味之中也。是以水者，萬物之準也，諸生之淡也，違非得失之質也 [3]。是以無不滿，無不居也，集於天地而藏於萬物，產於金石，集於諸生，故曰水神。集於草木，根得其度，華得其數，實得其量。鳥獸得之，形體肥大，羽毛豐茂，文理明著。萬物莫不盡其幾 [4]，反其常者，水之內度適也 [5]。

　　[1] 準：古代測平的儀器。

　　[2] 五量：五種計量標準的合稱。《孔子家語·五帝德》：“治五氣，設五量。”王肅注：“五量：權衡、升斛、尺丈、里步、十百。”

　　[3] 違非：即“是非”。違，通“韙”。

　　[4] 幾：神妙。

　　[5] 內度：內部标準。

　　人，水也。男女精氣合，而水流形，三月如咀 [1]。咀者何？曰五味。五味者何？曰五藏。酸主脾，鹹主肺，辛主腎，苦主肝，甘主心。五藏已具，而後生肉。脾生隔 [2]，肺生骨，腎生腦，肝生革，心生肉。五肉已具，而後發爲九竅。脾發爲鼻，肝發爲目，腎發爲耳，肺發爲竅。五月而成，十月而生，生而目視耳聽心慮。目之所以視，非特山陵之見也，察於荒忽 [3]；耳之所聽，非特雷鼓之聞也，察於淑湫 [4]；心之所慮，非特知於麤麤也 [5]，察於微眇 [6]。故修要之精 [7]。是以水集於玉，而九德出焉 [8]。凝蹇而爲人 [9]，而九竅五慮出焉 [10]。此乃其精也。精麤濁蹇 [11]，能存而不能亡者也。

　　[1] 三月如咀（jǔ）：指胎兒三個月可以含味。如，而。《說文解字》：“咀，含味也。”

　　[2] 隔：通“膈”。

　　[3] 荒忽：模糊不清貌。

　　[4] 淑湫（jiū）：寂寥。一說，細小的聲音。淑，通“寂”。湫，清靜。

　　[5] 麤麤（cū）：形容極粗陋。麤，同“粗”。

　　[6] 微眇：亦作“微渺”。精微要妙，幽微杳遠。

　　[7] 故修要之精：郭沫若《管子集校》認爲此五字是衍文。

　　[8] 九德：古謂賢人所具備的九種優良品格。《逸周書·常訓》：“九德：忠、信、敬、剛、柔、和、固、貞、順。”

[9] 凝蹇：猶凝結。蹇，停留。

[10] 五慮：指耳、目、口、鼻、心五種器官的感覺。

[11] 濁蹇：濁滯。蹇，滯澀。

# （二）內業

凡物之精，此則爲生。下生五穀，上爲列星。流於天地之間，謂之鬼神；藏於胸中，謂之聖人。是故民氣[1]，杲乎如登於天[2]，杳乎如入於淵[3]，淖乎如在於海[4]，卒乎如在於己[5]。是故此氣也，不可止以力，而可安以德；不可呼以聲，而可迎以音[6]。敬守勿失，是謂成德。德成而智出，萬物果得。

凡心之刑[7]，自充自盈，自生自成。其所以失之，必以憂樂喜怒欲利。能去憂樂喜怒欲利，心乃反濟。彼心之情，利安以寧。勿煩勿亂，和乃自成。折折乎如在於側[8]，忽忽乎如將不得[9]，渺渺乎如窮無極。此稽不遠，日用其德。

[1] 民：據下文當爲“此”。

[2] 杲乎：明亮貌。

[3] 杳（yǎo）乎：幽暗貌。

[4] 淖乎：寬廣貌。

[5] 卒乎：高峻貌。卒，通“崒”。高峻。語見《詩經·小雅·漸漸之石》：“漸漸之石，維其卒矣。”高亨注：“卒，借爲崒，危而高也。”

[6] 音：疑“意”之誤。

[7] 刑：法。

[8] 折折乎：明亮貌。

[9] 忽忽乎：模糊不清貌。

天主正，地主平，人主安靜。春秋冬夏，天之時也；山陵川谷，地之枝也；喜怒取予，人之謀也。是故聖人與時變而不化，從物而不移。能正能靜，然後能定。定心在中，耳目聰明，四肢堅固，可以爲精舍。精也者，氣之精者也。氣，道乃生，生乃思，思乃知[1]，知乃止矣[2]。凡心之形，過知失生。

一物能化謂之神，一事能變謂之智。化不易氣，變不易智，唯執一之君子能爲此乎！執一不失，能君萬物。君子使物，不爲物使。得一之理，治心在於中，治言出於口，治事加於人，然則天下治矣。一言得而天下服，一言定而天下聽，公之謂也。

　　[1] 知："智"的古字。

　　[2] 止：達到最高境界。

　　凡人之生也，天出其精，地出其形，合此以爲人。和乃生，不和不生。察和之道，其精不見，其徵不醜[1]。平正擅匈[2]，論治在心，此以長壽。忿怒之失度，乃爲之圖。節其五欲[3]，去其二凶[4]，不喜不怒，平正擅匈。

　　凡人之生也，必以平正。所以失之，必以喜怒憂患。是故止怒莫若詩，去憂莫若樂，節樂莫若禮，守禮莫若敬，守敬莫若靜。內靜外敬，能反其性，性將大定。

　　凡食之道：大充[5]，傷而形不臧[6]；大攝[7]，骨枯而血沍[8]。充攝之間[9]，此謂和成。精之所舍，而知之所生。飢飽之失度，乃爲之圖。飽則疾動，飢則廣思[10]，老則長慮。飽不疾動，氣不通於四末；飢不廣思，飽而不廢[11]，老不長慮，困乃遫竭[12]。大心而敢，寬氣而廣，其形安而不移，能守一而棄萬苛[13]。見利不誘，見害不懼，寬舒而仁，獨樂其身，是謂雲氣，意行似天。

　　[1] 醜：相同。

　　[2] 平正擅匈：胸中擁有平和中正。擅，據有。匈，"胸"的古字。

　　[3] 五欲：指耳、目、鼻、口、心的欲望。

　　[4] 二凶：喜、怒兩種情緒過度造成的危害。尹知章注："喜怒過度，皆能爲害，故曰二凶。"

　　[5] 大充：過飽。

　　[6] 臧：善，好。

　　[7] 大攝：過于收斂。意謂吃得過少。攝，收斂。

　　[8] 沍（hù）：閉塞不通。

　　[9] 充攝之間：指飢飽適度。

　　[10] 廣思：停止思考。廣，通"曠"。荒廢。

　　[11] 廢：通"發"。精神焕發。郭沫若等集校引張佩綸云："'不廢'，當作'不發'……言其思不曠則傷神，雖飽而不發揚也。"

　　[12] 遫：同"速"。

　　[13] 苛：騷擾。

　　凡人之生也，必以其歡。憂則失紀[1]，怒則失端[2]。憂悲喜怒，道乃無處。愛欲靜之，遇亂正之[3]。勿引勿推，福將自歸。彼道自來，可藉與謀。靜則得之，躁則失之。靈氣在心，一來一逝，其細無内，其大無外。所以失之，以躁爲害，心能執靜，道將自定。得道之人，理丞而屯泄[4]，匈中無敗。節欲之道，萬物不害。

[1] 紀：綱紀。此指秩序。

[2] 端：條理。

[3] 遇：通“愚”。

[4] 理丞而屯泄：指邪氣從肌理毛孔中蒸發而排泄出去。王念孫《讀書雜誌·管子八》引王引之曰：“丞讀爲烝。烝，升也。泄，發也。屯當爲毛，字之誤也。言得道之人，和氣四達，烝泄於毛理之間，故匈中無敗也。”理，腠理。丞，通“烝”。升發。

## 閱讀練習

建常立有以靖爲宗以時爲寶以政爲儀和則能久非吾儀雖利不爲非吾當雖利不行非吾道雖利不取上之隨天其次隨人人不倡不和天不始不隨故其言也不廢其事也不隨原始計實本其所生知其象則索其形緣其理則知其情索其端則知其名故苞物衆者莫大於天地化物多者莫多於日月民之所急莫急於水火然而天不爲一物枉其時明君聖人亦不爲一人枉其法天行其所行而萬物被其利聖人亦行其所行而百姓被其利是故萬物均百姓平矣是以聖人之治也靜身以待之物至而名自治之正名自治之奇身名廢名正法備則聖人無事不可常居也不可廢舍也隨變斷事也知時以爲度大者寬小者局物有所餘有所不足（節選自《管子·白心篇》）

1. 標點上文

2. 解釋畫綫詞語

靖：　　　　政：　　　　計：　　　　被：　　　　奇：

3. 語譯畫綫句子

# 六 盡 數

【題解】本文選自《吕氏春秋》，據文學古籍出版社 1954 年本排印。《吕氏春秋》是秦相吕不韋召集門下衆多食客各著所聞，集體編著而成，共二十六卷，一百六十篇，計二十餘萬言，分十二紀、八覽、六論，故又名《吕覽》。書中以儒、道思想爲主，兼采墨、法、名、農等九流百家之說，故被《漢書·藝文志》列入雜家。該書取材賅博，保存了不少先秦舊説和古史資料。

本文是該書《季春紀》中的一篇，説明合理養生便可長壽的道理，并闡述養生之道在于順應四時陰陽變化，趨利避害，調攝精氣，經常運動，謹慎飲食，選擇良居，賤筮弃巫。如此"去害""知本"，便可樂享天年。這些觀點迄今仍有積極的指導意義。文章短小精悍，既爲經驗之談，又頗富哲理，發人深省。

天生陰陽、寒暑、燥濕，四時之化，萬物之變，莫不爲利，莫不爲害。聖人察陰陽之宜，辨萬物之利以便生[1]，故精神安乎形[2]，而年壽得長焉。長也者，非短而續之也，畢其數也[3]。畢數之務[4]，在乎去害。何謂去害？大甘[5]、大酸、大苦、大辛、大鹹，五者充形，則生害矣。大喜、大怒、大憂、大恐、大哀，五者接神[6]，則生害矣。大寒、大熱、大燥、大濕、大風、大霖[7]、大霧，七者動精，則生害矣。故凡養生，莫如知本，知本則疾無由至矣[8]。

[1]便：利。使動用法。
[2]安：安守。
[3]畢其數：享盡其自然的壽數。數，壽數，指天年。
[4]務：要務。
[5]大：過。
[6]接神：與精神交接。接，交。
[7]霖：久雨。
[8]無由：無從。

精氣之集也，必有入也[1]。集於羽鳥[2]，與爲飛揚[3]；集於走獸，與爲流行[4]；集於珠玉，與爲精朗[5]；集於樹木，與爲茂長；集於聖人，與爲夐明[6]。精氣之來也，因輕而揚之[7]，因走而行之，因美而良之，因長而養之[8]，因智而明之。

[1]"精氣"句：意謂精氣的匯集必定體現爲進入某物并與之緊密結合。精氣，此指形成萬物的原始物質。集，匯聚。入，進入。此指與萬物密切結合。

[2]羽鳥：飛禽。

[3]與爲："與（之）爲"的省語。此指精氣與羽鳥結合形成"飛揚"的特徵。與，介詞。下文四個"爲"字用法同此。一説爲語氣詞。

[4]流行：行走。流，移動；運行。

[5]精朗：據下文"因美而良之"，"朗"當作"良"。

[6]夐（xiòng）明：謂智慧高遠明達。夐，大；遠。

[7]因輕而揚之：意謂精氣可據鳥羽之質輕而使它飛翔。因，依順。揚，使動用法。以下四句"之"前各字也均同此用。

[8]因長而養之：據上下文例当作"因善而長之"（從丁聲樹説）。意謂精氣可據樹木善蕃之性而使其生長茂盛。

　　流水不腐，户樞不螻[1]，動也。形氣亦然。形不動則精不流，精不流則氣鬱[2]。鬱處頭則爲腫、爲風[3]，處耳則爲挶、爲聾[4]，處目則爲䁑、爲盲[5]，處鼻則爲鼽、爲窒[6]，處腹則爲張、爲疛[7]，處足則爲痿、爲蹷[8]。輕水所[9]，多秃與癭人[10]；重水所，多尰與躄人[11]；甘水所，多好與美人[12]；辛水所，多疽與痤人[13]；苦水所，多尪與傴人[14]。

[1]螻：螻蛄。此處用爲動詞，蛀蝕。

[2]氣鬱：氣機鬱滯。

[3]腫：頭腫。《素問·厥論》："巨陽之厥，則腫首，頭重，足不能行。"　　風：面腫。《素問·平人氣象論》："面腫曰風。"

[4]挶（jú）：一种耳疾。

[5]䁑（miè）：眼屎多的疾病。另據劉熙《釋名·釋疾病》，目眶紅腫也叫䁑。

[6]鼽：指鼻流清涕。劉熙《釋名·釋疾病》："鼻塞曰鼽。"　　窒：鼻道氣窒不通。

[7]張：同"脹"。此指腹滿脹痛。　　疛（zhǒu）：心腹脹滿病。

[8]痿：此指足軟無力，不能行走。　　蹷：指下肢逆冷，行走不便的疾病。

[9]輕水：指缺乏某種礦物質的水。下文"重水"則指含礦物質多的水。

[10]癭（yǐng）：頸瘤。此指生頸瘤。

[11]尰（zhǒng）：足部腫脹。　　躄（bì）：足不能行。指跛脚。

[12]好：容貌美好。

[13]疽：癰瘡。　　痤（cuó）：瘡瘡。

[14]尪（wāng）：胸部突出、鷄胸一類疾病。　　傴：脊柱彎曲、駝背一類疾病。

凡食，無彊厚味[1]，無以烈味重酒，是以謂之疾首[2]。食能以時，身必無災。凡食之道，無飢無飽[3]，是之謂五藏之葆[4]。口必甘味[5]，和精端容[6]，將之以神氣[7]，百節虞歡[8]，咸進受氣[9]。飲必小咽，端直無戾[10]。

[1]彊：同"强"。　厚味：指豐盛而肥膩的食物。

[2]疾首：致病之始。首，開端。

[3]無：通"毋"。

[4]葆：安定。一説通"寶"。

[5]甘味：認爲所食之味甘美。甘，意動用法。

[6]和精端容：意謂進食時要調諧精神，端正儀容。和，調諧。

[7]將之以神氣：意謂藉助精氣幫助消化食物。將，助。神氣，精氣。

[8]百節：全身關節，泛指周身。　虞：通"娛"。

[9]受氣：指受水穀精氣之養。

[10]戾：彎曲。

今世上卜筮禱祠[1]，故疾病愈來。譬之若射者，射而不中，反修於招[2]，何益於中？夫以湯止沸[3]，沸愈不止，去其火則止矣。故巫醫毒藥[4]，逐除治之[5]，故古之人賤之也[6]，爲其末也。

[1]上：通"尚"。崇尚。　卜筮：占卜。卜用龜甲，筮用蓍草。　禱祠：向神求福和酬謝神祇。

[2]修：調整。　招：箭靶子。

[3]湯：沸水。

[4]故：猶言"夫"，語首助詞。　毒藥：泛指药物。

[5]之：代疾病。

[6]古之人：指古人中善于養生保命的人。　賤：認爲卑賤。意動用法。

## 閱讀練習

吾聞上工治未病中工治將病下工治已病治未病者十痊八九治將病者十痊二三治已病者十不救一善治者治皮毛不善治者治骨髓蓋病在皮毛其邪淺正氣未傷可攻可刺病至骨髓則邪入益深正氣將憊針藥無所施其巧矣噫勾萌不折至用斧柯涓涓不絕流爲江河是誰之咎歟邵子曰與其病後才服藥孰若病前能自防即聖人之所謂不治已病治未病之謂也夫病已成而後藥之亂已成而後治之譬猶渴而穿井亂而鑄兵不亦晚乎今人有

病不即求醫隱忍冀瘥至於病深猶且自諱不以告人誠所謂安其危利其菑也一旦病亟然後求醫使醫者亦難以施其治詩云既輸爾載將伯助予斯之謂乎（萬全《萬氏家傳養生四要·卷四》）

1. 斷句

2. 解釋畫綫詞語

勾萌：　　　　　　涓涓：　　　　　　亂而鑄兵：　　　　　　瘥：　　　　　亟：

3. 回答問題

段尾三句話要表達什麼意思？

# 七 秦醫緩和

**【題解】**本文節選自《左傳》"成公十年""昭公元年"，據 1980 年中華書局《十三經注疏》影印本排印。《左傳》相傳爲魯國人左丘明所作。左丘明（約前 502～前 422 年），春秋末期魯國都君莊（今山東肥城市石橫鎮東衡魚村）人，姓丘，名明，因其父任左史官，故稱左丘明。春秋末期史學家、文學家、思想家、散文家、軍事家，被後世宗爲"文宗史聖""經臣史祖""百家文字之宗、萬世古文之祖"。

《左傳》亦稱《春秋左氏傳》《左氏春秋》，是我國第一部叙事詳細的編年史。記載了自魯隱公元年（前 722 年）至魯哀公二十七年（前 468 年）間的歷史，較真實地反映了春秋時代各國的政治、經濟、軍事、文化等方面的事件，具有很高的歷史文獻價值。《左傳》長于描繪戰爭，善于鋪叙辭令，爲後世歷史著作和叙事散文之典範。

本文所選兩則文獻在醫學史上具有重要意義。前一則反映了當時社會已廣泛運用灸、刺、藥等多種治療方法，文中提到的"膏肓""二豎"等，成爲後世廣泛應用的典故。後一則所述"六氣致病"病因學說，對中醫理論的形成有重要的影響。

（成公十年）晉侯夢大厲[1]，被髮及地[2]，搏膺而踊[3]，曰："殺余孫，不義，余得請於帝矣！"壞大門及寢門而入[4]。公懼，入於室[5]，又壞戶[6]。公覺[7]，召桑田巫[8]。巫言如夢。公曰："何如？"曰："不食新矣[9]。"

[1]成公十年：公元前 581 年。　晉侯：即晉景公姬獳（nóu），公元前 599～前 581 年在位。　厲：惡鬼。

[2]被："披"的古字。披散。

[3]搏：拍打。　膺：胸。　踊：跳躍。

[4]大門：宮殿大門。　寢門：寢宮之門。

[5]室：指寢宮内室。

[6]戶：單扇的門。此指寢宮與内室相通的門。

[7]覺（jiào）：睡醒。此指驚醒。

[8]桑田巫：桑田地方的巫者。桑田，古地名，在今河南靈寶市北，春秋時屬虢國，晉滅虢後，歸并于晉。

[9]不食新：不能吃到新麥。意爲死在麥收前。新，指新收穫的麥子。

公疾病[1]，求醫於秦，秦伯使醫緩爲之[2]。未至，公夢疾爲二豎子[3]，曰：“彼良醫也，懼傷我，焉逃之？”其一曰：“居肓之上，膏之下[4]，若我何？”醫至，曰：“疾不可爲也，在肓之上，膏之下。攻之不可[5]，達之不及[6]，藥不至焉，不可爲也。”公曰：“良醫也！”厚爲之禮而歸之[7]。

[1]疾病：患重病。病，重病。

[2]秦伯：指秦桓公，公元前 603～前 577 年在位。

[3]二豎子：兩個童子。後世稱疾病爲“二豎”本此。豎，同“竪”。

[4]“肓（huāng）之上”六字：即心下膈上。古人認爲這個部位是藥力不及之處。此即成語“病入膏肓”的語源，常形容病情危重到了不可治療的程度，也比喻事態嚴重，無可挽救。肓，古代指心臟與膈膜之間。膏，心尖脂肪。

[5]攻：火攻。這裏指灸治療法。

[6]達：通達，貫通。這裏指針刺療法。

[7]爲之禮：爲他置辦禮品。爲，爲……置辦。爲動用法。　　歸：使……歸。使動用法。

　　六月丙午[1]，晉侯欲麥[2]，使甸人獻麥[3]，饋人爲之[4]。召桑田巫，示而殺之。將食，張[5]，如廁[6]，陷而卒。小臣有晨夢負公以登天[7]，及日中，負晉侯出諸廁，遂以爲殉[8]。

[1]六月：指周曆六月。　　丙午：丙午日，即初七日。

[2]麥：用作動詞。嘗新麥。

[3]甸人：官名。負責爲天子諸侯管理藉田（由天子諸侯親自過問耕作的土地），供給獵獲的野物。甸，古時郭（外城）外曰郊，郊外曰甸。

[4]饋（kuì）人：主管宮中飲食的庖人。

[5]張（zhàng）：通“脹”。腹脹。

[6]如：到……去。

[7]小臣：官名，宮中執役的太監。

[8]殉：陪葬。此指陪葬的人。

　　（昭公元年）晉侯求醫於秦[1]，秦伯使醫和視之[2]，曰：“疾不可爲也。是謂近女室，疾如蠱[3]。非鬼非食，惑以喪志。良臣將死，天命不祐。”公曰：“女不可近乎？”對曰：“節之[4]。先王之樂，所以節百事也，故有五節[5]。遲速本末以相及，中聲以降[6]。五降之後，不容彈矣。於是有煩手淫聲[7]，慆堙心耳[8]，乃忘平和[9]，君子弗聽也。物亦如之。至於煩，乃捨也已，無以生疾。君子之近琴瑟[10]，以儀節也[11]，非以慆心也。天有六氣，降生五味，發爲五色[12]，徵爲五聲[13]，淫生六疾[14]。六氣曰陰、陽、風、雨、晦、明也。分爲四時，序爲五節[15]，過則爲菑[16]。陰淫寒疾，陽淫熱疾，風淫末疾[17]，雨淫腹疾，晦淫惑疾[18]，明淫心疾[19]。女，陽物而晦時[20]，淫則生內熱惑蠱之疾。今君不節不時，能無及此乎？"

[1]昭公元年：公元前 541 年。　　晉侯：晉平公姬彪，公元前 557～前 532 年在位。

[2]秦伯：指秦景公，公元前 576～前 537 年在位。

[3]"是謂"兩句：清代王念孫認爲"室"爲"生"字之誤，此句應爲"是爲近女，生疾如蠱"，可參。謂，通"爲"。因爲。蠱，蠱疾，指因沉溺女色而導致的心志惑亂之病。

[4]節：節制。

[5]五節：指宮、商、角、徵（zhǐ）、羽五聲的節奏。

[6]中聲：中正和諧的樂聲。

[7]煩手：此指手法繁雜混亂。煩，繁雜。　　淫聲：過分雜亂的樂聲。

[8]慆堙（tāo yīn）心耳：即"慆心堙耳"。使心志惑亂，使耳朵堵塞。慆，惑亂。堙，填塞。均爲使動用法。

[9]忘：通"亡"。失去。

[10]琴瑟：古代弦樂器名。借指音樂。此喻女色。

[11]儀：禮儀。

[12]發：表現。

[13]徵：驗證。

[14]淫：過度，過甚。

[15]序：按次序排列。　　五節：五行之節。古人以五行之木、火、金、水配春、夏、秋、冬，每時 72 天。另將每季後之末各 18 天配屬于土，是謂五節。一說，五節指五聲之節。

[16]菑：同"灾"。

[17]末疾：四肢疾患。末，四末，即四肢。

[18]晦淫惑疾：夜晚就寢過晚，易患心神惑亂之疾。晦，昏暗。此指夜晚。

[19]明淫心疾：白天思慮過度，易患心神勞倦之疾。明，明亮。此指白天。

[20]陽物：謂女性是男性的附屬物（從杜預説）。陽，此指男性。

　　出，告趙孟。趙孟曰："誰當良臣[1]？"對曰："主是謂矣[2]。主相晉國[3]，於今八年。晉國無亂，諸侯無闕，可謂良矣。和聞之，國之大臣，榮其寵禄，任其大節。有菑禍興而無改焉，必受其咎。今君至於淫以生疾，將不能圖恤社稷[4]，禍孰大焉？主不能禦[5]，吾是以云也。"趙孟曰："何謂蠱？"對曰："淫溺惑亂之所生也。於文，皿蟲爲蠱。穀之飛亦爲蠱[6]。在《周易》，女惑男。風落山，謂之蠱[7]。皆同物也。"

趙孟曰："良醫也。"厚其禮而歸之。

[1]當：稱得上。

[2]主是謂：即"謂主"。賓語前置。是，賓語前置的標志。

[3]相（xiàng）：輔佐。

[4]圖恤：謀劃，謀慮。圖，圖謀。恤，顧恤；憂慮。

[5]禦：制止。

[6]"穀之飛"句：古人將穀物儲藏過久或受濕而生的飛蟲稱爲蠱。

[7]"在《周易》"四句：指在《周易》中，蠱卦的含義是：長女迷惑少男，大風吹倒山上的草木，皆敗壞之象。蠱，卦名。下卦爲巽卦，爲長女，爲風；上卦爲艮卦，爲少男，爲山。

## 閱讀練習

夫醫者活人之事而亦殺人之機也今天下醫書亦繁多矣未盡其變紙上陳言何足爲用設沈當前醫士環視生之乎殺之乎曰殺之也何以明其然也拘泥古方以療今疾如此者醫殺之耳男子無論矣女子之情隱微難見病不自知而一委於醫醫又不能得其隱微望聞問無有焉一憑於脈脈其可盡憑乎惟是妄意揣度聊復從事焉嗟乎此何等事而竟以意度之想當然乎哉然隱微亦難言矣從其隱而隱之則無乎不隱如倉公之診女子知其思欲不遂脈出魚際一寸是也從其顯而顯之則無乎不顯（武之望《濟陰綱目》）

1. 斷句

2. 解釋畫綫詞語

活：　　　　一：　　　　妄：　　　　意：　　　　遂：

3. 語譯畫綫句子

# 第二單元　醫家傳記

# 八　扁　鵲　傳

【題解】本文節選自《史記·扁鵲倉公列傳》，據 1959 年中華書局校點本排印。作者司馬遷（前 145～前 86 年？），字子長，西漢夏陽（今陝西韓城）人，杰出的史學家和文學家。年輕時曾游歷全國，爲其撰寫《史記》積累了豐富的資料。後承父任爲太史令，因替投降匈奴的李陵辯解而受宮刑。出獄後忍辱負重，發憤著書，完成了《史記》的撰寫。

《史記》原名《太史公書》，是我國第一部紀傳體通史，記述了上自黃帝下至漢武帝時代長達三千多年的歷史，共一百三十篇，包括十二本紀、十表、八書、三十世家、七十列傳。《史記》不僅是歷史巨著，也是文學名著，魯迅先生譽其爲"史家之絶唱，無韵之離騷"。

本篇傳記作者綜合了歷代傳聞，塑造了一位頗具傳奇色彩的古代名醫扁鵲的形象，同時也反映了二千多年前我國醫學的發展狀況。

扁鵲者[1]，勃海郡鄭人也[2]，姓秦氏[3]，名越人。少時爲人舍長。舍客長桑君過[4]，扁鵲獨奇之，常謹遇之[5]。長桑君亦知扁鵲非常人也。出入十餘年，乃呼扁鵲私坐，閒與語曰[6]："我有禁方[7]，年老，欲傳與公，公毋泄。"扁鵲曰："敬諾[8]。"乃出其懷中藥予扁鵲："飲是以上池之水三十日[9]，當知物矣[10]。"乃悉取其禁方書盡與扁鵲。忽然不見，殆非人也。扁鵲以其言飲藥三十日，視見垣一方人[11]。以此視病，盡見五藏癥結[12]，特以診脈爲名耳。爲醫或在齊，或在趙。在趙者名扁鵲。

[1]扁鵲：傳説爲黃帝時名醫。後世尊稱良醫爲扁鵲。此指秦越人。

[2]勃海郡：古代郡名，今魯西北與冀東南一帶。　　鄭：地名。

[3]氏：姓氏。氏族部落時期，姓爲族號，氏爲分支。秦以後姓氏合一，氏即是姓。

[4]長桑：複姓。　　過：到，至。

[5]謹遇：恭敬地接待。

[6]閒（jiàn）：私下。

[7]禁方：秘方。

[8]諾：應答辭。表示認可。

[9]上池之水：指未沾及地面的水，如露水及竹木上的水。

[10]知物：顯示效驗。高誘注：“知，猶見也。”《史記索引》以爲“知鬼物”。

[11]垣（yuán）一方：矮墙另一邊。垣，矮墙。

[12]癥結：腹中包块。此指疾病所在。

　　當晉昭公時[1]，諸大夫彊而公族弱[2]。趙簡子爲大夫[3]，專國事[4]。簡子疾，五日不知人，大夫皆懼，於是召扁鵲。扁鵲入，視病[5]，出，董安于問扁鵲[6]，扁鵲曰：“血脈治也[7]，而何怪[8]！昔秦穆公嘗如此，七日而寤。今主君之病與之同，不出三日必閒[9]。”居二日半，簡子寤。

　　[1]當：在。　　晋昭公：春秋時晋國國君姬夷，公元前531～前526年在位。

　　[2]彊：同“强”。　　公族：又稱公姓，指國君的家族。

　　[3]趙簡子：即趙鞅（？～前475年），姓嬴，氏趙，又稱趙孟，謐號簡子。春秋後期晋國六卿之一。

　　[4]專：獨掌。

　　[5]“扁鵲入”二句：此又見《史記·趙世家》《淮南子·齊俗訓》高誘注。時爲晋定公十一年，即公元前501年。

　　[6]董安于：又作“董安閼”。趙簡子的家臣。

　　[7]治：安定，正常。

　　[8]而：你。

　　[9]閒（jiàn）：痊愈。

　　其後扁鵲過虢[1]。虢太子死，扁鵲至虢宮門下，問中庶子喜方者曰[2]：“太子何病，國中治穰過於衆事[3]？”中庶子曰：“太子病血氣不時，交錯而不得泄，暴發於外，則爲中害[4]。精神不能止邪氣[5]，邪氣畜積而不得泄，是以陽緩而陰急[6]，故暴蹷而死[7]。”扁鵲曰：“其死何如時？”曰：“雞鳴至今[8]。”曰：“收乎[9]？”曰：“未也，其死未能半日也。”“言臣齊勃海秦越人也，家在於鄭，未嘗得望精光[10]，侍謁於前也。聞太子不幸而死，臣能生之。”中庶子曰：“先生得無誕之乎[11]？何以言太子可生也！臣聞上古之時，醫有俞跗[12]，治病不以湯液醴灑[13]，鑱石撟引[14]，案扤毒熨[15]，一撥見病之應[16]，因五藏之輸[17]，乃割皮解肌，訣脈結筋[18]，搦髓腦[19]，揲荒爪幕[20]，湔浣腸胃[21]，漱滌五藏，練精易形。先生之方能若是，則太子可生也；不能若是，而欲生之，曾不可以告咳嬰之兒[22]。"終日[23]，扁鵲仰天歎曰："夫子之爲方也，若以管窺天，以郄視文。越人之爲方也，不待切脈、望色、聽聲、寫形[24]，言病之所在。聞病之陽，論得其陰；聞病之陰，論得其陽。病應見於大表[25]，不出千里，決者至衆，不可曲止也[26]。子以吾言爲不誠，試入診太子，當聞其耳鳴而鼻張，循其兩股，以至於陰，當尚温也。"中庶子聞扁鵲言，目眩然而不瞚[27]，舌撟然而不下[28]，乃以扁鵲言入報虢君。

[1]虢：古國名。公元前 655 年爲晋所滅。

[2]中庶子喜方者：愛好方術的中庶子。定語後置。中庶子，官名，主管諸侯卿大夫庶子的教育，漢代以後爲太子屬官。

[3]"國中治穰（ráng）"句：國都中舉行除惡祛邪的祭祀超過了其他事。治穰，舉行除惡祛邪的祭祀。穰，通"禳"。

[4]中害：内臟受害。中，中臟，古人謂内臟爲中臟。

[5]精神：此指正氣。

[6]陽緩而陰急：陽氣衰微，陰邪熾盛。緩、急，指虚實。

[7]暴蹶（jué）：指突然昏倒不省人事的病證。蹶，通"厥"。昏厥。

[8]雞鳴：古代的時辰名，即丑時，相當于凌晨 1～3 時。

[9]收：收殮，裝棺。

[10]精光：儀容神采。

[11]得無：該不是，莫不是。　　誕：欺騙。　　之：我。用爲第一人稱代詞。

[12]俞跗（fū）：黄帝時的名醫。又寫作俞拊、俞柎、榆柎、臾跗等。

[13]醴灑（shī）：指酒劑。醴，甜酒。灑，通"釃"。瀘過的酒。

[14]鑱（chán）石：石針。　　撟（jiǎo）引：導引。

[15]案扤（wù）：按摩。案，通"按"。扤，摇動。　　毒熨（wèi）：指用藥物加熱熨貼。毒，藥物。

[16]撥：指診察。

[17]輸：通"腧"。腧穴。

[18]訣：通"決"。疏通。

[19]搦（nuò）：按壓。

[20]揲荒：持取膏肓。揲，持。荒，通"肓"。　　爪幕：梳理横膈膜。爪，"抓"的古字。梳理。幕，通"膜"。

[21]湔（jiān）浣：清洗。下文"漱滌"義同。

[22]曾：竟然，簡直。　　咳（hái）嬰：剛會笑的嬰兒。咳，"孩"的古字。嬰兒笑。

[23]終日：許久，良久。

[24]寫形：謂從外形審察病人。寫，描繪，摹寫。

[25]大表：體表。

[26]曲止：局部，片面。止，語氣助詞。

[27]眩然：眼睛昏花貌。　　瞚：同“瞬”。眨眼。

[28]撟然：舉起貌。


　　虢君聞之大驚，出見扁鵲於中闕[1]，曰：“竊聞高義之日久矣，然未嘗得拜謁於前也。先生過小國，幸而舉之[2]，偏國寡臣幸甚。有先生則活，無先生則棄捐填溝壑[3]，長終而不得反[4]。”言未卒[5]，因噓唏服臆[6]，魂精泄橫[7]，流涕長潸[8]，忽忽承䀮[9]，悲不能自止，容貌變更。扁鵲曰：“若太子病，所謂尸蹷者也[10]。太子未死也。”扁鵲乃使弟子子陽厲鍼砥石[11]，以取外三陽五會[12]。有閒[13]，太子蘇。乃使子豹爲五分之熨[14]，以八減之齊和煮之[15]，以更熨兩脅下[16]。太子起坐。更適陰陽，但服湯二旬而復故。故天下盡以扁鵲爲能生死人。扁鵲曰：“越人非能生死人也，此自當生者，越人能使之起耳。”

[1]中闕（què）：即“闕中”，指宮殿的中門。闕，宮門前兩側對稱的門樓。

[2]舉之：援助我。

[3]棄捐填溝壑：“死”的婉稱。《釋名·釋喪制》：“不得埋曰棄，謂棄之於野也。不得其尸曰捐，捐於他境也。”壑，山溝。

[4]反：“返”的古字。

[5]卒：完。

[6]服（bì）臆：又作愊臆、腷臆。因忿怒或哀傷而心氣鬱結。服，通“腷”。

[7]魂精：精神。　　泄橫：散亂，恍惚。

[8]涕：泪。　　潸（shān）：流泪。

[9]忽忽：急速貌。　　承䀮：眼泪挂在睫毛上。䀮，同“睫”。

[10]尸蹷：古病名。突然昏倒，其狀如尸。

[11]厲鍼砥石：研磨針石。厲，“礪”的古字。粗磨石。砥，質地較細的磨刀石。厲、砥，此爲研磨。

[12]外：體表。　　三陽五會：百會穴。

[13]有閒：一會兒。閒，同“間”。

[14]五分之熨：使藥力深入人體五分的熨法。

[15]八減之齊：古方名。齊，“劑”的古字。藥劑。

[16]更：交替，輪流。


　　扁鵲過齊，齊桓侯客之[1]。入朝見，曰：“君有疾在腠理[2]，不治將深。”桓侯曰：“寡人無疾。”扁鵲出，桓侯謂左右曰：“醫之好利也，欲以不疾者爲功。”後五日，扁鵲復見，曰：“君有疾在血脈，不治恐深。"桓侯曰："寡人無疾。"扁鵲出，桓侯不悦。後五日，扁鵲復見，曰："君有疾在腸胃閒，不治將深。"桓侯不應。扁鵲出，桓侯不悦。後五日，扁鵲復見，望見桓侯而退走。桓侯使人問其故。扁鵲曰："疾之居腠理也，湯熨之所及也；在血脈，鍼石之所及也；其在腸胃，酒醪之所及也[3]；其在骨髓，雖司命無奈之何[4]。今在骨髓，臣是以無請也。"後五日，桓侯體病，使人召扁鵲，扁鵲已逃去。桓侯遂死。

[1]齊桓侯：據裴駰《集解》認爲是戰國時的齊桓公田午，公元前375～前367年在位。但若此則上距趙簡子已一百餘年，距虢太子時間更長，疑記載有誤。《韓非子·喻老》作"蔡桓公"。　　客之：以之爲客。意動用法。

[2]腠理：皮膚、臟腑的紋理。此指皮膚肌肉之間。

[3]酒醪：酒劑。

[4]司命：傳説中掌管生命的神。


使聖人預知微，能使良醫得蚤從事，則疾可已，身可活也。人之所病[1]，病疾多；而醫之所病，病道少。故病有六不治：驕恣不論於理，一不治也；輕身重財，二不治也；衣食不能適，三不治也；陰陽并[2]，藏氣不定，四不治也；形羸不能服藥[3]，五不治也；信巫不信醫，六不治也。有此一者，則重難治也[4]。

扁鵲名聞天下。過邯鄲，聞貴婦人[5]，即爲帶下醫[6]；過雒陽[7]，聞周人愛老人，即爲耳目痹醫；來入咸陽，聞秦人愛小兒，即爲小兒醫：隨俗爲變。秦太醫令李醯自知伎不如扁鵲也，使人刺殺之。至今天下言脈者，由扁鵲也[8]。

[1]病：擔憂。

[2]陰陽并：指血氣錯亂。《素問·調經論》："血氣未并，五藏安定。"

[3]羸（léi）：瘦弱。

[4]重（zhòng）：甚，很。

[5]貴：重視，尊重。

[6]帶下醫：婦科醫生。婦科經帶產諸病多在帶脈之下，故名。

[7]雒陽：即洛陽。東周王都所在地，故下文言"周人"。

[8]由：遵從。


## 閲讀練習

太倉公者齊太倉長臨菑人也姓淳于氏名意少而喜醫方術高后八年

更受師同郡元里公乘陽慶慶年七十餘無子使意盡去其故方更悉以禁方予之傳黃帝扁鵲之脈書五色診病知人死生決嫌疑定可治及藥論甚精受之三年爲人治病決死生多驗然左右行游諸侯不以家爲家或不爲人治病家多怨之者文帝四年中人上書言意以刑罪當<u>傳</u>西之長安意有五女隨而泣意怒罵曰生子不生男<u>緩急</u>無可使者於是少女緹縈傷父之言乃隨父西上書曰妾父爲吏齊中稱其廉平今坐法當刑妾<u>切痛</u>死者不可復生而刑者不可復續雖欲改過自新其道莫由終不可得妾願入身爲官婢以贖父刑罪使得改行自新也書聞上悲其意此歲中亦除肉刑法……齊中大夫病齲齒臣意灸其左大陽明脈即爲苦參湯日嗽三升出入五六日病已得之風及臥開口食而不嗽菑川王美人懷子而不乳來召臣意臣意往飲以莨蕩藥一撮以酒飲之旋乳臣意復診其脈而脈躁躁者有餘病即飲以消石一齊出血血如<u>豆比</u>五六枚（司馬遷《史記・扁鵲倉公列傳》）

1. 標點上文
2. 解釋畫綫詞語

傳：　　　緩急：　　　切痛：　　　旋：　　　豆比：

3. 回答問題

（1）緹縈如何上書爲父辯護？結果如何？
（2）齊中大夫齲齒病病因是什麼？用什麼方法治療的？

# 九 華 佗 傳

**【題解】**本文節選自《三國志・魏書・方技傳》，據 1959 年中華書局校點本排印。作者陳壽（233～297 年），字承祚，巴西安漢（今四川南充）人，曾在蜀漢和晉初任觀閣內史和著作郎。《三國志》記事較翔實，反映了魏蜀吳三國鼎立錯綜複雜的政治形勢，對曹操、諸葛亮等在歷史上曾起過積極作用的人物，評價比較公允。南朝劉宋裴松之援引大量資料爲之作注，彌補了原著史料簡略的不足。其中《華佗傳》部分的注解中引用了《華佗別傳》中的內容，有較高參考價值。

華佗是東漢末年杰出的醫學家，精通各科，尤長于外科，發明全身麻醉劑"麻沸散"，用于剖腹切腸等大手術，比歐洲人使用麻醉劑早一千六百多年。他不僅善于治病，更重視預防保健，創造了"五禽戲"，強調運動對于人體衛生保健的作用。他長期在中原地區行醫，因不願專門侍奉曹操，最終被殺。本文全面地記載了華佗的醫學成就及其不幸遭遇，文筆質樸簡煉，字裏行間表達了惋惜之情。

華佗，字元化，沛國譙人也[1]，一名旉[2]。游學徐土[3]，兼通數經[4]。沛相陳珪舉孝廉[5]，太尉黃琬辟[6]，皆不就。曉養性之術，時人以爲年且百歲，而貌有壯容。又精方藥，其療疾，合湯不過數種，心解分劑[7]，不復稱量，煑熟便飲，語其節度[8]，舍去輒愈。若當灸，不過一兩處，每處不過七八壯[9]，病亦應除。若當針，亦不過一兩處，下針言"當引某許[10]，若至，語人"，病者言"已到"，應便拔針，病亦行差[11]。若病結積在內，針藥所不能及，當須刳割者[12]，便飲其麻沸散，須臾便如醉死，無所知，因破取。病若在腸中，便斷腸湔洗，縫腹膏摩[13]，四五日差，不痛，人亦不自寤[14]，一月之間，卽平復矣。

[1]沛國：漢代分封的一個王國，在今安徽宿縣西北。　　譙（qiáo）：沛國縣名，在今安徽亳（bó）州市。

[2]旉："敷"的古字。

[3]游學：外出學習。　　徐土：徐州一帶。

[4]經：指儒家經典《詩》《書》《易》《禮》《春秋》等。

[5]沛相：沛國的相。漢朝王國設相，由中央直接委派，掌握王國政事。　　孝廉：漢代選拔人材的科目。孝指孝子，廉指廉潔之士。

[6]太尉：官名。漢代掌握軍權的最高長官。　　辟（bì）：徵召。

[7]分劑：指合湯各藥的分量和配伍的比例。

[8]節度：指服藥的各類注意事項。

[9]壯：量詞，灸一艾炷爲一壯。

[10]引某許：指針感循經絡延引到某處。許，處所。

[11]行差：隨即病愈。行，輒；即。差，“瘥”的古字。病愈。

[12]刳（kū）：剖開。

[13]膏摩：用藥膏擦敷。摩，擦。

[14]不自寤：自己沒有感覺。寤，醒。此指感覺、知覺。

府吏兒尋、李延共止[1]，俱頭痛身熱，所苦正同。佗曰：“尋當下之，延當發汗。”或難其異[2]，佗曰：“尋外實，延內實[3]，故治之宜殊。”即各與藥，明旦並起。

東陽陳叔山小男二歲得疾[4]，下利常先啼，日以羸困。問佗，佗曰：“其母懷軀[5]，陽氣內養，乳中虛冷，兒得母寒，故令不時愈[6]。”佗與四物女宛丸，十日即除。

彭城夫人夜之廁[7]，蠆螫其手[8]，呻呼無賴[9]。佗令溫湯近熱[10]，漬手其中，卒可得寐[11]，但旁人數爲易湯，湯令煖之[12]，其旦即愈。

佗行道，見一人病咽塞，嗜食而不得下，家人車載欲往就醫。佗聞其呻吟，駐車往視，語之曰：“向來道邊有賣餅家[13]，蒜齏大酢[14]，從取三升飲之，病自當去。”即如佗言，立吐虵一枚[15]，縣車邊[16]，欲造佗[17]。佗尚未還，小兒戲門前，逆見[18]，自相謂曰[19]：“似逢我公，車邊病是也[20]。”疾者前入坐，見佗北壁縣此虵輩約以十數。

又有一郡守病，佗以爲其人盛怒則差，乃多受其貨而不加治，無何棄去，留書罵之。郡守果大怒，令人追捉殺佗。郡守子知之，屬使勿逐[21]。守瞋恚既甚[22]，吐黑血數升而愈。

又有一士大夫不快，佗云：“君病深，當破腹取。然君壽亦不過十年，病不能殺君，忍病十歲，壽俱當盡，不足故自刳裂[23]。”士大夫不耐痛癢[24]，必欲除之。佗遂下手，所患尋差[25]，十年竟死[26]。

廣陵太守陳登得病[27]，胸中煩懣[28]，面赤不食。佗脈之曰：“府君胃中有蟲數升[29]，欲成內疽[30]，食腥物所爲也[31]。”即作湯二升，先服一升，斯須盡服之。食頃[32]，吐出三升許蟲，赤頭皆動，半身是生魚膾也[33]，所苦便愈。佗曰：“此病後三期當發[34]，遇良醫乃可濟救。"依期果發動，時佗不在，如言而死。

[1]府吏：郡府中的小吏。　　兒（ní）：姓氏。　　止：居住。

[2]難（nàn）：責問。

[3]"尋外實"二句：據北宋龐安時《傷寒總病論》卷六《解華佗內外實說》中稱："某疑陳壽誤用內、外字，非華佗本意也。"元刻本《類證普濟本事方》卷九《傷寒時疫》下引此作"尋內實，延外實"。按內實當泄下，外實當發汗。

[4]東陽：縣名。治所在今安徽天長市西北。

[5]懷軀：懷孕。軀，身孕。

[6]不時：不及時。

[7]彭城：縣名。故址在今江蘇銅山境內。　　之：到。

[8]蠆（chài）：蝎類毒蟲。　　螫（shì）：毒蟲或蛇咬刺。

[9]無賴：無奈，無可奈何。

[10]溫湯：加熱湯藥。

[11]卒：終于。

[12]煖：同"暖"。

[13]向來：剛才。　　餅：麵食的通稱。

[14]蒜齏（jī）大酢（cù）：加蒜末的老陳醋。齏，剁碎的菜末。酢，同"醋"。

[15]虵：同"蛇"。此指寄生蟲。

[16]縣："懸"的古字。

[17]造：前往。

[18]逆：迎面。

[19]自相謂曰：自己對自己說。相，指代性副詞，此指代自己。

[20]車邊病：此指挂在車邊的寄生蟲。

[21]屬（zhǔ）："囑"的古字。囑咐。

[22]瞋恚（chēnhuì）：憤怒。

[23]不足：不值得。　　故：特地。

[24]痛癢：偏義複詞，義偏于"痛"。

[25]尋：隨即。

[26]竟：果然。

[27]廣陵：漢代郡名。郡治在今江蘇揚州市。

[28]懣（mèn）：煩悶。

[29]府君：漢代對太守的敬稱。

[30]內疽：腹內癰毒。

[31]腥物：指生魚肉。腥，生肉。

[32]食頃：吃一頓飯時間。

[33]膾（kuài）：細切的肉絲。

[34]期（jī）：周年。

太祖聞而召佗[1]，佗常在左右。太祖苦頭風，每發，心亂目眩，佗針鬲[2]，隨手而差。

李將軍妻病甚，呼佗視脈。曰："傷娠而胎不去[3]。"將軍言："聞實傷娠，胎已去矣。"佗曰："案脈[4]，胎未去也。"將軍以爲不然。佗舍去，婦稍小差[5]。百餘日復動，更呼佗。佗曰："此脈故事有胎[6]。前當生兩兒，一兒先出，血出甚多，後兒不及生。母不自覺，旁人亦不寤，不復迎[7]，遂不得生。胎死，血脈不復歸，必燥著母脊[8]，故使多脊痛[9]。今當與湯，并針一處，此死胎必出。"湯針既加，婦痛急如欲生者。佗曰："此死胎久枯，不能自出，宜使人探之。"果得一死男，手足完具，色黑，長可尺所[10]。

[1]太祖：指曹操。其子曹丕稱帝後，追尊曹操爲武皇帝，其孫曹睿又定曹操的廟號爲太祖。

[2]鬲："膈"的古字。此指膈俞穴。

[3]傷娠（shēn）：小産。

[4]案脈：依據脉息。

[5]稍：漸漸。　　　小：稍微。

[6]故事：慣例。意爲按照慣例。

[7]迎：接産，助産。

[8]燥著母脊：指死胎乾枯附着于母體的後腰部。

[9]多：常常。

[10]可：大約。　　尺所：一尺左右。所，表約數。

佗之絕技，凡此類也。

然本作士人，以醫見業[1]，意常自悔。後太祖親理，得病篤重[2]，使佗專視。佗曰："此近難濟，恒事攻治[3]，可延歲月。"佗久遠家思歸，因曰："當得家書[4]，方欲暫還耳[5]。"到家，辭以妻病，數乞期不反。太祖累書呼[6]，又敕郡縣發遣[7]。佗恃能厭食事[8]，猶不上道。太祖大怒，使人往檢：若妻信病[9]，賜小豆四十斛[10]，寬假限日；若其虛詐，便收送之[11]。於是傳付許獄[12]，考驗首服[13]。荀彧請曰[14]："佗術實工，人命所縣[15]，宜含宥之[16]。"太祖曰："不憂，天下當無此鼠輩耶[17]？"遂考竟佗[18]。佗臨死，出一卷書與獄吏，曰："此可以活人。"吏畏法不受，佗亦不彊，索火燒之。佗死後，太祖頭風未除。太祖曰："佗能愈此。小人養吾病[19]，欲以自重，然吾不殺此子，亦終當不爲我斷此根原耳。"及後愛子倉舒病困[20]，太祖歎曰："吾悔殺華佗，令此兒彊死也[21]。"

初，軍吏李成苦欬嗽，晝夜不寤[22]，時吐膿血，以問佗。佗言："君病腸癰[23]，欬之所吐，非從肺來也。與君散兩錢，當吐二升餘膿血，訖[24]，快[25]。自養，一月可小起。好自將愛[26]，一年便健。十八歲當一小發，服此散，亦行復差[27]。若不得此藥，故當死[28]。"復與兩錢散[29]，成得藥去。五六歲，親中人有病如成者，謂成曰："卿今彊健[30]，我欲死，何忍無急去藥[31]，以待不祥？先持貸我，我差，爲卿從華佗更索。"成與之。已故到譙[32]，適值佗見收，忽忽不忍從求[33]。後十八歲，成病竟發，無藥可服，以至於死。

[1]見業：立業。見，立。

[2]篤重：危重。篤，深。

[3]恒：長久。

[4]當：方才，剛剛。

[5]方：正。　暫：短期。

[6]累：屢次。

[7]敕（chì）：皇帝命令。　發遣：遣返。

[8]食事：食俸祿侍奉人。

[9]信：確實。

[10]斛（hú）：古代以十斗爲一斛，南宋末年改爲五斗。

[11]收：逮捕。　送：押送。

[12]傳：遞解。　許獄：許昌的監獄。建安元年（196 年），曹操將東漢都城由洛陽遷至許昌（今屬河南）。

[13]考驗：拷問審核。　首服：招供認罪。

[14]荀彧（yù）：字文若，曹操的謀士。

[15]縣："懸"的古字。懸繫。

[16]含宥（yòu）：寬恕。

[17]鼠輩：對他人的蔑稱。意謂低微下賤的人。

[18]考竟：在獄中處死。《釋名·釋喪制》："獄死曰考竟。考得其情，竟其命於獄也。"

[19]養：豢養。此謂拖延。

[20]倉舒：即曹冲，曹操的幼子，字倉舒，病死于建安十三年。

[21]彊死：死于非命。

[22]寤：當作"寐"。《後漢書·方術列傳》作"寐"。

[23]腸癰：即腸癰。病名。癰，同"癰"。

[24]訖：指服完藥物。

[25]快：舒暢。

[26]將愛：保養。

[27]已：將要。

[28]故：通"固"。一定。

[29]錢匕：指錢匕。古代量取藥末的器具。用漢代的五銖錢量取藥末至不散落爲一錢匕，約今 2 克餘。

[30]卿：古代對男子的敬稱。

[31]去（jǔ）："弆"的古字。收藏。

[32]已：隨即。

[33]怱怱：倉促。怱，同"匆"。

　　廣陵吳普、彭城樊阿皆從佗學[1]。普依準佗治[2]，多所全濟[3]。佗語普曰："人體欲得勞動[4]，但不當使極爾[5]。動搖則穀氣得消，血脈流通，病不得生，譬猶户樞不朽是也[6]。是以古之仙者爲導引之事[7]，熊頸鴟顧[8]，引輓腰體[9]，動諸關節，以求難老。吾有一術，名五禽之戲[10]：一曰虎，二曰鹿，三曰熊，四曰猨[11]，五曰鳥。亦以除疾，並利蹄足，以當導引。體中不快，起作一禽之戲，沾濡汗出[12]，因上著粉[13]，身體輕便，腹中欲食。普施行之，年九十餘，耳目聰明，齒牙完堅。阿善針術。凡醫咸言背及胸藏之間不可妄針，針之不過四分，而阿針背入一二寸，巨闕胸藏針下五六寸[14]，而病輒皆瘳[15]。阿從佗求可服食益於人者，佗授以漆葉青黏散[16]。漆葉屑一升，青黏屑十四兩，以是爲率[17]。言久服去三蟲[18]，利五藏，輕體，使人頭不白。阿從其言，壽百餘歲。漆葉處所而有[19]，青黏生於豐、沛、彭城及朝歌云[20]。

[1]彭城：漢代郡國名，治所在今江蘇徐州市。

[2]依準：遵照，依據。

[3]多所全濟：完全治愈的病人很多。主謂倒裝。正常語序爲"所全濟多"。

[4]勞動：活動。

[5]極：疲憊。

[6]户樞：門的轉軸。

[7]導引：古代呼吸運動（導）與肢體運動（引）相結合的一種養生術。

[8]熊頸：當作"熊經"。像熊那樣攀挂樹枝。經，懸挂。　　鴟（chī）顧：像鴟鷹那樣左右顧盼。鴟，鷂鷹，常常身不動而頭回顧。

[9]引輓：伸展。輓，同"挽"。

[10]禽：鳥獸的通稱。

[11]猨：同"猿"。

[12]沾濡：浸濕。

[13]因：就，于是。　　上：體表。

[14]巨闕：穴位名，在臍上六寸。

[15]瘳（chōu）：病愈。

[16]漆葉青黏散：方劑名。能補虛，益精，殺蟲，滋養脾肺腎。漆葉，漆樹葉。青黏，黃精。黏，同"粘"。

[17]率（lǜ）：比例。

[18]三蟲：指蚘蟲、赤蟲（薑片蟲）、蟯蟲等多種寄生蟲。

[19]處所：處處。

[20]豐：今江蘇豐縣。　　沛：漢代縣名。今江蘇沛縣東。　　朝歌：在今河南淇縣東北。云：句末語氣詞。

# 閱讀練習

史稱華佗以恃能厭事爲曹公所怒荀文若請曰佗術實工人命繫焉宜議能以宥曹公曰憂天下無此鼠輩邪遂考竟佗至倉舒病且死見醫不能生始有悔之之歎嗟乎以操之<u>明略見幾</u>然猶輕殺材能如是文若之智力<u>地望</u>以的然之理攻之然猶不能返其恚執柄者之恚真可畏諸亦可慎諸原夫史氏之書於冊也是使後之人寬能者之刑納賢者之諭而懲暴者之輕殺故自恃能至有悔悉書焉後之惑者復用是爲<u>口實</u>悲哉夫賢能不能無過苟實于理矣或必有寬之之請彼壬人皆曰憂天下無材邪<u>曾</u>不知悔之日方痛材之不可多也或必有惜之之歎彼壬人皆曰譬彼死矣將若何曾不知悔之日方痛生之不可再也可不謂大哀乎（劉禹錫《劉賓客文集·華佗論》）

1. 標點上文

2. 解釋畫綫詞語

宥：　　　明略見幾：　　　地望：　　　口實：　　　曾：

3. 回答問題

（1）"自恃能至有悔悉書"的意思是什麼？其用意何在？

（2）作者認爲最大的悲哀是什麼？

# 一〇　皇甫謐傳

【題解】本文節選自《晉書·皇甫謐傳》，據 1974 年中華書局校點本排印。《晉書》爲唐代房玄齡等二十一人編撰，凡一百三十卷，記載兩晉興衰史。本文記述了魏晉時期醫學家和文史學家皇甫謐的生平事迹。文中以大量篇幅記述他屢薦不仕、高潔自守、不慕名利、唯道是奮的高尚品格。他中年患風痹，故而潛心醫學，博覽經方，尤長針灸，撰成《針灸甲乙經》。《針灸甲乙經》在《隋書·經籍志》稱《黃帝甲乙經》，十卷，至宋稱《黃帝三部針灸甲乙經》，十二卷，128 篇，是我國現存最早的針灸學專著。在《素問》《針經》《明堂孔穴針灸治要》等許多古典醫學著作的基礎上，總結了晉以前的針灸臨床經驗，奠定了針灸學科理論基礎，并有新的發揮，對後世影響甚大。

皇甫謐，字士安，幼名靜，安定朝那人[1]，漢太尉嵩之曾孫也[2]。出後叔父[3]，徙居新安[4]。年二十，不好學，游蕩無度，或以爲癡。嘗得瓜果，輒進所後叔母任氏。任氏曰：“《孝經》云：‘三牲之養，猶爲不孝。[5]汝今年餘二十，目不存教，心不入道，無以慰我。”因歎曰：“昔孟母三徙以成仁[6]，曾父烹豕以存教[7]，豈我居不卜鄰[8]，教有所闕[9]，何爾魯鈍之甚也！修身篤學[10]，自汝得之，於我何有！”因對之流涕。謐乃感激[11]，就鄉人席坦受書，勤力不怠。居貧，躬自稼穡，帶經而農，遂博綜典籍百家之言。沈靜寡欲，始有高尚之志[12]，以著述爲務，自號玄晏先生，著《禮樂》《聖真》之論[13]。後得風痹疾，猶手不輟卷。

[1]安定朝（zhū）那：安定郡朝那縣。朝那，古縣名，在今甘肅平涼市西北。

[2]漢太尉嵩：即皇甫嵩。東漢靈帝時爲北地太守，以破黃巾軍功，領冀州牧，拜太尉。

[3]出後：過繼。即過繼給他人爲後代。

[4]新安：古郡名，今浙江淳安西。

[5]“三牲”二句：即使天天能用三牲奉養父母，還是不孝之子。見《孝經·紀孝行章》。三牲，指奉養父母的牛、羊、豬等。

[6]孟母三徙：相傳孟軻幼年時，所居環境不好，孟母爲教育孟軻，三次遷居，改變環境，以利于其學習。事見漢代劉向《烈女傳·母儀》和漢代趙岐《孟子題辭》。後喻母教之德。

[7]曾父烹豕：曾參妻攜子到市場，其子啼哭，其妻哄子説回家後殺豬吃。等從集市歸來，曾參將殺豬，其妻説與兒戲言，曾參認爲不能失信于子，終殺豬以取信。事見《韓非子·外儲説左上》。

[8]卜：選擇。

[9]闕：疏失。

[10]篤：專一。

[11]感激：感動激發。

[12]高尚之志：高潔自守、不願卑屈求仕的志向。

[13]《禮樂》《聖真》：皇甫謐早年著作，已佚。清代吳士鑒《補晉書·經籍志》有載。

　　或勸謐修名廣交[1]，謐以爲非聖人孰能兼存出處[2]，居田里之中亦可以樂堯舜之道，何必崇接世利[3]，事官鞅掌[4]，然後爲名乎？作《玄守論》以答之，曰："或謂謐曰：'富貴人之所欲，貧賤人之所惡，何故委形待於窮而不變乎[5]？且道之所貴者，理世也；人之所美者，及時也。先生年邁齒變，飢寒不贍[6]，轉死溝壑[7]，其誰知乎？'謐曰：'人之所至惜者，命也；道之所必全者，形也；性形所不可犯者，疾病也。若擾全道以損性命[8]，安得去貧賤存所欲哉？吾聞食人之祿者懷人之憂，形强猶不堪，況吾之弱疾乎！且貧者士之常，賤者道之實[9]，處常得實，沒齒不憂[10]，孰與富貴擾神耗精者乎[11]？又生爲人所不知，死爲人所不惜，至矣！暗聾之徒[12]，天下之有道者也。夫一人死而天下號者，以爲損也；一人生而四海笑者，以爲益也。然則號笑非益死損生也。是以至道不損，至德不益。何哉？體足也[13]。如迴天下之念以追損生之禍[14]，運四海之心以廣非益之病，豈道德之至乎！夫唯無損，則至堅矣；夫唯無益，則至厚矣。堅，故終不損；厚，故終不薄。苟能體堅厚之實[15]，居不薄之真[16]，立乎損益之外，游乎形骸之表，則我道全矣。'"遂不仕。耽翫典籍[17]，忘寢與食，時人謂之"書淫"。或有箴其過篤[18]，將損耗精神，謐曰："朝聞道，夕死可矣[19]，況命之修短分定懸天乎[20]！"

　　叔父有子既冠，謐年四十喪所生後母，遂還本宗。

　　[1]修名：匡正名分。《國語·周語上》："有不貢則修名。"韋昭注："名，謂尊卑職貢之名號也。"此指出仕。

　　[2]出處：出仕爲官和隱退爲民。

　　[3]崇接：崇尚追求。

　　[4]鞅掌：謂職事紛擾繁忙。語出《詩經·小雅·北山》。

　　[5]委形：置身。

　　[6]贍（shàn）：富足。

　　[7]轉死溝壑：謂弃尸于山溝水渠。

　　[8]擾全道：擾亂保全身體之道。

[9]"賤者"句：低賤是道的本質。語出《莊子·知北游》。

[10]沒齒：終身。

[11]孰與：與……相比，哪一種更好？　　耗：同"耗"。

[12]瘖聾之徒：啞口不言和耳聾不聞之人。喻對事物不聞不問、閉目塞聽之人。語出《後漢書·儒林傳上·尹敏》："永平五年，詔書捕男子周慮。慮素有名稱，而善於敏，敏坐繫免官。及出，歎曰：'瘖聾之徒，真世之有道者也，何謂察察而遇斯患乎？'"

[13]體：此指道自身。　　足：完備。

[14]迴：運轉。下句"運"義同。

[15]體：領悟。

[16]居：安守。　　真：天性稟賦。

[17]耽翫：專心研習。翫，同"玩"。

[18]箴：勸告。

[19]"朝聞"二句：早晨得知真理，就是晚間死去也心滿意足。語出《論語·里仁》。

[20]分（fèn）定：命定。


　　城陽太守梁柳[1]，謐從姑子也[2]。當之官，人勸謐餞之。謐曰："柳為布衣時過吾，吾送迎不出門，食不過鹽菜。貧者不以酒肉為禮。今作郡而送之，是貴城陽太守而賤梁柳，豈中古人之道[3]？是非吾心所安也。"

　　其後武帝頻下詔敦逼不已，謐上疏自稱草莽臣，曰："臣以尪弊[4]，迷於道趣[5]，因疾抽簪[6]，散髮林阜，人綱不閑[7]，鳥獸為羣。陛下披榛採蘭[8]，并收蒿艾[9]。是以皋陶振褐，不仁者遠[10]。臣惟頑蒙[11]，備食晉粟，猶識唐人擊壤之樂[12]，宜赴京城，稱壽闕外。而小人無良，致災速禍[13]，久嬰篤疾[14]，軀半不仁，右脚偏小，十有九載。又服寒食藥[15]，違錯節度，辛苦荼毒[16]，於今七年。隆冬裸袒食冰，當暑煩悶，加以咳逆，或若溫瘧，或類傷寒，浮氣流腫，四肢酸重。於今困劣，救命呼噏[17]，父兄見出[18]，妻息長訣[19]。仰迫天威，扶輿就道[20]，所苦加焉，不任進路，委身待罪，伏枕歎息。臣聞韶衛不並奏[21]，雅鄭不兼御[22]。故郤子入周，禍延王叔[23]；虞丘稱賢，樊姬掩口[24]。君子小人，禮不同器，況臣糠糵[25]，糅之彫胡[26]。庸夫錦衣，不稱其服也。竊聞同命之士，咸以畢到，唯臣疾疢[27]，抱釁牀蓐[28]，雖貪明時，懼斃命路隅。設臣不疾，已遭堯舜之世，執志箕山[29]，猶當容之。臣聞上有明聖之主，下有輸實之臣[30]；上有在寬之政，下有委情之人[31]。唯陛下留神垂恕，更旌瓌俊[32]，索隱於傅巖[33]，收釣於渭濱[34]，無令泥滓久濁清流[35]。"謐辭切言至，遂見聽許。

太康三年卒[36]，時年六十八。謐所著詩賦誄頌論難甚多[37]，又撰《帝王世紀》《年曆》《高士》《逸士》《列女》等傳、《玄晏春秋》，並重於世。門人摯虞、張軌、牛綜、席純，皆爲晉名臣。

[1]城陽：郡名。故址在今山東莒縣。

[2]從姑：父親的堂姊妹。

[3]中（zhòng）：符合。

[4]尩（wāng）弊：指風痹。尩，同"尪"。羸弱。弊，疑"痹"字同音而誤。

[5]道趣：學術旨趣。

[6]抽簪：謂弃官引退。古時官員須束髮整冠，用簪連冠于髮，故稱。

[7]閑：通"嫻"。熟悉。

[8]披榛採蘭：喻選拔人才。

[9]蒿艾：即艾蒿。此自喻不才。

[10]"皋陶"（gāo yáo）二句：指從百姓中選拔仁者到朝廷任官，不仁者就會遠離。皋陶，傳說爲舜之臣，掌刑獄之事。皋，同"皐"。振褐，即"振於褐"，從百姓中選拔。振，舉拔，起用。語見《論語·顏淵》："舜有天下，選於衆，舉皋陶，不仁者遠矣；湯有天下，選於衆，舉伊尹，不仁者遠矣。"

[11]惟：雖然。

[12]擊壤之樂：相傳唐堯時老人玩擊壤游戲時唱的歌曲，後世成为歌頌太平盛世的典故。擊壤，古代的一種游戲。把一塊鞋子狀的木片側放地上，在三四十步處用另一塊木片去投擲它，擊中的就算得勝。

[13]速：招致。

[14]嬰：遭受。

[15]寒食藥：指寒食散。由于藥性溫燥，服後宜吃冷食，故名。配劑中主要有紫石英、白石英、赤石脂、鐘乳石、硫黃等五種礦石，故又稱五石散。相傳其方始于漢代，魏晉南北朝名士服用此散，成爲一時的風氣。往往有服後殘廢致死的，《諸病源候論》《千金要方》對其弊端多有指責。

[16]辛苦荼毒：痛苦于寒食散的火邪毒害。

[17]呼噏：一息之間，形容時間短。噏，吸。

[18]見出：嫌弃我。見，指代性副詞，此指代我。

[19]妻息：妻子兒女。

[20]扶輿：謂勉强扶持。

[21]韶：韶樂。虞舜時樂曲名，喻高雅之樂。　衛：衛樂，衛國的樂曲，喻低俗之樂。

[22]雅：雅樂。古代帝王祭祀天地、祖先及朝賀、宴享時所用的舞樂。　鄭：鄭聲。指春秋戰國時鄭國的音樂。因與孔子等提倡的雅樂不同，故受儒家排斥。凡與雅樂相背的音樂，甚至一般的民間音樂，均爲"鄭聲"。　御：用。

[23]"故郤子"二句：魯成公十六年（前575年）晋師在鄢陵大敗楚軍。晋厲公委派郤至入周報功。郤至歸功于己，并重賂周大夫王叔簡公。王叔即唆使在朝公卿上言簡王擢升郤至爲

上卿。郤至返晉，即于次年被晉厲公處死。王叔因此而受到牽累。語見《國語·周語中》。

[24]"虞丘"二句：春秋虞丘子任楚相十餘年，從未舉賢良斥不肖，楚莊王却稱其爲賢相，遂遭致夫人樊姬嘲笑。語見西漢劉向《列女傳·楚莊樊姬》。

[25]穬糠（kuàng）：指粗劣的糧食。此用作自謙之辭。穬，同"糠"。糠，麥麩。

[26]糅：混雜。　　彫胡：菰（gū）米。古代六穀之一。

[27]疢：疾病。

[28]抱釁：負罪。釁，罪過。

[29]箕（jī）山：傳説古代許由避世之地。後遂以箕山爲退隱不仕的典故。

[30]輸實：竭盡忠誠。

[31]委情：傾注全心。

[32]旌：識別。此指選拔。　　瓌（guī）俊：指才俊之士。瓌，同"瑰"。

[33]"索隱"句：到傅岩訪求隱士。傅巖，古地名，在今山西平陸縣東。相傳商王武丁的大臣爲奴隸時曾從事版築于此，後世常用來指賢者隱遁之處。巖，同"岩"。

[34]"收釣"句：到渭河之濱訪求賢人。傳説姜子牙曾垂釣于渭濱，周文王訪賢得之。

[35]泥滓：喻自己。

[36]太康：晉武帝司馬炎年號，280～289 年在位。

[37]誄（lěi）：哀悼死者的文章。　　難（nàn）：辯駁的文章。

# 閱讀練習

按七略藝文志黃帝内經十八卷今有針經九卷素問九卷二九十八卷即内經也亦有所亡失其論遐遠然稱述多而切事少有不編次比按倉公傳其學皆出於素問論病精微九卷是原本經脈其義深奧不易覽也又有明堂孔穴針灸治要皆黃帝岐伯選事也三部同歸文多重複錯互非一甘露中吾病風加苦聾百日方治要皆淺近乃撰集三部使事類相從刪其浮辭除其重複論其精要至爲十二卷易曰觀其所聚而天地之情事見矣況物理乎事類相從聚之義也夫受先人之體有八尺之軀而不知醫事此所謂游魂耳若不精通於醫道雖有忠孝之心仁慈之性君父危困赤子塗地無以濟之此固聖賢所以精思極論盡其理也由此言之焉可忽乎其本論其文有理雖不切於近事不甚刪也若必精要俟其閒暇當撰覈以爲教經云爾（皇甫謐《針灸甲乙經·序》）

1. 標點上文

2. 解釋畫綫詞語

遐遠：　　　錯互：　　　浮辭：　　　先人：　　　俟：

3. 回答問題

皇甫謐爲什麽要編寫《針灸甲乙經》？該書由哪三部書整理編次而成？

# 一一 孫 思 邈 傳

【題解】本文節選自《舊唐書·方伎列傳》，據中華書局 1975 年校點本排印。作者劉昫（887～946 年），字耀遠，涿州歸義（今河北雄縣）人，我國著名的政治家、史學家。其爲人美風儀，以好學知名燕、薊之間。後唐莊宗時，官拜太常博士、翰林學士。明宗時，加兵部侍郎，遷端明殿學士。長興三年，拜中書侍郎兼刑部尚書、同中書門下平章事。後唐廢帝入立，遷吏部尚書、門下侍郎，監修國史《唐書》。後晉高祖時，拜司空，復判三司。後以目疾改任太保。因疾去世，時年六十。

《舊唐書》爲二十四史之一，成書于後晉開運二年（945 年）。原名《唐書》，宋祁、歐陽修等所編著《新唐書》問世後，始改稱《舊唐書》。包括本紀二十卷，志三十卷，列傳一百五十卷。以其修撰時距離唐朝滅亡不遠，故在保存史料方面，具有很大的意義。

本篇簡述孫思邈的生平，并通過與盧照鄰的對話，扼要介紹其醫學思想的精髓。强調人體陰陽如失去平衡即易致病，而醫者可運用各種治療手段幫助糾正；提出醫生應具有"膽大、心小、行方、智圓"的思想修養；人們應"自慎"以"養生"，預防疾患。對我國醫學的發展，起了積極的作用。

孫思邈，京兆華原人也[1]。七歲就學，日誦千餘言。弱冠，善談莊、老及百家之說，兼好釋典。洛州總管獨孤信見而歎曰[2]："此聖童也。但恨其器大適小，難爲用也。"周宣帝時[3]，思邈以王室多故，乃隱居太白山[4]。隋文帝輔政，徵爲國子博士[5]，稱疾不起。嘗謂所親曰："過五十年，當有聖人出，吾方助之以濟人。"及太宗即位，召詣京師，嗟其容色甚少，謂曰："故知有道者，誠可尊重，羨門、廣成[6]，豈虛言哉！"將授以爵位，固辭不受。顯慶四年[7]，高宗召見，拜諫議大夫[8]，又固辭不受。

上元元年[9]，辭疾請歸，特賜良馬及鄱陽公主邑司以居焉[10]。當時知名之士宋令文、孟詵、盧照鄰等[11]，執師資之禮以事焉。思邈嘗從幸九成宮[12]，照鄰留在其宅。時庭前有病梨樹，照鄰爲之賦，其序曰："癸酉之歲，余臥疾長安光德坊之官舍[13]。父老云：'是鄱陽公主邑司。昔公主未嫁而卒，故其邑廢。'時有孫思邈處士居之[14]。邈道合古今，學殫數術[15]。高談正一[16]，則古之蒙莊子[17]；深入不二[18]，則今之維摩詰耳[19]。其推步甲乙[20]，度量乾坤，則洛下閎、安期先生之儔也[21]。”

[1]京兆：隋爲郡，唐改爲府。即今陝西西安。西安爲唐首都，故稱京兆。　華原：京兆所轄縣，即今陝西耀縣。

[2]洛州：今河南洛陽一帶。　總管：官名。類似都督、督軍。　獨孤信：姓獨孤，名信。歷任魏、周大都督、刺史等職。

[3]周宣帝：即北周宣帝宇文贇，在位一年（579年）。

[4]太白山：秦嶺山脉的最高峰，位于陝西境內。一說爲終南山，因終年積雪，故名。

[5]徵：徵召。　國子博士：爲當時最高學府國子學中的教授之官。

[6]羨門：傳說中古之仙人。《史記·秦始皇本紀》："始皇之碣石，使燕人盧生求羨門、高誓"。　廣成：即廣成子。傳說中古之仙人。《莊子·在宥》謂其隱于崆峒山石室，黃帝曾問以養生之要。

[7]顯慶四年：659年。顯慶，唐高宗李治年號，656～660年在位。

[8]諫議大夫：掌侍從規諫之官。

[9]上元元年：674年。上元，唐高宗年號，674～676年在位。

[10]鄱陽公主邑司：指已故鄱陽公主的府第。

[11]宋令文：唐高宗時任東臺詳正學士。　孟詵：初唐醫藥學家，著有《食療本草》《補養方》《必效方》等。　盧照鄰：初唐文學家，與王勃、楊炯、駱賓王合稱"初唐四杰"。終生多病，後投潁水而死。

[12]九成宮：唐朝皇帝避暑之宮，在陝西麟游縣西。

[13]光德坊：位于朱雀街西第三街，爲唐長安城五十四坊之一。

[14]處士：本指有才德而隱居不仕的人，後亦泛指未做過官的士人。

[15]殫：竭盡。此謂全面通曉。　數術：即術數。指天文、曆法、占卜、醫藥等。

[16]正一：道家語。意爲正以驅邪，以一統萬。《崆峒問答》曰："何謂正一？正者不邪，一者不雜。正一之心，則萬法歸一，故曰正一。"此指道家學説。

[17]蒙莊子：即莊子。因其爲戰國時宋國蒙（今河南商丘縣東北）人，故稱。

[18]不二：佛家語。佛家講真如平等，彼此無別，故曰"不二"。凡悟達此等境界，稱爲"入不二法門"。此指佛家理論。

[19]維摩詰：佛教菩薩名。與釋迦牟尼同時，爲佛典中現身説法、辯才無礙的代表人物。

[20]推步：推算曆法之學。日月星辰轉運于天，猶如人之行步，可推算而知。　甲乙：十天干之名。此指代歲月。

[21]洛下閎（hóng）：字長公，西漢閬中（四川）人。民間天文學家，曾製作圓儀，以演示天象。爲漢武帝改顓頊曆爲太初曆。　安期先生：即安期生，古代高士。事見《史記·樂毅列傳》《列仙傳》。　儔（chóu）：同類人。

照鄰有惡疾，醫所不能愈，乃問思邈："名醫愈疾，其道何如？"

思邈曰：“吾聞善言天者，必質之於人，善言人者，亦本之於天。天有四時五行，寒暑迭代[1]，其轉運也[2]，和而爲雨，怒而爲風，凝而爲霜雪，張而爲虹蜺[3]，此天地之常數也。人有四支五藏，一覺一寐[4]，呼吸吐納，精氣往來，流而爲榮衛[5]，彰而爲氣色，發而爲音聲，此人之常數也。陽用其形，陰用其精[6]，天人之所同也。及其失也，蒸則生熱[7]，否則生寒[8]，結而爲瘤贅，陷而爲癰疽，奔而爲喘乏[9]，竭而爲燋枯[10]。診發乎面[11]，變動乎形。推此以及，天地亦如之。故五緯盈縮[12]，星辰錯行，日月薄蝕[13]，孛彗飛流[14]，此天地之危診也。寒暑不時，天地之蒸否也；石立土踊[15]，天地之瘤贅也；山崩土陷，天地之癰疽也；奔風暴雨，天地之喘乏也；川瀆竭涸[16]，天地之燋枯也。良醫導之以藥石，救之以針劑；聖人和之以至德，輔之以人事。故形體有可愈之疾，天地有可消之災。”

　　又曰：“膽欲大而心欲小，智欲圓而行欲方。《詩》曰‘如臨深淵，如履薄冰’，謂小心也；‘赳赳武夫，公侯干城[17]’，謂大膽也；‘不爲利回，不爲義疚[18]’，行之方也；‘見機而作，不俟終日[19]’，智之圓也。”

[1]迭代：更相代替，輪換。

[2]轉運：循環運行。

[3]蜺：同“霓”。

[4]覺（jiào）：睡醒。

[5]流：流注，運行。　　榮：通“營”。

[6]“陽用”二句：謂陽氣化生爲萬物之形體，陰氣化生爲萬物之功能。

[7]蒸：火氣上行。

[8]否（pǐ）：陽氣閉塞不通。

[9]奔：指氣行狂越。

[10]竭：氣血虛竭。　　燋枯：枯槁。燋，同“焦”。

[11]診：疾病的徵候。　　發：顯現。下文“動”義同。

[12]五緯：即金、木、水、火、土五星。　　盈縮：進退。此指五星運行遲速失常。

[13]日月薄蝕：指日蝕和月蝕。薄蝕，亦作“薄食”，指日月相掩食。薄，迫，逼近。

[14]孛（bèi）彗：彗星。孛，慧星的別稱。　　飛流：快速飛行。

[15]土踊：土隆起。指土丘。

[16]川瀆：江河和水溝。

[17]“赳赳武夫”二句：意爲勇敢的武將，是公侯的捍衛者。赳赳，威武雄健。干（gàn）城，捍衛。語出《詩經·周南·兔置》。

[18]"不爲利回"二句：不會因謀利而違禮，也不會有因未行義事而內疚的情況。喻行方。回，違背。語見《左傳·昭公三十一年》。

[19]"見機而作"二句：洞察到事物細微的迹象就有所行動，而不等待終日。喻智圓。機，細微的徵兆。語見《周易·繫辭下》。

思邈自云開皇辛酉歲生[1]，至今年九十三矣[2]。詢之鄉里，咸云數百歲人。話周、齊間事，歷歷如眼見。以此參之，不啻百歲人矣[3]。然猶視聽不衰，神采甚茂，可謂古之聰明博達不死者也。

初，魏徵等受詔修齊、梁、陳、周、隋五代史，恐有遺漏，屢訪之，思邈口以傳授，有如目覩。東臺侍郎孫處約將其五子侹、儆、俊、佑、佺以謁思邈[4]，思邈曰："俊當先貴；佑當晚達；佺最名重，禍在執兵[5]。"後皆如其言。太子詹事盧齊卿童幼時[6]，請問人倫之事，思邈曰："汝後五十年位登方伯[7]，吾孫當爲屬吏，可自保也。"後齊卿爲徐州刺史，思邈孫溥果爲徐州蕭縣丞[8]。思邈初謂齊卿之時，溥猶未生，而預知其事。凡諸異跡，多此類也。

永淳元年卒[9]。遺令薄葬，不藏冥器[10]，祭祀無牲牢[11]。經月餘，顏貌不改，舉屍就木[12]，猶若空衣，時人異之。自注《老子》《莊子》，撰《千金方》三十卷，行於代。又撰《福錄論》三卷，《攝生真錄》及《枕中素書》《會三教論》各一卷。

子行，天授中爲鳳閣侍郎[13]。

[1]開皇：隋文帝年號，581～600年在位。

[2]九十三：盧照鄰《病梨樹賦序》作九十二。

[3]不啻（chì）：不止。啻，僅僅，止。

[4]東臺侍郎：官名。唐高宗龍朔二年改黃門侍郎爲此名。

[5]禍在執兵：據《新唐書》載，孫佺于唐睿宗延和元年（712年）任左羽林大將軍，征契丹戰歿。

[6]太子詹事：官名。爲太子官屬之長，執掌東宮事務。

[7]方伯：殷周時代一方諸侯之長，後泛稱地方長官。漢以來之刺史，唐之采訪使、觀察使，明清之布政使，均稱"方伯"。

[8]蕭縣：唐時爲徐州所轄。原屬江蘇，1955年劃歸安徽。　　丞：佐官名。秦始置。漢以後，中央和地方官吏的副職有大理丞、府丞、縣丞等。

[9]永淳元年：682年。永淳，唐高宗年號。

[10]冥器：古代殉葬的器物。

[11]牲牢：猶牲畜。語見《詩經·小雅·瓠葉序》："上棄禮而不能行，雖有牲牢饔餼，

不肯用也。"鄭玄箋："牛羊豕爲牲,繫養者曰牢。"

[12]就木:入棺。

[13]天授:武則天年號,690~692 年在位。　　鳳閣侍郎:唐官名。光宅元年(684 年),由中書侍郎改置,神龍元年(705 年)復原名。

## 閱讀練習

　　君名桂字天士號香嵒先世自歙遷吳諸生隆山公曾祖也祖紫帆有孝行通醫理至君考陽生而精其術君少從師受經書暮歸陽生翁授以岐黄學年十四翁棄養君乃從翁門人朱君某專學爲醫朱君即舉翁平日所教教之君聞言即徹其蘊見出朱君上因有聞於時君察脈望色聽聲寫形言病之所在如見五藏癥結治方不執成見嘗云劑之寒溫視疾之涼熱自劉河間以暑火立論專用寒涼東垣論脾胃之火必務溫養習用參附丹溪創陰虛火動之論又偏於寒涼嗣是宗丹溪者多寒涼宗東垣者多溫養近之醫者茫無定識假兼備以倖中借和平以藏拙甚至朝用一方晚易一劑而無有成見蓋病有見證有變證有轉證必灼見其初終轉變胸有成竹而後施之以方否則以藥治藥實以人試藥也持論如是以是名著朝野即下至販夫豎子遠至鄰省外服無不知有葉天士先生由其實至而名歸也居家敦倫紀内行修備交朋忠信人以事就商爲剖析成敗利鈍如決疾然洞中窾會以患難相告者傾囊拯之無所顧藉君又不止以醫擅名者歿年八十君不欲以醫自名並不欲以醫傳後臨歿誡其子曰醫可爲而不可爲必天資敏悟又讀萬卷書而後可藉術濟世不然鮮有不殺人者是以藥餌爲刀刃也吾死子孫慎無輕言醫嗚呼可謂達且仁矣(沈德潛《歸愚文鈔餘集·葉香嵒傳》)

1. 斷句
2. 解釋畫綫詞語

考:　　　棄養:　　　外服:

3. 回答問題

爲什麽葉天士能取得很高的醫學成就?扼要摘引文中相關語句説明。

# 一二　東垣老人傳

【題解】本文選自《醫史·東垣老人傳》，據天一閣抄本排印。作者硯堅，即硯彌堅，一名賢，字伯固，應城（今湖北應城）人。元初以名士招致北方，定居真定，以授徒爲業。旋任真定路教授，又任國子司業。歲餘，托疾辭歸，著有《郢城集》。學問淳正，文章質樸，爲時所重。

《醫史》爲明代李濂所編著，共十卷，載錄明以前名醫傳記七十二篇。其中前五卷，多係輯錄歷代正史中所載的名醫列傳；後五卷之傳文，則是他搜集有關文集中的醫家傳記資料，編輯補綴或略加改寫而成，其中張機、王叔和、王冰、王履、戴原禮及葛應雷等傳，係李濂所撰。于1515年刊行問世。《四庫總目提要》以爲其書"雜冗特甚"。但這類醫家傳記的專集，歷來罕見，對于研究我國醫學發展史，瞭解歷代名醫生平事迹，具有一定的參考價值。

本文着重記述了金元名醫李杲的高貴品格。他雖出身富家，但"忠信篤敬"，"慎交游"而好學，生活嚴肅，能自愛自重，遠非一般紈綺子弟可及。遇災年則極力賑濟饑民，遭疫癘則一心赴救病者。認爲學醫不是博取個人名利的手段，而是爲了"傳道醫人"。并以此爲標準，選定羅天益爲自己的繼承人，循循善誘，悉心培養。文中對李杲的治驗事迹，則略而不書，在醫家傳記文中，別具一格。

東垣老人李君，諱杲[1]，字明之。其先世居真定[2]，富於金財。大定初[3]，校籍真定河間[4]，户冠兩路[5]。君之幼也，異於羣兒；及長，忠信篤敬，慎交游，與人相接，無戲言。衢間衆人以爲懽洽處[6]，足跡未嘗到，蓋天性然也。朋儕頗疾之[7]，密議一席，使妓戲狎[8]，或引其衣，即怒罵，解衣焚之。由鄉豪接待國使[9]，府尹聞其妙齡有守也[10]，諷妓强之酒[11]，不得辭，稍飲，遂大吐而出。其自愛如此。受《論語》《孟子》於王内翰從之[12]，受《春秋》於馮内翰叔獻。宅有隙地，建書院，延待儒士。或不給者[13]，盡周之[14]。泰和中[15]，歲饑[16]，民多流亡，君極力賑捄[17]，全活者甚衆。

[1]諱：舊時對帝王將相或尊長不敢直稱其名，謂之避諱。"杲"爲李東垣正名，不敢直稱，故曰諱。

[2]真定：元有真定路，治在真定縣。今河北正定縣。

[3]大定：金世宗完顏雍年號，1161～1189年在位。

[4]校籍：謂核定户籍。　　河間：地名，今屬河北河間縣。宋、金時代屬真定府所轄縣，

元代改爲河間路。

　　[5]"户冠"句：謂李家財富居真定、河間兩路之首。路，宋元時地方行政區域名。元代的"路"，略相當于今之地區。

　　[6]衢（qú）間：指街巷。衢，四通八達的道路。《說文解字》："四達謂之衢。" 懽洽：歡悅。懽，同"歡"。

　　[7]疾：妒忌。《管子·小問》："夫牧民不知其疾，則民疾。"後一"疾"字，即憎嫌之意。

　　[8]戲狎（xiá）：調戲。狎，戲謔。

　　[9]國使：國家派出的使者。此指南宋派往金的使者。

　　[10]守：謂操守品行。

　　[11]"諷妓"句：用隱語暗示歌妓强使李杲飲酒。諷，以隱語婉言勸説。

　　[12]內翰：唐、宋、元代翰林的別稱。《宋史·王旦傳》："翰林學士呈科場條目，旦投之地曰：'內翰得官幾日，乃欲隔截天下進士耶？'"

　　[13]不給：猶不足。指生活有困難。《孟子·梁惠王下》："春省耕而補不足，秋省斂而助不給。"

　　[14]周：通"賙"。救濟，接濟。《論語·雍也》："君子周急不濟富。"

　　[15]泰和：金章宗完顏璟的年號，1201～1208年在位。

　　[16]歲饑：年成不好。歲，謂一年的收成。饑，饑荒，五穀無收。《爾雅·釋天》："穀不熟爲饑。"

　　[17]捄：同"救"。救治。

　　母王氏寢疾[1]，命里中數醫拯之，溫涼寒熱，其説異同，百藥備嘗，以水濟水[2]，竟莫知爲何證而斃。君痛悼不知醫而失其親，有願曰[3]："若遇良醫，當力學以志吾過[4]。"聞易水潔古老人張君元素，醫名天下，捐金帛詣之[5]。學數年，盡得其法。進納得官[6]，監濟源稅[7]。彼中民感時行疫癘，俗呼爲大頭天行[8]。醫工遍閱方書，無與對證者；出己見，妄下之，不効；復下之，比比至死[9]。醫不以爲過，病家不以爲非。君獨惻然於心，廢寢食，循流討源，察標求本，製一方，與服之，乃効。特壽之於木[10]，刻揭於耳目聚集之地[11]，用之者無不効；時以爲仙人所傳，而鑿之於石碣[12]。

　　[1]寢疾：臥病。《左傳·昭公七年》："寡君寢疾，於今三月矣。"

　　[2]以水濟水：猶言以寒治寒。喻誤診誤治。

　　[3]有願：立下志願。

　　[4]志：通"識"。記住。《史記·屈原傳》："博聞強志。"

　　[5]"捐金帛"句：謂不惜拿出錢財前往張元素處求學。《元史·李杲傳》："時易水張元素以醫名燕、趙間，杲捐千金從之學，不數年盡傳其業。"

　　[6]進納得官：宋元富民向官府捐納糧食金帛，可以換取官爵。

　　[7]監濟源稅：爲濟源地方的監收賦稅之官。濟源，今屬河南，與山西交界。

　　[8]大頭天行：病名。又稱大頭瘟、大頭風、大頭傷寒。是感受風溫時毒，邪入三陰經，以頭面紅腫、咽喉不利爲主證的流行病。天行，流行病。如《三因極一病証方論》："一方之內，長幼患狀率皆相類者，謂之天行是也。"

　　[9]比比：猶屢屢，接連不斷地。《漢書·哀帝紀》："日月無光，五星失行，郡國比比地動。"

　　[10]壽：長久。用如動詞，鐫刻。

　　[11]刻揭：刻印并張貼。揭，張貼公布。

　　[12]鏨（zàn）：雕鑿金石的工具。此指鑿刻。　　　石碣（jié）：石碑。碣，圓頂的碑石。


　　　君初不以醫爲名，人亦不知君之深於醫也。君避兵汴梁[1]，遂以醫游公卿間[2]，其明効大驗，具載別書。壬辰北渡[3]，寓東平[4]，至甲辰還鄉里[5]。一日，謂友人周都運德父曰："吾老，欲道傳後世[6]，艱其人奈何[7]？"德父曰："廉臺羅天益謙父[8]，性行敦樸，嘗恨所業未精[9]，有志於學，君欲傳道，斯人其可也。"他日，偕往拜之。君一見曰："汝來學覓錢醫人乎？學傳道醫人乎？"謙父曰："亦傳道耳。"遂就學。日用飲食，仰給於君[10]。學三年，嘉其久而不倦也，予之白金二十兩[11]，曰："吾知汝活計甚難[12]，恐汝動心，半途而止，可以此給妻子。"謙父力辭不受。君曰："吾大者不惜，何吝乎細？汝勿復辭。"君所期者可知矣。臨終，平日所著書，檢勘卷帙[13]，以類相從，列於几前，囑謙父曰："此書付汝，非爲李明之、羅謙父，蓋爲天下後世，慎勿湮沒，推而行之。"行年七十有二[14]，寔辛亥二月二十五日也[15]。君歿，迨今十有七年，謙父言猶在耳，念之益新。噫嘻！君之學，知所托矣。

　　[1]汴梁：今河南開封。金宣宗完顏珣爲避蒙古軍隊，于貞祐二年（1214年）自燕京遷都于此。

　　[2]游：結交，交往。

　　[3]壬辰北渡：金哀宗開興元年（1232年），蒙軍南下，大舉攻金，圍困汴梁。李杲從汴梁逃離，北渡黃河。

　　[4]東平：今屬山東。宋稱東平府，元改稱東平路。境內有梁山水泊。

　　[5]甲辰：南宋理宗淳祐四年（1244年）。其時金已亡，北方爲蒙古族統治，"元"的國號尚未建立。至1271年，方由世祖忽必烈定國號爲元。

　　[6]道傳：一本作"遺傳"。

　　[7]艱其人：謂難以物色恰當的人選。

[8]廉臺：地名。今河北藁城。　　羅天益：字謙甫。元代醫家，拜師李杲，學習十餘年。父：同"甫"，對有才德男子的美稱。

[9]嘗：通"常"。常常。

[10]仰給：仰賴。《史記·平準書》："七十餘萬口，衣食仰給縣官。"

[11]白金：白銀。

[12]活計：生計。

[13]檢勘卷帙（zhì）：清檢校勘後，整理成書。卷帙，書籍。

[14]行年：猶言享年。行，經歷。《國語·晋語》："卻縠可，行年五十矣。"韋昭注："行，歷也。"

[15]寔：通"是"。這，此。　　辛亥：1251 年。當南宋理宗淳祐十一年及元憲宗元年。

# 閱讀練習

歷觀諸篇而參考之則元氣之充足皆由脾胃之氣無所傷而後能滋養元氣若胃氣之本弱飲食<u>自倍</u>則脾胃之氣既傷而元氣亦不能充而諸病之<u>所由生也</u>内經之旨皎如日星猶恐後人有所未達故靈樞經中復申其説經云水穀入口其味有五各注其海津液各走其道胃者水穀之海其輸上在氣街下至三裏水穀之海有餘則腹滿水穀之海不足則饑不受穀食人之所受氣者穀也穀之所注者胃也胃者水穀氣血之海也海之所行雲氣者天下也胃之所出氣血者經隧也經隧者五臟六腑之大絡也又云五穀入於胃也其糟粕津液宗氣分爲三隧故宗氣積於胸中出於喉嚨以貫心肺而行呼吸焉營氣者<u>泌</u>其津液注之於脈化而爲血以營<u>四末</u>内注五臟六腑以應刻數焉衛氣者出其悍氣之<u>慓疾</u>而行於四末分肉皮膚之間而不休者也又云中焦之所出亦並胃中出上焦之後此所受氣者泌糟粕蒸津液化精微上注於肺脈乃化而爲血以奉生身莫貴於此故夫飲食失節寒温不適脾胃乃傷此因喜怒憂恐損耗元氣資助心火火與元氣不兩立火勝則乘其<u>土位</u>此所以病也（李杲《脾胃論·脾胃虛實傳變論》）

1. 斷句

2. 解釋畫綫詞語

自倍：　　　泌：　　　四末：　　　慓疾：　　　土位：

3. 語譯畫綫句子

# 一三 丹 溪 翁 傳

**【題解】**本文節選自《九靈山房集》卷十，據《四部叢刊》初編縮印本排印。作者戴良（1317～1383年），字叔能，號九靈山人，浦江（今屬浙江）人，與朱丹溪鄰縣，元代學者。通經史百家之説，愛好醫學，長于詩文，曾任淮南江北等處中書省儒學提舉。元亡後，隱居四明山。明洪武十五年（1382年），被召至南京，以病老辭官不受，下獄死。著有《九靈山房集》三十卷、《春秋經傳考》三十二卷、《和陶詩》一卷等。

《九靈山房集》分"山居稿""吳游稿""鄞游稿"和"越游稿"四部分，詩文兼收。其中除《丹溪翁傳》外，還有《抱一翁傳》《滄州翁傳》（抱一翁：項彥章；滄州翁：吕復）和《脾胃論後序》等有關醫學方面的著作多篇。

本文全面記述朱丹溪的生平事迹和醫學理論，詳細介紹他拜師學醫，繼承和發展劉完素、張從正、李杲三家學説的經過，并提出"相火論"和"陽常有餘，陰常不足"的滋陰學派觀點。文章還讚揚他尊崇倫理道德、誨人不倦等品質。

　　丹溪翁者，婺之義烏人也[1]，姓朱氏，諱震亨，字彥脩[2]，學者尊之曰丹谿翁[3]。翁自幼好學，日記千言。稍長，從鄉先生治經，爲舉子業。後聞許文懿公得朱子四傳之學[4]，講道八華山，復往拜焉。益聞道德性命之説[5]，宏深粹密[6]，遂爲專門。一日，文懿謂曰："吾臥病久，非精於醫者，不能以起之[7]。子聰明異常人[8]，其肯游藝於醫乎[9]？"翁以母病脾，於醫亦粗習，及聞文懿之言，即慨然曰："士苟精一藝，以推及物之仁[10]，雖不仕於時，猶仕也。"乃悉焚棄向所習舉子業，一於醫致力焉[11]。

[1]婺（wù）：婺州。今浙江金華地區。　　義烏：金華所轄市。

[2]脩：同"修"。

[3]谿：同"溪"。

[4]許文懿公：元代理學家許謙，金華人，自號白雲山人，著有《讀書叢説》《白雲集》等。朱子四傳之學：朱子指宋代理學家朱熹。他的學説初傳其婿黃幹，再傳于何基，三傳于王柏，四傳于金履祥。許文懿雖爲金履祥的學生，亦曾受業于王柏，故云。

[5]益：逐漸。　　道德性命之説：指朱熹的"性理之學"。認爲人與物之性都是天生的，人性是天道在人身上的體現。

[6]宏深粹密：博大、深遠、精專、嚴密。

[7]起之：使我痊愈。之，我。

[8]聰：同“聰”。

[9]肯：同“肯”。 游藝：指從事于某種技藝。語見《論語•述而》。

[10]“以推及”句：用來推行及于他人的仁愛。及物，即“推己及物”的省稱，今通作“推己及人”。物，此指衆人。

[11]一：專一，專心。

　　時方盛行陳師文、裴宗元所定大觀二百九十七方[1]，翁窮晝夜是習。既而悟曰：“揉古方以治今病[2]，其勢不能以盡合。苟將起度量，立規矩，稱權衡[3]，必也《素》《難》諸經乎！然吾鄉諸醫鮮克知之者[4]。”遂治裝出游，求他師而叩之[5]。乃渡浙河[6]，走吳中[7]，出宛陵[8]，抵南徐[9]，達建業[10]，皆無所遇。及還武林[11]，忽有以其郡羅氏告者。羅名知悌，字子敬，世稱太無先生，宋理宗朝寺人[12]，學精於醫，得金劉完素之再傳[13]，而旁通張從正、李杲二家之説[14]。然性褊甚[15]，恃能厭事，難得意。翁往謁焉，凡數往返，不與接。已而求見愈篤，羅乃進之[16]，曰：“子非朱彦脩乎？”時翁已有醫名，羅故知之。翁既得見，遂北面再拜以謁[17]，受其所教。羅遇翁亦甚懽[18]，即授以劉、張、李諸書，爲之敷揚三家之旨[19]，而一斷於經[20]，且曰：“盡去而舊學，非是也[21]。”翁聞其言，渙焉無少凝滯於胸臆[22]。居無何，盡得其學以歸。

[1]大觀二百九十七方：指《校正太平惠民和劑局方》，簡稱《局方》。北宋徽宗大觀年間，由太醫陳師文、裴宗元等將當時太醫局熟藥所的處方校正補充而成，共六卷。

[2]揉：同“操”。

[3]“起度量”三句：謂確立診治疾病的標準。語見《史記•扁鵲倉公列傳》。度量、規矩、權衡，均爲法度、標準之意。

[4]鮮（xiǎn）：少。 克：能。

[5]叩：叩問，請教。

[6]浙河：指錢塘江。

[7]吳中：今江蘇吳縣。春秋時爲吳國都城，故稱吳中。

[8]宛陵：今安徽宣城。

[9]南徐：今江蘇鎮江。

[10]建業：今江蘇南京。

[11]武林：舊時杭州的別稱，以武林山得名。

[12]宋理宗：南宋皇帝趙昀，1224～1264年在位。 寺人：古代宮中的近侍小臣。多以閹人充任。寺，“侍”的古字。

[13]再傳：羅知悌從荊山浮屠學醫，荊山浮屠又從劉完素學醫，故云。

[14]旁：廣泛。

[15]褊（biǎn）：此指心胸狹隘。《説文解字》：“褊，衣小也。”

[16]進：接待。

[17]北面：面向北，行拜師之禮。

[18]懽：同“歡”。

[19]敷揚：陳述闡發。

[20]一斷於經：完全取決于醫學經典理論。一，完全。

[21]“盡去”二句：謂完全抛弃你過去所學的醫學理論，因爲那些是不正確的。

[22]渙焉：消散貌。　　凝滯：猶困阻。指疑難。

　　鄉之諸醫泥陳、裴之學者，聞翁言，即大驚而咲且排[1]，獨文懿喜曰：“吾疾其遂瘳矣乎！”文懿得末疾[2]，醫不能療者餘十年，翁以其法治之，良驗。於是諸醫之笑且排者，始皆心服口譽。數年之間，聲聞頓著[3]。翁不自滿足，益以三家之説推廣之。謂劉、張之學，其論臟腑氣化有六[4]，而於濕熱相火三氣致病爲最多，遂以推陳致新瀉火之法療之，此固高出前代矣。然有陰虛火動，或陰陽兩虛濕熱自盛者，又當消息而用之[5]。謂李之論飲食勞倦，內傷脾胃，則胃脘之陽不能以升舉[6]，并及心肺之氣，陷入中焦，而用補中益氣之劑治之，此亦前人之所無也。然天不足於西北，地不滿於東南[7]。天，陽也；地，陰也。西北之人，陽氣易於降；東南之人，陰火易於升[8]。苟不知此，而徒守其法，則氣之降者固可愈，而於其升者亦從而用之，吾恐反增其病矣。乃以三家之論，去其短而用其長，又復粢之以太極之理[9]，《易》《禮記》《通書》《正蒙》諸書之義[10]，貫穿《內經》之言，以尋其指歸[11]。而謂《內經》之言火，蓋與太極動而生陽、五性感動之説有合[12]；其言陰道虛[13]，則又與《禮記》之養陰意同。因作《相火》及《陽有餘陰不足》二論，以發揮之。

[1]咲：同“笑”。

[2]末疾：四肢的疾病。

[3]聲聞（wèn）：聲譽。

[4]“其論”句：劉完素、張從正論述臟腑感受致病之氣，有風、寒、暑、濕、燥、火六種。見《素問玄機原病式·六氣爲病》。

[5]消息：斟酌。消，消減。息，增加。

[6]胃脘之陽：指胃氣。李杲認爲胃氣是諸陽之本，故云。

[7]"然天不足"兩句：古人以天爲陽，地爲陰。西北方地勢高，氣候寒冷，陰盛而陽不足；東南方地勢低氣候温熱，陽盛而陰不足。語見《素問•陰陽應象大論》。

[8]陰火：指飲食勞倦、喜怒憂思所生之火。

[9]叅：同"參"。　　太極之理：宋代理學家認爲"太極"即是"理"。

[10]通書：即《周子通書》。北宋周敦頤著，主要内容是進一步闡發《太極圖説》的理論。正蒙：北宋張載著。認爲宇宙萬物皆源于氣。

[11]尋：探求。　　指歸：主旨。

[12]五性感動：語出周敦頤《太極圖説》。原意指五行各有一性，變化而生萬物。丹溪引用爲人的五臟之性，凡動皆屬火。

[13]陰道虛：指内傷所致陰氣不足。語見《素問•太陰陽明論》。


於是，翁之醫益聞。四方以病來迎者，遂輻湊於道[1]，翁咸往赴之。其所治病凡幾[2]，病之狀何如，施何良方，飲何藥而愈，自前至今，驗者何人，何縣里，主名，得諸見聞，班班可紀[3]。

浦江鄭義士病滯下[4]，一夕忽昏仆，目上視，溲注而汗泄。翁診之，脈大無倫[5]，即告曰："此陰虛而陽暴絶也，蓋得之病後酒且内[6]，然吾能愈之。"即命治人參膏，而且促灸其氣海。頃之手動，又頃而唇動。及參膏成，三飲之甦矣[7]。其後服參膏盡數斤，病已。

天台周進士病惡寒[8]，雖暑亦必以綿蒙其首，服附子數百[9]，增劇。翁診之，脈滑而數，即告曰："此熱甚而反寒也。"乃以辛涼之劑，吐痰一升許，而蒙首之綿減半；仍用防風通聖飲之[10]，愈。周固喜甚，翁曰："病愈後須淡食以養胃，内觀以養神[11]，則水可生，火可降；否則，附毒必發，殆不可救。"彼不能然，後告疽發背死。

一男子病小便不通，醫治以利藥，益甚。翁診之，右寸頗弦滑，曰："此積痰病也，積痰在肺。肺爲上焦，而膀胱爲下焦，上焦閉則下焦塞，辟如滴水之器[12]，必上竅通而後下竅之水出焉。"乃以法大吐之，吐已，病如失。

一婦人產後有物不上如衣裾[13]，醫不能喻。翁曰："此子宫也，氣血虛，故隨子而下。"即與黄芪當歸之劑，而加升麻舉之。仍用皮工之法[14]，以五倍子作湯洗濯，皺其皮[15]。少選[16]，子宫上。翁慰之曰："三年後可再生兒，無憂也。"如之。

一貧婦寡居病癩[17]，翁見之惻然，乃曰："是疾世號難治者，不守禁忌耳。是婦貧而無厚味，寡而無欲，庶幾可療也[18]。"即自具藥療之，病愈。後復投四物湯數百[19]，遂不發動。

　　翁之爲醫，皆此類也。

[1]輻湊：亦作"輻輳"。車輻集中于轂上。喻聚集。

[2]凡幾：共計多少。

[3]班班：明顯貌。　　紀：通"記"。記載。

[4]浦江：縣名。今屬浙江。　　滯下：古病名。痢疾。

[5]倫：次序。

[6]内：謂行房事。

[7]甦：同"蘇"。

[8]天台：縣名。今屬浙江。

[9]百：《格致餘論》作"日"。

[10]仍：乃，于是。　　防風通聖：即防風通聖散。見劉完素《黄帝素問宣明論方》。功用爲清熱解毒，通裹解表。

[11]内觀：即内視。道家的修養方法之一。謂不觀外物，絕念無想。

[12]辟：通"譬"。　　滴水之器：儲水以供磨墨用的文具。亦稱水注。

[13]衣裾（jū）：衣襟。

[14]皮工：制革工匠。

[15]皺其皮：使子宫皺縮。皺，皺縮。

[16]少選：一會兒。

[17]癩：病名。又稱癘風，即麻風。

[18]庶幾：差不多。

[19]四物湯：方名。見《太平惠民和劑局方》。功用爲補血，和氣，調經。　　百："日"之訛字。

　　蓋其遇病施治，不膠於古方，而所療則中；然於諸家方論，則靡所不通。他人靳靳守古[1]，翁則操縱取捨[2]，而卒與古合。一時學者咸聲隨影附，翁教之亹亹忘疲[3]。

　　翁春秋既高[4]，乃徇張翼等所請，而著《格致餘論》《局方發揮》《傷寒辨疑》《本草衍義補遺》《外科精要新論》諸書，學者多誦習而取則焉。

　　翁簡愨貞良[5]，剛嚴介特[6]，執心以正，立身以誠，而孝友之行，實本乎天質。奉時祀也[7]，訂其禮文而敬涖之[8]。事母夫人也，時其節宣以忠養之[9]。寧歉於己，而必致豐於兄弟；寧薄於己子，而必施厚於兄弟之子。非其友不友[10]，非其道不道。好論古今得失，慨然有天下之憂。世之名公卿多折節下之[11]，翁爲直陳治道，無所顧忌。然但語及榮利事，則拂衣而起[12]。與人交，一以三綱五紀爲去就[13]。嘗曰："天下有道，則行有枝葉；天下無道，則辭有枝葉[14]。夫行，本也；辭，從而生者也。"苟見枝葉之辭，去本而末是務[15]，輒怒溢顔面，若將浼焉[16]。翁之卓卓如是[17]，則醫又特一事而已。然翁講學行事之大方[18]，已具吾友宋太史濂所爲翁墓誌[19]，兹故不録，而竊録其醫之可傳者爲翁傳，庶使後之君子得以互考焉。

[1]靳（jìn）靳：拘泥貌。

[2]操縱取捨：比喻治法靈活多變，運用自如。

[3]亹亹（wěi）：勤奮不倦貌。

[4]春秋：年齡，年事。

[5]簡慤（què）貞良：儉樸、誠摯、堅貞、善良。

[6]介特：介立特行。謂行爲耿直清高，不隨波逐流。

[7]時祀：四時的祭祀。

[8]訂：制訂。　　禮文：指禮樂儀制。

[9]時：指按時（調節）。　　節宣：此指生活起居。

[10]"非其友"句：不是志同道合的朋友不結交。語見《孟子·公孫丑上》。

[11]折節下之：屈身向他請教。下，下問。

[12]拂衣：猶"拂袖"。表示憤怒。

[13]三綱五紀：即三綱五常。封建社會的倫理道德準則。三綱，指君臣、父子、夫婦。五常，指仁、義、禮、智、信。　　去就：絶交或親近。

[14]"天下"四句：意爲天下行正道時，人們的行爲美好；天下不行正道時，人們的言辭虛華。語見《禮記·表記》。枝葉，喻茂盛。

[15]末是務：追求末節。賓語前置。正常語序爲"務末"。是，賓語前置標志。

[16]浼（měi）：玷污。

[17]卓卓：超群不凡貌。

[18]大方：猶大略。

[19]宋太史濂：即宋濂。元末明初著名文學家。洪武二年（1369年），奉命主修《元史》，學者稱其爲太史公。生平與丹溪友善，作墓志《故丹溪先生朱公石表辭》。

　　論曰[1]：昔漢嚴君平[2]，博學無不通，賣卜成都。人有邪惡非正之問，則依蓍龜爲陳其利害[3]。與人子言，依於孝；與人弟言，依於順；與人臣言，依於忠。史稱其風聲氣節[4]，足以激貪而厲俗[5]。翁在婺得道學之源委[6]，而混迹於醫[7]。或以醫來見者，未嘗不以葆精毓神開其心[8]。至於一語一默，一出一處[9]，凡有關於倫理者，尤諄諄訓誨，使人奮迅感慨激厲之不暇[10]。左丘明有云："仁人之言，其利溥哉[11]！"信矣。若翁者，殆古所謂直諒多聞之益友[12]，又可以醫師少之哉[13]？

[1]論：亦稱"贊""評""詮"等。附在史傳後面的評語，總稱爲"論贊"。

[2]嚴君平：西漢蜀郡（今成都）人。賣卜于成都街頭，日得百錢即閉門讀《老子》，以忠孝信義教人，終身不仕，稱爲逸民。下文所述事迹，引自《漢書•王貢兩龔鮑傳》。

[3]利害：偏義複詞。義偏于"害"。禍害。

[4]風聲：聲望。　　氣節：志氣節操。

[5]激貪而厲俗：謂抑制貪婪之風，勸勉良好的世俗。厲，"勵"的古字。勸勉。

[6]道學：宋代周敦頤、張載、程顥、程頤、朱熹等的哲學思想。亦稱理學。　　源委：指水的發源與歸宿。引申爲事情的本末。

[7]混迹：謂使行踪混雜在大衆間。常有隱身不露的意思。

[8]葆精毓神：保全精氣，養育神氣。葆，通"保"。毓，養育。

[9]"一語"八字：語見《周易•繫辭上》。"君子之道，或出或處，或默或語。"一，義同"或"。出，出世爲官。處，處家爲民。

[10]激厲：激發勉勵。　　不暇：來不及。此形容心情迫切。

[11]"仁人"二句：仁德之人的教誨，它的益處廣大呀!溥，廣大。語見《左傳•昭公三年》。

[12]直諒多聞之益友：正直、誠信、博學的良師益友。語見《論語•季氏》。"益者三友……友直，友諒，友多聞，益矣。"諒，誠實可信。

[13]少（shǎo）：輕視。

## 閱讀練習

　　素問載道之書也詞簡而義深去古漸遠衍文錯簡仍或有之故非吾儒不能讀學者以易心求之宜其茫若望洋淡如嚼蠟遂直以爲古書不宜於今厭而棄之相率以爲局方之學間有讀者又以濟其方技漫不之省醫道隱晦職此之由可歎也震亨三十歲時因母之患脾疼衆工束手由是有志於醫遂取素問讀之三年似有所得又二年母氏之疾以藥而安因追念<u>先子</u>之内傷伯<u>考</u>之脅悶叔考之鼻衄幼弟之腿痛室人之積痰一皆殁於藥之誤也心膽摧裂痛不可追然猶慮學之未明至四十歲復取而讀之<u>顧</u>以質鈍遂朝夕鑽研缺其所可疑通其所可通又四年而得羅太無諱知悌者爲之師因見河間戴人東垣海藏諸書始悟濕熱相火爲病甚多又知醫之爲書非素問無以立論非本草無以立方有方無論無以識病有論無方何以模仿夫假說問答仲景之書也而詳於外感明著性味東垣之書也而詳於内傷醫之爲書至是始備醫之爲道至是始明由是不能不致疑於局方也局方流行自宋迄今<u>囘間</u>南北<u>翕然</u>而成俗豈無其故哉徐而思之濕熱相火自王太僕注文已成湮沒

至張李諸老始有發明人之一身陰不足而陽有餘雖諄諄然見於素問而諸老猶未表章是宜局方之盛行也震亨不<u>揣</u>蕪陋陳於編冊并述金匱之治法以證局方之未備間以己意附之於後古人以醫爲吾儒<u>格物致知</u>一事故目其篇曰格致餘論未知其果是否耶後之君子幸改而正諸（朱震亨《格致餘論・序》）

1. 斷句
2. 解釋畫綫詞語

先子：　　　　考：　　　　顧：　　　　罔間：　　　　翕然：

揣：　　　　格物致知：

3. 回答問題

朱丹溪編寫《格致餘論》的原因是什麼？

# 一四 《漢書·藝文志》序及方技略

【題解】本文節選自《漢書·藝文志》，據中華書局 1959 年點校本排印。作者班固（32～92 年），字孟堅，東漢扶風人（今陝西咸陽地區），著名歷史學家。繼承父親班彪遺志而著述《漢書》，未竟而逝。所遺《天文志》及《八表》部分由其妹班昭和同郡人馬續完成。《漢書》是繼《史記》之後又一部優秀的史書，是中國歷史上第一部紀傳體斷代史，記載了漢高祖劉邦元年（前 206 年）至王莽地皇四年（23 年）共二百餘年的歷史，全書分爲十二帝紀、八表、十志、七十列傳，共 100 篇。

《漢書·藝文志》在正史中首次記述了典籍文獻的保存情況，是我國歷史上現存最早的圖書分類目錄學文獻。其內容主要是班固根據西漢劉向、劉歆父子的目錄學專著《別錄》《七略》整理而成的。《藝文志》的序言部分概述了春秋戰國到西漢的典籍文獻流傳、整理情況。《藝文志》的《方技略》部分記錄了西漢保存的醫籍書目，將醫書分爲醫經、經方、房中、神仙四類，并按類簡介其內容、特點、價值等，強調了醫藥養生文獻對民生和國家的重要性。

昔仲尼没而微言絕[1]，七十子喪而大義乖[2]。故《春秋》分爲五[3]，《詩》分爲四[4]，《易》有數家之傳[5]。戰國縱衡[6]，真僞分爭，諸子之言紛然殽亂[7]。至秦患之，乃燔滅文章[8]，以愚黔首[9]。漢興，改秦之敗[10]，大收篇籍，廣開獻書之路[11]。迄孝武世[12]，書缺簡脱[13]，禮壞樂崩，聖上喟然而稱曰[14]："朕甚閔焉[15]！"於是建藏書之策[16]，置寫書之官[17]，下及諸子傳説[18]，皆充秘府[19]。至成帝時[20]，以書頗散亡，使謁者陳農求遺書於天下[21]。詔光禄大夫劉向校經傳[22]、諸子、詩賦，步兵校尉任宏校兵書[23]，太史令尹咸校數術[24]，侍醫李柱國校方技[25]。每一書已，向輒條其篇目[26]，撮其指意[27]，録而奏之。會向卒，哀帝復使向子侍中奉車都尉歆卒父業[28]。歆於是總群書而奏其《七略》[29]，故有《輯略》，有《六藝略》，有《諸子略》，有《詩賦略》，有《兵書略》，有《術數略》，有《方技略》。今刪其要[30]，以備篇籍[31]。

[1]没："殁"的古字。死。　　微言：精深的言論。

[2]七十子：相傳孔子弟子三千，通六藝者七十二人。此處取成數，代指孔子的弟子。　　大義：指有關六經的要義。

[3]《春秋》分爲五：指傳注《春秋》的有左丘明、公羊高、穀梁赤及鄒氏、夾氏五家，今存前三家。

[4]《詩》分爲四：傳注《詩經》者分成四家，分別爲齊國的轅固生、魯國的申培、燕國的韓嬰、趙國的毛亨。齊、魯、韓三家屬今文經學，西漢時立有博士，魏晉以後漸亡。毛氏所傳《詩經》（世稱《毛詩》）屬古文經學，盛行于東漢以後，并傳承至今。

[5]《易》有數家之傳（zhuàn）：傳注《周易》者有數家。據《漢書·藝文志·六藝略》：《易經》"有施（讎）、孟（喜）、梁丘（賀）、京（房）氏立於官學，民間有費、高兩家之説"。今皆亡佚。傳，解説經義的文字。

[6]縱衡：同"縱橫"。戰國時期諸侯争戰，有合縱、連横策略，此處代指當時錯綜複雜的社會狀況。從，"縱"的古字。衡，通"横"。

[7]殽亂：混亂。殽，同"淆"。

[8]燔（fán）滅文章：《史記·秦始皇本紀》載秦始皇三十四年焚書，"非博士官所職，天下敢有藏詩、書、百家語者，悉詣守、尉雜燒之"。但醫藥、卜筮、種樹之書除外。燔，燒毁。

[9]黔首：戰國及秦對平民的稱謂。

[10]敗：弊政。

[11]獻書：指漢惠帝四年，廢除秦始皇以來的"挾書令"，命民間獻書。

[12]孝武：漢武帝劉徹的謚號，公元前141～前87年在位。

[13]書：指書籍中的文字。

[14]喟然：感嘆貌。

[15]閔："憫"的古字。擔心，憂慮。

[16]策：策府。指宫廷藏書之地。一説，古代君王發布的政令文書。

[17]官：機構。

[18]下及諸子傳説：（上至六經）下至諸子百家及解釋經義的各類書籍。

[19]秘府：指古代宫廷藏秘笈之處。

[20]成帝：指漢成帝劉驁，公元前32～前7年在位。

[21]謁者：主管接待賓客事宜的官員。

[22]光禄大夫：官名。掌顧問應對。　　劉向（前77～前6年）：字子政，沛人，西漢經學家、文學家及目録學家。奉命校閲群書，著成《別録》，有《新序》《説苑》等書。

[23]步兵校尉：西漢始設武官官名。掌長安城、上林苑屯兵。

[24]數術：又稱"術數"。指天文、曆法、占卜等方面的書籍。

[25]方技：指醫藥養生類書籍。

[26]條：名詞活用作動詞。分條寫出。

[27]撮：摘録。　　指意：旨意。指，意旨。

[28]哀帝：漢哀帝劉欣，公元前 6～前 2 年在位。　　侍中奉車都尉：漢代官名，皇帝近侍。掌御乘輿馬，皇帝出巡時要隨從奉侍。　　歆：劉歆（？～23 年），字子駿，劉向之子。卒：完成。

[29]七略：西漢劉歆所著，我國最早的圖書分類目録書。原書已佚，内容賴《漢書·藝文志》引述而保存。

[30]刪：選取。

[31]備：完備。使動用法。

# 方　技　略

《黄帝内經》十八卷　　　　　《外經》三十七卷
《扁鵲内經》九卷　　　　　　《外經》十二卷
《白氏内經》三十八卷　　　　　《外經》三十六卷
《旁篇》二十五卷

右醫經七家[1]，二百一十六卷[2]。

醫經者，原人血脈、經落、骨髓、陰陽、表裏[3]，以起百病之本[4]，死生之分，而用度箴石湯火所施[5]，調百藥齊和之所宜[6]。至齊之得[7]，猶慈石取鐵[8]，以物相使[9]。拙者失理，以瘉爲劇[10]，以生爲死。

[1]右：古籍行文爲從右至左，"右"相當于今文稱"以上"。

[2]二百一十六卷：與所列醫經卷數不合，恐有遺脱。後文中每類之前所列書的卷數與其後統計總數情況同此。

[3]原：推求本原，探究。　　落：通"絡"。

[4]起：闡述，闡發。

[5]度（duó）：衡量，估量。　　箴：同"針"。　　火：灸法。

[6]齊和：指藥物配伍和洽。

[7]至齊之得：最好的藥劑的功效。齊，"劑"的古字。得，指藥物的功效、作用。

[8]慈石：即磁石。慈，通"磁"。

[9]以物相使：使藥物相互發揮協同作用。

[10]瘉：同"愈"。

《五藏六府痺十二病方》三十卷[1]
《五藏六府疝十六病方》四十卷
《五藏六府癉十二病方》四十卷[2]
《風寒熱十六病方》二十六卷

《泰始黃帝扁鵲俞拊方》二十三卷

《五藏傷中十一病方》三十一卷

《客疾五藏狂顛病方》十七卷[3]

《金創瘲瘛方》三十卷[4]

《婦人嬰兒方》十九卷

《湯液經法》三十二卷

《神農黃帝食禁》七卷

右經方十一家，二百七十四卷。

經方者[5]，本草石之寒溫[6]，量疾病之淺深，假藥味之滋[7]，因氣感之宜[8]，辯五苦六辛[9]，致水火之齊[10]，以通閉解結，反之于平。及失其宜者，以熱益熱，以寒增寒，精氣內傷，不見於外，是所獨失也。故諺曰："有病不治，常得中醫[11]。"

[1]痹：同"痹"。

[2]癉（dān）：熱症。一説黃疸類疾病。顏師古注："癉，黃病。"

[3]客疾：外邪所致疾病。客，外邪侵入人體。

[4]瘲瘛（zòng chì）：小兒驚風痙攣之病。顏師古注："小兒病也。"

[5]經方：漢代以前的方劑。後世多指仲景方。

[6]本：根據。

[7]假：借助，憑藉。　滋：汁液。此指藥物的作用、功效。

[8]因氣感之宜：根據人體對四時氣候感應的適宜情況。

[9]辯：通"辨"。　五苦六辛：指藥物的各種性味。

[10]致水火之齊：得到或寒涼或溫熱的方劑。

[11]中醫：中等水平的治療。

《容成陰道》二十六卷[1]

《務成子陰道》三十六卷[2]

《堯舜陰道》二十三卷

《湯盤庚陰道》二十卷[3]

《天老雜子陰道》二十五卷[4]

《天一陰道》二十四卷[5]

《黃帝三王養陽方》二十卷

《三家內房有子方》十七卷

右房中八家[6]，百八十六卷。

　　房中者，情性之極[7]，至道之際，是以聖王制外樂以禁內情，而爲之節文[8]。傳曰："先王之作樂，所以節百事也。"樂而有節，則和平壽考[9]。及迷者弗顧，以生疾而隕性命[10]。

　　[1]容成：指容成子。相傳是黄帝的老師、重臣，通曉養生術與房中術，并發明曆法。陰道：房中術的別稱。

　　[2]務成子：又稱務成昭。相傳爲舜之師。

　　[3]湯盤庚：商湯和盤庚。湯，指商湯，又稱成湯、武湯、天乙等，商朝的創始者。盤庚，又作般庚，湯的九世孫。

　　[4]天老：相傳爲黄帝時三公之一。

　　[5]天一：天乙，即成湯。

　　[6]房中：男女性事諱稱。此指房中類書籍。

　　[7]情性之極：人類本性所追求的最大快樂。情性，本性。

　　[8]爲之節文：爲它制定禮儀，使行之有度。

　　[9]壽考：長壽。考，老。

　　[10]隕：喪失。


　　《宓戲雜子道》二十篇[1]
　　《上聖雜子道》二十六卷
　　《道要雜子》十八卷
　　《黄帝雜子步引》十二卷
　　《黄帝岐伯按摩》十卷
　　《黄帝雜子芝菌》十八卷
　　《黄帝雜子十九家方》二十一卷
　　《泰壹雜子十五家方》二十二卷
　　《神農雜子技道》二十三卷
　　《泰壹雜子黄冶》三十一卷[2]
　　右神僊十家[3]，二百五卷。

　　神僊者，所以保性命之真[4]，而游求於其外者也[5]。聊以盪意平心[6]，同死生之域[7]，而無怵惕於胷中[8]。然而或者專以爲務，則誕欺怪迂之文彌以益多[9]，非聖王之所以教也。孔子曰："索隱行怪[10]，後世有述焉[11]，吾不爲之矣。"

　　[1]宓戲：即伏羲。　　雜子道：神仙術的別稱。

　　[2]泰壹：亦作"泰一"，傳說中的天神名。　　黄冶：道教語。古代煉丹家化丹砂爲黄金的方術。

[3]神僊：即神仙術，延年長生之術。此指神仙類的書籍。僊，同"仙"。

[4]真：真元，元氣。

[5]游求於其外：向身外尋求養生之道。

[6]盪：同"蕩"。蕩滌。

[7]同：等同。意動用法。

[8]怵惕：驚恐，恐懼。此指對死亡的恐懼。　　胷：同"胸"。

[9]迂：遠。此處指迂闊，不切合實際。　　彌：更加，越發。

[10]索隱行怪：謂追求隱暗之事，奉行怪異之道。語出《禮記·中庸》。

[11]述：遵循。

　　凡方技三十六家，八百六十八卷。

　　方技者，皆生生之具[1]，王官之一守也[2]。太古有岐伯、俞拊，中世有扁鵲、秦和，蓋論病以及國，原診以知政。漢興有倉公。今其技術晻昧[3]，故論其書，以序方技爲四種[4]。

[1]生生之具：使生命繁衍不息的工具。

[2]王官之一守：天子職官的一種職守。守，職守。

[3]晻（àn）昧：埋没，湮没。晻，同"暗"。

[4]序：按次序排列。

## 閱讀練習

　　太醫孫景初自號四休居士山谷問其説四休答曰粗茶淡飯飽即休補破遮寒煖即休三平四滿過即休不貪不妒老即休山谷曰此安樂法也少欲者不伐之象也知足者極樂之國也四休家有三畝園花木鬱鬱客來煮茗談上都貴游人間可喜事或茗寒酒冷賓主相忘其居與余相望暇則步草徑相尋作小詩遣家僮歌之以侑酒茗詩曰大醫診得人間病安樂延年萬事休又曰無求不着看人面有酒可以留人嬉欲知四休安樂法聽取山谷老人詩（高濂《遵生八箋·起居安樂箋》）

1. 標點上文

2. 解釋畫綫詞語

説：　　　伐：　　　茗：　　　暇：　　　遣：

3. 回答問題

四休居士的養生要領是什麼？

# 一五 《傷寒雜病論》序

【題解】本文選自《傷寒論》，據明代趙開美影印宋刻本排印。作者張機（約150～219年），字仲景，南陽郡涅陽（今河南南陽鄧州市）人，東漢末年著名醫學家。相傳曾任長沙太守，世稱"張長沙"。東漢末年戰亂頻繁，疫病橫行，張仲景宏覽《素問》等醫學經典著作，結合自己的醫療實踐，寫成傳世之作《傷寒雜病論》。

《傷寒雜病論》將"醫經"與"經方"相融合，使中醫的理、法、方、藥有機地結合在一起，奠定了祖國醫學辨證論治的原則，迄今仍指導着臨床實踐，世尊爲"方書之祖"，尊張仲景爲"醫聖"。

序文批評當世讀書人輕醫重利的錯誤傾向，説明撰寫《傷寒雜病論》的原因、經過和願望。

　　余每覽越人入虢之診、望齊侯之色，未嘗不慨然歎其才秀也[1]。怪當今居世之士，曾不留神醫藥，精究方術[2]，上以療君親之疾，下以救貧賤之厄[3]，中以保身長全，以養其生。但競逐榮勢，企踵權豪[4]，孜孜汲汲[5]，惟名利是務[6]。崇飾其末，忽棄其本[7]，華其外而悴其内。皮之不存，毛將安附焉[8]？卒然遭邪風之氣[9]，嬰非常之疾[10]，患及禍至，而方震慄。降志屈節，欽望巫祝[11]，告窮歸天，束手受敗[12]。齎百年之壽命[13]，持至貴之重器[14]，委付凡醫，恣其所措。咄嗟嗚呼[15]！厥身已斃[16]，神明消滅，變爲異物[17]，幽潛重泉[18]，徒爲啼泣。痛夫！舉世昏迷，莫能覺悟，不惜其命，若是輕生，彼何榮勢之云哉[19]？而進不能愛人知人[20]，退不能愛身知己[21]。遇災值禍，身居厄地，蒙蒙昧昧，惷若遊魂[22]。哀乎！趨世之士，馳競浮華，不固根本，忘軀徇物[23]，危若冰谷[24]，至於是也！

[1]秀：才能出衆。

[2]方術：指醫、卜、星、相之術。此指醫術。

[3]厄：困苦，灾難。此指疾病。

[4]企踵：踮起脚跟。形容急切仰望。

[5]孜孜汲汲：心情急切，勤勉不懈。孜孜，勤勉不怠。汲汲，急切貌。

[6]惟名利是務：即"惟務名利"。只是追求名利。賓語前置。務，追求。

[7]忽棄：輕弃。　　本：根本。此指身體。

[8]"皮之不存"二句：皮不存在了，毛將附着在哪裏呢？語見《左傳·僖公十四年》。安附，即"附安"。賓語前置。

[9]卒然：突然。卒，通"猝"。

[10]嬰：遭受。

[11]欽望巫祝：意爲恭敬地盼望巫祝祈禱成功。欽，恭敬地。巫祝，古代從事占卜祭祀的人。

[12]束手：捆綁雙手。比喻無計可施，毫無辦法。

[13]賫（jī）：持。

[14]重器：寶貴的器物。藉此指身體。

[15]咄嗟（duōjiē）嗚呼：四字均爲感歎詞，連用以加强語氣。

[16]厥：其，他的。

[17]異物：此指尸體。

[18]重泉：九泉。

[19]彼何榮勢之云：即"彼云何榮勢"。他們還談什麽榮華權勢。賓語前置。之，賓語前置的標志。

[20]進：出仕做官。　　知：管，顧。

[21]退：辭官居鄉。

[22]蠢（chōng）：愚蠢。　　遊魂：游蕩的鬼魂。猶言苟延殘喘。

[23]徇物：追求身外之物。

[24]冰谷：薄冰和深谷。比喻危險的境地。語本《詩經·小雅·小宛》。

　　余宗族素多，向餘二百[1]。建安紀年以來[2]，猶未十稔[3]，其死亡者，三分有二，傷寒十居其七。感往昔之淪喪，傷橫夭之莫救[4]，乃勤求古訓[5]，博采衆方，撰用《素問》《九卷》《八十一難》《陰陽大論》《胎臚藥録》[6]，并平脉辨證[7]，爲《傷寒雜病論》，合十六卷。雖未能盡愈諸病，庶可以見病知源。若能尋余所集[8]，思過半矣[9]。

[1]向：過去，先前。

[2]建安：漢獻帝劉協的年號，196～219年在位。

[3]稔（rěn）：年。本義爲穀物成熟。古代穀物一年一熟，因稱年爲稔。

[4]橫夭：意外地早死。

[5]古訓：古代流傳的典籍。此指古代留下的醫學著作。

[6]撰（xuǎn）：同"選"。選擇。　　《九卷》：皇甫謐《針灸甲乙經》稱爲《針經》，王冰稱爲《靈樞》。　　《八十一難》：指《黃帝八十一難經》。　　《陰陽大論》：古醫書名，已佚。　　《胎臚藥録》：古醫書名，已佚。

[7]平：通"辨"。

[8]尋：探究。

[9]思過半：謂收益多。語出《周易·繫辭下》。

　　夫天布五行，以運萬類；人禀五常[1]，以有五藏。經絡府俞[2]，陰陽會通；玄冥幽微，變化難極。自非才高識妙[3]，豈能探其理致哉[4]？上古有神農、黃帝、岐伯、伯高、雷公、少俞、少師、仲文[5]，中世有長桑、扁鵲，漢有公乘陽慶及倉公。下此以往，未之聞也。觀今之醫，不念思求經旨，以演其所知[6]，各承家技，終始順舊。省疾問病，務在口給[7]，相對斯須，便處湯藥。按寸不及尺[8]，握手不及足；人迎趺陽[9]，三部不參[10]；動數發息，不滿五十[11]。短期未知決診[12]，九候曾無髣髴[13]。明堂闕庭[14]，盡不見察。所謂窺管而已。夫欲視死別生[15]，實爲難矣！

　　孔子云：生而知之者上，學則亞之[16]。多聞博識，知之次也[17]。余宿尚方術[18]，請事斯語[19]。

[1]五常：即五行運行之常氣。

[2]府俞：氣府腧穴。經氣聚會之處爲府，脉氣灌注之處爲腧。俞，通“腧”。

[3]自非：如果不是。

[4]理致：義理與旨趣。

[5]“上古”句：岐伯等六人，相傳皆爲黃帝論醫之臣，醫學史上稱“六臣”。

[6]演：擴大，推衍。

[7]口給（jǐ）：口辭敏捷。

[8]按寸不及尺：只按寸口脉，不及尺膚。尺，尺膚。前臂內側自寸口以上至肘關節處的皮膚，古代診察疾病時要觀察其形色的變化情況。

[9]人迎：切診部位之一。又稱人迎脉。位于喉結兩旁頸動脉搏動處。　　趺陽：切診部位之一。又稱趺陽脉或冲陽脉。位于足背脛前動脉搏動處。

[10]三部：古代脉診方法之一。①全身遍診法。指人體頭部、上肢、下肢三部。②寸口診脉法。指寸、關、尺三部。此指上部人迎，中部寸口、尺膚，下部趺陽。

[11]“動數”二句：謂醫生診脉時依據自己的呼吸以測定病人脉搏跳動次數，不滿五十動。古代認爲診脉不滿五十動爲失診。參見《靈樞·根結》。

[12]短期：病危將死之時。

[13]九候：古代脉診方法之一。①據《素問·三部九候論》，指頭部兩額、兩頰和耳前，上肢寸口、合穀和神門，下肢內踝後、大趾內側和大趾與次趾之間等九處的動脉。②寸口診脉法。以寸、關、尺三部各分浮、中、沉，合爲九候。　　髣髴：亦作仿彿、仿佛。指模糊印象。

[14]明堂：鼻子。　　闕：兩眉間。　　庭：前額。

[15]視：辨別。

[16]“生而”二句：語本《論語·季氏》。

[17]“多聞”二句：語本《論語·述而》。識（zhì），記住。知，“智”的古字。

[18]宿：素來，一向。

[19]請：敬詞。請允許我。　　事：奉行。

## 閱讀練習

　　夫傷於寒有即病者焉有不即病者焉即病者發於所感之時不即病者過時而發於春夏也即病謂之傷寒不即病謂之溫與暑夫傷寒溫暑其類雖殊其所受之<u>原</u>則不殊也由其原之不殊故一以傷寒而爲稱由其類之殊故施治不得以相混以所稱而混其治宜乎貽禍後人以歸咎於仲景之法而<u>委廢</u>其太半也吁使仲景之法果貽禍於後人傷寒論不作可也使仲景之法果不貽禍於後人傷寒論其可一日缺乎後人乃不歸咎於己見之未至而歸咎於立法之大賢可謂溺井怨伯益失火怨燧人矣夫仲景法之祖也後人雖移易無窮終莫能越其<u>矩度</u>由莫能越而觀之則其法其方果可委廢太半哉<u>雖然立言垂訓之士猶不免失於此彼碌碌者固無足誚矣夫惟立言垂訓之士有形乎著述之間其碌碌者當趑趄猶豫之餘得不靡然從令爭先快睹而趨簡略之地乎</u>夫其法其方委廢太半而不知返日惟簡便是趨此民生所以無籍而仲景之心之所以不能別白矣嗚呼法也方也仲景專爲即病之傷寒設不兼爲不即病之溫暑設也後人能知仲景之書本爲即病者設不爲不即病者設則尚<u>恨</u>其法散落所存不多而莫能<u>禦</u>夫粗工妄治之萬變果可<u>憚</u>煩而或廢之乎是知委廢太半而不覺其非者由乎不能得其所以立法之意故也（王履《醫經溯洄集•張仲景傷寒立法考》）

1. 標點上文
2. 解釋畫綫詞語

原：　　　　委廢：　　　矩度：　　　　恨：　　　　禦：

憚：

3. 語譯畫綫句子

# 一六　《黄帝内經素問》序

**【題解】** 本文選自《重廣補注黄帝内經素問》，據 1956 年人民衛生出版社影印明代顧從德影宋刻本排印。作者王冰，號啓玄子，唐代中期醫學家，生平不詳。據宋代林億等新校正引《唐人物志》云："冰仕唐爲太僕令，年八十餘以壽終。"後世因稱"王太僕"。

《素問》傳本到唐代出現"世本紕繆、篇目重疊、前後不倫、文義懸隔"的狀況，王冰用十二年時間，搜集整理，注釋編排，撰成次注《黄帝内經素問》，二十四卷，八十一篇。經王冰整理注釋的《素問》，成爲後世的通行本。

序文盛贊《内經》的學術價值及作用，強調訓詁是學習經文的必由之路，説明整理《素問》的原因、目的、方法及意義。

夫釋縛脱艱[1]，全真導氣，拯黎元於仁壽[2]，濟羸劣以獲安者[3]，非三聖道，則不能致之矣。孔安國序《尚書》曰[4]："伏羲、神農、黄帝之書，謂之三墳[5]，言大道也。"班固《漢書·藝文志》曰："《黄帝内經》十八卷。"《素問》即其經之九卷也，兼《靈樞》九卷，廼其數焉[6]。雖復年移代革[7]，而授學猶存。懼非其人[8]，而時有所隱。故第七一卷，師氏藏之[9]，今之奉行，惟八卷爾。然而其文簡，其意博，其理奧，其趣深[10]。天地之象分，陰陽之候列[11]，變化之由表，死生之兆彰。不謀而遐邇自同[12]，勿約而幽明斯契[13]。稽其言有徵[14]，驗之事不忒[15]。誠可謂至道之宗[16]，奉生之始矣[17]。

[1]縛：捆綁，指疾病的纏繞。

[2]黎元：即黎民。百姓。　　仁壽：長壽。語出《論語·雍也》。

[3]羸劣：瘦弱多病。

[4]孔安國：西漢經學家，孔子後裔，以研究《尚書》而爲漢武帝時博士。　　序：爲……作序。

[5]三墳：傳説中我國最古的書籍。指伏羲、神農、黄帝的著作。墳，古代的典籍。

[6]廼：同"乃"。

[7]革：更，變遷。

[8]其人：指適合的人。

[9]師氏：官名。掌管教育貴族子弟。此指主管教育的官員。

[10]趣：旨意。

[11]候：徵候。這裏指變化的徵兆。

[12]遐邇：遠近。此指天地運化的規律和人體生長變化的規律。

[13]幽明：此指無形的事物和有形的事物。　　契：符合。

[14]徵：驗證。

[15]忒（tè）：差錯。

[16]宗：本源。

[17]奉生：養生。

　　假若天機迅發[1]，妙識玄通，蔵謀雖屬乎生知[2]，標格亦資於詁訓[3]，未嘗有行不由逕[4]，出不由户者也。然刻意研精[5]，探微索隱，或識契真要[6]，則目牛無全[7]。故動則有成[8]，猶鬼神幽贊，而命世奇傑[9]，時時間出焉。則周有秦公，漢有淳于公，魏有張公、華公，皆得斯妙道者也。咸日新其用，大濟蒸人[10]，華葉遞榮[11]，聲實相副。蓋教之著矣[12]，亦天之假也[13]。

[1]天機：猶靈性。謂天賦靈機。

[2]蔵（chǎn）謀：明代熊宗立本及徐春甫《古今醫統大全》所引俱作“藏謀”。完善的見解。蔵，通“臧”。善。　　生知：“生而知之”的省稱。

[3]標格：猶規範。此指對經文准確理解的標準。

[4]行不由逕：原意爲走正道不抄小路。此謂行走不遵循道路。語本《論語•雍也》。逕，同“徑”。

[5]刻意：專心致志。

[6]或：如果。　　真要：經文的精髓要旨。

[7]目牛無全：語出《莊子•養生主》。比喻技藝精湛純熟。

[8]動：常常。

[9]命世：聞名于當世。世，同“世”。下同。　　奇：同“奇”。　　傑：同“杰”。

[10]蒸人：衆民。蒸，通“烝”。衆。

[11]華葉遞榮：像鮮花緑葉一樣遞相茂盛。比喻醫學事業興旺不衰。華，花。

[12]教：指《素問》理論對歷代醫家的哺育教化。

[13]假：借助。

　　冰弱齡慕道[1]，夙好養生[2]，幸遇真經，式爲龜鏡[3]。而世本紕繆[4]，篇目重疊，前後不倫，文義懸隔，施行不易，披會亦難[5]。歲月既淹[6]，襲以成弊。或一篇重出，而別立二名；或兩論併吞，而都爲一目；或問答未已，別樹篇題；或脱簡不書，而云世闕。重《經合》而冠《鍼服》[7]，併《方宜》而爲《欬篇》；隔《虛實》而爲《逆從》，合《經絡》而爲《論要》；節《皮部》爲《經絡》，退《至教》以先《鍼》。諸如此流，不可勝數。且將升岱嶽[8]，非逕奚爲?欲詣扶桑[9]，無舟莫適。乃精勤博訪，而并有其人。歷十二年，方臻理要[10]，詢謀得失[11]，深遂夙心。時於先生郭子齋堂[12]，受得先師張公秘本，文字昭晰，義理環周，一以參詳，群疑冰釋。恐散於末學[13]，絕彼師資[14]，因而撰註，用傳不朽。兼舊藏之卷，合八十一篇二十四卷，勒成一部[15]。冀乎究尾明首，尋註會經，開發童蒙[16]，宣揚至理而已。

[1]弱齡：青少年。一說，弱冠之年。指男子二十歲左右。古代男子二十歲行冠禮，故《禮記》云：“二十曰弱。”

[2]夙：平素。

[3]式：用。　　龜鏡：龜可卜吉凶，鏡能別美醜，猶言借鑒。

[4]紕繆（pī miù）：錯誤。繆，錯誤。

[5]披會：翻閱領會。

[6]淹：久。

[7]經合：原作“合經”，據《離合真邪論》篇新校正及守山閣本改。

[8]岱嶽：泰山的別稱。嶽，同“岳”。

[9]詣：去，到。下文“適”義同此。　　扶桑：神話中的樹名。傳說日出于扶桑之下，拂其樹杪而升，因謂爲日出處。一說，扶桑爲古國名。據《梁書·扶桑國傳》，位置約相當于日本。

[10]臻：到，達到。

[11]得失：偏義複詞，義偏于“得”。收穫。

[12]齋堂：書房。

[13]末學：後學。

[14]師資：此指授學的依據。

[15]勒：編纂。

[16]童蒙：指無知的兒童。此指初學醫的人。


其中簡脱文斷，義不相接者，搜求經論所有，遷移以補其處；篇目墜缺，指事不明者，量其意趣，加字以昭其義；篇論吞并[1]，義不相涉，闕漏名目者，區分事類，別目以冠篇首[2]；君臣請問，禮儀乖失者，考校尊卑，增益以光其意；錯簡碎文[3]，前後重疊者，詳其指趣，削去繁雜，以存其要；辭理秘密，難粗論述者，別撰《玄珠》[4]，以陳其道。凡所加字，皆朱書其文[5]，使今古必分，字不雜糅。庶厥昭彰聖旨[6]，敷暢玄言[7]，有如列宿高懸[8]，奎張不亂[9]，深泉淨瀅，鱗介咸分[10]。

君臣無夭枉之期，夷夏有延齡之望[11]。俾工徒勿誤[12]，學者惟明[13]，至道流行，徽音累屬[14]。千載之後，方知大聖之慈惠無窮。

時大唐寶應元年歲次壬寅序[15]。

[1]篇論吞并：指篇與論混亂不清。《素問》各篇標題，有的稱"篇"，一般屬問答體，有的稱"論"，大都非問答體。

[2]別目：另立篇名。

[3]錯簡：書簡次第錯亂。　碎文：文字筆劃殘缺不全或有遺漏。

[4]玄珠：指《玄珠密語》。北宋林億等指出，傳世的《玄珠》十卷，係後人偽託，王氏原著已失傳。

[5]朱書：用紅色筆書寫。

[6]庶厥昭彰聖旨：希望它能使《素問》的旨意明顯。庶，希望。厥，代《素問注》。聖旨，聖人的旨意。此指《素問》的含義。

[7]敷暢：全面陳述闡發。　玄言：指《素問》中深奧的理論。

[8]列宿（xiù）：衆星宿。此指二十八宿。

[9]奎張：二十八宿中的奎宿和張宿。奎，俗作"魁"，由十六顆星組成。張，又稱鶉尾，由六顆星組成。

[10]鱗介：借指魚類、貝類水生物。

[11]夷夏：泛指各族人民。

[12]俾：使。　工徒：指醫生。

[13]惟：句中語氣助詞，表肯定。

[14]徽音：猶德音。徽，美。　累屬（zhǔ）：連續承接。屬，繼續。

[15]寶應元年：762 年。寶應，唐代宗李豫的年號。

## 閱讀練習

難經本義者許昌滑壽本難經之義而爲之說也難經相傳爲渤海秦越人所著而史記不載隋唐書經籍藝文志迺有秦越人黃帝八十一難經二卷之目豈其時門人弟子私相授受太史公偶不及見之耶考之史記正義及諸家之說則爲越人書不誣矣蓋本黃帝素問靈樞之旨設爲問答以釋疑義其間榮衛度數尺寸部位陰陽王相藏府内外脈法病能與夫經絡流注鍼刺俞穴莫不該傋約其辭博其義所以擴前聖而啟後世爲生民慮者至深切也歷代以來註家相踵無慮數十然而或失之繁或失之簡醇疵殽混是非攻擊且其書經華佗煨燼之餘缺文錯簡不能無遺憾焉夫天下之事循其故則其道立浚其源則其流長本其義而不得其旨者未之有也若上古易書本爲卜筮設子朱子推原象占作爲本義而四聖之心以明難經本義竊取諸此也是故

考之樞素以探其原達之仲景叔和以繹其緒凡諸説之善者亦旁蒐而博致之缺文斷簡則委曲以求之仍以先儒釋經之變例而傳疑焉於乎時有先後理無古今得其義斯得其理得其理則作者之心曠百世而不外矣雖然斯義也不敢自謂其已至也後之君子見其不逮改而正之不亦宜乎至正辛丑秋九月己酉朔自序（滑壽《難經本義序》）

1. 標點上文

2. 解釋畫綫詞語

誣： 能： 該備： 無慮： 推原：

3. 回答問題

滑壽作《難經本義》一書的原因是什麼？

# 一七 《類經》序

**【題解】** 本文選自《類經》，據日本宮内廳藏明天啓四年初刻本排印。作者張介賓（1563～1640 年），字會卿，号景岳，別號通一子，山陰（今浙江紹興）人，明代著名醫學家。自少學醫，又精天文、律吕、卜筮、兵法。治病主張補益真陰元陽，提出"陽非有餘，而陰常不足"的觀點，是温補學派的代表人物之一。代表作有《景岳全書》《類經》《類經圖翼》《類經附翼》及《質疑録》等。

張介賓歷時三十年著成《類經》，共三十二卷，將《素問》和《靈樞》兩書原文按類重新編排，分爲十二大類，每類又分若干小節，各立標題，詳加注釋，并多從易理、五運六氣、藏腑陰陽氣血等理論來闡發經文藴義，突出兩書精華，不僅爲後人學習研究和檢索兩書提供了方便，且多有啓迪。

序文盛贊《内經》的價值，指出自唐代王冰以來注釋《内經》的不足之處，闡明編撰《類經》的指導思想和緣起經過，詳述分類方法，説明編著《類經》及附著《類經圖翼》的目的。最後申明自己編著此書的良苦用心，并對後人提出殷切期望。

《内經》者，三墳之一。蓋自軒轅帝同岐伯、鬼臾區等六臣互相討論，羑明至理[1]，以遺教後世。其文義高古淵微，上極天文，下窮地紀[2]，中悉人事。大而陰陽變化，小而草木昆蟲、音律象數之肇端[3]，藏府經絡之曲折[4]，靡不縷指而臚列焉[5]。大哉至哉！垂不朽之仁慈，開生民之壽域。其爲德也，與天地同，與日月並，豈直規規治疾方術已哉[6]？

[1] 羑：同"發"。

[2] 地紀：亦稱"地維"。古人認爲天圓地方，傳説天有九柱支撑，使天不下陷，地有大繩維繫四角，使地有定位。此指土地山川地理知識。

[3] 象數：指龜象筮數。古人用符號、數字、形象等推測宇宙變化的學説。《左传·僖公十五年》："龜，象也；筮，數也。物生而後有象，象而後有滋，滋而後有數。" 肇端：開端。

[4] 曲折：詳細情況。

[5] 縷指：詳細指明。 臚（lú）列：羅列。

[6] 規規：淺陋拘泥貌。

按晋皇甫士安《甲乙經》序曰："《黄帝内經》十八卷。今《鍼經》九卷，《素問》九卷，即《内經》也。"而或者謂《素問》《鍼經》《明堂》三書，非黃帝書，似出於戰國。夫戰國之文能是乎?宋臣高保衡等敘業已辟之[1]，此其億度無稽[2]，固不足深辨[3]。而又有目醫爲小道[4]，并是書且弁髦置之者[5]，是豈巨慧明眼人歟？觀坡僊《楞伽經》跋云[6]：“經之有《難經》，句句皆理，字字皆法。”亦豈知《難經》出自《内經》，而僅得其什一。《難經》而然，《内經》可知矣。夫《内經》之生全民命，豈殺於《十三經》之啓植民心[7]？故玄晏先生曰：“人受先人之體，有八尺之軀，而不知醫事，此所謂遊蒐耳[8]！雖有忠孝之心，慈惠之性，君父危困，赤子塗地[9]，無以濟之。此聖賢所以精思極論盡其理也。”繇此言之[10]，儒其可不盡心是書乎?奈何今之業醫者，亦置《靈》《素》於罔聞，昧性命之玄要，盛盛虛虛，而遺人夭殃[11]，致邪失正，而絕人長命。所謂業擅專門者，如是哉!此其故，正以經文奧衍[12]，研閱誠難。其於至道未明[13]，而欲冀夫通神運微，印大聖上智於千古之邈[14]，斷乎不能矣。

[1]高保衡：宋代醫家，和林億等奉詔校正《素問》，并作序文。在所著《重廣補注黃帝内經素問·序》中認爲《内經》是“三皇遺文”。　　辟（pì）：駁斥。

[2]此其：這。　　億：通“臆”。

[3]辨：通“辯”。

[4]小道：舊時對農圃、醫卜等技藝的貶稱。

[5]弁髦：喻無用之物。弁，緇布冠。髦，幼童額前的垂髮。古代男子行加冠之禮，三次加冠後，即弃弁不用，并剃去垂髮。

[6]坡僊：蘇軾號東坡居士，人亦謂坡仙。　　楞伽（qié）經：佛經名。全稱《楞伽阿跋多羅寶經》。

[7]殺（shài）：减省。此指少。

[8]蒐：同“魂”。

[9]赤子：百姓。　　塗地：猶塗炭，喻灾難困苦。

[10]繇：通“由”。

[11]夭殃：灾禍。

[12]奧衍：謂文章内容精深博大。

[13]其：如果。

[14]印：“仰”的古字。　　邈：遥遠。

　　自唐以來，雖賴有啓玄子之註，其褧明玄秘盡多，而遺漏亦復不少。蓋有遇難而默者，有於義未始合者，有互見深藏而不便檢閱者[1]。凡其闡揚未盡，《靈樞》未註，皆不能無遺憾焉。及乎近代諸家，尤不過順文敷演[2]，而難者仍未能明，精處仍不能燦，其何裨之與有[3]？

　　初，余究心是書，嘗爲摘要，將以自資。繼而繹之久[4]，久則言言金石，字字珠璣，竟不知孰可摘而孰可遺。因奮然鼓念，冀有以燦隱就明，轉難爲易，盡啓其秘而公之於人。務俾後學了然，見便得趣，由堂入室[5]，具悉本源，斯不致惑己惑人，咸臻至善。於是乎詳求其法，則唯有盡易舊制，顛倒一番，從類分門，然後附意闡燦，庶晰其韞。然懼擅動聖經，猶未敢也。

　　粵稽逴古[6]，則周有扁鵲之摘《難》，晋有玄晏先生之類分，唐有王太僕之補削，元有滑攖寧之撮鈔[7]，鑒此四君子而後意決。且此非《十三經》之比，蓋彼無須類，而此欲醒瞶指迷[8]，則不容不類，以求便也。由是徧索兩經，先求難易，反復更秋[9]，稍得其緒[10]。然後合兩爲一，命曰《類經》。"類"之者，以《靈樞》啓《素問》之微，《素問》燦《靈樞》之秘，相爲表裏，通其義也。

[1]互見深藏：謂同一類問題不集中論述而散于各篇。

[2]順文敷演：按照字面鋪陳引伸。

[3]與："歟"的古字。

[4]繹（yì）：探究。

[5]由堂入室：喻學問逐步深入。

[6]粵：句首語氣詞。　　逴：同"往"。

[7]滑攖寧：即元末明初醫家滑壽，字伯仁，號攖寧生。著有《讀素問鈔》等。

[8]醒瞶（kuì）指迷：使不明者醒悟，爲迷惑者指路。瞶，"憒"的古字。昏憒。此指不明《內經》者。

[9]更：經歷。

[10]稍：逐漸。


　　兩經既合，迺分爲十二類：夫人之大事，莫若死生，能葆其真[1]，合乎天矣，故首曰攝生類。生成之道，兩儀主之，陰陽既立，三才位矣[2]，故二曰陰陽類。人之有生，藏氣爲本，五內洞然[3]，三垣治矣[4]，故三曰藏象類。欲知其內，須察其外，脈色通神，吉凶判矣，故四曰脈色類。藏府治內[5]，經絡治外，能明終始，四大安矣[6]，故五曰經絡類。萬事萬殊，必有本末，知所先後，握其要矣，故六曰標本類。人之所賴，藥食爲天，氣味得宜，五宮强矣[7]，故七曰氣味類。駒隙百年[8]，誰保無恙？治之弗失，危者安矣，故八曰論治類。疾之中人，變態莫測，明能燭幽[9]，二竪遁矣[10]，故九曰疾病類。藥餌不及，古有鍼砭，九法搜玄[11]，道超凡矣，故十曰鍼刺類。至若天道茫茫，運行今古，苞無窮[12]，協惟一[13]，推之以理，指諸掌矣[14]，故十一曰運氣類。又若經文連屬，難以強分，或附見於別門，欲求之而不得，分條索隱，血脈貫矣，故十二曰會通類。彙分三十二卷。此外復附著《圖翼》十五卷[15]。蓋以義有深邃，而言不能該者[16]，不拾以圖[17]，其精莫聚；圖像雖顯，而意有未達者，不翼以說，其奧難窺。自是而條理分，綱目舉，晦者明，隱者見，巨細通融，歧貳畢徹[18]，一展卷而重門洞開，秋毫在目[19]。不惟廣裨乎來學，即凡志切尊生者[20]，欲求茲鈔，無不信手可拈矣。

[1]葆：通“保”。

[2]三才：天、地、人。語見《易傳·説卦》。

[3]五内：指五臟。　　洞然：通暢貌。

[4]三垣：我國古代將天體恒星分爲三垣，即太微垣、紫微垣、天市垣。此指人體上中下三焦。

[5]治：主宰。

[6]四大：此指身體。佛教認爲人體及萬物均由地、火、水、風四種物質構成，故稱。

[7]五宮：指五臟。

[8]駒隙百年：謂人生百年如同白駒過隙。語本《莊子·知北游》。喻人生短暫。

[9]明能燭幽：意爲高明的醫術能洞察隱微的病情。

[10]二竪：指病魔。語見《左傳·成公十年》。

[11]九法：九針之法。

[12]苞：通“包”。

[13]協：和諧。　　惟：句中語氣助詞。　　一：指天地自然。

[14]指諸掌：喻對事情瞭解得非常清楚。

[15]《圖翼》十五卷：指《類經圖翼》十一卷及《類經附翼》四卷，共十五卷。

[16]該：包括。

[17]拾：拾取。此指補充。

[18]歧貳：分歧。

[19]秋毫在目：喻極細微的含義亦可察知。

[20]志切（qiè）：有志于貼近，立志。切，貼近。


是役也[1]，余誠以前代諸賢註有未備，間有舛錯[2]，掩質埋光，俾至道不盡明於世者，迨四千餘禩矣[3]。因敢忘陋效矉[4]，勉圖蚊負[5]，固非敢弄斧班門，然不屑沿街持鉢[6]。故凡遇駁正之處，每多不諱，誠知非雅。第以人心積習既久，訛以傳訛，即決長波猶虞難滌，使辨之不力，將終無救正日矣。此余之所以載思而不敢避也[7]。

吁！余何人斯，敢妄正先賢之訓？言之未竟，知必有闞余之謬而隨議其後者[8]。其是其非，此不在余，而在乎後之明哲矣。雖然，他山之石，可以攻玉[9]；斷流之水，可以鑑形。即壁影螢光[10]，能資志士；竹頭木屑，曾利兵家[11]。是編者，倘亦有千慮之一得[12]，將見擇於聖人矣，何幸如之！獨以應策多門[13]，操觚隻手[14]，一言一字，偷隙毫端[15]。凡歷歲者三旬，易稿者數四[16]，方就其業。 所謂河海一流，泰山一壤[17]，蓋亦欲共掖其高深耳[18]。後世有子雲其憫余勞而錫之斤正焉[19]，豈非幸中又幸？而相成之德，謂孰非後進之吾師云。

時大明天啓四年[20]，歲次甲子黃鐘之吉[21]，景岳子自序於通一齋。

[1]役：事。

[2]舛（chuǎn）錯：錯誤。舛，錯亂。

[3]禩：同“祀”。

[4]效矉：喻不善模仿，弄巧成拙。語見《莊子·天運》。矉，“顰”的古字。皺眉。

[5]蚊負：蚊子背山。此喻擔任不堪勝任的使命。語見《莊子·應帝王》。

[6]沿街持鉢：乞討。此謂一味依賴他人。鉢，僧尼的食器。

[7]載：通“再”。

[8]闞（kàn）：看到。 其：我。

[9]“他山”二句：比喻借助外力輔助自己。語見《詩經·小雅·鹿鳴》。攻玉，磨玉。

[10]壁影：指西漢匡衡鑿壁借光苦讀事。事見《西京雜記》卷二。 螢光：指晉代車胤以螢光照書苦讀事。事見《晉書·車胤傳》。

[11]“竹頭”二句：喻細小無用之物也有大用處。事見《世說新語·政事》。晉代陶侃作荊州刺史時，令船官收集鋸木屑，後積雪初晴，廳前地濕，便以其鋪地。又令收集竹頭，後桓溫伐蜀，以其作釘裝船。

[12]千慮之一得：謂愚者的意見也有可取之處。語見《晏子春秋·內篇雜下》：“聖人千慮必有一失，愚人千慮必有一得。”

[13]應策：指解答《內經》中的問題。

[14]操觚（gū）：謂寫作。觚，古人用以書寫的木簡。

[15]偷隙毫端：謂偷空寫作。毫，指代筆。

[16]數四：多次。

[17]“河海”二句：喻不嫌細小方能成就高深。李斯《諫逐客書》：“太山不让土壤，故能成其大；河海不择細流，故能就其深。”

[18]掖（yè）：助成。

[19]子雲：即揚雄（前53～18年）。西漢著名辭賦家、哲學家、語言學家，著有《太玄》《方言》。 錫：通“賜”。 斤正：即“斧正”。指正。語見《莊子·徐無鬼》。

[20]天啓四年：1624 年。天啓，明熹宗朱由校的年號，1621～1627 年在位。

[21]黄鐘：農曆十一月。　　吉：每月初一。

## 閱讀練習

　　幼稟明慧自六經以及諸子百家無不<u>考鏡</u>而從其尊人壽峰公之教得觀内經遂確然深信以爲天地人之理盡備於此此即所爲伏羲之易也於是出而治世之病一以内經爲主小試則小效大試則大效無所不試則無所不效猶恐内經資其自用而不能與天下共用遂乃著而爲類經更益以圖翼十一卷附翼四卷觀其運氣諸圖注則天道可悉<u>諸掌</u>觀其經絡諸佈置則藏象可洞其<u>垣</u>觀其治法之玄機則見之諸條詳按凡其辨疑發隱補缺正訛別精氣析神明分真假知先後察氣數初中之妙審陰陽闔闢之機原始要終因常知變靡不殫精極微<u>秋毫</u>無漏景岳謂余將注内經爲世人式余喜之甚慫恿成之及余官汴梁又迎景岳治余母太安人延壽者八載時類經尚未竣也余自江右參藩歸家十餘年而景岳亦自長安歸家特從會稽過穀水見余於崢嶸山下曰類經成矣余得而讀之一讀一踴躍再讀再踴躍即請付之梓而景岳猶慮識者寡也余曰太陽未出<u>爝火</u>生明太陽一出孤燈失照向日之内經不明而諸家橫出燈之光也今類經一出太陽中天而燈失色矣人情不甚相遠既能見燈豈不見日景岳又何慮焉於是意決將付之梓而請余爲序（葉秉敬《類經·序》）

1. 斷句

2. 解釋畫綫詞語

考鏡：　　　　諸掌：　　　　垣：　　　　秋毫：　　　　爝火：

3. 回答問題

（1）張介賓爲何寫《類經》？

（2）作者是如何勸諫張介賓將《類經》付梓的？

# 一八 《温病條辨》叙

**【題解】**本文選自《温病條辨》，據清代同治八年（1869年）凝香閣重刻本排印。作者汪廷珍（1757～1827年），字瑟庵，山陽（今江蘇淮安）人，乾隆五十四年進士，官至禮部尚書，卒謚文端，著有《實事求是齋詩文集》。

《温病條辨》的作者吴瑭（1758～1836年），字鞠通，淮陰（今屬江蘇）人，清代著名温病學家。本習儒，因其父和侄子相繼患病，醫治無效而亡，遂弃儒習醫，潛心研究温病二十年，著成《温病條辨》。《温病條辨》是温病學專著，在"卷首"之後，分爲六卷，完稿于1798年，由于"藏諸笥者久之"，直到1813年方出版。書中采前人有關温病的論述，結合個人的臨證經驗，按照三焦立論，分列上焦、中焦、下焦疾病的辨證和治法，同時兼顧葉天士的衛氣營血學説。方藥除來自《臨證指南醫案》等書外，多爲自己創設，叙述亦較分明，因此常被後世醫家臨證時應用。

序文首先分析温病"病多而方少"的原因，接着概述歷代"以傷寒之法療六氣之疴"所造成"輕者以重，重者以死"的嚴重後果，最後贊揚吴瑭"嗜學不厭，研理務精"的鑽研精神，説明《温病條辨》是一部既"述先賢之格言"，又"擴生平之心得"的醫學理論與臨證實踐相結合的著作，并鼓勵作者迅速公之于世。


昔淳于公有言[1]：人之所病，病病多；醫之所病，病方少。夫病多而方少，未有甚於温病者矣。何也？六氣之中[2]，君相二火無論已[3]，風濕與燥無不兼温，惟寒水與温相反，然傷寒者必病熱。天下之病孰有多於温病者乎？方書始於仲景。仲景之書專論傷寒，此六氣中之一氣耳。其中有兼言風者，亦有兼言温者，然所謂風者，寒中之風，所謂温者，寒中之温，以其書本論傷寒也。其餘五氣，概未之及，是以後世無傳焉。雖然，作者謂聖，述者謂明[4]，學者誠能究其文，通其義，化而裁之，推而行之[5]，以治六氣可也，以治内傷可也。亡如世鮮知十之才士[6]，以闕如爲恥[7]，不能舉一反三[8]，惟務按圖索驥[9]。

[1]淳于公：即西漢名醫淳于意。以下引語并非淳于意所言，而是《史記·扁鵲倉公列傳》在叙述扁鵲的事迹後作者所寫的文字。見本教材《扁鵲傳》。

[2]六氣：寒、暑、燥、濕、火、風六氣與三陰三陽相配，則爲太陽寒水、少陽相火、陽明燥金、太陰濕土、少陰君火、厥陰風木。

[3]已：用于句尾，表確定語氣。

[4]“作者”二句：創作的人稱作聖人（此指張仲景），闡述的人稱作賢明的人（此指吴瑭之前注釋張仲景著作的人）。語見《禮記・樂記》。

[5]“化而裁之”二句：意爲加以變通。即掌握規律而靈活運用。語見《周易・繫辭上》：“化而裁之謂之變，推而行之謂之通。”

[6]亡如：無奈。亡，通“無”。　　知十：“聞一以知十”的略語。意爲觸類旁通。語見《論語・公冶長》。

[7]闕如：謂缺而不言，存疑。語見《論語・子路》：“君子于其所不知，蓋闕如也。”如，詞尾。

[8]舉一反三：謂由此及彼，善于類推。語見《論語・述而》。

[9]按圖索驥：按照圖像尋求良馬。比喻拘泥成法，不知變通。語見《漢書・梅福傳》。此指衹會按照《傷寒論》中的方法治療温病。

葢自叔和而下[1]，大約皆以傷寒之法療六氣之疴[2]，禦風以絺[3]，指鹿爲馬[4]，迨試而輒困[5]，亦知其術之疎也。因而沿習故方，畧變藥味，冲和、解肌諸湯紛然著録[6]。至陶氏之書出[7]，遂居然以杜撰之傷寒，治天下之六氣。不獨仲景之書所未言者不能發明，並仲景已定之書盡遭竄易。世俗樂其淺近，相與宗之[8]，而生民之禍亟矣[9]。又有吴又可者[10]，著《温疫論》，其方本治一時之時疫[11]，而世誤以治常候之温熱[12]。最後若方中行、喻嘉言諸子[13]，雖列温病於傷寒之外，而治法則終未離乎傷寒之中。惟金源劉河間守真氏者[14]，獨知熱病，超出諸家，所著六書[15]，分三焦論治，而不墨守六經，庶幾幽室一鐙[16]，中流一柱[17]。惜其人樸而少文，其論簡而未暢，其方時亦雜而不精。承其後者又不能闡明其意，裨補其疎。而下士聞道若張景岳之徒[18]，方且恠而訾之[19]。於是其學不明，其説不行。而世之俗醫遇温熱之病，無不首先發表，雜以消導，繼則峻投攻下，或妄用温補，輕者以重，重者以死。倖免則自謂己功，致死則不言己過。即病者亦但知膏肓難挽，而不悟藥石殺人。父以授子，師以傳弟，舉世同風，牢不可破。肺腑無語，寃鬼夜嘷，二千餘年，畧同一轍，可勝慨哉!

[1]葢：同“蓋”。　　叔和：即王叔和，名熙。魏晋時期著名醫學家。精于傷寒，被《外臺秘要》列爲唐以前論治傷寒八家之一，經其整理的《傷寒論》流傳至今。另著《脉經》，爲現存最早的脉學著作。

[2]大約：大致，大體。　　疴（kē）：疾病。

[3]禦風以絺（chī）：用細葛布擋風。比喻方法不當，徒勞無益。此指用治療傷寒的方法治療温病，毫無效果。絺，細葛布。

[4]指鹿爲馬：比喻有意顛倒黑白，混淆是非。此喻混淆傷寒與溫病。語見《史記·秦始皇本紀》。

[5]迨：等到。

[6]沖和：方劑名。指加減沖和湯。爲明代陶華在金代張元素九味羌活湯的基礎上加減而成。　　解肌：方劑名。即柴葛解肌湯，又名乾葛解肌湯。陶華《傷寒六書·殺車搥法》方。

[7]陶氏之書：指明代陶華所著《傷寒六書》，又名《陶氏傷寒全書》。

[8]相與：共同。　　宗：推崇。

[9]生民：人民。　　亟（qì）：頻繁。

[10]吳又可：名有性，明末著名醫學家，著有《溫疫論》。認爲瘟疫是由感染“戾氣”所致，病由口鼻而入，開我國傳染病學術之先河。

[11]時疫：流行性疫病。

[12]常候：一定的季節。

[13]方中行：名有執，明代著名醫學家。著《傷寒論條辨》。　　喻嘉言：名昌，明末清初著名醫學家。著《寓意草》《尚論篇》《醫門法律》等。

[14]金源：金朝的別稱。

[15]六書：指《河間六書》。包括劉完素所撰《黃帝素問宣明論方》《素問玄機原病式》《素問病機氣宜保命集》《傷寒直格論方》《傷寒標本心法類萃》以及馬宗素所撰《傷寒醫鑒》。

[16]庶幾：差不多。　　幽室一鐙：暗室中的一盞明燈。鐙，同“燈”。

[17]中流一柱：即中流砥柱。砥柱，山名。因其形狀似柱而得名。河南三門峽東有一石島，屹立于黃河的中流。比喻能擔當大事、支撑危局的人。

[18]下士聞道：謂下愚之人聽了高明的理論。語見《老子》第四十一章。

[19]恠：同“怪”。　　訾：詆毁。

　　我朝治洽學明[1]，名賢輩出，咸知泝原《靈》《素》[2]，問道長沙。自吳人葉天士氏《溫病論》《溫病續論》出[3]，然後當名辨物[4]。好學之士，咸知向方[5]；而貪常習故之流，猶且各是師説[6]，惡聞至論。其粗工則又畧知疎節，未達精旨，施之於用，罕得十全。吾友鞠通吳子，懷救世之心，秉超悟之哲[7]，嗜學不厭[8]，研理務精，抗志以希古人[9]，虛心而師百氏。病斯世之貿貿也[10]，述先賢之格言，攄生平之心得[11]，窮源竟委[12]，作爲是書。然猶未敢自信，且懼世之未信之也，藏諸笥者久之[13]。予謂學者之心，固無自信時也。然以天下至多之病，而竟無應病之方，幸而得之，亟宜出而公之[14]。譬如拯溺救焚，豈待整冠束髮？況乎心理無異，大道不孤，是書一出，子雲其人必當旦暮遇之，且將有闡明其意，裨補其疎，使夭札之民咸登仁壽者[15]。此天下後世之幸，亦吳子之幸也[16]。若夫《折楊》《皇荂》[17]，听然而笑[18]，《陽春》《白雪》<sup>[19]</sup>，和僅數人，自古如斯。知我罪我，一任當世，豈不善乎?吳子以爲然，遂相與評騭而授之梓<sup>[20]</sup>。

嘉慶十有七年壯月既望<sup>[21]</sup>，同里愚弟汪廷珍謹序。

[1]洽洽：政治和協。

[2]泝：同"溯"。

[3]葉天士：名桂，號香岩，清代著名醫學家。著作《溫病論》相傳是門人顧景文記録整理而成，此書曾以多種書名出現，內容皆大同小異，故有《溫病論》《溫病續論》之名。

[4]當名辨物：謂按照事物的名稱求取事物的內容。語本《周易·繫辭下》。名，此指溫病之名。物，此指溫病之實。

[5]向方：趨向正道。語見《文子·九守》。

[6]猶且：仍然。

[7]秉：持，具有。　　超悟：穎悟。　　哲：智慧。

[8]厭：原作"歇"，據清同治九年六安求我齋重刻本《溫病條辨·叙》改。滿足。

[9]抗志：高尚其志。　　希：仰慕。

[10]貿貿（móumóu）：昏庸糊塗。引申爲不明方向。

[11]攄：抒發，表達。

[12]窮源竟委：探究事物的始末原委。窮、竟，推求。

[13]笥（sì）：盛衣物或飯食等的方形竹器。此指書箱。

[14]亟（jí）：急切。

[15]夭札：遭疫病而早死。

[16]幸：希望。

[17]若夫：至于。用于句首或段落的開始，表示另提一事。　　折楊皇荂：皆古代通俗樂曲名。語見《莊子·天地》。荂，同"華"。

[18]听（yǐn）然：笑貌。

[19]陽春白雪：戰國時楚國高雅樂曲名。語見《昭明文選·宋玉〈對楚王問〉》。

[20]評騭（zhì）：評定。同義詞複用。　　梓：雕書印刷的木版。因雕版以梓木爲上，故稱。此指刊印。

[21]"嘉慶"六字：指清仁宗嘉慶十七年，即1812年。　　壯月：陰曆八月的別稱。

## 閱讀練習

夫立德立功立言聖賢事也瑭何人斯敢以自任緣瑭十九歲時父病年餘至於不起瑭愧恨難名哀痛欲絶以爲父病不知醫尚復何顏立天地間遂購方書伏讀於<u>苫塊</u>之餘至張長沙外逐榮勢内忘身命之論因慨然棄舉子業專事方術越四載<u>猶子</u>巧官病溫初起喉痺外科吹以冰硼散喉遂閉又遍延諸時醫治之大抵不越雙解散人參敗毒散之外其於溫病治法茫乎未之

聞也後至發黄而死瑭以初學未敢妄賛一詞然於是證亦未得其要領蓋張長沙悲宗族之死作玉函經爲後世醫學之祖奈玉函中之卒病論亡於兵火後世學者無從倣效遂至各起異説得不償失又越三載來遊京師檢校四庫全書得明<u>季</u>吴又可温疫論觀其議論宏闊實有發前人所未發遂專心學步焉細察其法亦不免支離駁雜大抵功過兩不相掩蓋用心良苦而學術未精也又遍考晋唐以來諸賢議論非不珠璧琳琅求一美備者蓋不可得其何以傳信於來兹瑭進與病謀退與心謀十閲春秋然後有得然未敢輕治一人癸丑歲都下温役大行諸友强起瑭治之大抵已成壞病幸存活數十人其死於世俗之手者不可勝數嗚呼生民何辜不死於病而死於醫是有醫不若無醫也學醫不精不若不學醫也因有志採輯歷代名賢著述去其駁雜取其精微間附己意以及考驗合成一書名曰温病條辨然未敢輕易落筆又歷六年至於戊午吾鄉汪瑟庵先生促瑭曰來歲己未濕土正化二氣中温厲大行子<u>盍</u>速成是書或者有益於民生乎瑭愧不敏未敢自信恐以救人之心獲欺人之罪轉相倣效至於無窮罪何自贖哉然是書不出其得失終未可見因不揣固陋<u>黽勉</u>成章就正海内名賢指其疵謬歷爲駁正將萬世賴之無窮期也淮陰吴瑭自序（吴瑭《温病條辨・自序》）

1. 斷句
2. 解釋畫綫詞語
苫塊：　　　　猶子：　　　　季：　　　　盍：　　　　黽勉：
3. 回答問題
（1）吴瑭爲何立志學醫？
（2）吴瑭爲何撰寫《温病條辨》？
（3）"未敢輕易落筆"反映吴瑭何種心情？

# 一九　校定《神農本草經》序

【題解】本文選自《神農本草經》，據清嘉慶四年己未（1799 年）陽湖孫氏刻問經堂叢書本排印。作者孫星衍（1753～1818 年），字淵如，號伯淵，別署芳茂山人、微隱，陽湖（今江蘇武進）人。歷任翰林院編修、刑部主事，精于金石碑版，工篆隸書，尤精校勘，爲乾嘉學派重要人物。《神農本草經》簡稱《本經》，爲我國現存最早的藥物學專著。全書共四卷，首爲"序錄"，總論藥物理論及配伍規律；次載藥物三百六十五種，按上、中、下三品分爲三大類，上品、中品各一百二十種，下品一百二十五種，并對每種藥物的別名、性味、生長環境及主治功用等均作記叙。該書總結了秦漢以前藥物學發展的成就，是學習研究本草學、博物學的一部重要參考文獻。

本文屬于校定原書後的自序。全文針對《神農本草經》書名、作者、編排體例、經文内容等方面的歷代沿革，引經據典，通過詳實考據，辨章學術，析疑解惑，使諸多似是而非的爭論得以明晰，以訛傳訛的錯誤得以糾正。同時，作者在序中亦指出了當世輯佚之作的不足，闡明自己本次校訂、輯復的原則、方法與希冀。

《神農本草經》三卷，所傳白字書，見《大觀本草》[1]。按：《嘉祐補注》序云[2]，所謂《神農本經》者，以朱字，《名醫》因神農舊條而有增補者[3]，以墨字間於朱字[4]。《開寶重訂》序云[5]，舊經三卷，世所流傳，《名醫別錄》，互爲編纂。至梁貞白先生陶宏景[6]，乃以《別錄》參其本經，朱墨雜書，時謂明白。據此，則宋所傳黑白字書，實陶宏景手書之本。自梁以前，神農、黃帝、岐伯、雷公、扁鵲，各有成書，魏吳普見之[7]，故其説藥性主治，各家殊異。後人纂爲一書，然猶有旁註，或朱墨字之別，《本經》之文以是不亂。舊説《本草》之名，僅見《漢書·平帝紀》及《樓護傳》，予按：《藝文志》有《神農黃帝食藥》七卷[8]，今本譌爲《食禁》[9]。賈公彥《周禮》"醫師"疏引其文[10]，正作《食藥》。宋人不考，遂疑《本草》非《七略》中書[11]。賈公彥引《中經簿》[12]，又有《子儀本草經》一卷，疑亦此也。梁《七錄》有《神農本草》三卷[13]，其卷數不同者，古今分合之異。神農之世，書契未作[14]，説者以此疑經，如皇甫謐言，則知四卷成於黃帝。陶宏景云：

軒轅已前[15]，文字未傳，藥性所主，當以識識相因。至於桐雷[16]，乃著在於編簡。此書當與《素問》同類。其言良是。且《藝文志》農、兵、五行、雜占、經方、神仙諸家，俱有神農書，大抵述作有本，其傳非妄。是以《博物志》云[17]：太古書，今見存有《神農經》。《春秋傳注》賈逵以三墳爲三皇之書[18]，神農預其列。《史記》言秦始皇不去醫藥卜筮之書，則此經幸與《周易》並存。顏之推《家訓》乃云[19]：《本草》，神農所述，而有豫章、朱崖、趙國、常山、奉高、真定、臨淄、馮翊等郡縣名，出諸藥物，皆由後人所羼[20]，非本文。陶宏景亦云：所出郡縣，乃後漢時制，疑仲景、元化等所記。按：薛綜注張衡賦[21]，引《本草經》"太一禹餘糧，一名石腦，生山谷"，是古本無郡縣名。《太平御覽》引經[22]，上云"生山谷或川澤"，下云"生某山某郡"。明生山谷，《本經》文也，其下郡縣，《名醫》所益。今《大觀》本，俱作黑字，或合其文。云某山川谷，某郡川澤，恐傳寫之誤，古本不若此。仲景、元化後，有吳普、李當之[23]，皆修此經。當之書，世少行用。《魏志•華陀傳》言普從陀學[24]。隋《經籍志》稱《吳普本草》，梁有六卷。《嘉祐本草》云：普修《神農本草》，成四百四十一種，唐《經籍志》尚存六卷，今廣內不復存，惟諸書多見引據，其說藥性寒溫五味最爲詳悉。是普書宋時已佚，今其文惟見掌禹錫所引《藝文類聚》《初學記》《後漢書注》《事類賦》諸書[25]。《太平御覽》引據尤多，足補《大觀》所缺。重是別錄前書，因采其文，附於《本經》，亦略備矣。其普所稱有神農說者，即是本經，《大觀》或誤作黑字，亦据增其藥物，或數浮于三百六十五種，由後人以意分合，難以定之。其藥名，有禹餘糧、王不留行、徐長卿、鬼督郵之屬，不類太古時文。按：字書以禹爲蟲，"不必夏禹"。其餘名號，或係後人所增，或聲音傳述，改古舊稱之致。又經有云"宜酒漬者"，或以酒非神農時物，然《本草衍義》已據《素問》首言"以妄爲常，以酒爲醬"[26]，謂酒自黃帝始。又按：《文選》注引《博物志》，亦云杜康作酒。王著《與杜康絕交書》曰，"康字仲寧，或云黃帝時人"，則俱不得疑經矣。孔子云"述而不作，信而好古"，又云"多識於鳥獸草木之名"。今儒家拘泥耳目，未能及遠，不覩醫經、本草之書[27]，方家循守俗書，不察古本藥性異同之說，又見明李時珍作《本草綱目》，其名已愚，僅取《大觀》本，割裂舊文，妄加增駁，迷誤後學。予與家鳳卿集成是書[28]，庶以輔翼完經[29]，啟蒙方伎[30]，略以所知，加之考證。《本經》云：上藥本上經，中藥本中經，下藥本下經。是古以玉石草本等上中下品分卷[31]，而序錄別爲一卷。陶序朱書云：《本草經》卷上注云"序藥性之源本，論病名之形診"，卷中云"玉石草木三品"，卷下云"蟲獸果菜米合三品"[32]。此《名醫》所改，今依古爲次。又《帝王世紀》及陶序稱四卷者，掌禹錫云：按舊本，亦作四卷。韓保昇又云[33]：《神農本草》上、中、下並序錄，合四卷。若此，則三四之異，以有序錄，則《抱朴子·養生要畧》《太平御覽》所引《神農經》[34]，或云問於太乙子，或引太乙子云云，皆經所無，或亦在序錄中，後人節去之耳。至其經文，或以痒爲癢、創爲瘡、淡爲痰、注爲蛀、沙爲砂、兔爲菟之類，皆由傳寫之誤，據古訂正，勿嫌驚俗也。其辨析物類，引據諸書，本之《毛詩》《爾雅》《説文》《方言》《廣雅》諸子雜家[35]，則鳳卿增補之力俱多云。陽湖孫星衍撰。

[1]大觀本草：即《經史證類大觀本草》。本草學著作，宋大觀二年（1108年）重修《經史證類備急本草》而成。

[2]嘉祐補注：即《嘉祐補注本草》。本草學著作，宋嘉祐年間（1056～1063年）重修《開寶重定本草》而成。

[3]名醫：即《名醫別録》，簡稱《別録》。爲秦漢醫家于《神農本草經》一書基礎上增補而成。由于本書係歷代醫家陸續彙集，故稱爲《名醫別録》。

[4]閒：同"間"。間雜。

[5]開寶重訂：即《開寶重定本草》。本草學著作，宋開寶七年（974年）重修《開寶新詳定本草》而成。

[6]陶宏景：即陶弘景（456～536年）。字通明，號華陽隱居，人稱"山中宰相"，卒諡貞白先生，南朝梁時丹陽秣陵（今江蘇南京）人，道教思想家、醫藥家、煉丹家、文學家。

[7]吴普：魏廣陵郡（今江蘇淮陽）人，著有《吴普本草》一書，已佚。

[8]藝文志：即《漢書·藝文志》。

[9]譌：通"訛"。錯誤。

[10]賈公彦：唐州永年（今河北邯鄲）人，唐代經學家，官至太常博士，撰有《周禮義疏》五十卷、《儀禮義疏》四十卷。

[11]七略：我國第一部官修目録學著作，西漢劉歆撰。

[12]中經簿：即《中經新簿》。魏晉時荀勖整理汲郡古墓中的古文竹書而成。

[13]七録：圖書目録學著作，南朝梁阮孝緒撰。

[14]書契：文字。

[15]已：通"以"。

[16]桐雷：此指《桐君藥録》和《雷公炮炙論》。

[17]博物志：中國古代神話志怪小説集。西晉張華（232～300 年）編撰，共十卷，分類記載山川地理、飛禽走獸、人物傳記、神話古史、神仙方術等。

[18]賈逵：本名賈衢，字梁道，河東襄陵人（今山西臨汾縣），曾作《春秋左傳解詁》。 三墳：傳説中我國最古的書籍。

[19]顏之推：字介，生于江陵（今湖北江陵），祖籍琅邪臨沂（今山東臨沂）。南北朝時期人，曾著《顏氏家訓》一書。

[20]羼（chàn）：摻雜。

[21]薛綜：字敬文，沛郡竹邑（今安徽濉溪）人，三國時吳國名臣，著有《二京解》。 張衡：字平子，南陽西鄂（今河南南陽市石橋鎮）人，與司馬相如、揚雄、班固并稱漢賦四大家，其代表作有《二京賦》《歸田賦》等。

[22]太平御覽：類書，北宋李昉、李穆、徐鉉等奉敕撰。

[23]李當之：一作李瑞之，三國時醫家，名醫華佗弟子，嘗著《李當之藥録》《李當之藥方》《李當之本草經》等，均已佚。

[24]陀：同"佗"。

[25]掌禹錫：唐代許州郾城（今河南郾城縣）人，曾奉敕修訂《開寶本草》《嘉祐本草》。藝文類聚：我國現存最早的一部完整官修類書，唐代歐陽詢等撰。 初學記：類書，唐代徐堅撰。 後漢書注：南朝梁平高唐（今屬山東）劉昭撰。 事類賦：類書，宋吳淑撰，并自注。

[26]本草衍義：本草學著作，宋代寇宗奭撰。

[27]覘：同"睹"。察看。

[28]鳳卿：孫星衍侄兒孫馮翼，字鳳卿，清代藏書家、校勘學家。

[29]輔翼：輔助。

[30]方伎：亦作"方技"。指醫藥及養生一類的技藝。

[31]本：據上下文，當作"木"。

[32]合：據文義，當作"谷"。谷，通"穀"。

[33]韓保昇：五代後蜀（今四川）人，奉詔主修《蜀本草》，共二十卷，附有《圖經》。

[34]抱朴子：道教典籍，晋代葛洪撰。

[35]毛詩：指西漢時魯國毛亨和趙國毛萇所輯注的《毛詩故訓傳》，即後世流行的《詩經》。廣雅：訓詁專著，三國魏時張揖撰。

## 閱讀練習

　　上藥一百二十種爲君主養命以應天無毒多服久服不傷人欲輕身益氣不老延年者本上經中藥一百二十種爲臣主養性以應人無毒有毒斟酌其宜欲遏病補虛羸者本中經下藥一百二十五種爲佐使主治病以應地多毒不可久服欲除寒熱邪氣破積聚愈疾者本下經三品合三百六十五種法

三百六十五度一度應一日以成一歲藥有君臣佐使以相<u>宣攝</u>合和者宜用一君二臣三佐五使又可一君三臣九佐使也藥有陰陽配合子母兄弟根葉華實草石骨肉有單行者有相須者有相使者有相畏者有相惡者有相反者有相殺者凡此七情合和當視之相須相使者良勿用相惡相反者若有毒宜制可用相畏相殺不<u>爾</u>勿合用也藥有酸鹹甘苦辛五味又有寒熱溫涼四氣及有毒無毒陰陽<u>暴</u>乾采治時月生熟土地所出真偽陳新並各有法藥有宜丸者宜散者宜水煮者宜酒漬者宜膏煎者亦有一物兼宜者亦有不可入湯酒者並隨藥性不得違越（陶弘景《本草經集注·序錄》）

　　1. 標點上文

　　2. 解釋畫綫詞語

　　宣攝：　　　爾：　　　暴：

　　3. 語譯畫綫句子

# 二〇　醫書提要三則

【題解】提要，又稱“題解”“書録”“書目提要”等。書目提要肇始于西漢劉向、劉歆父子的《别録》《七略》，主旨是“條其篇目，撮其指意”。提要通過簡略介紹書籍的文獻特徵，如作者生平、成書年代、版本流傳、主要内容、編寫體例、學術源流與評價等，以達“辨章學術，考鏡源流”之用。

本文三則醫書提要，第一則選自 1956 年中華書局影印浙江杭州本《四庫全書總目提要》卷一百零三子部十三醫家類一。作者紀昀（1724～1805 年），字曉嵐，又字春帆，晚年自號石雲，河間（今屬河北）人，乾隆十九年進士，官至禮部尚書、協辦大學士，卒謚文達。文章着重考證《素問》書名的由來，説明王冰對《素問》編次補綴及注釋的貢獻。

第二則選自 1959 年商務印書館本《鄭堂讀書記》。作者周中孚（1768～1831 年），字信之，號鄭堂，烏程（今浙江吴興）人，清代目録學家。仿照《四庫提要》體例而成是編，共七十一卷，另有補遺三十卷，收書四千餘種。文章揭示喻昌著《醫門法律》的用意，并贊揚該書爲“濟川之舟楫，烹魚之釜鬵”。

第三則選自 1986 年山西人民出版社《山右叢書初編》本《萬卷精華樓藏書記》卷八十。作者耿文光（1830～1910 年），字斗垣，號蘇溪漁隱，靈石（今屬山西）人，清代目録學家，同治元年舉人。耿氏以家築萬卷精華樓所藏古籍八萬餘卷爲目，歷時九年，撰成此書，分經史子集四部四十六類，每類有總論、題解，資料豐富。文章概述《瘟疫論類編》《説疫》二書的分類情況，并稱贊二書不僅文辭可觀，且在瘟疫病的治療方面“自紓己見，多中病情”。

## （一）

《黄帝素問》二十四卷，唐王冰注。《漢書·藝文志》載《黄帝内經》十八篇，無《素問》之名。後漢張機《傷寒論》引之，始稱《素問》，晋皇甫謐《甲乙經·序》稱《鍼經》九卷、《素問》九卷，皆爲《内經》，與《漢志》十八篇之數合，則《素問》之名起於漢晋間矣，故《隋書·經籍志》始著録也。然《隋志》所載祇八卷，全元起所注已闕其第七[1]。冰爲寶應中人，乃自謂得舊藏之本，補足此卷。宋林億等校正，謂《天元記大論》以下，卷帙獨多，與《素問》餘篇絶不相通[2]，疑即張機《傷寒論·序》所稱《陰陽大論》之文，冰取以補所亡之卷，理或然也[3]。其《刺法論》《本病論》，則冰本亦闕，不能復補矣。冰本頗更其篇次[4]，然每篇之下，必注全元起本第幾字，猶可考見其舊第。所注排抉隱奧<sup>[5]</sup>，多所發明。其稱"大熱而甚，寒之不寒，是無水也，大寒而甚，熱之不熱，是無火也。無火者，不必去水，宜益火之源，以消陰翳；無水者，不必去火，宜壯水之主，以制陽光"<sup>[6]</sup>，遂開明代薛己諸人探本命門之一法，其亦深於醫理者矣。冰名見《新唐書·宰相世系表》，稱爲京兆府參軍<sup>[7]</sup>。林億等引《人物志》謂冰爲太僕令<sup>[8]</sup>，未知孰是。然醫家皆稱王太僕，習讀億書也。其名晁公武《讀書志》作"王砅"<sup>[9]</sup>，杜甫集有《贈重表侄王砅》詩，亦復相合。然唐宋《志》皆作"冰"，而世傳宋槧本亦作"冰"字<sup>[10]</sup>，或公武因杜詩而誤歟<sup>[11]</sup>？

[1]全元起：南朝齊梁時期人，曾任侍郎，并注釋《素問》八卷七十篇。全元起注本爲現存文獻所載最早的《素問》注本，惜亡佚于南北宋之交。《南史·王僧儒傳》載有全元起注《素問》事。

[2]通：同。

[3]或然：或許可能。

[4]頗：皆。

[5]排：疏通。　抉：擇取。

[6]"其稱"十四句：語本《素問·至真要大論》王冰的兩條注文。參見本教材《〈素問〉注文三則》第二則。

[7]"冰名"二句：《新唐書》卷七十二在王氏任職系列中有"冰京兆府參軍"六字，蓋爲同名之人，并非注《素問》之王冰。世系，家族世代相承的系統。京兆，指京畿（jī）一帶，今陝西西安以東至華縣之間。參軍，官名，即參謀軍務，隋唐時兼爲郡官。

[8]"林億"句：林億等在今本王冰《黃帝內經素問·序》篇題下云："按唐《人物志》，冰仕唐爲太僕令，年八十餘，以壽終。"考唐代并無以"人物志"爲名的書籍存世。今存《人物志》，爲三國魏劉劭撰。故林億所指唐《人物志》，疑爲唐代林寶所撰《元和姓纂》。太僕令，官名，掌輿馬畜牧之事。

[9]晁公武：宋代著名藏書家，澶州清豐（今山東巨野）人，字子止，又稱昭德先生。所撰《郡齋讀書志》，係私家藏書目録，按經、史、子、集分爲四十多類。　　砅：音 pīng。

[10]槧（qiàn）本：猶刻本。

[11]因：沿襲。

## （二）

《醫門法律》，附《寓意草》，國朝喻昌撰。《四庫全書》著録，《寓意草》作四卷。嘉言既著《尚論篇》，發揮仲景《傷寒論》之秘，猶恐人之進求《靈》《素》《難經》《甲乙》諸書，文義浩渺，難以精研，用是參究仲景《金匱》之遺<sup>[1]</sup>，分門析類，定爲是編。其於風寒暑濕燥火六氣及雜證多門，俱能擬議以通元奧[2]，俾觀者爽然心目。合之《尚論篇》，可爲濟川之舟楫，烹魚之釜鬻[3]。故後人以嘉言及薛己、王肯堂、張介賓，上配張、李、劉、朱四家也。書成於順治戊子[4]，自爲之序。末附《寓意草》，爲所治醫案，但稱治驗，而不言其所以然者，殊有上下牀之別矣[5]。書成於崇禎癸未[6]，亦自爲之序。婁東胡卣成周鼒又爲之序[7]。

[1]用是：因此。用，通"因"。

[2]擬議：揣度議論。

[3]釜鬻（qín）：釜與鬻，皆古代炊具。語見《詩經·檜風·匪風》。

[4]書：此指《醫門法律》。　　戊子：此指1648年。按，《醫門法律》當成書于順治戊戌（1658年），疑作者誤記。

[5]上下牀：喻高低懸殊。事見《三國志·魏書·陳登傳》。

[6]書：此指《寓意草》。　　崇禎癸未：1643年。

[7]婁：疑指婁縣，今江蘇昆山縣東北。　　胡卣（yǒu）成周鼒（zī）：疑人名及字。

## （三）

《瘟疫論類編》五卷，附《松峰説疫》六卷，國朝劉奎撰[1]。原本。此即吳氏之書[2]，而重爲訂正者也。凡分五類，曰諸論，曰統治，曰雜症，曰撮要，曰正誤。前後有所移易，加以評釋，爲讀吳書之助。《説疫》成於乾隆五十一年[3]，前有自序并凡例。凡六門，分爲六卷，曰述古，曰論治，曰雜疫，曰辨疑，曰諸方，曰運氣。松峰所著醫書，多未脱稿，今所傳者，惟此二種。醫家文詞多不工，又可書字句亦拙。李士材、汪訒菴、劉松峰等筆墨稍覺可觀[4]，因著之疫方多可備用。葱熨法最效，人多忽之，亦見於他書。此説就其經歷者言之，故於吳氏方論，一概不録。自紓所見[5]，多中病情，余於是書蓋有取焉。其他如瘟疫，明辨表裏，最清簡而有法[6]，且多篤論[7]。《温病條辨》文法仲景，專尚簡要，歷取諸賢精妙，參以心得，其方法多本之葉天士，而味則加重。《寒瘟條辨》説呃逆最詳。大抵瘟疫一門，用河間法十不失一，用景岳法爲害最巨。多觀疫書，庶少錯誤。

　　僅讀傷寒書不足以治瘟疫，不讀傷寒書亦不足以治瘟疫。瘟疫變現雜症之多，幾與傷寒等。吳論中僅有數條，傷寒中之方論，瘟疫中可以裁取而用之者正復不少，然必斟酌盡善而後可。是總在人之學力見解，不獨醫家爲然也。

[1]劉奎：字文甫，號松峰，清代山東諸城縣人。著有《松峰説疫》六卷、《瘟疫論類編》五卷，刊于乾隆年間。二書影響較大，流傳日本等地。

[2]吴氏之書：指明代吴又可的《瘟疫論》。

[3]乾隆五十一年：1786 年。

[4]汪訒菴：名昂，字訒菴，清代醫學家，安徽休寧人。著有《醫方集解》《湯頭歌訣》等。菴，同“庵”。

[5]紓（shū）：抒發。

[6]清簡：清新簡練。

[7]篤論：確切的評論。

# 閱讀練習

儒之門户分於宋醫之門户分於金元觀元好問傷寒會要序知河間之學與易水之學爭觀戴良作朱震亨傳知丹溪之學與宣和局方之學爭也<u>然儒有定數而醫無定法</u>病情萬變難守一宗故今所敘録兼衆説焉明制定醫院十三科頗爲繁碎而諸家所著往往以一書兼數科分<u>隸</u>爲難今通以時代爲次漢書醫經經方二家後有房中神仙二家後人誤讀爲一故服餌<u>導引</u>歧途頗雜今悉刪除周禮有獸醫隋志載治馬經等九家雜列醫書間今從其例附録此門而退置於末簡<u>貴人</u>賤物之義也太素脈法不關治療今<u>別</u>收入術數家兹不著録（《四庫全書總目提要·醫家類》）

1. 標點上文

2. 解釋畫綫詞語

隸：　　　導引：　　　貴人：　　　別：

3. 語譯畫綫句子

# 第四單元　醫經傳注

## 二一　湯液醪醴論

【題解】本文選自《黄帝内經·素問》卷四，據人民衛生出版社 2015 年影印明代顧從德翻刻宋刻本排印。《黄帝内經》是我國現存醫學文獻中影響最爲深遠的一部經典著作，構建了中醫學的理論體系，爲中醫學的發展奠定了厚實基礎，被歷代奉爲"醫家之宗"。

《黄帝内經》并非出自一時一人之手，對于其成編年代歷來多有争議，除了古代部分學者認爲其成編于遠古黄帝時期之外，大都認爲成編于戰國至秦漢時期。《黄帝内經》冠以"黄帝"僅是托名，"經"是經典的意思，"内"與"外"相對而言，相當于上下篇的關係。《漢書·藝文志》所載醫經七家中就有《黄帝外經》。

本篇名中"湯液""醪""醴"均指古代不同種類的酒，内容主要叙述了各種酒的製作方法及治療作用、精神狀態對治療的影響、醫患合作的重要性、水腫病的發病機理及治療大法等。由于首先從湯液醪醴起論，故名。

黄帝問曰：爲五穀湯液及醪醴[1]，奈何？

岐伯對曰：必以稻米，炊之稻薪。稻米者完，稻薪者堅[2]。

帝曰：何以然？

岐伯曰：此得天地之和，高下之宜[3]，故能至完；伐取得時[4]，故能至堅也。

[1]湯液：用五穀釀成的一種清酒。　　醪（láo）：汁渣混合的濁酒，味醇厚。　　醴（lǐ）：甜酒。

[2]"稻米"二句：意爲稻米的氣味完備，稻薪的性質厚實。

[3]高下之宜：指高低適宜的方位。

[4]伐取：砍伐收集。

帝曰：上古聖人作湯液醪醴，爲而不用，何也？

岐伯曰：自古聖人之作湯液醪醴者，以爲備耳。夫上古作湯液，故爲而弗服也。中古之世，道德稍衰[1]，邪氣時至，服之萬全。

帝曰：今之世不必已[2]，何也？

岐伯曰：當今之世，必齊毒藥攻其中[3]，鑱石鍼艾治其外也[4]。

[1]稍：逐漸。
[2]不必已：不一定能够痊愈。已，止。指病愈。
[3]齊："劑"的古字。配伍。
[4]鑱（chán）石：古時治病用的石針。　　鍼艾：針刺、艾灸。鍼，同"針"。

帝曰：形弊血盡而功不立者何[1]？

岐伯曰：神不使也[2]。

帝曰：何謂神不使？

岐伯曰：鍼石，道也[3]。精神不進[4]，志意不治[5]，故病不可愈。今精壞神去，榮衛不可復收[6]。何者？嗜欲無窮，而憂患不止，精氣弛壞[7]，榮泣衛除[8]，故神去之而病不愈也。

[1]形弊血盡：形體衰敗，血氣竭盡。
[2]使：主宰，支配。
[3]道：方法。
[4]進：指內守。
[5]治：安寧。
[6]榮：通"營"。
[7]弛壞：廢弛敗壞。
[8]榮泣衛除：營衛運行滯澀不通。泣，通"澀"。滯澀。

帝曰：夫病之始生也，極微極精[1]，必先入結於皮膚。今良工皆稱曰：病成，名曰逆[2]，則鍼石不能治，良藥不能及也。今良工皆得其法，守其數[3]，親戚兄弟遠近[4]，音聲日聞於耳，五色日見於目，而病不愈者，亦何暇不早乎？

岐伯曰：病爲本，工爲標[5]，標本不得[6]，邪氣不服，此之謂也。

[1]極微極精：極其隱微、單一。
[2]逆：指病情危重、預後不良的病證。
[3]數：法度。
[4]親戚兄弟遠近：指對待病人如親戚、兄弟般親近。遠近，偏義複詞，義偏于"近"。
[5]工：指醫生。

[6]標本不得：指醫生的診斷、治療與病人的病情、神機不相符合。

帝曰：其有不從毫毛而生，五藏陽以竭也，津液充郭[1]，其魄獨居[2]。孤精於内，氣耗於外，形不可與衣相保[3]，此四極急而動中[4]。是氣拒於内，而形施於外[5]，治之奈何？

岐伯曰：平治於權衡[6]。去宛陳莝[7]，微動四極，温衣，繆刺其處[8]，以復其形。開鬼門，潔淨府，精以時服[9]，五陽已布，疏滌五藏，故精自生，形自盛，骨肉相保，巨氣乃平[10]。

帝曰：善。

[1]郭：外皮。王冰注："郭，皮也。"

[2]魄：指陰精。

[3]形不可與衣相保：指病人身體浮腫，衣服顯得窄小不合身。

[4]四極急而動中：四肢浮腫脹急并損及内臟。四極，四肢。中，内臟。

[5]施（yì）：變化，改變。

[6]權衡：稱量物體輕重的器具。此指衡量。權，秤錘。衡，秤杆。

[7]去宛陳莝（cuò）：去除郁積于體内的水濕瘀血，要像斬草一樣漸去之。宛，通"鬱"。鬱積。莝，切碎的草。

[8]繆刺：病在左而刺右、病在右而刺左的刺絡法。

[9]服：運行。

[10]巨氣：指人體的正氣。

## 閱讀練習

昔在黄帝生而神靈弱而能言幼而徇齊長而敦敏成而登天乃問於天師曰余聞上古之人<u>春秋</u>皆度百歲而動作不衰今時之人年半百而動作皆衰者時世異耶人將失之耶岐伯對曰上古之人其知道者<u>法</u>於陰陽和於術數食飲有節起居有常不妄作勞故能形與神俱而盡終其<u>天年</u>度百歲乃去今時之人不然也以酒爲漿以妄爲常醉以入房以欲竭其精以耗散其真不知持滿不時御神務快其心逆於生樂起居無節故半百而衰也夫上古聖人之教下也皆謂之虛邪賊風避之有時恬淡<u>虛無</u>真氣從之精神内守病安從來是以志閑而少欲心安而不懼形勞而不倦氣從以順各從其欲皆得所願故美其食任其服樂其俗高下不相慕其民故曰<u>樸</u>是以嗜欲不能勞其目淫邪不能惑其心愚智賢不肖不懼於物故合於道所以能年皆度百歲而動作不衰者以其德全不危也（《素問·上古天真論》）

1. 斷句

2. 解釋畫綫詞語

春秋：　　　　法：　　　　天年：　　　　虛無：　　　　樸：

3. 回答問題

上古之人是怎麼養生的？

# 二二　寶命全形論

【題解】本文選自《黃帝内經·素問》卷八，據人民衛生出版社 2015 年影印明代顧從德翻刻宋刻本排印。《黃帝内經》之簡介，參見上文《湯液醪醴論》之"題解"。

本文題名"寶命全形"，意謂"珍重生命，保全形體"，如清代高世栻言："寶命全形者，寶天命以全人形也。"文章着重論述了人體氣血虛實與自然界四時陰陽變化的密切關係，以及針刺法則與具體行針要求。

黃帝問曰：天覆地載，萬物悉備，莫貴於人。人以天地之氣生，四時之法成[1]。君王衆庶，盡欲全形[2]。形之疾病，莫知其情，留淫日深，著於骨髓，心私慮之。余欲鍼除其疾病，爲之奈何？

岐伯對曰：夫鹽之味鹹者，其氣令器津泄[3]；弦絶者，其音嘶敗[4]；木敷者[5]，其葉發[6]；病深者，其聲噦[7]。人有此三者，是謂壞府，毒藥無治，短鍼無取[8]。此皆絶皮傷肉[9]，血氣爭黑[10]。

[1]四時之法：四季氣候的變化規律。

[2]全形：保全身體。

[3]津泄：水液滲漏。津，物體内的水液。

[4]敗：毀壞，破損。

[5]敷：《太素·知針石》作"陳"。陳，陳舊，此指枯老。

[6]發：通"廢"。凋零。

[7]噦（yuě）：呃逆。

[8]短針：泛指針具。　　取：刺取。

[9]絶皮：指皮膚損傷。

[10]血氣爭黑：血氣交瘁，膚色晦暗。

帝曰：余念其痛，心爲之亂惑，反甚其病，不可更代[1]。百姓聞之，以爲殘賊，爲之奈何？

岐伯曰：夫人生於地，懸命於天，天地合氣，命之曰人。人能應四時者，天地爲之父母[2]。知萬物者，謂之天子。天有陰陽，人有十二節[3]；天有寒暑，人有虛實。能經天地陰陽之化者[4]，不失四時[5]；知十二節之理者，聖智不能欺也[6]。能存八動之變[7]，五勝更立[8]，能達虛實之數者[9]，獨出獨入[10]，呿吟至微，秋毫在目[11]。

[1]更代：代替。

[2]"人能"二句：意爲人類若能適應四季變化的規律，自然界就會哺養人類。

[3]十二節：指人體內的十二條經脉。一説，指人體左右兩側肩、肘、腕、髖、膝、踝十二處大關節。

[4]經：效法，遵循。

[5]失：違背。

[6]欺：超越。

[7]存：省察。　　八動：八節之風變動。《靈樞·九針論》云："八者，風也。風者，人之股肱八節也，八正之虛風。八風傷人，內舍於骨解腰脊節腠理之間，爲深痹也。"

[8]五勝更立：五行之氣相勝，或旺或衰，循環更替主時。五勝，謂五行之氣相勝。

[9]數：原理。

[10]獨出獨入：比喻運用自如。

[11]"呿（qū）吟"二句：此指人體細微的病情變化和病機虛實，都能一一明察。張志聰《集注》："言其呿吟之至微，而虛實之秋毫，皆在吾目矣。"呿，張口貌。吟，呻吟。


帝曰：人生有形，不離陰陽。天地合氣，別爲九野[1]，分爲四時。月有小大，日有短長。萬物並至，不可勝量[2]。虛實呿吟，敢問其方[3]。

岐伯曰：木得金而伐，火得水而滅，土得木而達[4]，金得火而缺，水得土而絶。萬物盡然，不可勝竭。故鍼有懸布天下者五，黔首共餘食[5]，莫知之也。　一曰治神，二曰知養身，三曰知毒藥爲真[6]，四曰制砭石小大，五曰知府藏血氣之診。五法俱立，各有所先[7]。今末世之刺也[8]，虛者實之，滿者泄之，此皆衆工所共知也。若夫法天則地，隨應而動，和之者若響[9]，隨之者若影。道無鬼神，獨來獨往[10]。

[1]九野：九州地域。據《尚書·禹貢》所載，中國古代設置冀、豫、雍、揚、兖、徐、梁、青、荆九個州。後泛指中國。

[2]勝量：義同"勝數"，全部列舉出來。

[3]方：原理。

[4]達：貫穿。本句中指土被生長在其中的木貫穿，喻五行勝克。前後文義同。

[5]餘食：飽食。"餘"爲"飽"的訛字。從章太炎説。本句指百姓都祇知道飽食終日，而不明白針刺的道理。

[6]爲：通"僞"。

[7]"五法"二句：意爲在五種方法確立之後，具体選擇運用時還應根據需要分清先後。

[8]末世：指近世。

[9]響：回聲。

[10]"道無"二句：意爲醫道并不神秘，祇要掌握規律，就能得心應手，運用自如。

帝曰：願聞其道。

岐伯曰：凡刺之真[1]，必先治神。五藏已定，九候已備，後乃存鍼[2]。衆脉不見，衆凶弗聞[3]，外内相得，無以形先[4]，可玩往來，乃施於人。人有虚實，五虚勿近，五實勿遠[5]，至其當發[6]，間不容瞚。手動若務[7]，鍼耀而匀[8]，靜意視義，觀適之變[9]。是謂冥冥[10]，莫知其形。見其烏烏，見其稷稷[11]，從見其飛，不知其誰[12]。伏如横弩，起如發機[13]。

[1]真：此指真切的要領。

[2]存鍼：存意于針刺之法。

[3]"衆脉（mò）"二句：意爲醫者進針須全神貫注，即使周圍衆目察視而如不見，衆口喧鬧而如無聞。脉，通"眽"。審觀，察視。凶，通"訩"。喧鬧。

[4]"外内"二句：意爲心手相應，不使形體動作即針刺手法在"治神"前先行。

[5]"五虚"二句：意爲虚證多爲慢性，治勿求急；實證多爲急性，治宜忌緩。五虚，泛指虚證。一説，指脉細、皮寒、氣少、瀉利、飲食不入這五種虚證症候。五實，泛指實證。一説，指脉盛、皮熱、腹脹、二便不通、心中煩亂這五種實證症候。

[6]發：謂施行針刺。

[7]務：專一。

[8]鍼耀而匀：針具光潔匀實。

[9]"靜意"二句：意爲平心静氣地觀察進針後病人經氣的變化情況。

[10]冥冥：幽深貌。此指氣之無形可見。

[11]"見其"二句：意爲針刺得氣後，醫者手下會感覺到經氣之來。烏烏、稷稷，皆形容其氣有如飛鳥之往來。王冰注："烏烏，歎其氣至；稷稷，嗟其已應。"

[12]"從見"二句：意爲醫者縱然感覺到經氣在針下如鳥之飛，却看不到具體的樣子。與前文"是謂冥冥，莫知其形"意同。從，同"縱"。

[13]"伏如"二句：意爲留針候氣時，當如彎弓待發，屏息静候；而當行針得氣時，則如撥機發箭，當機立斷。横弩，當做"彍（guō）弩"，拉滿的弓弩。機，弓弩上的機括。

帝曰：何如而虚？何如而實？

岐伯曰：刺虚者須其實，刺實者須其虚[1]。經氣已至，慎守勿失，深淺在志，遠近若一[2]。如臨深淵，手如握虎，神無營於衆物[3]。

[1]"刺虚"二句：意爲針刺虚證，須待陽氣隆至、正氣盛實乃可去針；針刺實證，必待陰氣隆至、邪氣消除乃可去針。須，待。

[2]"深淺"二句：意爲無論深刺淺刺、急取慢取，都要用心把握體會，而運針候氣的原理是不變的。此"遠""近"義與前文同。

[3]營：通"熒"。惑亂。

# 閱讀練習

夫人稟<u>五常</u>因<u>風氣</u>而生長風氣雖能生萬物亦能害萬物如水能浮舟亦能覆舟若五藏<u>元真</u>通暢人即安和客氣邪風中人多死千般<u>疢難</u>不越三條一者經絡受邪入藏府爲内所因也二者四肢九竅血脉相傳壅塞不通爲外皮膚所中也三者房室金刃蟲獸所傷以此詳之病由都盡若人能養慎不令邪風<u>干忤</u>經絡適中經絡未流傳藏府即醫治之四肢才覺重滯即導引吐納針灸膏摩勿令九竅閉塞更能無犯王法禽獸災傷房室勿令竭乏服食節其冷熱苦酸辛甘不遺形體有衰病則無由入其腠理腠者是三焦通會元真之處爲血氣所注理者是皮膚藏府之文理也（《金匱要略·藏府經絡先後病脉證第一》）

1. 斷句

2. 解釋畫綫詞語

五常：　　　　風氣：　　　　元真：　　　　疢難：　　　　干忤：

3. 回答問題

想要避免生病具體應該怎麽做？

# 二三　九鍼十二原（節選）

**【題解】** 本文節選自《靈樞經》卷一，據 1956 年人民衛生出版社影印明代趙府居敬堂刊本排印。《靈樞》始稱《九卷》，又名《鍼經》，王冰始改稱《靈樞》。《靈樞》與《素問》合爲《黃帝內經》，是我國現存最早的一部醫學理論典籍。該書北宋曾一度散失，後由高麗獻來《黃帝鍼經》，得以復行于世。現在通行的《靈樞》，由南宋史崧校正"家藏舊本"刊印流行，全稱《黃帝內經靈樞經》。全書 81 篇，24 卷，主要爲經絡、腧穴、針灸、營衛氣血等方面的內容，與《素問》互爲補充。

全文論述了針刺的原則、方法及迎隨補瀉手法的操作要領與注意事項，并特別強調在針刺時必須全神貫注，仔細觀察病人"經氣"與"神氣"。

　　黃帝問於岐伯曰：余子萬民[1]，養百姓，而收其租税。余哀其不給，而屬有疾病[2]。余欲勿使被毒藥[3]，無用砭石，欲以微鍼通其經脉[4]，調其血氣，營其逆順出入之會[5]。令可傳於後世，必明爲之法[6]，令終而不滅，久而不絕。易用難忘，爲之經紀[7]，異其章[8]，別其表裏[9]，爲之終始，令各有形，先立《鍼經》。願聞其情。

[1]子：爱。
[2]屬（zhǔ）：連續。
[3]被：受。
[4]微鍼：細小的刺針。此處泛指針具。
[5]營：調理。與上文"調"互文同義。　　逆順出入：指經脉內外的氣血運行流轉出入。
[6]爲之法：爲它確立法則。
[7]經紀：綱領。下節"綱紀"義同。
[8]異其章：據《太素·九針要道》，"其"下脱"篇"字。楊上善注："篇章，指篇目章句。"異，區分。
[9]表裏：《太素·九針要道》楊上善注："府輸爲表，藏輸爲裏。"

　　岐伯答曰：臣請推而次之[1]。令有綱紀，始於一，終於九焉。請言其道。小鍼之要，易陳而難入[2]。麤守形[3]，上守神[4]。神乎神，客在門[5]，未睹其疾，惡知其原？刺之微，在速遲[6]。麤守關[7]，上守機[8]。機之動，不離其空[9]。空中之機，清靜而微。其來不可逢[10]，其往不可追[11]。知機之道者，不可掛以髮[12]；不知機道，叩之不發[13]。知其往來[14]，要與之期。麤之闇乎[15]，妙哉！工獨有之。往者爲逆，來者爲順，明知逆順，正行無問[16]。逆而奪之[17]，惡得無虛？追而濟之[18]，惡得無實？迎之隨之，以意和之，鍼道畢矣[19]。

[1]推而次之：推衍并按次序論述它。次，用作動詞。

[2]"易陳"句：容易陳述而難以操作。

[3]麤：同"粗"。粗工，指技術低劣的醫生。　守：拘泥。　形：指針刺的成法。

[4]上：上工，指高明的醫生。　守：把握。　神：指針刺氣至的玄妙變化。

[5]客：指邪氣。

[6]速遲：疾徐，快慢。

[7]關：指四肢關節處的穴位。

[8]機：指經氣的變化。《靈樞·小針解》曰："上守機者，知守氣也。"

[9]空：通"孔"。腧穴。

[10]"其來"句：指當邪氣盛正氣虛時，不可補。逢，迎。引伸爲補。

[11]"其往"句：指當邪氣衰正氣復時，不可瀉。追，逐。引伸爲瀉。

[12]"知機"二句：了解經氣變化的機要，針刺時不會出現絲毫差錯。機之道，即"機道"，弩機的機竅道。喻經氣變化的機要。髮，毫髮。

[13]叩之不發：意爲箭在弦上，找不到準確時機發射。喻不知補瀉。叩，通"扣"。扣動。

[14]往來：指氣的逆順盛衰。盛者爲來，虛者爲往。

[15]闇（àn）：晦暗，不亮。此處指不了解。

[16]行：施行，治療。

[17]逆而奪之：針刺瀉法，即迎着經氣循行方向行針。與下文"迎之"義同。逆，迎。奪，瀉。

[18]追而濟之：針刺補法，即順着經氣循行方向針刺。與下文"隨之"義同。濟，補。

[19]畢：完畢。

　　凡用鍼者，虛則實之，滿則泄之，宛陳則除之，邪勝則虛之。《大要》曰[1]：徐而疾則實[2]，疾而徐則虛[3]。言實與虛[4]，若有若無。察後與先，若存若亡[5]。爲虛與實，若得若失。虛實之要，九鍼最妙，補寫之時[6]，以鍼爲之。寫曰必持內之[7]，放而出之[8]，排陽得鍼[9]，邪氣得泄。按而引鍼[10]，是謂內溫[11]，血不得散，氣不得出也。補曰隨之，隨之，意若妄之[12]。若行若按[13]，如蚉蝱止[14]，如留如還。去如弦絕[15]，令左屬右[16]，其氣故止，外門已閉，中氣乃實，必無留血，急取誅之[17]。

[1]大要：古醫籍名。

[2]"徐而"句：緩慢進針而快速出針爲補法。此處"實"指補法。

[3]"疾而"句：快速進針而緩慢出針爲瀉法。此處"虛"指瀉法。

[4]實與虛：指氣的有與無。張景岳注："實之與虛，有氣無氣耳。氣本無形，故若有若無。"

[5]若：或。

[6]寫：同"瀉"。

[7]內："納"的古字。刺入。

[8]放而出之：搖大針孔，使邪氣排出。放，開放，搖大。

[9]排陽：排開表陽。排，排斥，分離。即行針刺瀉法時，須搖大針孔，分離四周，排開表陽而瀉去邪氣。

[10]引鍼：出針。

[11]內溫：內蘊，指氣血蘊蓄于體內。溫，通"蘊"。

[12]意若妄之：意念好像忘却。指意念存于有無之間。妄，當作"忘"。

[13]按：《太素》仁和寺本及《素問・離合真邪論》王冰注作"悔"。

[14]蟁：同"蚊"。　　蝱：同"虻"。

[15]去如弦絶：比喻出針速度極快，如離弦之箭。

[16]令左屬右：讓左手按住右手出針時的針孔。屬，按壓。

[17]誅：祛除，治療。

　　持鍼之道，堅者爲寶[1]。正指直刺，無鍼左右。神在秋毫，屬意病者[2]。審視血脉者，刺之無殆。方刺之時，必在懸陽[3]，及與兩衛[4]。神屬勿去，知病存亡。血脉者，在腧橫居，視之獨澄，切之獨堅。

[1]堅：牢固。

[2]屬意：意念集中于一人。　　屬，專注。

[3]懸陽：指鼻子。楊上善注："懸陽，鼻也。鼻爲明堂，五藏六府氣色皆見明堂及與眉上兩衡之中，故將鍼者，先觀氣色，知死生之候，然後刺之。"一説指心。

[4]兩衛：據《甲乙經》及《太素》，當作"兩衡"。指兩眉上部位。

## 閱讀練習

　　是故虛邪之中人也始於皮膚皮膚緩則腠理開開則邪從毛髮入入則抵深深則毛髮立毛髮立則<u>淅然</u>故皮膚痛留而不去則傳舍於絡脉在絡之時痛於肌肉故痛之時息<u>大經乃代</u>留而不去傳舍於經在經之時洒淅<u>喜驚</u>留而不去傳舍於輸在輸之時六經不通四肢則肢節痛腰脊乃<u>强</u>留而不去傳舍於伏衝之脉在伏衝之時體重身痛留而不去傳舍於腸胃在腸胃之時<u>賁響</u>腹脹多寒則腸鳴飧泄食不化多熱則<u>溏出麋</u>留而不去傳舍於腸胃之

外募原之間留著於脉稽留而不去息而成積或著孫脉或著絡脉或著經脉或著輸脉或著於伏衝之脉或著於膂筋或著於腸胃之募原上連於緩筋邪氣淫泆不可勝論（《靈樞·百病始生》）

1. 標點上文

2. 解釋畫綫的詞語

淅然：　　　　大經乃代：　　　喜驚：　　　　強：　　　　賁響：

溏出糜：

3. 回答問題

文中論述"虛邪中人"的疾病傳變路徑如何？各有哪些癥狀？

# 二四　四時病氣（節選）

**【題解】** 本文選自《傷寒論・傷寒例第三》，據中醫古籍出版社 2004 年影印明代趙開美本排印。《傷寒論》爲《傷寒雜病論》的一部分，爲東漢張機所著。作者介紹見本教材《傷寒雜病論》序。

《傷寒例》可視爲外感熱病學的概論。本篇節選《傷寒例》中關於四時病氣的部分，內容包括四時正氣之序、預防傷寒之法、傷寒發病規律及預後，并介紹了斗曆候氣法，強調了傷寒之病當及時治療，辨證論治方能取得神效，說明了本篇搜采仲景舊論的目的。

《陰陽大論》云[1]：春氣溫和，夏氣暑熱，秋氣清涼，冬氣冰列[2]，此則四時正氣之序也[3]。冬時嚴寒，萬類深藏，君子固密[4]，則不傷於寒。觸冒之者[5]，乃名傷寒耳。其傷於四時之氣，皆能爲病，以傷寒爲毒者[6]，以其最成殺厲之氣也。

[1]陰陽大論：漢以前醫籍，今佚。

[2]冰列：嚴寒之意。列，通“冽”。《注解傷寒論》作“冷冽”。

[3]正氣：指四時的正常氣候。

[4]君子：指講究養生之道的人。　　固密：保護周密。

[5]觸冒：冒犯。

[6]毒：危害。

中而即病者[1]，名曰傷寒。不即病者，寒毒藏於肌膚，至春變爲溫病，至夏變爲暑病。暑病者，熱極，重於溫也。是以辛苦之人，春夏多溫熱病者，皆由冬時觸寒所致，非時行之氣也[2]。

凡時行者，春時應暖，而反大寒；夏時應熱，而反大涼；秋時應涼，而反大熱；冬時應寒，而反大溫。此非其時而有其氣，是以一歲之中，長幼之病多相似者，此則時行之氣也。

[1]中（zhòng）：遭受。

[2]時行之氣：指四季反常氣候。

夫欲候知四時正氣爲病，及時行疫氣之法，皆當按斗曆占之[1]。九月霜降節後，宜漸寒，向冬大寒，至正月雨水節後，宜解也。所以謂之雨水者，以冰雪解而爲雨水故也。至驚蟄二月節後，氣漸和暖，向夏大熱，至秋便涼。從霜降以後，至春分以前，凡有觸冒霜露，體中寒即病者，謂之傷寒也。九月十月，寒氣尚微，爲病則輕；十一月十二月，寒列已嚴，爲病則重；正月二月，寒漸將解，爲病亦輕。此以冬時不調，適有傷寒之人，即爲病也。其冬有非節之暖者，名爲冬溫。冬溫之毒，與傷寒大異。冬溫復有先後，更相重沓[2]，亦有輕重，爲治不同，證如後章[3]。

從立春節後，其中無暴大寒，又不冰雪，而有人壯熱爲病者，此屬春時陽氣，發於冬時伏寒，變爲溫病。

從春分以後，至秋分節前，天有暴寒者，皆爲時行寒疫也。三月四月，或有暴寒，其時陽氣尚弱，爲寒所折[4]，病熱猶輕；五月六月，陽氣已盛，爲寒所折，病熱則重；七月八月，陽氣已衰，爲寒所折，病熱亦微。其病與溫及暑病相似，但治有殊耳。

[1]斗曆：根據北斗七星斗柄所指方位的變化來確定季節和節氣的一種方法。　占：測候。

[2]重沓：重疊。指冬溫發病有先後、參差不齊、重疊交叉的現象。

[3]證如後章：其證如後章所述。

[4]折：傷害。

十五日得一氣。於四時之中，一時有六氣，四六名爲二十四氣。然氣候亦有應至仍不至，或有未應至而至者，或有至而太過者，皆成病氣也。但天地動靜，陰陽鼓繫者[1]，各正一氣耳。是以彼春之暖，爲夏之暑；彼秋之忿，爲冬之怒[2]。是故冬至之後，一陽爻升，一陰爻降也[3]；夏至之後，一陽氣下，一陰氣上也。斯則冬夏二至，陰陽合也；春秋二分，陰陽離也。陰陽交易[4]，人變病焉。此君子春夏養陽，秋冬養陰，順天地之剛柔也。小人觸冒，必嬰暴疹[5]。須知毒烈之氣，留在何經，而發何病，詳而取之。是以春傷於風，夏必飧泄[6]；夏傷於暑，秋必病瘧；秋傷於濕，冬必咳嗽；冬傷於寒，春必病溫。此必然之道，可不審明之？

[1]陰陽鼓繫：陰陽相互鼓動、推進。

[2]“彼秋”二句：比喻秋季蕭降轉變到冬季嚴寒，如同由忿發展到怒。

[3]"一陽"二句：指一分陽氣長，一分陰氣消。

[4]陰陽交易：指陰陽之氣錯雜變化。

[5]嬰：感染，遭受。　　暴疹：暴病。疹，同 "疢（chèn）"。疾病。

[6]飧泄：完穀不化的泄瀉。

　　傷寒之病，逐日淺深[1]，以施方治。今世人傷寒，或始不早治，或治不對病，或日數久淹[2]，困乃告醫。醫人又不依次第而治之[3]，則不中病。皆宜臨時消息制方[4]，無不效也。今搜採仲景舊論，録其證候，診脉聲色，對病真方，有神驗者，擬防世急也[5]。

[1]淺深：由淺入深。

[2]日數久淹：指病情纏綿日久。淹，久遠。

[3]次第：次序。此指傷寒病的傳變規律。

[4]消息：斟酌。

[5]擬防：防備。

## 閱讀練習

　　問曰上工望而知之中工問而知之下工脉而知之願聞其説師曰病家人請云病人苦發熱身體疼病人自臥師到診其脉沉而遲者知其<u>差</u>也何以知之若表有病者脉當浮大今脉反沉遲故知愈也假令病人云腹内<u>卒</u>痛病人自坐師到脉之浮而大者知其差也何以知之若裏有病者脉當沉而細今脉浮大故知愈也<u>師曰病家人來請云病人發熱煩極明日師到病人向壁臥</u>此熱已去也設令脉不和<u>處言</u>已愈設令向壁臥聞師到不驚起而<u>盻</u>視若三言三止脉之咽唾者此詐病也設令脉自和處言此病大重當須服吐下藥針灸數十百處乃愈師持脉病人欠者無病也脉之<u>呻</u>者病也言遲者風也搖頭言者裏痛也行遲者表强也坐而伏者短氣也坐而下一脚者腰痛也裏實護腹如懷卵物者心痛也（《傷寒論•平脉法第二》）

1. 斷句

2. 解釋畫綫詞語

差：　　　卒：　　　處言：　　　盻：　　　呻：

3. 語譯畫綫句子

# 二五　《素問》注文三則

**【題解】**本文編選古代學者對《素問》的三則注文。第一則選自《黄帝内經太素》卷二《調食》，據日本影印仁和寺本排印。作者楊上善（585～670年），隋唐人，著《黄帝内經太素》。本段注文采用夾注的方式，注音、釋詞、串講文義，叙述了穀入于胃後的變化及作用。第二則選自《素問·至真要大論》，據人民衛生出版社影印明代顧從德翻刻宋本王冰次注排印。作者王冰，其簡介參見《素問·序》之"題解"。本段注文，根據《素問》"諸寒之而熱者取之陰，諸熱之而寒者取之陽"之説，提出了"益火之源，以消陰翳，壯水之主，以制陽光"的醫學主張，對後世影響巨大。第三則選自《黄帝内經素問注證發微·生氣通天論》，據明萬曆十四年天寶堂初刻本排印。作者馬蒔，字仲化，號玄臺，會稽（今浙江紹興）人，明代醫家。本段注文，以串講的方式論述了陽氣不固所生的各種疾病及原因。

## （一）

伯高曰：穀始入於胃，其精微者，先出於胃，之兩膲[1]，以溉五藏，別出兩行於營衛之道。精微，津液也。津液資五藏已[2]，衛氣出胃上口，營氣出於中膲之後，故曰兩行道也。其大氣之搏而不行者，積於胸中，命曰氣海。出於肺，循喉嚨，故呼則出，吸則入。搏，謗各反[3]，聚也。穀化爲氣，計有四道：精微營衛，以爲二道；化爲糟粕及濁氣並尿，其與精下傳，復爲一道；搏而不行，積於胸中，名氣海，以爲呼吸，復爲一道，合爲四道也。天之精氣，其大數常出三入一，故穀不入，半日則氣衰，一日則氣少矣。天之精氣，則氣海中氣也。氣海之中，穀之精氣，隨呼吸出入也。人之呼也，穀之精氣三分出已，及其吸也，一分還入，即須資食，充其腸胃之虚，以接不還之氣。若半日不食，則腸胃漸虚，穀氣衰也。一日不食，腸胃大虚，穀氣少也。七日不食，腸胃虚竭，穀氣皆盡，遂命終也。

[1] 膲：通"焦"。人體六腑之一，分爲上焦、中焦、下焦。

[2] 資：助。

[3] 反：亦稱"切""反切""反語""反音"。漢字的一種傳統注音方法，即用兩個漢字來爲另外一個漢字注音，前一個漢字表示聲母，後一個漢字表示韵母及聲調。

## （二）

《素問·至真要大論》：諸寒之而熱者取之陰，熱之而寒者取之陽，所謂求其屬也。言益火之源，以消陰翳[1]，壯水之主，以制陽光[2]，故曰求其屬也。夫粗工褊淺[3]，學未精深，以熱攻寒，以寒療熱。治熱未已，而冷疾已生；攻寒日深，而熱病更起。熱起而中寒尚在，寒生而外熱不除；欲攻寒則懼熱不前，欲療熱則思寒又止。進退交戰，危亟已臻[4]。豈知藏府之源，有寒熱溫涼之主哉？取心者不必齊以熱，取腎者不必齊以寒，但益心之陽，寒亦通行，強腎之陰，熱之猶可。觀斯之故，或治熱以熱，治寒以寒，萬舉萬全，孰知其意[5]，思方智極，理盡辭窮。嗚呼！人之死者豈謂命，不謂方士愚昧而殺之耶[6]！

[1]陰翳（yì）：本指陰雲、陰霾。此處指陰寒。

[2]制：制約。

[3]褊（biǎn）淺：心地、見識等狹隘短淺。

[4]危亟：即危急。　　臻：來到。

[5]孰："熟"的古字。深入。

[6]方士：此處指醫生。

## （三）

《素問·生氣通天論》：陽氣者，大怒則形氣絕，而血菀於上[1]，使人薄厥[2]。有傷於筋，縱，其若不容。汗出偏沮[3]，使人偏枯。汗出見濕，乃生痤疿[4]。高梁之變，足生大丁，受如持虛。勞汗當風，寒薄爲皶[5]，鬱乃痤。菀，音鬱，《詩·小弁》有"菀者柳[6]"，亦註爲鬱。沮，子魚切。痤，作和反。疿，方味反。高，當作膏[7]。梁，當作粱。丁，後世作疔。皶，纖加反。

此又言陽氣不固者，有爲厥、爲脹、爲偏枯、爲痤疿、爲大丁、爲皶痤諸證也。陽氣者，貴於清淨，若大怒而不清淨，則形氣、經絡阻絕不通，而血積於心胷之間。《奇病論》："岐伯曰：胞之絡脈絕。"亦阻絕之義，非斷絕之謂。《舉痛論》："岐伯曰：怒則氣逆，甚則嘔血。"其氣有升而無降，使人依薄下上而厥逆矣[8]。然而血不營筋，筋將受傷，縱緩無束，胷膈䐜脹[9]，真若有不能容物者矣，所謂鼓脹而有粗筋見於腹者是也。又人當汗出之時，或左或右，一偏阻塞而無汗，則無汗之半體，他日必有偏枯之患，所謂半身不隨者是也。又人當汗出之時，玄府未閉[10]，乃受水濕，則陽氣方泄，寒水制之，熱鬱皮内，濕邪凝結，遂爲痤痱。痤則較痱爲大，其形類癭；痱則較痤爲小，即所謂風癮是也。又人有嗜用膏粱美味者，肥厚内熱，其變饒生大疔。足之爲言饒也，非手足之足。蓋中熱既甚，邪熱易侵，如持空虛之器以受彼物者矣。又人於勞苦汗出之時，當風取凉，使寒氣薄於玄府之中，始則爲皶，俗云粉刺。鬱久則爲痤，較皶則稍大矣。凡若此者，皆陽氣不固使然也。

[1]菀：通"蘊"。鬱結，積聚。

[2]薄厥：即"暴厥"。薄，急迫，迅速。

[3]泪（jù）：濕潤。

[4]痱：同"痱"。痱子。

[5]薄：逼迫，接近。

[6]菀者柳：《詩經·小雅·小弁》作"菀彼柳斯"，形容柳樹很茂盛的樣子。

[7]當作：訓詁術語，用于校勘訛字。下文"之爲言"亦爲訓詁術語，用于解釋詞語。

[8]依薄：即"倚薄"，交迫。

[9]䐜脹：腫脹。

[10]玄府：汗孔。

## 閱讀練習

　　所以聖人春夏養陽秋冬養陰以從其根<u>陽氣根於陰陰氣根於陽無陰則陽無以生無陽則陰無以化全陰則陽氣不極全陽則陰氣不窮</u>春食凉夏食寒以養於陽秋食温冬食熱以養於陰<u>滋</u>苗者必固其根<u>伐</u>下者必枯其上故以斯調節從順其根二氣常存蓋由根固<u>百刻</u>曉暮食亦宜然（《素問·四氣調神大論》）

1. 標點上文

2. 解釋畫綫詞語

滋：　　　　伐：　　　　百刻：

3. 語譯畫綫句子

# 二六 《素問》校詁三則

**【題解】** 校詁是對古籍文本進行校勘、注釋、訂正訛誤所作的記錄。本文節選《素問》校詁三則，均爲清儒所作。

第一則節選自《春在堂全書·讀書餘錄》，據清光緒九年（1883 年）刊本排印。作者俞樾（1821～1907 年），字蔭甫，號曲園居士，道光三十年（1850 年）進士。俞氏治學以江蘇高郵王氏父子爲宗，著述豐富，全部著作匯刻爲《春在堂全書》四百九十卷。《讀書餘錄》又稱《內經辯言》，有《素問》校記四十餘則。本則校詁，作者指出王冰注釋"隱曲"之義有四失，并引《左傳》及杜預注，證明"隱曲"義爲"小便"，剖析透徹，足資啓迪。

第二則選自《黃帝內經素問校義》，據清光緒五年世澤樓刊本排印。作者胡澍（1825～1872 年），字荄甫，一字甘伯，號石生，安徽績溪人，清末學者。著有《黃帝內經素問校義》凡三十九則。本則校詁，作者廣引古代辭書及其他文獻，結合實際見聞與漢字形體，考釋"汗出偏沮，使人偏枯"中的"沮"爲"濕潤"之義。

第三則選自《香草續校書·內經素問》，據 1982 年中華書局本排印。作者于鬯（chàng）（1854～1910 年），字醴尊，號香草，清末經學家。著有《香草校書》《香草續校書》《戰國策注》《周易讀異》等。《香草續校書》分爲上下兩冊，是校勘子、史部的著作，凡二十二卷。其中《內經素問》部分載有《素問》校記一百零二條。本則校詁，作者以通轉之訓詁法則及古書通借證例，説明《靈蘭秘典論》"以傳保焉"中的"保"爲"寶"之通借。

## （一）

《陰陽別論》："曰二陽之病發心脾，有不得隱曲，女子不月[1]。"王注曰："隱曲，謂隱蔽委曲之事也[2]。夫腸胃發病，心脾受之。心受之則血不流，脾受之則味不化。血不流故女子不月，味不化則男子少精，是以隱蔽委曲之事不能爲也。"

樾謹按：王氏此注有四失焉。本文但言女子不月，不言男子少精，增益其文，其失一也。本文先言不得隱曲，後言女子不月，乃增出男子少精，而以不得隱曲總承男女而言，使經文倒置，其失二也。女子不月既著其文，又申以不得隱曲之言[3]，而男子少精必待注家補出，使經文詳略失宜，其失三也。《上古天真論》曰："丈夫八歲，腎氣實，髮長齒更；二八腎氣盛，天癸至，精氣溢。"爲是男子之精與女子月事並由腎氣，少精與不月應是同病。乃以女子不月屬之心，而以男子少精屬之脾，其失四也。今按下文云："三陰三陽俱搏，心腹滿，發盡[4]，不得隱曲，五日死。"注云："隱曲爲便瀉也。"然則，不得隱曲，謂不得便瀉。王注前後不照，當以後注爲長。便爲瀉，謂之隱曲，蓋古語如此。《襄十五年》《左傳》："師慧過宋朝私焉。"杜注曰[5]："私，小便。"便瀉謂之隱曲，猶小便謂之私矣。不得隱曲爲一病，女子不月爲一病，二者不得并爲一談。不得隱曲從下注，訓爲不得便瀉，正與脾病相應矣。

[1]不月：中醫病名。指經閉，或月經不按月來潮。

[2]委曲：委婉含蓄。

[3]申：説明清楚。

[4]發盡：語義未詳。張琦《素問釋義》注曰："有誤。"

[5]杜注：指西晉學者杜預的《春秋左氏傳集解》，是《左傳》注解中最早的一種。

## （二）

《生氣通天論》："汗出偏沮，使人偏枯。"王注曰："夫人之身常偏汗出而潤濕者，宋本作濕潤，此從熊本、藏本[1]。久久偏枯，半身不隨。"林校曰："按'沮'，《千金》作'祖'，全元起本作'恒'[2]。"

澍案：王本并注是也[3]。《一切經音義》卷十引《倉頡篇》曰[4]："沮，漸也。"《廣雅》曰[5]："沮、潤、漸、洳，濕也。"《魏風》："彼汾沮洳[6]。"毛傳曰："沮洳，其漸洳者。"《王制》："山川沮澤[7]。"何氏《隱義》曰[8]："沮澤，下濕地也。"是"沮"爲潤之象。曩澍在西安縣署[9]，見侯官林某[10]，每動作飲食，左體汗泄，濡潤透衣，雖冬月猶爾，正如經注所云。則經文本作"沮"字無疑。且"沮"與"枯"爲韻。孫本作"祖"[11]，乃偏旁之譌[12]。《説文》古文"示"作"〲"，與篆書"〲"字相似，故"沮"誤爲"祖"。全本作"恒"，則全體俱誤矣。"沮"之左畔譌從心，《小雅·採薇》"正義"引鄭氏《易》注所謂"古書篆作立心，與水相近"者也。其右畔譌作"亘"，"亘"與"且"今字亦相近，故合譌而爲"恒"。

[1]"宋本"二句：本則校詁是作者胡澍的自注語，原書以小字雙行夾注的形式插入正文。宋本，指宋本《素問》，疑即顧從德本。熊本，指明成化十年熊宗立熊氏種德堂刻本《素問》。藏本，指明正統道藏本《素問》。

[2]全元起：南朝時齊梁間人，著《素問訓解》，今佚。

[3]是：正確。

[4]一切經音義：唐·釋慧琳撰。以古代韵書、字書釋佛經難解字義，凡一百卷。該書在國内久已失傳，自清光緒初年復得之于日本。一切經，佛教經書的總稱。

[5]廣雅：三國魏·張揖著。仿照《爾雅》體裁編纂的一部訓詁學著作，共收字 18 150 個，因取材的範圍廣于《爾雅》，故名。

[6]沮洳（rù）：低濕的地方。

[7]沮澤：水草叢生的地方。

[8]何氏《隱義》：指南朝梁何胤的《禮記隱義》。

[9]曩（nǎng）：以往，從前。

[10]侯官：舊縣名。“侯”原作“候”，清以後通作“侯”，屬今福建福州。

[11]孫本：即孫思邈《備急千金要方》。

[12]譌：同“訛”。错误。

## （三）

《靈蘭秘典論》：“以傳保焉。”

廼案：保，讀爲寶[1]。《易·繫傳》：“聖人之大寶。”陸釋引孟喜本[2]：“寶，作保。”《史記·周紀》：“展九鼎保玉。”裴解引徐廣曰[3]：“保，一作寶。”寶、保通用，古書屢見。“傳保”即“傳寶”，此本宜學者共知，而如高世杸《直解》云[4]：“以傳後世而保守弗失。”夫寶者，保也。保守弗失之義，與寶義無背，而動靜有閒[5]。曰傳寶，自直捷；曰傳保守弗失，即迂回。所以考古者不可不明假借也。《脈要精微論》云：“是故持脈之道，虛靜爲保。”保，亦當讀“寶”。彼王注云“保定盈虛而不失”，則亦昧矣，《甲乙經》《脈經》正作“持脈有道，虛靜爲寶”。《寶命全形論》之“寶”字，轉合讀“保”。

[1]讀爲：訓詁術語，通常用在以本字本義注釋假借字。

[2]陸釋：即陸德明的《經典釋文》。陸德明（約550～630年），名元朗，以字行，蘇州吳縣人。唐代經學家，訓詁學家。著有《周易注》《周易兼義》《經典釋文》等。　　孟喜：字長卿，西漢東海蘭陵人。遵父孟卿之命，從田何再傳弟子田王孫學《易》，創西漢今文《易》之孟氏學。

[3]裴解：即裴駰的《史記集解》。裴駰，字龍駒，河東聞喜（今山西聞喜）人，南朝史學家，“史學三裴”之一。《史記集解》是現存最早的《史記》注本。　　徐廣：字野民，晋東莞姑幕人（今山東省莒縣），徐邈之弟。纂修《晋紀》46卷。另有《史記音義》12卷，已亡佚，裴駰《史記集解》所引可略見一二。

[4]高世杸《直解》：即明末清初名医高世杸的《素問直解》。

[5]閒：差別。

# 閱讀練習

著至教論雷公曰臣治疎愈説意而已注云雷公言臣之所治稀得痊愈請言深意而已疑心已止也謂得説則疑心乃止案王讀臣治疎愈句斷非經意也此當以臣治疎三字爲句愈説意而已五字爲句愈即愉字之變體説文心部云愉薄也假借爲婾俗又作偷詩唐風山有樞篇他人是愉鄭箋云愉讀爲偷周禮大司徒以俗教安則民不愉公羊桓七年何註則民不愉釋文云愉本作偷是其證也此愈亦當讀爲偷禮記表記鄭注云偷苟且也史記蘇秦傳云臣聞人所以而不食烏喙者爲其愈充腹而與餓死同患也戰國策燕策愈作偷淮南子人間訓云焚林而獵愈多得獸後必無獸韓非子難一篇愈亦作偷史記淮南子愈字之義與此正同蓋雷公自言臣之治爲術疎淺但苟且取説己意而已王氏失其句讀而曲爲之説不可通矣（《札迻》卷十一）

1. 標點上文
2. 解釋畫綫詞語

疎： 　　　案： 　　　鄭箋： 　　　釋文： 　　　句讀：

# 二七　汗下吐三法該盡治病詮

【題解】本文選自《儒門事親》卷二，據明萬曆二十九年辛丑（1601年）吳勉學校刻《古今醫統正脉全書》本排印。作者張從正（約1156～1228年），字子和，自號戴人，睢州考城（今河南睢縣、蘭考一帶）人，金代著名醫學家，金元四大家之一，攻下派的倡導者。張氏繼承劉完素的學術思想，用藥偏于寒涼，并擅長運用汗下吐三法。認爲外邪是致病之因，治法應以祛邪爲主，擴大了《傷寒論》中關于汗下吐三法的運用範圍。

《儒門事親》，全書共15卷。首三卷爲張從正所撰，其餘爲友人及弟子輯著而成。該書主要闡述張氏運用汗下吐三法治病的理論和經驗，并列舉各類病證共二百餘例説明其攻邪治法的療效。

本篇論述"祛邪所以扶正"的論點，力斥庸醫濫用温補，説明汗下吐三法的理論根據，認爲所有祛邪之法皆可歸入汗下吐三法，集中反映了張氏的學術思想。這對濫用補法的社會現象具有針砭作用，但對攻補關係的看法有一定的片面性。

　　人身不過表裏，氣血不過虛實。表實者裏必虛，裏實者表必虛；經實者絡必虛，絡實者經必虛，病之常也。良工之治病，先治其實，後治其虛，亦有不治其虛時。粗工之治病，或治其虛，或治其實，有時而幸中，有時而不中。謬工之治病，實實虛虛，其誤人之迹常著，故可得而罪也。惟庸工之治病，純補其虛，不敢治其實，舉世皆曰平穩，誤人而不見其迹。渠亦不自省其過[1]，雖終老而不悔，且曰："吾用補藥也，何罪焉？"病人亦曰："彼以補藥補我，彼何罪焉？"雖死而亦不知覺。夫粗工之與謬工，非不誤人，惟庸工誤人最深，如鯀湮洪水[2]，不知五行之道。

　　夫補者人所喜，攻者人所惡。醫者與其逆病人之心而不見用，不若順病人之心而獲利也，豈復計病者之死生乎？嗚呼！世無真實，誰能別之？今余著此吐汗下三法之詮[3]，所以該治病之法也，庶幾來者有所憑藉耳。

[1]渠：他。

[2]鯀：相傳爲禹之父，治水無功，被舜處死于羽山。　　湮：壅塞。

[3]詮：説明。此處指文章。

夫病之一物，非人身素有之也。或自外而入，或由內而生，皆邪氣也。邪氣加諸身[1]，速攻之可也，速去之可也，攬而留之可也？雖愚夫愚婦，皆知其不可也。及其聞攻則不悦，聞補則樂之。今之醫者曰："當先固其元氣，元氣實，邪自去。"世間如此妄人，何其多也！

夫邪之中人，輕則傳久而自盡，頗甚則傳久而難已，更甚則暴死。若先論固其元氣，以補劑補之，真氣未勝，而邪已交馳橫騖而不可制矣[2]。惟脈脫、下虛、無邪、無積之人，始可議補；其餘有邪積之人而議補者，皆鯀湮洪水之徒也。

今予論吐汗下三法，先論攻其邪，邪去而元氣自復也。況予所論之法，識練日久，至精至熟，有得無失，所以敢爲來者言也。

[1]諸：于。

[2]交馳橫騖：謂邪氣盛實擴散。交馳，交相奔走。橫騖，縱橫奔馳。

天之六氣，風暑火濕燥寒；地之六氣，霧露雨雹冰泥；人之六味，酸苦甘辛鹹淡。故天邪發病，多在乎上；地邪發病，多在乎下；人邪發病，多在乎中。此爲發病之三也。處之者三，出之者亦三也。諸風寒之邪，結搏皮膚之間，藏於經絡之內，留而不去，或發疼痛走注[1]，麻痹不仁，及四肢腫癢拘攣，可汗而出之。風痰宿食[2]，在膈或上脘，可湧而出之。寒濕固冷，熱客下焦，在下之病，可泄而出之。《內經》散論諸病[3]，非一狀也；流言治法，非一階也。《至真要大論》等數篇言運氣所生諸病，各斷以酸苦甘辛鹹淡以總括之。其言補，時見一二。然其補，非今之所謂補也，文具於《補論》條下[4]，如辛補肝，鹹補心，甘補腎，酸補脾，苦補肺。若此之補，乃所以發腠理，致津液，通血氣。至其統論諸藥，則曰：辛甘淡三味爲陽，酸苦鹹三味爲陰。辛甘發散，淡滲泄，酸苦鹹湧泄。發散者歸於汗，湧者歸於吐，泄者歸於下。滲爲解表，歸於汗；泄爲利小溲，歸於下。殊不言補[5]，乃知聖人止有三法，無第四法也。

[1]走注：病證名。即風痹，又稱行痹。症見游走性疼痛。

[2]風痰：病證名。指素有痰疾，因感受風邪或風熱怫鬱而發。　　　宿食：病證名。指飲食停積胃腸、日久不化的病證。

[3]散：分別。與下文"流"義同。

[4]具：記載。

[5]殊：完全。


然則聖人不言補乎？曰：蓋汗下吐，以若草木治病者也[1]。補者，以穀肉果菜養口體者也[2]。夫穀肉果菜之屬，猶君之德教也[3]；汗下吐之屬，猶君之刑罰也。故曰：德教，興平之粱肉[4]；刑罰，治亂之藥石。若人無病，粱肉而已；及其有病，當先誅伐有過。病之去也，粱肉補之，如世已治矣，刑措而不用。豈可以藥石爲補哉？必欲去大病大瘵[5]，非吐汗下未由也已[6]。

[1]若：此。

[2]口體：偏義複詞，義偏于"體"。身體。

[3]德教：道德教化。

[4]興平：振興太平。

[5]瘵（zhài）：病。

[6]未由：無從遵循。


然今之醫者，不得盡汗下吐法，各立門牆[1]，誰肯屈己之高而一問哉？且予之三法，能兼衆法。用藥之時，有按有蹻[2]，有揃有導[3]，有減有增，有續有止。今之醫者，不得予之法，皆仰面傲笑曰："吐者，瓜蒂而已矣；汗者，麻黃、升麻而已矣；下者，巴豆、牽牛、朴硝、大黃、甘遂、芫花而已矣。"既不得其術，從而誣之[4]，予固難與之苦辯，故作此詮。

[1]門牆：師門。

[2]有按有蹻："按"與"蹻"是推拿中的兩種手法。王冰注："按，謂抑按皮肉；蹻，謂捷舉手足。"

[3]揃（jiǎn）：揃搣，即按摩。

[4]誣：輕視。

所謂三法可以兼衆法者，如引涎、漉涎、嚏氣、追淚[1]，凡上行者，皆吐法也；灸、蒸、熏、渫、洗、熨、烙、針刺、砭射、導引、按摩[2]，凡解表者，皆汗法也；催生下乳、磨積逐水、破經泄氣[3]，凡下行者，皆下法也。以余之法，所以該衆法也。然予亦未嘗以此三法，遂棄衆法，各相其病之所宜而用之[4]。以十分率之[5]，此三法居其八、九，而衆所當纔一、二也。

[1]漉涎：使唾液滲出。　　嚏氣：用藥取嚏，以通氣開竅。　　追淚：搐藥入鼻以取泪。
[2]渫（xiè）：清除污穢。
[3]磨積：消除積滯。　　破經：疏通經脉。
[4]相（xiàng）：察看。
[5]率：比例。動詞。

或言《内經》多論針而少論藥者，蓋聖人欲明經絡。豈知針之理，即所謂藥之理。即今著吐汗下三篇，各條藥之輕重寒溫於左[1]。仍於三法之外，別著《原補》一篇[2]，使不預三法。恐後之醫者泥於補，故置之三篇之末，使用藥者知吐中有汗，下中有補，止有三法。《内經》曰："知其要者，一言而終。"是之謂也。

[1]條：分條列舉。　　左：此指下。
[2]原補：即《儒門事親》卷二之《推原補法利害非輕説》。該篇居《凡在上者皆可吐式》《凡在表者皆可汗式》《凡在下者皆可下式》三篇之後。

## 閱讀練習

夫人之好補則有無病而補者有有病而補者無病而補者誰與上而縉紳之流次而豪富之子有金玉以榮其身芻豢以悦其口寒則衣裘暑則臺榭動則車馬止則裀褥味則五辛飲則長夜醉飽之餘無所用心而因致力於牀笫以欲竭其精以耗散其真故年半百而衰也然則奈何以藥爲之補矣或咨諸庸醫或問諸遊客庸醫以要用相求故所論者輕輕之則草木而已草木則蓯蓉牛膝巴戟天兔絲之類游客以好名自高故所論者重重之則金石而已金石則丹砂起石硫黄之類吾不知此爲補也而補何臟乎……有病而補之者誰歟上而仕宦豪富之家微而農商市庶之輩嘔而補吐而補泄而補痢而補瘧而補欬而補勞而補産而補嘔吐則和胃丸丁沉煎瀉痢荳蔻丸御米殼散欬不五味則寧神散勞不桂附則山藥産不烏金則黑神吾不知此爲補果何

意耶殊不知嘔得熱而愈酸吐得熱而愈暴泄得熱而清濁不分痢得熱而休息繼至瘧得熱而進不能退欬得熱而濕不能除勞得熱而火益煩產得熱而血愈崩蓋如是而死者八九生者一二死者枉生者幸幸而一生憔悴之態人之所不堪也……予請爲言補之法大抵有餘者損之不足者補之是則補之義也陽有餘而陰不足則當損陽而補陰陰有餘而陽不足則當損陰而補陽熱則芒硝大黄損陽而補陰也寒則乾薑附子損陰而補陽也豈可以熱藥而云補乎哉而寒藥亦有補之義也（張從正《儒門事親·補論》）

1. 標點上文

2. 解釋畫綫詞語

微：　　　　庶：　　　　殊：　　　　八九：　　　　堪：

3. 回答問題

作者針對"有病而補之者"，列舉了哪些濫補現象？後果如何？

# 二八　不治已病治未病

【題解】本文選自《丹溪心法》卷前，據明成化十七年辛丑（1481 年）刻本排印。作者朱震亨（1281～1358 年），字彥修，號丹溪，婺州義烏（今屬浙江金華）人，元代著名醫家，金元四大家之一。早年曾從同郡許謙學習理學，後因母病，乃立志學醫，廣求名師，得武林郡（今屬浙江杭州）羅知悌之傳，深研《素問》《難經》諸經，博采劉完素、張從正、李杲之學，倡導"陽常有餘，陰常不足"之論，終成滋陰學派代表人物。著有《格致餘論》《局方發揮》《本草衍義補遺》等。

《丹溪心法》係朱氏後人整理而成，全書共五卷，凡一百門，包括外感、内傷、外證、婦科、幼科等。每一病證，先引朱氏原論，次記其門人戴原禮有關辨證的論述，并介紹治療方劑，較全面地反映了朱丹溪的學術思想與臨證經驗。本文就《素問》"不治已病治未病"的思想加以發揮，闡明順應四時氣候的變化，注意飲食起居的規律，可以預防疾病，保障健康。

　　與其救療於有疾之後，不若攝養於無疾之先。蓋疾成而後藥者，徒勞而已。是故已病而後治，所以爲醫家之法；未病而先治，所以明攝生之理。夫如是，則思患而預防之者，何患之有哉？此聖人不治已病治未病之意也。

　　嘗謂備土以防水也，苟不以閉塞其涓涓之流，則滔天之勢不能遏；備水以防火也，若不以撲滅其熒熒之光，則燎原之焰不能止[1]。其水火既盛，尚不能止遏，況病之已成，豈能治歟？故宜夜臥早起於發陳之春[2]，早起夜臥於蕃秀之夏[3]，以之緩形無怒而遂其志[4]，以之食涼食寒而養其陽，聖人春夏治未病者如此。與雞俱興於容平之秋[5]，必待日光於閉藏之冬[6]，以之斂神匿志而私其意[7]，以之食溫食熱而養其陰，聖人秋冬治未病者如此。

[1] "嘗謂"六句：語見《六韜・守土》。"涓涓不塞，將爲江河；熒熒不救，炎炎奈何？"涓涓，細水緩流貌。滔天，漫天。形容水勢盛大。熒熒，微火閃爍貌。

[2] 發陳之春：萬物生發、敷布的春天。《素問・四氣調神大論》曰："春三月，此謂發陳，天地俱生，萬物以榮。"王冰注："春陽上升，氣潛發散，生育庶物，陳其姿容，故曰發陳也。"

[3] 蕃秀之夏：萬物茂盛、華美的夏季。《素問・四氣調神大論》曰："夏三月，此謂蕃秀，

天地氣交，萬物華實。”王冰注：“陽自春生，至夏洪盛，物生以長，故蕃秀也。蕃，茂也，盛也。秀，華也，美也。”

　　[4]緩形：讓身體舒緩。　　　遂其志：使自己的志意順暢。

　　[5]容平之秋：萬物成熟收穫的秋季。容平，指萬物不再繁盛生長。容，指容貌。平，指平定。《素問·四氣調神大論》曰：“秋三月，此謂容平，天氣以急，地氣以明。”王冰注：“萬物夏長，華實已成，容狀至秋，平而定也。”

　　[6]閉藏之冬：萬物潛藏的冬季。《素問·四氣調神大論》曰：“冬三月，此謂閉藏，水冰地坼，無擾乎陽。”王冰注：“草木凋，蟄蟲去，地户閉塞，陽氣伏藏。”

　　[7]斂神：謂收斂神氣，不使發散。　　　匿志：使志意藏匿于內，不使外泄。　　　私其意：使志意歸于己身，也是不外泄之意。


　　或曰：見肝之病，先實其脾之虛，則木邪不能傳[1]；見右頰之赤，先瀉其肺經之熱，則金邪不能盛[2]。此乃治未病之法。今以順四時調養神志而爲治未病者，是何意耶？蓋保身長全者，所以爲聖人之道；治病十全者[3]，所以爲上工之術。不治已病治未病之説，著於《四氣調神大論》，厥有旨哉！昔黃帝與天師難疑答問之書[4]，未嘗不以攝養爲先，始論乎天真[5]，次論乎調神[6]。既以法於陰陽，而繼之以調於四氣[7]；既曰飲食有節，而又繼之以起居有常[8]。諄諄然以養生爲急務者[9]，意欲治未然之病，無使至於已病難圖也[10]。厥後秦緩達乎此，見晉侯病在膏肓，語之曰不可爲也；扁鵲明乎此，視齊侯病至骨髓，斷之曰不可救也。噫！惜齊晉之侯不知治未病之理。

　　[1]“見肝之病”三句：因肝屬木，脾屬土，木能克土，故肝病應先補脾，以免肝亢侮脾。《難經·七十七難》曰：“所謂治未病者，見肝之病，則知肝當傳之於脾，故先實其脾氣，無令得受肝之邪，故曰治未病焉。”

　　[2]“見右頰之赤”三句：因右頰屬肺經，赤色屬火，右頰呈赤色，爲火爍肺經之徵，故應先瀉肺經之熱，其邪便會減弱。

　　[3]十全：語本《周禮·天官·冢宰》。見本書《醫師》。

　　[4]天師：對岐伯的尊稱。始見于《莊子·徐無鬼》：“黃帝再拜稽首，稱天師而退。”書：指《素問》。

　　[5]天真：《素問·上古天真論》的簡稱。

　　[6]調神：《素問·四氣調神大論》的簡稱。

　　[7]調於四氣：本于“四氣調神大論”之篇名。

　　[8]常：規律。

　　[9]諄諄：教導不倦貌。

　　[10]難圖：謂難以救治。

## 閱讀練習

　　人受天地之氣以生天之陽氣爲氣地之陰氣爲血故氣常有餘血常不足何以言之天地爲萬物父母天大也爲陽而運於地之外地居天之中爲陰天之大氣舉之日實也亦屬陽而運於月之外月缺也屬陰稟日之光以爲明者也人身之陰氣其消長視月之盈缺故人之生也男子十六歲而精通女子十四歲而經行是有形之後猶有待於乳哺水穀以養陰氣始成而可與陽氣爲配以能成人而爲人之父母古人必近三十二十而後嫁娶可見陰氣之難於成而古人之善於攝養也禮記注曰惟五十然後養陰者有以加內經曰年至四十陰氣自半而起居衰矣又曰男子六十四歲而精絶女子四十九歲而經斷夫以陰氣之成止供得三十年之視聽言動已先虧矣人之情欲無涯此難成易虧之陰氣若之何而可以供給也經曰陽者天氣也主外陰者地氣也主內故陽道實陰道虛又曰至陰虛天氣絶至陽盛地氣不足觀虛與盛之所在非吾之過論主閉藏者腎也司疏泄者肝也二臟皆有相火而其系上屬於心心君火也爲物所感則易動心動則相火亦動動則精自走相火翕然而起雖不交會亦暗流而疏泄矣所以聖賢只是教人收心養心其旨深矣天地以五行更迭衰旺而成四時人之五臟六腑亦應之而衰旺四月屬巳五月屬午爲火大旺火爲肺金之夫火旺則金衰六月屬未爲土大旺土爲水之夫土旺則水衰況腎水常藉肺金爲母以補助其不足故內經諄諄於資其化源也（朱丹溪《格致餘論·陽有餘陰不足論》）

1. 標點上文
2. 解釋畫綫詞語
稟：　　　　惟：　　　　　陽道：　　　　陰道：　　　　翕然：
3. 回答問題
（1）作者認爲“陰不足”的原因是什麼？
（2）“相火”與“君火”是什麼關係？

# 二九 標 幽 賦

【題解】本文節選自《普濟方》，據人民衛生出版社 1959 年校點本排印。作者竇默（1196～1280 年），字漢卿，廣平肥鄉（今屬河北省）人。金元時期針灸學家。自幼喜讀書，後遇醫者王翁，以女妻之，由此始行醫。嘗從孝感縣令謝憲子受二程理學，以經術教授諸生，同時行醫自給。元世祖繼位後，歷官翰林侍講學士、昭文館大學士、太師。八十四歲去世，封魏國公，謚文正。其醫學著作見于史籍者多，然經今人考證確出于竇氏手筆者僅《標幽賦》《流注指要賦》二種。

《標幽賦》全名《針經標幽賦》，初載于《針經指南》一書，爲竇氏的針灸論著彙編。後《針經指南》收入竇氏之子竇桂芳所編《針灸四書》中。《針灸四書》現存元至大四年（1311 年）刊本，1949 年後有排印本。《普濟方》《針灸大全》《楊敬齋針灸全書》《針灸大成》《針灸聚英》《針方六集》等均轉載此賦。

本篇文選論述了針灸與經絡、臟腑、氣血的關係，施術前後的注意事項及取穴、配穴和針灸禁忌等重要問題，是我國古代針灸典籍中極负盛名的歌賦名篇之一，具有一定的應用和研究價值。竇氏在針法灸法方面論述之細微全面乃其特色，對後世特別是明代許多針灸醫家影響頗深，至今仍是學習和掌握針灸臨床實踐技能的啓蒙佳作。

拯救之法，妙用者針。察歲時於天道，定形氣於予心[1]。春夏瘦而刺淺，秋冬肥而刺深。不窮經絡陰陽，多逢刺禁[2]；既論藏府虛實，須向經尋。

原夫起自中焦[3]，水初下漏[4]。太陰爲始，至厥陰而方終；穴出雲門，抵期門而最後。正經十二，別絡走三百餘支；正側仰伏，氣血有六百餘候。手足三陽，手走頭而頭走足；手足三陰，足走腹而胸走手。

要識迎隨[5]，須明逆順。況夫陰陽氣血，多少爲最。厥陰太陽，少氣多血；太陰少陰，少血多氣。而又氣多血少者，少陽之分；氣盛血多者，陽明之位。先詳多少之宜，次察應至之氣。輕滑慢而未來，沉澀緊而已至。既至也，量寒熱而留疾[6]；未至也，據虛實而候氣。氣之至也，如魚吞鉤餌之浮沉；氣未至也，似燕處幽堂之深邃。氣速至而速效，氣遲至而不治。

[1]形氣：指形體的肥瘦和正氣的虛實。
[2]刺禁：針刺禁忌。

[3]原：探求。

[4]水初下漏：中國古代計時法。以銅壺滴漏，一晝夜水下漏爲 100 刻。此喻人的氣血開始按照一定的時間流注于經絡。

[5]迎：針尖逆着經氣運行的方向進針，爲瀉法。　　隨：針尖順着經氣運行的方向進針，爲補法。

[6]留疾：兩種針刺手法，留謂久留針，疾謂速出針。《靈樞·經脉》曰："熱則疾之，寒則留之。"

觀夫九針之法，毫針最微。七星上應[1]，衆穴主持。本形金也，有蠲邪扶正之道[2]；短長水也[3]，有決凝開滯之機。定刺象木，或斜或正；口藏比火，進陽補羸。循機捫而可塞以象土，實應五行而可知。然是一寸六分[4]，包含妙理；雖細擬於毫髮，同貫多歧[5]。可平五臟之寒熱，能調六腑之虛實。拘攣閉塞，遣八邪而去矣[6]；寒熱痹痛，開四關而已之[7]。凡刺者，使本神朝而後入[8]；既刺也，使本神定而氣隨。神不朝而勿刺，神已定而可施。定脚處，取氣血爲主意；下手處，調水木是根基。天地人三才也，湧泉同璇璣百會；上中下三部也，大包與天樞地機。陽蹻陽維并督帶，主肩背腰腿在表之病；陰蹻陰維任沖脉，去心腹脅肋在裏之疑。二陵二蹻二交，似續而交五大；兩間兩商兩井，相依而別兩支。

大抵取穴之法，必有分寸。先審自意，次觀肉分。或伸屈而得之，或平直而安定。在陽部筋骨之側，陷下爲真；在陰分郄膕之間[9]，動脉相應。取五穴用一穴而必端[10]，取三經用一經而可正。頭部與肩部詳分，督脉與任脉易定。明標與本，論刺深刺淺之經；住痛移疼，取相交相貫之逕。豈不聞臟腑病，而求門海俞募之微[11]；經絡滯，而求原別交會之道[12]。更窮四根三結[13]，依標本而刺無不痊；但用八法五門[14]，分主客而針無不效。八脉始終連八會，本是紀綱；十二經絡十二原，是爲樞要。一日取六十六穴之法，方見幽微，一時取一十二經之原，始知要妙。

[1]七星：指北斗星。

[2]蠲：消除。

[3]短長水也：指針的長短猶如坎卦。因坎卦屬水，卦形短長相間，故有此喻。

[4]一寸六分：原作三寸六分，《普濟方》作一寸六分。據《靈樞·九針》《針灸大全》《楊敬齋針灸全書》均作一寸六分，故改。

[5]同貫多歧：通達貫通許多分歧絡屬的經脉與絡脉。

[6]八邪：經外奇穴。在手背側，微握拳，第1～5指間，指蹼緣後方赤白肉際處，左右共八穴。

[7]四關：此指兩側肘膝四個大關節。

[8]朝：聚集。

[9]郄膕：指筋骨間隙和膕窩處。郄，同"隙"。縫隙。

[10]端：準確。

[11]門海俞募：指期門、章門、氣海、血海和十二背俞穴、十二募穴等穴位。

[12]原：指十二經原穴。　　別：指十二經的絡穴。　　交：指兩經或三經相交穴，如三陰交、陰交、陽交等。　　會：指八脉交會穴。

[13]四根：經氣起源處爲根，因其位于四肢之末，故稱爲四根。　　三結：經氣終結之處爲結，因其終結于頭、胸、腹，故稱爲三結。

[14]八法：即靈龜八法，指奇經八脉交會十二正經的八穴，納于干支的代數，而按時取穴的方法。　　五門：指十天干隔五相合，即甲己相合，乙庚相合，丙辛相合，丁壬相合，戊癸相合。十天干相合後的變化，又稱五運、十變，屬子午流注針法。

　　原夫補瀉之法，非呼吸而在手指；速效之功，要交正而識本經。交經繆刺[1]，左有病而右畔取；瀉絡遠針[2]，頭有病而脚上針。巨刺與繆刺各异，微針與妙刺相通。觀部分而知經絡之虛實，視浮沉而辨臟腑之寒溫。

　　且夫先令針耀，而慮針損；次藏口內，而欲針溫。目無外視，手如握虎；心無內慕，如待貴人。左手重而多按，欲令氣散；右手輕而徐入，不痛之因。空心恐怯[3]，直立側而多量；背目沉掐[4]，坐臥平而没昏。

　　推於十干十變[5]，知孔穴之開闔；論其五行五臟，察日時之旺衰。伏如橫弩[6]，應若發機[7]。陰交陽別而定血量，陰蹻陽維而下胎衣。痺厥偏枯，迎隨俾經絡接續[8]；漏崩帶下，溫補使氣血依歸。靜以久留，停針待之。必准者，取照海治喉中之閉塞；端的處[9]，用大鐘治心內之呆癡。

　　大抵疼痛實瀉[10]，癢麻虛補。體重節痛而俞居[11]，心下痞滿而井主。心脹咽痛，針太衝而必除；脾冷胃疼，瀉公孫而立愈。胸滿腹痛刺內關，脅痛肋疼刺飛虎。筋攣骨痛而補魂門，體熱勞嗽而瀉魄戶。頭風頭痛，刺申脉與金門；眼癢眼疼，瀉光明於地五[12]。瀉陰郄止盗汗，治小兒骨蒸；刺偏歷利小便，醫大人水蠱[13]。中風環跳而宜刺，虛損天樞而可取。

[1]交經繆刺：即繆刺。人體一側絡脉有病而針刺對側絡脉。《素問·繆刺論》曰："繆刺，以左取右，以右取左。"

[2]遠針：指遠道取穴法。

[3]空心：空腹。

[4]背目：避開患者的目光，不使患者見其進針之狀。

[5]十干十變：指氣血流注隨日、時而變的情況。《靈樞·衛氣行》曰："謹候其時，病可與期；失時反候者，百病不治。"

[6]弩：弩弓，又稱窩弓，指用機械發射的弓。

[7]發機：扣動機關。機，弩牙，發箭的機關。

[8]俾（bǐ）：使。

[9]端的：確定。

[10]疼痛實瀉：謂疼痛屬于實證，要采用瀉法針刺。下句之"癢麻虛補"仿此。

[11]居：當，任。與下句之"主"互文，爲主治之意。

[12]地五：即地五會穴。

[13]水蠱：病名，即水鼓。多因飲酒過量，損傷脾胃，水濕停聚所致。


由是午前卯後[1]，太陰生而疾温[2]；離左酉南[3]，月朔死而速冷[4]。循捫彈努[5]，留吸母而堅長[6]；爪下伸提，疾呼子而噓短[7]。動退空歇[8]，迎奪右而瀉涼；推內進搓[9]，隨濟左而補煖[10]。

慎之！大患危疾，色脉不順而莫針；寒熱風陰，饑飽醉勞而切忌。望不補而晦不瀉[11]，弦不奪而朔不濟[12]。精其心而窮其法，無灸艾而壞其皮；正其理而求其原[13]，免投針而失其位。避灸處而加四肢[14]，四十有九[15]；禁刺處而除六俞，二十有二。

抑又聞高皇抱疾未瘥[16]，李氏刺巨闕而得甦[17]；太子暴死爲厥，越人針維會而復醒[18]。肩井曲池，甄權刺臂痛而復射[19]；懸鐘環跳，華佗刺躄足而立行[20]。秋夫針腰俞而鬼起沉疴[21]，王纂針交俞而妖精立出[22]。取肝俞與命門，使瞽士視秋毫之末[23]；刺少陽與交別，俾聾夫聽夏蚋之聲[24]。

嗟夫！去聖逾遠，此道漸墜。或不得意而散其學[25]，或愆其能而犯禁忌[26]。愚庸智淺，難契於玄言[27]；至道淵深，得之者有幾？偶述斯言，不敢示諸明達者焉，庶幾乎童蒙之心啓[28]。

[1]午前卯後：指卯後午前的辰、巳兩個時辰。

[2]太陰：指月亮。　　生：指月亮由隱没而始生，直至圓滿。　　温：指用補法刺治。

[3]離左酉南：指未、申兩個時辰。離，指午時。離爲八卦之一，屬火，于十二星次則指

鶉火。鶉火與十二時辰相配午時，故云。左，後。南，前。午後酉前則爲未、申二時辰。

[4]月朔：月亮的別名。　　　死：指月亮由圓始缺，直至隱没不出。　　　冷：指用瀉法刺治。

[5]彈努：即"彈怒"。以指輕彈針柄，震動针身，以增强針感與效應。

[6]留吸母：謂在患者吸氣時進針，然後長久留針，以補其母，乃虛則補其母的針法。

[7]疾呼子：謂在患者呼氣時疾速出針，以瀉其子，乃實則瀉其子的針法。

[8]動退空歇：捻動着退針、停針，用迎法，針右旋，可瀉之使凉。空歇，指停針。

[9]推内進搓：推納着進針、轉針，用隨法，針左旋，可補之使暖。内，"納"的古字。搓，謂轉針。

[10]煖：同"暖"。

[11]望：《釋名》曰："月滿之名也。月大十六日，小十五日。"　　　晦：晦日。陰曆每月月末一日。

[12]弦：指弦日，含上弦日與下弦日。上弦爲陰曆每月的初七、初八，下弦爲每月的二十二、二十三。　　　朔：陰曆每月初一。

[13]正：厘辨。　　　原：指疾病之原。

[14]四肢：指四肢末梢的井穴。

[15]有：通"又"。

[16]高皇：所指不明。以作者身份、語氣推測，疑指元世祖忽必烈。

[17]李氏：疑指元世祖侍醫李善長。　　　甦：同"蘇"。指病愈。

[18]"太子暴死"二句：事見本教材《扁鵲傳》。

[19]甄權：唐代名醫。《舊唐書·方術列傳》載，隋魯州刺史庫狄嶔患風痺，不能挽弓，甄權針其肩髃，迅即治愈，復能射箭。

[20]躄（bì）足：跛足。華佗刺躄足而立行。事見《三國志·華佗傳》裴松之注引《華佗别傳》。

[21]秋夫：徐秋夫，南朝宋醫家。《南史·張融傳》稱，夜有鬼求秋夫治其腰痛，托以草人，秋夫下針即愈。

[22]王纂：宋代醫家。《太平御覽》卷七百二十二引《异苑》稱，一女爲狐妖所惑，日漸瘦弱，王纂下針後，狐妖從該女被中逃出，病除體愈。事又見《古今醫統》。

[23]瞽士：瞎子。

[24]蚋（ruì）：蚊蟲。

[25]得意：掌握精髓。

[26]愆：喪失。

[27]契：符合。

[28]庶幾：副詞。表期望，希望。

## 閱讀練習

徐大椿原名大業字靈胎晚號洄溪江蘇吴江人翰林檢討釚孫生有异稟

長身廣顙聰明過人爲諸生勿屑去而窮經探研易理好讀黄老與陰符家言凡星經地志九宫音律技繫句卒贏越之法靡不通究尤邃於醫世多傳其异迹然大椿自編醫案惟剖析虚實寒温發明治療之法歸於平實於神异者僅載一二大椿學博而通注神農本草經百種以舊注但言其當然不言其所以然采掇常用之品備列經文推闡主治之義于諸家中最有啓發之功注難經曰經釋辨其與靈樞素問説有异同注傷寒曰類方謂醫家刊定傷寒論如治尚書者之爭洪范武成注大學者之爭古本今本終無定論不知仲景本論乃救誤之書當時隨證立方本無定序於是削除陰陽六經門目但使方以類從證隨方定使人可案證以求方而不必循經以求證一切葛藤盡芟去之所著蘭台軌範凡録病論惟取靈樞素問難經金匱要略傷寒論隋巢元方病源唐孫思邈千金方王燾外臺秘要而止録方亦多取諸書宋以後方則采其義可推尋試多獲效者去取最爲謹嚴於疑似出入之間辨別尤悉其論醫之書曰醫學源流論分目九十有三又慎疾芻言爲溺於邪説俗見者痛下鍼砭多驚心動魄之語醫貫砭專斥趙獻可温補之弊諸書并行世大椿與葉桂同以醫名吴中而宗旨异評桂醫案多所糾正兼精瘍科而未著專書謂世傳外科正宗一書輕用刀鍼及毒藥往往害人詳爲批評世并奉爲善本（節選自《清史稿·徐大椿》）

1. 斷句
2. 語譯畫綫句子
3. 回答問題
徐大椿有哪些著作？其學術思想與造詣主要表現在哪些方面？

# 三〇 秋 燥 論

【題解】本文節選自《醫門法律》卷四"傷燥門"，據明崇禎十六年刊本校以《四庫醫學叢書》本排印。作者喻昌（1585～1664年），字嘉言，晚號西昌老人。新建（今屬江西南昌）人，明末清初醫家。喻昌少時讀書，治舉子業，明崇禎三年（1630年）以副榜貢生入都，曾上書言國事，不被采納，不久清兵入關，遂皈依佛門，後又還俗爲醫。清初移居江蘇常熟，醫名冠絶，成爲清初三大醫家之一。晚年專心著書，有《寓意草》《尚論篇》《尚論後篇》《醫門法律》等。《醫門法律》是喻昌所著綜合性醫書，按病因病機、辨治法則、治療禁忌、注意事項等分門闡述各種雜病。

《秋燥論》是反映喻昌醫學思想的名篇，文章針對《内經》"秋傷於濕"之誤，提出秋季當令主氣爲燥，應爲"秋傷於燥"。文中對燥邪的性質、致病特點及治療方法進行了系統闡述。喻昌詳細補充了燥邪致病的理論，創立了清燥救肺湯等名方，在醫學史上影響十分深遠。

喻昌曰：燥之與濕，有霄壤之殊[1]。燥者，天之氣也；濕者，地之氣也。水流濕，火就燥，各從其類，此勝彼負，兩不相謀[2]。春月地氣動而濕勝，斯草木暢茂；秋月天氣肅而燥勝，斯草木黄落。故春分以後之濕，秋分以後之燥，各司其政[3]。今指秋月之燥爲濕，是必指夏月之熱爲寒然後可。奈何《内經》病機一十九條獨遺燥氣！他凡秋傷於燥，皆謂秋傷於濕[4]。歷代諸賢，隨文作解，弗察其訛。昌特正之。

[1]霄壤：天與地。比喻差別很大。

[2]謀：合。

[3]司：主管。 政：職責。

[4]秋傷於濕：語見《素問·生氣通天論》："秋傷於濕，上逆而咳，發爲痿厥。"《素問·陰陽應象大論》："秋傷於濕，冬生咳嗽。"

大意謂春傷於風，夏傷於暑，長夏傷於濕，秋傷於燥，冬傷於寒，覺六氣配四時之旨，與五運不相背戾，而千古之大疑始一抉也[1]。然則秋燥可無論乎？夫秋不遽燥也[2]，大熱之後，繼以涼生，涼生而熱解[3]，漸至大涼，而燥令乃行焉。《經》謂"陽明所至，始爲燥，終爲涼"者[4]，亦誤文也。豈有新秋月華露湛[5]，星潤淵澄[6]，天香遍野，萬寶垂實[7]，歸之燥政？迨至山空月小[8]，水落石出，天降繁霜，地凝白鹵[9]，一往堅急勁切之化，反謂凉生，不謂燥乎？或者疑燥從火化，故先燥而後凉，此非理也。深乎！深乎！上古《脈要》曰[10]："春不沉，夏不弦，秋不數，冬不濇[11]，是謂四塞[12]。"謂脈之從四時者，不循序漸進，則四塞而不通也。所以春夏秋冬孟月之脈，仍循冬春夏秋季月之常，不改其度。俟二分二至以後，始轉而從本令之王氣，乃爲平人順脈也。故天道春不分不溫，夏不至不熱，自然之運，悠久無疆。使在人之脈，方春即以弦應，方夏即以數應，躁促所加[13]，不三時而歲度終矣[14]，其能長世乎？即是推之，秋月之所以忌數脈者，以其新秋爲燥所勝，故忌之也。若不病之人，新秋而脈帶微數，乃天真之脈[15]，何反忌之耶？且夫始爲燥，終爲凉，凉已即當寒矣，何至十月而反溫耶？凉已反溫，失時之序，天道不幾頓乎[16]？不知十月之溫，不從凉轉，正從燥生。蓋金位之下，火氣承之[17]，以故初冬常溫，其脈之應，仍從乎金之濇耳。由濇而沉，其濇也，爲生水之金，其沉也，即爲水中之金矣[18]。珠輝玉映，傷燥云乎哉？

[1]抉：揭示。

[2]遽：馬上。

[3]解：消散。

[4]"陽明所至"句：語見《素問·六元正紀大論》。陽明，燥金。

[5]月華露湛：月明露濃。

[6]星潤淵澄：星空明朗，深水澄澈。

[7]萬寶垂實：各種草木果實累累。

[8]山空月小：秋季草木凋零而山空，天高氣爽而月小。

[9]白鹵：鹽鹹地上凝結的白色鹵鹼。此喻白霜。

[10]脈要：古脈書，已佚。

[11]濇：同"澀"。

[12]四塞：天地四時之氣閉塞而不能貫通。

[13]躁促：急促。

[14]三時：三個季節。　　歲度：一年的時間。

[15]天真之脈：指自然、正常脉象。

[16]頓：危敗。

[17]"金位"八字：語見《素問·六微旨大論》。按運氣學説，火克金，金後之火，對金起到監制作用。承，繼續。

[18]水中之金：冬爲水，其脉沉，故曰水中之金。

然新秋之涼，方以却暑也[1]。而夏月所受暑邪，即從涼發。《經》云：
"當暑汗不出者，秋成風瘧[2]。"舉一瘧，而凡當風取涼，以水灌汗，
迺至不復汗而傷其內者，病發皆當如瘧之例治之矣。其內傷生冷成滯下
者，並可從瘧而比例矣[3]。以其原來皆暑濕之邪，外內所主雖不同，同
從秋風發之耳。若夫深秋燥金主病，則大異焉。《經》曰："燥勝則乾[4]。"
夫乾之爲害，非邊赤地千里也。有乾於外而皮膚皴揭者[5]，有乾於內而
精血枯涸者，有乾於津液而榮衛氣衰、肉爍而皮著於骨者[6]，隨其大經
小絡，所屬上下，中外前後，各爲病所。燥之所勝，亦云熯矣[7]。至所
傷則更厲。燥金所傷，本摧肝木，甚則自戕肺金。蓋肺金主氣，而治節
行焉[8]。此惟土生之金[9]，堅剛不撓，故能生殺自由，紀綱不紊。若病
起於秋而傷其燥，金受火刑，化剛爲柔，方圓且隨型埴[10]，欲仍清肅
之舊，其可得耶？《經》謂"欬不止而出白血者死[11]"，白血，謂色
淺紅而似肉似肺者。非肺金自削，何以有此？試觀草木菁英可掬[12]，
一乘金氣，忽焉改容，焦其上首。而燥氣先傷上焦華蓋，豈不明耶？詳
此，則病機之"諸氣膹鬱，皆屬於肺""諸痿喘嘔，皆屬於上"二條[13]，
明指燥病言矣。《生氣通天論》謂"秋傷於燥[14]，上逆而欬，發爲痿
厥"，燥病之要，一言而終，與病機二條適相脗合[15]。祇以誤傳"傷
燥"爲"傷濕"，解者競指燥病爲濕病，遂至經旨不明。今一論之，
而燥病之機，了無餘義矣。其"左胠脅痛，不能轉側，嗌乾面塵，身
無膏澤，足外反熱，腰痛，驚駭，筋攣，丈夫㿉疝，婦人少腹痛，目
眛皆瘡[16]"，則燥病之本於肝，而散見不一者也。

[1] 却：退。

[2] "當暑"二句：語見《素問·金匱真言論》。風瘧，夏季陰暑內伏，復感風邪而發的瘧疾。

[3] 比例：比照，類推。

[4] 燥勝則乾：語見《素問·陰陽應象大論》。

[5] 皴揭：粗糙皸裂。

[6] 肉爍：肌膚消瘦。爍，通"鑠"。銷熔。

[7] 熯（hàn）：同"暵"。乾燥。

[8] 治節：治理調節。指肺治理調節水液代謝。

[9] 惟：由于。

[10] 型埴（zhí）：鑄造青銅器時，澆鑄器物用的土模。埴，黏土。

[11] "欬不止"九字：語見《素問·至真要大論》。王冰注："白血，謂咳出淺紅色血，
似肉似肺者。"于鬯《香草續校書》認爲"而"字疑爲"面"字之誤。

[12]菁（jīng）英：精華。　　掬：用兩手捧起。

[13]"諸氣"四句：語見《素問·至真要大論》。膹（fèn）鬱，滿悶。上，指肺。

[14]秋傷於燥：語見《素問·生氣通天論》。原文爲"秋傷於濕"，喻昌認爲應改爲"秋傷於燥"。

[15]脗：同"吻"。吻合。

[16]"左胠（qū）"十一句：語見《素問·至真要大論》。胠，腋下脅上部分。嗌乾面塵，喉嚨乾燥，面如塵土。㿗（tuí）疝，又稱"陰疝"。陰器腫大而痛。目昧，視物不清。眦，同"眥"。

　　《内經》"燥淫所勝，其主治必以苦溫"者[1]，用火之氣味而制其勝也[2]。其"佐以或酸或辛"者，臨病制宜，宜補則佐酸，宜瀉則佐辛也。其"下之亦以苦溫"者，如清甚生寒，留而不去，則不當用寒下，宜以苦溫下之。即氣有餘，亦但以辛瀉之，不以寒也。要知金性畏熱，燥復畏寒。有"宜用平寒而佐以苦甘"者，必以冷熱和平爲方，制乃盡善也[3]。又六氣凡見下承之氣，方制即宜少變。如"金位之下，火氣承之"，則苦溫之屬宜減，恐其以火濟火也。即用下，亦當變苦溫而從寒下也。此《内經》治燥淫之旨，可贊一辭者也。至於肺氣膹鬱，痿喘嘔欬，皆傷燥之劇病，又非制勝一法所能理也。茲并入燥門，細商良治，學者精心求之，罔不獲矣。若但以潤治燥，不求病情，不適病所，猶未免涉於麄疏耳[4]。

[1]"内經"二句：此句及下文皆語出《素問·至真要大論》。

[2]制其勝：指消減過盛的燥邪。

[3]制：指方藥組成的法度。

[4]麄疏：即粗疏。麄，同"粗"。粗淺。疏，同"疏"。生疏。

## 閲讀練習

　　内經曰諸燥枯涸乾勁皴揭皆屬於燥乃陽明燥金肺與大腸之氣也燥之爲病皆屬燥金之化然能令金燥者火也故曰燥萬物者莫熯乎火夫金爲陰之主爲水之源而受燥氣寒水生化之源竭絶於上而不能灌溉周身營養百骸色乾而無潤澤皮膚滋生毫毛者有自來矣或大病而克伐太過或吐利而亡津液或預防養生誤餌金石之藥或房勞致虛補虛燥劑食味過厚辛熱太多醇酒炙肉皆能偏助狂火而損害真陰陰中伏火日漸煎熬血液衰耗使燥熱轉甚爲諸病在外則皮膚皴揭在上則咽鼻焦乾在中則水液衰少而煩渴

在下則腸胃枯涸津不潤而<u>便</u>難在手足則痿弱無力在脈則細澀而微，此皆陰血爲火熱所傷也（王肯堂《證治準繩·傷燥》）

1. 斷句

2. 解釋畫綫詞語

燠： 竭： 亡： 餌： 便：

3. 回答問題

陰虛與燥證是什麽關係？

# 三一 藥 論 四 則

【題解】第一則選自《重修政和經史證類備用本草》（簡稱《證類本草》），據 1957 年人民衛生出版社影印晦明軒金刊本排印。作者雷斆（xiào），南朝宋時藥學家，約生活于五世紀。所著《雷公炮炙論》，共三卷，是我國最早的製藥專著，共收載藥物三百種，對後世中藥炮製學的發展影響很大，已佚。其内容散見于歷代本草中，例如《證類本草》收錄多達二百四十余種，現有輯本多種。選文介紹礦物藥礬石的加工炮製法，分爲火煆陰埋降除火毒和加藥火煆自然降除火毒兩法。第二則選自 1957 年古典文學出版社《夢溪筆談校證》。作者沈括（1031～1095年），字存中，晚年自號夢溪丈人，北宋杰出科學家。選文從不同角度提出湯、散、丸三種不同劑型的選用原則。第三則選自《本草綱目》卷十五 “菊” 的 “發明”，據 1993 年上海科學技術出版社影印明萬曆二十四年金陵初刻本排印。作者李時珍（1518～1593 年），明代著名醫藥學家。選文叙述了菊的生長習性及其多方面的作用。第四則選自《研經言》，據清光緒五年月河莫氏刻本排印。作者莫文泉（1862～1933 年），字枚士，精于文字、訓詁之學。《研經言》爲其研治醫經的醫論專著，選文對不正確的炮製法提出了批評。

## （一）白礬

凡使，須以瓷瓶盛，於火中煆，令内外通赤，用鉗揭起蓋，旋安石蜂窠於赤瓶子中[1]，燒蜂窠盡爲度。將鉗夾出，放冷，敲碎，入鉢中，研如粉。後於屋下掘一坑，可深五寸，却以紙裹[2]，留坑中一宿，取出，再研。每修事十兩[3]，用石蜂窠六兩，盡爲度。

又云：凡使，要光明如水精[4]，酸、鹹、澀味全者，研如粉，於瓷瓶中盛。其瓶盛得三升以來[5]，以六一泥泥[6]，於火畔炙之令乾。置研了白礬於瓶内[7]，用五方草、紫背天葵二味自然汁各一鎰[8]，旋旋添白礬於中[9]，下火逼[10]，令藥汁乾，用蓋子并瓶口[11]，更以泥泥，上下用火一百斤煆[12]，從巳至未[13]，去火，取白礬瓶出，放冷，敲破，取白礬。若經大火一煆，色如銀，自然伏火[14]，銖絫不失[15]。搗細，研如輕粉[16]，方用之。

[1]旋：立即。　　石蜂窠：蜂窠的一種。大如拳，色青黑，内居青色蜂十四至二十一只。
[2]却：然後。
[3]修事：炮製。

[4]水精：即水晶，又稱石英。精，通"晶"。

[5]以來：上下。

[6]六一泥：道家煉丹時用以封爐的一種泥。用牡礪、赤石脂、滑石、胡粉等配製而成。泥（nì）：塗抹。

[7]了：完畢。

[8]五方草：馬齒莧的全草。　　自然汁：搗鮮藥所取未摻水之純汁。　　鎰（yì）：古代重量單位，一般重二十兩或二十四兩，但據雷敩《論合藥分劑料理法則》爲十二兩。

[9]旋旋：緩緩地。　　"添白礬"五字：據文意，當作"添於白礬中"。

[10]逼：通"煏"。用火烘乾。《玉篇》："煏，火乾也。"

[11]并：合上。

[12]火：指木炭。

[13]巳：時辰名。9～11時。　　未：時辰名。13～15時。

[14]伏火：消退火氣。

[15]銖絫（lěi）：古代一種微小的重量單位。此喻極細小的分量。絫，"累"的古字。《漢書·律曆志》顏師古注："十黍爲絫，十絫爲銖。"

[16]輕粉：汞粉。由汞、白礬等升煉而成。

## （二）論湯、散、丸

湯、散、丸各有所宜。古方用湯最多，用丸、散者殊少。煮散[1]，古方無用者，唯近世人爲之。大體欲達五藏四肢者莫如湯，欲留膈胃中者莫如散，久而後散者莫如丸。又無毒者宜湯，小毒者宜散，大毒者須用丸。又欲速者用湯，稍緩者用散，甚緩者用丸。此其大概也。近世用湯者全少，應湯皆用煮散[2]。大率湯劑氣勢完壯[3]，力與丸、散倍蓰[4]。煮散者一啜不過三五錢極矣，比功較力，豈敵湯勢[5]？然湯既力大，則不宜有失消息[6]。用之全在良工，難可以定論拘也。

[1]煮散：藥物加工方法之一，即把藥物製成粗末的散劑，加水煮湯，去渣服用。

[2]應湯：謂應當用湯劑。《良方》"應湯"後有"者"字，可從。

[3]大率：大概，大抵。

[4]倍蓰（xǐ）：謂增加幾倍。蓰，五倍。

[5]敵：抵得上。

[6]消息：斟酌。

## （三）菊

菊春生夏茂，秋花冬實，備受四氣，飽經露霜，葉枯不落，花槁不零[1]，味兼甘苦，性稟平和。昔人謂其能除風熱，益肝補陰，蓋不知其得金水之精英尤多[2]，能益金水二臟也。補水所以制火，益金所以平木；木平則風息，火降則熱除。用治諸風頭目[3]，其旨深微。黃者入金水陰分，白者入金水陽分，紅者行婦人血分，皆可入藥。神而明之，存乎其人。其苗可蔬，葉可啜，花可餌，根實可藥，囊之可枕[4]，釀之可飲，自本至末，罔不有功。宜乎前賢比之君子[5]，神農列之上品，隱士采入酒斝[6]，騷人餐其落英[7]。費長房言九日飲菊酒，可以辟不祥[8]。《神仙傳》言康風子、朱孺子皆以服菊花成仙[9]。《荊州記》言胡廣久病風贏，飲菊潭水多壽[10]。菊之貴重如此，是豈群芳可伍哉?[11]

[1]零：凋零。

[2]金水：指秋、冬兩季。

[3]諸風頭目：指因各種風邪所致頭目疾患。

[4]囊：裝入口袋。用作動詞。

[5]"前賢"六字：三國鍾會所撰《菊花賦》有"早植晚發，君子德也"句，故云。

[6]"隱士"句：晉代陶淵明詩文常并言菊與酒，故云。斝（jiǎ），古代銅製酒器，似爵而較大。

[7]"騷人"句：屈原《離騷》有"夕餐秋菊之落英"句，故云。騷人，詩人，指屈原。英，花。

[8]"費長房"二句：據南朝梁代吳均《續齊諧記》，江南桓景隨費長房游學，長房告之："九月九日汝家中當有灾，急去，令家人各作絳囊，盛茱萸以繫臂，登高飲菊花酒，此禍可除。"費長房，東漢方士，《後漢書·方術列傳》載其事。九日，指農曆九月初九，亦稱重九、重陽。

[9]神仙傳：書名。晉代葛洪撰。康風子、朱孺子未見于該書。唐·李汾《續神仙傳》卷上言朱孺子爲三國時人，服餌黃精十餘年，後煮食根形如犬、堅硬如石之枸杞，遂升雲而去。

[10]"荊州記"二句：據晉代盛弘之《荊州記》載，胡廣之父患風贏，飲菊潭水而愈。胡廣，東漢太尉，封育陽安樂鄉侯。

[11]伍：序爲同列。

## （四）製藥論

自雷敩著炮製之論，而後世之以藥製藥者[1]，愈出而愈奇，但因此而失其本性者亦不少。藥之有利必有弊，勢也；病之資利不資弊[2]，情也；用之去弊勿去利，理也。古方能使各遂其性[3]，如仲景小半夏湯類，凡生薑、半夏並用者，皆一時同入之，非先時專製之，正欲生半夏之得盡其長，而復藉生薑以隨救其短。譬諸用人，自有使貪、使詐之權衡，不必胥天下之菲材而盡桎梏之[4]，使不得動也。各遂之妙如此。若後世專製之法，在臨時修合丸散而即服者猶可，倘預製備售，則被製者之力已微，甚而至再、至三、至十餘製，則取其質而汨其性，其能去病也幾何?近見人治痰癧，於肆中求半貝丸服之無效，取生半夏、貝母爲末，和薑汁服之即效，但微有煩狀耳。於此可類推已。或薄古法爲疏，盍思之!

[1]以藥製藥：以某些藥物參與其他藥物的炮製，意在增强藥效或減輕毒副作用。

[2]資：憑藉。此處義爲取用。

[3]遂：順應。

[4]胥：全。　　菲材：也作"菲才"。才能淺薄之人。　　桎梏：束縛。

## 閱讀練習

聖人之所以全民生也五穀爲養五果爲助五畜爲益五菜爲充而毒藥則以之攻邪故雖甘草人參誤用致害皆毒藥之類也古人好服食者必生奇疾猶之好戰勝者必有奇殃是故兵之設也以除暴不得已而後興藥之設也以攻疾亦不得已而後用其道同也故病之爲患也小則耗精大則傷命隱然一敵國也以草木之偏性攻藏腑之偏勝必能知彼知己多方以制之而後無喪身殞命之憂是故傳經之邪而先奪其未至則所以斷敵之要道也橫暴之疾而急保其未病則所以守我之巖疆也<u>挾</u>宿食而病者先除其食則敵之資糧已焚合舊疾而發者必防其併則敵之內應既絕辨經絡而無泛用之藥此之謂嚮導之師因寒熱而有反用之方此之謂行間之術一病而分治之則用寡可以勝衆使前後不相救而勢自衰數病而合治之則併力搗其中堅使離散無所統而衆悉潰病方進則不治其太甚固守元氣所以老其師病方衰則必窮其所之更益精銳所以搗其穴<u>若夫</u>虛邪之體攻不可過本和平之藥而以峻藥補之<u>衰敝</u>之日不可窮民力也實邪之傷攻不可緩用峻厲之藥而以常藥和之富强之國可以振威武也然而選材必當器械必良<u>剋期</u>不<u>愆</u>布陣有方此又不可更僕數也孫武子十三篇治病之法盡之矣（徐大椿《醫學源流論•用藥如用兵論》）

1. 標點上文

2. 解釋畫綫詞語

挾：　　　　若夫：　　　　衰敝：　　　　剋期：　　　　愆：

3. 回答問題

"知彼知己"典出何處？文中"彼"與"己"分別指什麽？

# 三二 方 論 三 則

【題解】方論，又稱"方解""醫方考"，是針對方劑有關內容進行考證、剖析、述評的文體，內容包括"考其製方之人、命名之義、立方之因與方之用"，尤詳于藥之品味、分兩制度，以及類方比較、加減化裁、禁忌、得失等。方論旨在示人以規矩，授人以活法，大多文詞簡練，條理清晰。一般認爲"方之有解始于成無己"，其後方論漸豐，研究愈密，或散于醫著，或匯爲專集。

第一則選自《古今名醫方論》卷四，據清宣統三年寧波汲綆齋石印本排印。作者羅美，字澹生，又字東美，號東逸，新安（今安徽黃山）人，清代醫家。《古今名醫方論》四卷，共選輯歷代名方一百五十餘首，方末載錄自金朝成無己後二十餘位名醫的有關方論，對後世影響較大。腎氣丸爲《金匱要略》方，文章闡明腎氣丸命名含義及"納桂、附於滋陰劑中"的道理，并對其衍生諸方得失進行簡要分析比較。

第二則選自《醫宗金鑒》卷一，據 1956 年人民衛生出版社影印本排印。作者吳謙，字六吉，安徽歙縣人，清代醫家。生活于雍正、乾隆年間，供奉內廷，官太醫院院判。《醫宗金鑒》凡九十卷，內容豐富，簡明扼要，尤切合實用。桂枝湯爲《傷寒論》方，文章解釋其命名之義，揭示配伍奧妙，指出服後"啜稀粥""溫覆"等機理。

第三則選自《成方便讀》卷二，據上海千頃堂書局石印本排印。作者張秉成，字兆嘉，江蘇武進縣人，清代醫家。《成方便讀》是方劑學專著，全書四卷，匯編古今常用方二九十餘首，分二十一門，每方撰有歌訣，并詳釋方義。蘇合香丸爲《太平惠民和劑局方》方，文章闡明各種"卒中"昏迷有虛實、閉脫之不同，指出蘇合香丸適宜救治邪中氣閉之證。

## （一）

柯韻伯曰：命門之火，乃水中之陽。夫水體本靜，而川流不息者，氣之動，火之用也，非指有形者言也。然火少則生氣，火壯則食氣[1]，故火不可亢，亦不可衰。所云火生土者，即腎家之少火，遊行其間，以息相吹耳[2]。若命門火衰，少火幾於熄矣[3]。欲暖脾胃之陽，必先溫命門之火。此腎氣丸納桂、附於滋陰劑中，是"藏心於淵，美厥靈根"也[4]。命門有火，則腎有生氣矣。故不曰"溫腎"，而名"腎氣"，斯知腎以氣爲主，腎得氣而土自生也。且形不足者，溫之以氣[5]，則脾胃因虛寒而致病者固痊，即虛火不歸其部而失血亡陽者，亦納氣而歸封蟄之本矣[6]。

崔氏加減八味丸[7]，以五味之酸收，易附子之辛熱，腎虛而不甚寒者宜之也。《千金方》於八味外，更加玄參之鹹寒，以助熟地而滋腎，加芍藥之酸寒，助丹皮以滋肝，總之爲桂、附加瑣耳[8]。以之壯水則有餘，以之益陽恐不足也。《濟生方》加牛膝、車前以治水腫，倍茯苓以輔地黃、山藥、茱萸，與澤、丹、車、牛等列[9]，隨證加減，允爲得法[10]。益陰腎氣丸，於六味外加當歸、五味、柴胡[11]，以治目暗不見，化裁之妙矣[12]。

[1]“火少（shào）”十字：謂陽氣溫和正常則使真氣生發，陽氣亢盛則使真氣受損。語見《素問·陰陽應象大論》。壯，指亢盛。食，通“蝕”。消損。

[2]以息相吹：本謂自然界的塵埃等微細物質因風而動。語見《莊子·逍遙游》。此指脾胃運化有賴腎之陽氣溫煦推動。息，氣息，此指腎之陽氣。

[3]幾：接近。

[4]“藏心於淵”八字：原指涵養心性，使道德完美。語見西漢揚雄《太玄經·養》。此指寓陽于滋陰之中，以壯其生化之源。靈根，植物根苗的美稱，此喻生化之源即命門之火。

[5]“形不足者”八字：語見《素問·陰陽應象大諭》。

[6]封蟄之本：指腎。語見《素問·六節藏象論》。

[7]“崔氏”句：《肘後方》方，名見《朱氏集驗方》卷二“八味丸”。因該方組成與“金匱腎氣丸”僅一味藥物之異，爲免混淆，故冠名“崔氏”。

[8]瑣：通“鎖”。鎖鏈。

[9]“濟生方”三句：所述即加味腎氣丸。《濟生方》方。功用溫腎化氣，利水消腫。《濟生方》又名《嚴氏濟生方》，宋代嚴用和撰。

[10]允：確實。

[11]六味：即地黃丸。《小兒藥證直訣》方。功用滋補肝腎。

[12]化裁：謂隨事物的變化而相裁節。

## （二）

名曰桂枝湯者，君以桂枝也[1]。桂枝辛溫，辛能發散，溫能通衛陽；芍藥酸寒，酸能收歛，寒走陰營。桂枝君芍藥[2]，是於發汗中寓斂汗之旨；芍藥臣桂枝，是於和營中有调衛之功。生薑之辛，佐桂枝以解表；大棗之甘，佐芍藥以和中。甘草甘平，有安內攘外之能，用以調和中氣，即以調和表裏，且以調和諸藥矣。以桂、芍之相須[3]，薑、棗之相得[4]，藉甘草之調和陽表陰裏，氣衛血營，并行而不悖，是剛柔相濟以相和也。而精義在“服後須臾啜稀粥，以助藥力”。蓋穀氣內充，不但易爲釀汗，更使已入之邪不能少留，將來之邪不得復入也。又妙在“溫覆令一時許<sup>[5]</sup>，漐漐微似有汗<sup>[6]</sup>"，是授人以微汗之法也。"不可令如水流離，病必不除"，是禁人以不可過汗之意也。此方爲仲景羣方之冠，乃解肌、發汗、調和營衛之第一方也。凡中風、傷寒，衇浮弱、汗自出而表不解者<sup>[7]</sup>，皆得而主之。其他但見一二證即是，不必悉具。

[1]君：名詞活用作動詞。作爲君藥。

[2]君：名詞活用作動詞。作爲君藥配伍。下文"臣"用法同此。

[3]相須：兩種性能相類的藥物同用，能互相增强作用。

[4]相得：相互配合。

[5]一時：一個時辰。

[6]漐漐（zhí zhí）：汗浸出不止貌。　　似：持續。

[7]衇：同"脉"。

## （三）

【蘇合香丸】治諸中卒暴昏迷<sup>[1]</sup>，痰壅氣閉，不省人事，以及鬼魅惡氣、時行瘴癘等證<sup>[2]</sup>。夫"中"之爲病，有中風、中寒、中暑、中濕、中痰、中氣、中食、中惡種種不同<sup>[3]</sup>，其病狀大都相似。其治法，且無論其何邪所中，務須先辨其閉、脱兩途。其閉者，雖亦見肢厥脈伏，而其兩手必握固，二便必閉塞，口瘖不開<sup>[4]</sup>，兩目直視。此爲邪氣驟加，正氣被遏，不得不用芳香開竅之品以治其標，或蘇合、牛黃、至寶、紫雪之類<sup>[5]</sup>，審其寒熱、別其邪正而擇用之，庶幾經隧通而正氣復<sup>[6]</sup>，然後再治其致病之由、所因之病<sup>[7]</sup>。若脱證，則純屬乎虛，雖病狀亦與諸"中"相似，但手撒、口開、眼合、汗出如珠、小便不禁、全見五絶之候<sup>[8]</sup>。此爲本實先撥<sup>[9]</sup>，故景岳有"非風"之名<sup>[10]</sup>。若一辨其脱證，無論其爲有邪無邪，急以人參、桂、附之品回陽固本，治之尚且不暇，何可再以開泄之藥耗散真氣乎？須待其根本漸固，正氣漸回，然後再察其六淫七情，或內或外而緩調之，則庶乎可也。此方彙集諸香以開其閉，而以犀角解其毒，白朮、白蜜匡其正<sup>[11]</sup>，硃砂辟其邪。性偏於香，似乎治邪中氣閉者爲宜耳。

[1]諸中（zhòng）：各類卒中病。中，病名，卒中。此指猝然如死而氣不絶之證。　　卒（cù）暴：突然。

[2]瘴癘：又稱瘴氣、瘴毒，指南方山嵐霧露烟瘴濕熱惡氣。

[3]中氣：又名"氣中"。類中風之一，多由情志因素引起。　　中惡：病名。舊指中鬼祟邪惡之氣所致。

[4]口瘁：即"口噤"。牙關緊閉。

[5]牛黃：即安宮牛黃丸，《温病條辨》方。功能開竅填精，清熱解毒。　至寶：即至寶丹，《太平惠民和劑局方》方。功能開竅安神，清熱解毒。　紫雪：即紫雪丹，《千金翼方》方。功能清熱解毒，鎮痙開竅。

[6]隊：通"隧"。指人體氣血津液等通道。

[7]所因之病：指隨之出現的兼證或後遺症。因，隨。

[8]五絕：指五臟絕。爲心絕、肝絕、脾絕、肺絕、腎絕的合稱。語見《中藏經》卷上。

[9]本實先撥：指樹根先自斷絕。語見《詩經·大雅·蕩》。此指人體元氣先已衰竭。撥，斷絕。

[10]非風：病證名，即"類中風"。語見《景岳全書·雜證謨》。

[11]匡：扶助。

## 閱讀練習

救自縊死旦至暮雖已冷必可治暮至旦小難也恐此當言陰氣盛故也然夏時夜短於晝又熱猶應可治又云心下若微温者一日以上猶可治之方徐徐抱解不得截繩上下安被卧之一人以腳踏其兩肩手少挽其髮常弦弦勿縱之一人以手按據胸上數動之一人摩捋臂脛屈伸之若已殭但漸漸強屈之并按其腹如此一炊頃氣從口出呼吸眼開而猶引按莫置亦勿苦勞之<u>須臾可少與桂湯及粥清含與之令濡喉漸漸能嚥及稍止若向令兩人以管吹其兩耳罙好此法最善無不活也</u>（《金匱要略·雜療方》）

1. 標點上文

2. 解釋畫綫的詞語

少挽其髮：　　　弦弦：　　　摩捋：　　　殭：　　　一炊頃：

置：

3. 語譯畫綫句子

# 第六單元 醫學雜論

# 三三 養 生 論

【題解】本文選自《嵇中散集》卷三，據明嘉靖四年黄省曾刻本，參校《昭明文選》中華書局 1997 年影印本排印。作者嵇康（223～263 年），字叔夜，譙郡銍縣（今安徽宿縣西南）人，三國時期魏文學家、思想家，"竹林七賢"之一。曾任魏中散大夫，世稱"嵇中散"。嵇康崇尚老莊思想，信奉"服食養身"之道，主張回歸自然，厭惡煩瑣禮教。因對執政的司馬氏不滿，被司馬昭殺害。現僅有《嵇中散集》十卷傳世。

本文提出"導養得理"可以長壽的觀點，論述了形神互相依存的關係，説明了飲食、環境、藥物等與養生的關係，認爲"修性保神"與"服食養身"相結合，就能延年益壽。

世或有謂神仙可以學得，不死可以力致者；或云上壽百二十，古今所同，過此以往，莫非妖妄者。此皆兩失其情。請試粗論之。

夫神仙雖不目見，然記籍所載[1]，前史所傳，較而論之[2]，其有必矣。似特受異氣，禀之自然，非積學所能致也。至於導養得理[3]，以盡性命，上獲千餘歲，下可數百年，可有之耳。而世皆不精，故莫能得之。

[1] 記籍：文獻典籍。
[2] 較：清楚。
[3] 導養：導氣養性，服食養生。

何以言之？夫服藥求汗，或有弗獲；而愧情一集，渙然流離[1]。終朝未餐[2]，則囂然思食[3]；而曾子銜哀，七日不飢[4]。夜分而坐[5]，則低迷思寢[6]；内懷殷憂[7]，則達旦不瞑[8]。勁刷理鬢[9]，醇醴發顏[10]，僅乃得之；壯士之怒，赫然殊觀[11]，植髮衝冠[12]。由此言之，精神之於形骸，猶國之有君也。神躁於中，而形喪於外，猶君昏於上，國亂於下也。

　　夫爲稼於湯之世[13]，偏有一溉之功者[14]，雖終歸於燋爛，必一溉者後枯。然則，一溉之益，固不可誣也[15]。而世常謂一怒不足以侵性，一哀不足以傷身，輕而肆之[16]，是猶不識一溉之益，而望嘉穀於旱苗者也。是以君子知形恃神以立，神須形以存，悟生理之易失[17]，知一過之害生。故修性以保神，安心以全身，愛憎不棲於情，憂喜不留於意，泊然無感[18]，而體氣和平[19]。又呼吸吐納[20]，服食養身，使形神相親，表裏俱濟也。

　　夫田種者[21]，一畝十斛，謂之良田，此天下之通稱也，不知區種可百餘斛[22]。田、種一也[23]，至於樹養不同[24]，則功效相懸。謂商無十倍之價，農無百斛之望，此守常而不變者也。

　　[1] 渙然流離：大汗淋漓。渙然，水盛貌。流離，猶淋漓。

　　[2] 終朝：整個早晨。

　　[3] 嚻然：腹空飢餓貌。嚻，通“枵”。空虛。

　　[4] “曾子”二句：語本《禮記·檀弓上》。“曾子謂子思曰：‘伋，吾執親之喪也，水漿不入於口者七日。’”曾子，名參，字子輿。孔子弟子，以孝著稱。銜，含。

　　[5] 夜分：夜半。

　　[6] 低迷：迷迷糊糊的樣子。

　　[7] 殷憂：深憂。殷，深。

　　[8] 瞑：睡覺。

　　[9] 勁刷：梳子。呂向注：“勁刷，謂梳也。”

　　[10] 醇醴：醇厚的美酒。

　　[11] 赫然：盛怒貌。

　　[12] 植髮：使頭髮直立。

　　[13] 湯：商王朝的建立者，亦稱天乙、成湯。傳說商湯時代曾大旱七年。

　　[14] 偏：唯獨。

　　[15] 誣：輕視。

　　[16] 肆：放縱。

　　[17] 生理：養生之理。

　　[18] 泊然：恬淡無欲貌。

　　[19] 和平：平和。

　　[20] 吐納：從口中徐徐吐出濁氣，再由鼻孔緩緩吸入清氣。此爲古代常見的養生方法之一。

　　[21] 田種（zhòng）：散播漫種的耕種方法。

　　[22] 區種：相傳伊尹始創“區種”法。把農作物種在帶狀低畦或方形淺穴的小區之內，精耕細作，集中施肥、灌水，合理密植。此法較“田種”先進。

　　[23] 種（zhǒng）：種子。

　　[24] 樹養：種植管理的方法。

　　且豆令人重[1]，榆令人瞑[2]，合歡蠲忿[3]，萱草忘憂[4]，愚智所共知也。薰辛害目[5]，豚魚不養[6]，常世所識也。虱處頭而黑[7]，麝食柏而香[8]，頸處險而癭[9]，齒居晉而黃[10]。推此而言，凡所食之氣，蒸性染身[11]，莫不相應。豈惟蒸之使重而無使輕，害之使暗而無使明，薰之使黃而無使堅，芬之使香而無使延哉？

　　故神農曰“上藥養命，中藥養性”者[12]，誠知性命之理，因輔養以通也。而世人不察，惟五穀是見，聲色是耽，目惑玄黃[13]，耳務淫哇[14]。滋味煎其府藏，醴醪鬻其腸胃[15]，香芳腐其骨髓，喜怒悖其正氣[16]，思慮銷其精神，哀樂殃其平粹[17]。夫以蕞爾之軀[18]，攻之者非一塗[19]；易竭之身，而外內受敵。身非木石，其能久乎？

　　[1] 豆令人重：大豆有黑、青、黃、白、斑數色，唯黑者入藥。《本草綱目·黑大豆》曰：“久服，令人身重。”

　　[2] 榆令人瞑：陶弘景説，“初生莢人（仁），以作糜羹，令人多睡”。

　　[3] 合歡蠲（juān）忿：《神農本草經》説，“合歡味甘平，主安五臟，利心志，令人歡樂無憂。久服，輕身明目，得所欲”。蠲，消除。

　　[4] 萱草：同“諼草”“蕙草”。《詩經·衛風·伯兮》曰：“焉得諼草？言樹之背。”毛傳：“諼草令人忘憂。”

　　[5] 薰辛：指大蒜。薰，通“葷”。李善注引《養生要》曰：“大蒜多食，葷辛害目。”

　　[6] 豚魚：即河豚，其肝臟、血液、卵巢有劇毒。寇宗奭《本草衍義》云：“味雖珍美，修治失法，食之殺人，厚生者宜遠之。”

　　[7] “虱處頭”句：李善《文選注》引《抱朴子》佚言：“今頭虱着身，皆稍變而白；身虱處頭，皆漸化而黑。則是玄素果無定質，移易存乎所漸。”

　　[8] “麝食柏”句：陶弘景説，“麝形似獐而小，黑色，常食柏葉……五月得香”。

　　[9] “頸處險”句：生活在山區的人，頸部易生癭瘤。《吕氏春秋·盡數》曰：“輕水所，多禿與癭人。”險，通“岩”。山崖。

　　[10] “齒居晉”句：居住在晉地的人牙齒變黃。李時珍《本草綱目·果部》曰：“啖棗多，令人齒黃生䘌。”據現代調查，此爲地方性高氟病，非吃棗所致。

　　[11] 蒸性染身：陶冶性情，染化形體。

　　[12] “上藥”八字：《神農本草經·序錄》説，上藥“主養命以應天”，中藥“主養性以應人”，下藥“主治病以應地，多毒，不可久服”。

　　[13] 玄黃：此指自然界的万物，語本《周易·坤卦·文言》。“夫玄黃者，天地之雜也，天玄而地黃。”

[14] 淫哇：淫邪放蕩之聲。

[15] 鬻：通“煮”。此處指傷害。

[16] 悖（bèi）：擾亂。

[17] 平粹：寧靜純粹的情緒。

[18] 蕞（zuì）爾：渺小的樣子。

[19] 塗：通“途”。途徑。

其自用甚者[1]，飲食不節，以生百病，好色不倦，以致乏絕，風寒所災，百毒所傷，中道夭於眾難[2]。世皆知笑悼[3]，謂之不善持生也。至於措身失理[4]，亡之於微，積微成損，積損成衰，從衰得白，從白得老，從老得終，悶若無端[5]。中智以下，謂之自然。縱少覺悟，咸歎恨於所遇之初，而不知慎眾險於未兆。是由桓侯抱將死之疾[6]，而怒扁鵲之先見，以覺痛之日，爲受病之始也。害成於微，而救之於著，故有無功之治；馳騁常人之域，故有一切之壽[7]。仰觀俯察，莫不皆然。以多自證，以同自慰，謂天地之理，盡此而已矣。縱聞養生之事，則斷以所見，謂之不然；其次狐疑，雖少庶幾[8]，莫知所由；其次自力服藥，半年一年，勞而未驗，志以厭衰，中路復廢。或益之以畎澮[9]，而泄之以尾閭[10]，欲坐望顯報者；或抑情忍欲，割棄榮願，而嗜好常在耳目之前，所希在數十年之後，又恐兩失，內懷猶豫，心戰於內，物誘於外，交賒相傾[11]，如此復敗者。

夫至物微妙，可以理知，難以目識。譬猶豫章生七年[12]，然後可覺耳。今以躁競之心，涉希靜之塗[13]，意速而事遲，望近而應遠，故莫能相終。

夫悠悠者既以未效不求[14]，而求者以不專喪業，偏恃者以不兼無功，追術者以小道自溺[15]。凡若此類，故欲之者萬無一能成也。

[1] 自用：自行其是，不聽勸告。

[2] 中道：中途，指生命的中途。

[3] 笑悼：譏笑哀嘆。李善注：“謂笑其不善養生，而又哀其促齡也。”

[4] 措身：養生。

[5] 悶若：愚昧貌。　　端：原由。

[6] 由：通“猶”。

[7] 一切：普通。

[8] 庶幾：庶慕養生的精妙。庶，庶慕。幾，微。這裏指養生的精妙。

[9] 畎澮（quǎn kuài）：田間水溝。此喻細少。畎，田間的水溝。澮，田間排水之渠。

[10] 尾閭：傳說中海水歸宿之處。此喻衆多。尾，百川之下。閭，水聚之處。語見《莊子·秋水》。

[11] 交：近，指近在眼前的世俗物欲。　　賒：遠。指遠在幾十年之後的養生效果。傾：排斥。

[12] 豫章：枕木與樟木。《史記·司馬相如列傳》張守節《正義》：“豫，今之枕木也。章，今之樟木也。二木生至七年，枕樟乃可分別。”

[13] 希靜：虛無寂靜。此指修煉的清靜無爲境界。

[14] 悠悠：衆多。

[15] 自溺：自我沉迷。


　　善養生者則不然也，清虛靜泰[1]，少私寡欲。知名位之傷德，故忽而不營，非欲而彊禁也；識厚味之害性，故棄而弗顧，非貪而後抑也。外物以累心不存[2]，神氣以醇泊獨著[3]。曠然無憂患[4]，寂然無思慮[5]。又守之以一[6]，養之以和，和理日濟，同乎大順[7]。然後蒸以靈芝，潤以醴泉[8]，晞以朝陽[9]，綏以五絃[10]，無爲自得，體妙心玄。忘歡而後樂足，遺生而後身存[11]。若此以往，庶可與羨門比壽[12]，王喬爭年[13]，何爲其無有哉！

[1] 清虛靜泰：清净虛無，寧靜安和。

[2] 累心：使心性受到連累。

[3] 醇泊：精純恬淡。醇，精純。泊，恬淡。泊，原文作“白”，據《文選旁證》卷四三改。

[4] 曠然：開朗貌。

[5] 寂然：空寂貌。

[6] 一：純一，指“道”和“理”。《老子》第二十二章曰：“是以聖人抱一爲天下式。”

[7] 大順：自然。語見《老子》第六十五章。

[8] 醴泉：甘美的泉水。

[9] 晞（xī）：曬。

[10] 綏：安撫。　　五絃：泛指音樂。　　絃，同“弦”。

[11] 遺生：忘却自我的存在。

[12] 羨門：即羨門子高，神話人物。《史記·秦始皇本紀》曰：“三十二年，始皇之碣石，使燕人盧生求羨門、高誓。刻碣石門。”又見于《史記·封禪書》。

[13] 王喬：即王子喬，神話人物。一説名晋，字子晋，相傳爲周靈王太子。喜吹笙作鳳凰鳴聲，爲浮丘公引往嵩山修煉，三十餘年後升天。事見《列仙傳》。

# 閱讀練習

　　或問曰古之仙人者皆由學以得之<u>將</u>特稟異氣耶抱朴子答曰是何言歟彼莫不負<u>笈</u>隨師積其功勤蒙霜冒險<u>櫛</u>風沐雨而躬親灑掃<u>契闊</u>勞藝始見之以信行終被試以危困性篤行貞心無怨貳乃得升堂以入於室或有怠厭而中止或有怨<u>恚</u>而造退或有誘於榮利而還修流俗之事或有敗於邪説而<u>失</u>其淡泊之志或朝爲而夕欲其成或坐修而立望其效若夫睹財色而心不戰聞俗言而志不沮者萬夫之中有一人爲多矣故爲者如牛毛獲者如麟角也（葛洪《抱朴子内篇·極言》）

1. 斷句
2. 解釋畫綫詞語

將：　　　　笈：　　　　櫛：　　　　契闊：　　　　恚：

失：

3. 回答問題

（1）作者認爲古之仙人修煉成功的必經途徑有哪些？

（2）作者認爲不能修煉成仙的原因有哪些？

# 三四　大醫精誠

**【題解】**本文節選自《備急千金要方》卷一，據 1955 年人民衛生出版社影印宋刻本排印。作者孫思邈，京兆華原（今陝西耀縣）人，唐代著名醫學家和藥物學家。著有《備急千金要方》和《千金翼方》各三十卷，系統總結了唐代以前的醫學成就，是我國現存最早的臨床醫學百科全書。

《備急千金要方》簡稱《千金要方》，作者認爲“人命至重，有貴千金，一方濟之，德逾於此”，故以“千金”名書。本文主要論述醫生的修養問題。作者認爲醫生應具有兩方面的修養：一是醫技要“精”，因爲醫道是“至精至微之事”，學習者須“博極醫源，精勤不倦”；二是醫德要“誠”，要確立“普救含靈之苦”的志向，以至誠的態度對待醫事。

張湛曰[1]：“夫經方之難精[2]，由來尚矣[3]。”今病有內同而外異，亦有內異而外同，故五藏六府之盈虛，血脈榮衛之通塞，固非耳目之所察，必先診候以審之。而寸口關尺，有浮沈絃緊之亂[4]；俞穴流注，有高下淺深之差；肌膚筋骨，有厚薄剛柔之異。惟用心精微者，始可與言於茲矣。今以至精至微之事[5]，求之於至麤至淺之思[6]，其不殆哉！若盈而益之，虛而損之，通而徹之，塞而壅之，寒而冷之，熱而溫之，是重加其疾，而望其生，吾見其死矣。故醫方卜筮[7]，藝能之難精者也，既非神授，何以得其幽微？世有愚者，讀方三年，便謂天下無病可治；及治病三年，乃知天下無方可用。故學者必須博極醫源，精勤不倦，不得道聽途說，而言醫道已了，深自誤哉！

[1] 張湛：東晉学者，字處度。懂醫術，善養生，著有《養生要集》《列子注》。
[2] 經方：通常指張仲景《傷寒論》《金匱要略》中的方劑。此處代指醫道。
[3] 尚：久遠。
[4] 沈：“沉”的古字。
[5] 今：假設連詞，猶“若”。
[6] 麤：同“粗”。
[7] 卜筮：古時預測吉凶，用龜甲稱卜，用蓍草稱筮，合稱卜筮。

凡大醫治病，必當安神定志，無欲無求，先發大慈惻隱之心，誓願普救含靈之苦[1]。若有疾厄來求救者，不得問其貴賤貧富，長幼妍蚩[2]，怨親善友，華夷愚智，普同一等，皆如至親之想。亦不得瞻前顧後，自慮吉凶，護惜身命。見彼苦惱，若己有之，深心悽愴。勿避嶮巇[3]、晝夜、寒暑、飢渴、疲勞，一心赴救，無作功夫形跡之心[4]。如此可爲蒼生大醫，反此則是含靈巨賊。自古名賢治病，多用生命以濟危急，雖曰賤畜貴人，至於愛命，人畜一也。損彼益己，物情同患，況於人乎！夫殺生求生，去生更遠，吾今此方所以不用生命爲藥者，良由此也[5]。其宝蟲、水蛭之屬，市有先死者，則市而用之，不在此例。只如雞卵一物，以其混沌未分，必有大段要急之處[6]，不得已隱忍而用之[7]。能不用者，斯爲大哲，亦所不及也。其有患瘡痍、下痢，臭穢不可瞻視，人所惡見者，但發慚愧悽憐憂恤之意[8]，不得起一念蒂芥之心[9]，是吾之志也。

[1] 含靈：指人類。
[2] 妍蚩：美醜。妍，美麗。蚩，通“媸”。醜陋。
[3] 嶮巇（xiǎn xī）：山路崎嶇。嶮，同“險”。
[4] 功夫：同“工夫”，指時間。
[5] 良：的確。
[6] 大段：十分。
[7] 隱忍：克制忍耐，指抑制自己的惻隱之心。
[8] 慚：同“慚”。
[9] 蒂（dì）芥：也作“芥蒂”。細小的梗塞物。比喻積在心中的不滿或不快。

　夫大醫之體，欲得澄神內視[1]，望之儼然[2]，寬裕汪汪，不皎不昧[3]。省病診疾，至意深心；詳察形候，纖毫勿失；處判針藥，無得參差[4]。雖曰病宜速救，要須臨事不惑，惟當審諦覃思[5]，不得於性命之上，率爾自逞俊快[6]，邀射名譽[7]，甚不仁矣！又到病家，縱綺羅滿目，勿左右顧眄[8]；絲竹湊耳，無得似有所娛。珍羞迭薦[9]，食如無味；醹醁兼陳[10]，看有若無。所以爾者，夫一人向隅，滿堂不樂[11]，而況病人苦楚，不離斯須。而醫者安然懽娛[12]，傲然自得，茲乃人神之所共恥，至人之所不爲。斯蓋醫之本意也。

[1] 內視：向內看，自我反省。
[2] 儼然：嚴肅莊重貌。
[3] 不皎不昧：形容對人態度得體，既不高傲，也不自卑。語本《老子》十四章：“其上不皎，其下不昧。”

［4］參差（cēn cī）：差錯。

［5］審諦覃（tán）思：細緻察看，深入思考。

［6］率爾：輕率貌。　　逞：顯示，誇耀。

［7］邀射：謀求。同義詞複用。

［8］顧眄（miǎn）：指東張西望。顧，回頭看。眄，斜視。

［9］珍羞：珍奇的美味。羞，後來寫作"饈"。　　迭薦：接連獻上。

［10］醹醁（líng lù）：美酒名。

［11］"夫一人"二句：語見《説苑・貴德》。"今有滿堂飲酒者，有一人獨索然向隅而泣，則一堂之人皆不樂矣。"隅（yú），角落。

［12］懽：同"歡"。


　　夫爲醫之法，不得多語調笑，談謔諠譁[1]，道説是非，議論人物[2]，衒燿聲名[3]，訾毀諸醫[4]，自矜己德[5]。偶然治差一病[6]，則昂頭戴面，而有自許之貌，謂天下無雙，此醫人之膏肓也[7]。

　　老君曰[8]："人行陽德，人自報之；人行陰德，鬼神報之。人行陽惡，人自報之；人行陰惡，鬼神害之。"尋此貳途，陰陽報施，豈誣也哉？所以醫人不得恃己所長，專心經略財物[9]，但作救苦之心，於冥運道中，自感多福者耳。又不得以彼富貴，處以珍貴之藥，令彼難求，自衒功能[10]，諒非忠恕之道[11]。志存救濟，故亦曲碎論之，學者不可恥言之鄙俚也。

［1］謔（xuè）：開玩笑。　　諠譁：同"喧嘩"。

［2］人物：指人，他人。

［3］衒（xuàn）燿：炫耀。燿，同"耀"。

［4］訾（zǐ）：詆毀。

［5］矜：自誇。

［6］差（chài）："瘥"的古字。病愈。

［7］膏肓：比喻難以救藥的缺點或失誤。

［8］老君：指老子。李老君或太上老君的省稱。

［9］經略：謀取。同義詞複用。

［10］功能：才能。

［11］諒：確實。　　忠恕：儒家的一種道德規範。忠，指盡心爲人。恕，指推己及人。


## 閱讀練習

扁鵲云人之所依者形也亂於和氣者病也理於煩毒者藥也濟命扶危者

醫也<u>安身之本必資於食救疾之速必憑於藥不知食宜者不足以存生也不</u>
<u>明藥忌者不能以除病也斯之二事有靈之所要也若忽而不學誠可悲夫</u>是
故食能排邪而安藏府悅神爽志以<u>資</u>血氣若能用食平<u>痾</u>釋情遣疾者可謂
良工長年餌老之奇法極養生之術也夫爲醫者當須先洞曉病源知其所犯
以食治之食療不愈然後命藥藥性剛烈猶若御兵兵之猛暴豈容妄<u>發</u>發用
乖宜損傷處眾藥之投疾<u>殃</u>濫亦然（《備急千金要方·食治卷》）

　　1. 斷句
　　2. 解釋畫綫詞語
　　資：　　　　痾：　　　　發：　　　　殃：
　　3. 語譯畫綫句子

# 三五　病家兩要説

【題解】本文選自《景岳全書》卷三，據 1959 年上海科技出版社影印岳峙樓藏版排印。作者張介賓（1563～1640 年），字會卿，號景岳，山陰（今浙江紹興）人，明代著名醫學家，著有《景岳全書》《類經》等書籍。其醫學理論宗法《内經》"陰平陽秘，精神乃治"等醫學思想，反對朱震亨"陽常有餘，陰常不足"的看法，提出"陽非有餘，而陰則常不足""人體虛多實少"等理論，為温補學派代表人物之一，對後世有較大的影響。

《景岳全書》成書于 1624 年，共六十四卷。該書是博采諸家之説，并結合個人學術見解與臨證經驗撰著而成的一部綜合性醫書。本文從病家的角度出發，提出擇醫之要，一是"忌浮言"，二是"任真醫"。

醫不貴於能愈病，而貴於能愈難病；病不貴於能延醫，而貴於能延真醫。夫天下事，我能之，人亦能之，非難事也；天下病，我能愈之，人亦能愈之，非難病也。惟其事之難也，斯非常人之可知；病之難也，斯非常醫所能療。故必有非常之人，而後可爲非常之事；必有非常之醫，而後可療非常之病。第以醫之高下，殊有相懸[1]。譬之升高者，上一層有一層之見，而下一層者不得而知之；行遠者，進一步有一步之聞，而近一步者不得而知之。是以錯節盤根[2]，必求利器；《陽春白雪》，和者爲誰？夫如是，是醫之於醫尚不能知，而矧夫非醫者！昧真中之有假，執似是而實非。鼓事外之口吻[3]，發言非難；撓反掌之安危，惑亂最易。使其言而是，則智者所見略同，精切者已算無遺策[4]，固無待其言矣；言而非，則大隳任事之心[5]，見幾者寧袖手自珍[6]，其爲害豈小哉？斯時也，使主者不有定見，能無不被其惑而致悮事者[7]，鮮矣！此浮言之當忌也。

[1] 殊有相懸：猶言相差極遠。

[2] 錯節盤根：亦作"盤根錯節"。樹木根幹枝節盤屈交錯，不易砍伐。比喻事物繁難複雜。

[3] 鼓：撥弄。　口吻：口舌。

[4] 遺策：失策，失計。

[5] 隳（huī）：毀壞。

[6] 見幾：事前洞察事物細微的徵象。幾，細微的迹象。此指疾病的徵兆。

[7] 悮：同"誤"。耽擱。

又若病家之要，雖在擇醫，然而擇醫非難也，而難於任醫，任醫非難也，而難於臨事不惑，確有主持[1]，而不致朱紫混淆者之爲更難也[2]。倘不知此，而偏聽浮議，廣集羣醫，則騏驥不多得，何非冀北駑羣？惟帷幄有神籌[3]，幾見圯橋傑豎[4]？危急之際，奚堪庸妄之悮投？疑似之秋，豈可紛紜之錯亂？一着之謬[5]，此生付之矣。以故議多者無成，醫多者必敗。多，何以敗也？君子不多也。欲辨此多，誠非易也。然而尤有不易者，則正在知醫一節耳。

[1] 主持：主張。

[2] 朱紫混淆：比喻以邪亂正或真僞混淆。朱，正色。紫，雜色。語出《論語·陽貨》。

[3] 帷幄：軍帳。　　　籌：計謀。

[4] 圯（yí）橋傑豎：指張良。相傳秦末時張良在圯橋遇黄石公，得《太公兵法》。事見《史記·留侯世家》《漢書·張良傳》。圯橋，故址在今江蘇睢寧北古下邳城東南小沂水上。豎，同"竪"。孺子，小子。

[5] 着：計策。

夫任醫如任將，皆安危之所關。察之之方，豈無其道？第欲以慎重與否觀其仁，而怯懦者實似之；穎悟與否觀其智，而狡詐者實似之；果敢與否觀其勇，而猛浪者實似之；淺深與否觀其博[1]，而强辯者實似之。執拗者若有定見[2]，誇大者若有奇謀。熟讀幾篇，便見滔滔不竭；道聞數語，謂非鑿鑿有憑？不反者，臨涯已晚；自是者，到老無能；執兩端者，冀自然之天功；廢四診者，猶瞑行之瞎馬；得穩當之名者，有躭閣之悮[3]；昧經權之竗者[4]，無格致之明[5]。有曰專門，決非通達，不明理性，何物聖神？又若以己之心度人之心者，誠接物之要道，其於醫也則不可，謂人己氣血之難符[6]。三人有疑從其二同者，爲決斷之竗方，其於醫也亦不可，謂愚智寡多之非類。凡此之法，何非徵醫之道[7]？而徵醫之難，於斯益見。然必也小大方圓全其才，仁聖工巧全其用，能會精神於相與之際，燭幽隱於玄冥之間者，斯足謂之真醫，而可以當性命之任矣。惟是皮質之難窺，心口之難辨，守中者無言[8]，懷玉者不衒[9]，此知醫之所以爲難也。故非熟察於平時，不足以識其藴蓄[10]；不傾信於臨事，不足以盡其所長。使必待渴而穿井，鬥而鑄兵，則倉卒之間，何所趨賴[11]？一旦有急，不得已而付之庸劣之手，最非計之得者。子之所慎，齋戰疾[12]。凡吾儕同有性命之慮者，其毋忽於是焉！噫！惟是伯牙常有也[13]，而鍾期不常有[14]；夷吾常有也[15]，而鮑叔不常有[16]。此所以相知之難，自古苦之，誠不足爲今日怪。倘亦有因予言而留意於未然者，又孰非不治已病治未病、不治已亂治未亂之明哲乎！惟好生者略察之！

[1]淺深：偏義複詞，義偏于“深”。深厚。

[2]拗：同“拗”。固執。

[3]躭：同“耽”。　閣：擱置。

[4]經權：偏義複詞，義偏于“權”。權宜，權變。

[5]格致：“格物致知”的省稱。探究事物的原理而獲得知識。

[6]謂：通“爲”。因爲。

[7]徵：驗，察。

[8]守中：猶守正。篤守正道。

[9]懷玉：比喻懷才。

[10]蘊蓄：積聚。這裏指蓄積的才能。

[11]趨賴：依賴，依靠。趨，歸附。

[12]“子之”二句：語出《論語·述而》。齋，古人祭祀前或舉行典禮前清心潔身以示莊重尊敬。

[13]伯牙：春秋時人，善彈琴。

[14]鍾期：即鍾子期。春秋時人，善聽琴。相傳曾從伯牙的琴聲中聽出他的心意。事見《吕氏春秋·本味》和《列子·湯問》。

[15]夷吾：即管仲。名夷吾，字仲，春秋時齊人，初事公子糾，後相齊桓公，曾九合諸侯，一匡天下，助齊桓公成爲春秋五霸之一。

[16]鮑叔：即鮑叔牙。春秋初期齊國大夫，以知人著稱，曾薦舉管仲爲齊卿。管夷吾、鮑叔牙事參見《史記·管晏列傳》。

## 閱讀練習

　　所謂醫人之情者或巧語誑人或甘言悦聽或強辯相欺或危言相恐此便佞之流也或結納親知或修好僮僕或求營上薦或不邀自赴此阿諂之流也有腹無藏墨詭言神授目不識丁假託秘傳此欺詐之流也有望聞問切漫不關心枳樸歸芩到手便攝妄謂人愚我明人生我熟此孟浪之流也有嫉妒性成排擠爲事陽若同心陰爲浸潤是非顛倒朱紫混淆此讒妒之流也有貪得無知輕忽人命如病在危疑良醫難必極其詳慎猶冀回春若輩貪功妄輕投

<u>劑至於敗壞嫁謗自文此貪倖之流也有意見各持異同不決曲高者和寡道高者謗多一齊之傅幾何衆楚之咻易亂此膚淺之流也</u>有素所相知苟且圖功有素不相識遇延辨症病家既不識醫則倏趙倏錢醫家莫肯任怨則惟芩惟梗或延醫衆多互爲觀望或利害攸系彼此避嫌惟求免怨誠然得矣坐失機宜誰之<u>咎</u>乎此由知醫不真任醫不專也（李中梓《醫宗必讀・不失人情論》）

1. 標點上文
2. 解釋畫綫詞語

相： 便佞： 孟浪： 陽： 朱紫混淆：

咎：

3. 語譯畫綫句子

# 三六　與薛壽魚書

【題解】本文選自《四部備要·集部·小倉山房詩文集》卷十九，據中華書局 1912 年影印本排印。作者袁枚（1716～1798 年），字子才，號簡齋，世稱隨園先生，錢塘（今浙江杭州）人，清代文學家。乾隆年間進士，著有《小倉山房詩文集》《隨園詩話》《補遺》等。薛雪（1681～1770 年），字生白，晚號一瓢，清代著名的温病學家，生前與袁枚交往頗深。

　　本文是作者對薛雪孫子薛壽魚爲薛雪所寫墓志的回復，信中嚴厲批評了薛壽魚輕醫學而重理學的錯誤思想，并在闡明道與藝的關係中高度贊揚了薛雪的精湛醫技，闡述了醫學的重大作用，同時表達了對薛雪的敬仰之情。

　　談何容易[1]！天生一不朽之人，而其子若孫必欲推而納之於必朽之處[2]，此吾所爲悁悁而悲也[3]。夫所谓不朽者，非必周孔而後不朽也[4]。羿之射[5]，秋之弈[6]，俞跗之醫，皆可以不朽也。使必待周孔而後可以不朽，則宇宙間安得有此紛紛之周孔哉？子之大父一瓢先生[7]，醫之不朽者也，高年不禄[8]。僕方思輯其梗概[9]，以永其人[10]，而不意寄來墓志[11]，無一字及醫，反託於陳文恭公講學云云[12]。嗚呼！自是而一瓢先生不傳矣！朽矣！

[1] 談何容易：原謂臣下向君王進言很不容易。語出《漢書·東方朔傳》。此謂對薛雪的評價豈容輕易改變。

[2] 若：其。

[3] 悁悁（yuān yuān）：憂悶貌。

[4] 周孔：周公、孔子。此指像周公、孔子那樣的聖賢。

[5] 羿（yì）：后羿，傳說中古之善射者。

[6] 秋：弈秋，古代圍棋高手。　　弈：棋術。

[7] 大父：祖父。

[8] 不禄：古代士人去世的諱稱。

[9] 梗概：大略。此指主要的生平事迹。

[10] 永：使……不朽。

[11] 墓志：放在墓中刻有死者生平事迹的石刻。此指墓志上的文字。

[12] 託：同“托”。依托。　　陳文恭：即陳宏謀，字汝咨，號榕門，清代廣西臨桂人。曾從吳與弼講學，官至東閣大學士兼工部尚書，卒謚文恭。早年治周敦頤、程顥、程頤、張載、

朱熹五子之學，著有《培遠堂全集》。

　　夫學在躬行[1]，不在講也。聖學莫如仁，先生能以術仁其民，使無夭札，是即孔子老安少懷之學也[2]。素位而行學[3]，孰大於是，而何必捨之以他求？陽明勳業爛然[4]，胡世寧笑其多一講學[5]；文恭公亦復爲之，於余心猶以爲非。然而，文恭，相公也[6]；子之大父，布衣也。相公借布衣以自重，則名高；而布衣挾相公以自尊，則甚陋。今執途之人而問之曰[7]：一瓢先生非名醫乎？雖子之仇，無異詞也。又問之曰：一瓢先生其理學乎？雖子之戚，有異詞也。子不以人所共信者傳先人[8]，而以人所共疑者傳先人，得毋以"藝成而下"之説爲斤斤乎[9]？不知藝即道之有形者也。精求之，何藝非道？貌襲之[10]，道藝兩失。燕噲、子之何嘗不託堯舜以鳴高[11]，而卒爲梓匠輪輿所笑[12]。醫之爲藝，尤非易言。神農始之，黃帝昌之，周公使冢宰領之[13]，其道通於神聖。今天下醫絶矣，惟講學一流轉未絶者[14]，何也？醫之效立見，故名醫百無一人；學之講無稽，故村儒舉目皆是[15]。子不尊先人於百無一人之上，而反賤之於舉目皆是之中，過矣！即或衰年無俚[16]，有此附會，則亦當牽連書之，而不可盡没有所由來[17]。僕昔疾病，性命危篤，爾時雖十周、程、張、朱何益[18]？而先生獨能以一刀圭活之[19]，僕所以心折而信以爲不朽之人也[20]。慮此外必有異案良方，可以拯人，可以壽世者[21]，輯而傳焉，當高出語録陳言萬萬[22]。而乃諱而不宣，甘捨神奇以就臭腐，在理學中未必增一偏席，而方伎中轉失一真人矣。豈不悖哉[23]！豈不惜哉！

　　[1] 躬行：親身實踐。

　　[2] 老安少懷：使老年人安寧，使年輕人懷歸。語本《論語·公冶長》："子曰：老者安之，朋友信之，少者懷之。"

　　[3] 素位：安于平常所處的地位。語本《禮記·中庸》："君子素其位而行，不願乎其外。"

　　[4] 陽明：王守仁，字伯安，餘姚（今浙江餘姚）人。明代哲學家、教育家，官至南京兵部尚書，卒諡文成。曾築室于故鄉陽明洞中，世稱陽明先生。著作由弟子輯成《王文成公全書》三十八卷。由他創立的陽明學派影響很大，遠傳日本。　　勳業：功業。勳，同"勛"。　　爛然：顯赫貌。

　　[5] 胡世寧：字永清，號靜庵，明代仁和（今浙江餘杭）人。弘治年間進士，官至南京兵部尚書，卒諡端敏。　　多：祇是。

　　[6] 相公：漢魏以來拜相者必封公，故稱宰相爲相公。參見《日知録》卷二十四。明清無丞相之職，但因陳文恭所任東閣大學士爲文臣中最高官職，位同前代丞相，故稱。

[7] 今：句首語氣助詞。

[8] 傳（zhuàn）：爲……立傳。

[9] 藝成而下：此句與"德成而上"對言，意爲技藝取得成就而居于下位。語出《禮記·樂記》："是故德成而上，藝成而下；行成而先，事成而後。"　　斤斤：拘謹貌。此謂拘泥。

[10] 襲：仿效。

[11] 燕噲（yān kuài）：燕王噲。戰國時期燕國國君，公元前320～前318年在位。在位第三年將君位讓給相國子之，導致內訌外侵，自己與子之均被殺。　　鳴高：顯示清高。

[12] 梓匠輪輿：皆爲古代工匠。語出《孟子·盡心下》："梓匠輪輿能與人規矩，不能使人巧。"

[13] 冢（zhǒng）宰：周代官名，爲六卿之首。亦稱太宰。

[14] 轉：反而。

[15] 村儒：指才疏學淺的文人。

[16] 無俚：猶無聊，謂精神無所寄托。

[17] 没（mò）：埋没。

[18] 周、程、張、朱：指北宋理學家周敦頤、程顥與程頤兄弟、張載及南宋理學家朱熹。

[19] 刀圭：古代量取藥末的器具。此處借代醫術。

[20] 心折：佩服。

[21] 壽世：使世人長壽。

[22] 語録：本爲文體名稱，指言論的記録或摘録。此指程、朱等的言論。

[23] 悖：荒謬。

# 閱讀練習

　　予既不事王侯獨全微尚幽棲自遂遠于<u>塵累</u>以保天年然<u>無功及物</u>亦豈道人之懷乎于是搜輯醫方精求藥道用存利濟隨所試效病家藏之好事者抄録轉相授受複多獲驗先是長興丁客部長孺手集予方一册命之曰先醒齋筆記梓行于世板留<u>岩邑</u>未便流通<u>交游</u>中多索此書者<u>卒</u>無以應予適旅泊金沙文學莊君斂之時時<u>過從</u>請增益群方兼采本草常用之藥增至四百餘品<u>詳</u>其修事又增入傷寒溫病時疫治法要旨<u>并屬其季君弢之鏤板流行傳之遠邇庶窮鄉僻邑舟次旅邸偶乏明醫俾病者按方施治以瘳疾苦則是書或有補于世也</u>夫斂之曰善時天啓二年歲次壬戌仲冬既望東吳繆希雍（《先醒齋醫學廣筆記·自序》）

1. 斷句

2. 解釋畫綫詞語

塵累：　　　　無功及物：　　　　岩邑：　　　　交游：　　　　卒：

過從：　　　　詳：

3. 語譯畫綫句子

# 三七　醫案五則

【題解】本文第一則選自 1959 年中華書局校點本《史記·扁鵲倉公列傳》。作者司馬遷，介紹見本教材《扁鵲傳》。該案記述了倉公診斷齊王侍醫遂所患"病中熱"一案的過程，并借此闡明中醫診治疾病，既需掌握基本醫學綱領，又需掌握具體運用條理的原則。第二則選自 2014 年湖南科學技術出版社《中醫古籍珍本集成》影印日本享保二十年（1735 年）向井八三郎刻本《普濟本事方·傷寒時疫上》。作者許叔微（1080～1154 年），字知可，曾任集賢院學士，故稱許學士，真州白沙（今江蘇儀徵）人，宋代醫家。該案強調辨證上須顧及表裏虛實，治療上則須遵循先後次序。第三則選自 1959 年人民衛生出版社《醫貫·痢疾論》。作者趙獻可（1567～1628 年），字養葵，號醫巫閭子，鄞縣（今浙江寧波）人，明代醫家。該案爲徐陽泰所撰，記述自己原屬火熱體質，趙氏卻用溫補藥治愈所患痢疾的過程，同時也簡略記述了趙氏用溫補藥治愈妻子喘逆、便血諸症的事實。第四則選自 1957 年人民衛生出版社影印信述堂藏版《續名醫類案·吐血》。編者魏之琇（1722～1772 年），字玉璜，號柳州，錢塘（今浙江杭州）人，清代醫家。沈明生，名時譽，華亭（今上海松江）人，明末清初醫家。該案叙述了沈氏以健脾攝血法治愈患者吐血的經過，闡明了病家要信真醫、任真醫的觀點。第五則選自 1923 年上海世界書局石印本《薛生白醫案·遺精》。作者薛雪（1681～1770 年），字生白，號一瓢，吳縣（今江蘇蘇州）人，清代醫家。該案論述了对于素有腎虧而又風木過旺的遺精患者，不應采用常規的回陽返本之法，而應以清肝膽濕熱之法治療，體現了"急則治其標"的中醫治則。

## （一）

齊王侍醫遂病[1]，自練五石服之[2]。臣意往過之[3]，遂謂意曰："不肖有病[4]，幸診遂也。"臣意即診之，告曰："公病中熱[5]。論曰[6]：'中熱不溲者，不可服五石。'石之爲藥精悍，公服之不得數溲，亟勿服。色將發臃[7]。"遂曰："扁鵲曰：'陰石以治陰病[8]，陽石以治陽病[9]。'夫藥石者，有陰陽水火之齊[10]。故中熱，即爲陰石柔齊治之；中寒，即爲陽石剛齊治之。"臣意曰："公所論遠矣[11]。扁鵲雖言若是，然必審診[12]，起度量，立規矩，稱權衡，合色脈、表裏、有餘不足、順逆之法，參其人動靜與息相應[13]，乃可以論。論曰：'陽疾處內，陰形應外者[14]，不加悍藥及鑱石。'夫悍藥入中，則邪氣辟矣[15]，而宛氣愈深[16]。診法曰：'二陰應外，一陽接內者[17]，不可以剛藥。'剛藥入則動陽，陰病益衰，陽病益著[18]，邪氣流行，爲重困於俞[19]，忿發爲疽。"意告之後百餘日，果爲疽發乳，上入缺盆[20]，死。此謂論之大體也[21]，必有經紀[22]，拙工有一不習，文理陰陽失矣[23]。

[1] 侍醫：指爲王侯防病治病的宮廷醫師。

[2] 練：通"煉"。煉制。　　五石：五種石藥。有不同説法。《抱朴子·金丹》謂丹砂、雄黄、白礬、曾青、磁石。

[3] 意：指倉公淳于意，西漢名醫。　　過：拜訪。

[4] 不肖：自謙之詞。

[5] 中熱：内熱。

[6] 論：此指上古醫學論著。

[7] 臃：同"癰"。毒瘡。

[8] 陰石：寒性礦物藥。　　陰病：陰虛内熱之證，即下文所言"中熱"。

[9] 陽石：熱性礦物藥。　　陽病：陽虛形寒之證，即下文所言"中寒"。

[10] 水火：指寒凉與溫熱的藥劑。即下文所言"柔劑""剛劑"。

[11] 遠：謂差錯大。

[12] 審：詳細。

[13] 息：脉息。

[14] "陽疾"八字：謂裏有真熱，表有假寒。

[15] 辟：擴散。

[16] 宛（yù）氣：鬱結之氣。宛，通"鬱"。鬱結。

[17] "二陰"八字：謂裏有真熱，表有假寒。

[18] 著：亢盛。

[19] 俞：通"腧"。腧穴。

[20] 缺盆：人體部位名。在兩側前胸壁的上方，鎖骨上緣的凹陷處。

[21] 大體：大法。

[22] 經紀：綱領。

[23] 文理：指外在的症候表現。　　陰陽：指内在的病機變化。

## （二）

昔有鄉人丘生者病傷寒[1]，予爲診視。發熱頭疼煩渴，脈雖浮數而無力，尺以下遲而弱。予曰：雖麻黄證[2]，而尺遲弱。仲景云：尺中遲者，榮氣不足，血氣微少，未可發汗[3]。予於建中湯加當歸、黄芪令飲。翌日脈尚爾[4]，其家煎迫[5]，日夜督發汗藥，言幾不遜矣[6]。予忍之，但只用建中調榮而已。至五日，尺部方應。遂投麻黄湯，啜第二服，發狂，須臾稍定，略睡，已得汗矣。信知此事是難是難[7]。仲景雖云不避晨夜，即宜便治[8]，醫者亦須顧其表裏虛實，待其時日。若不循次第，暫時得安，虧損五臟，以促壽限[9]，何足貴也[10]！《南史》記范雲初爲梁武帝屬官[11]，武帝將有九錫之命[12]，有旦夕矣[13]。雲忽感傷寒之疾，恐不得預慶事，召徐文伯診視，以實懇之曰："可便得愈乎？"文伯曰："便差甚易。政恐二年後可復起矣[14]。"雲曰："朝聞道，夕死猶可[15]，況二年乎！"文伯以火燒地，布桃葉，設席，置雲於上。頃刻汗解，撲以温粉。翌日果愈。雲甚喜。文伯曰："不足喜也。"後二年果卒。夫取汗先期[16]，尚促壽限，況不顧表裏，不待時日，便欲速効乎[17]？每見病家不耐，病未三四日，晝夜促汗，醫者隨情順意，鮮不敗事。故予書此爲醫者之戒。

[1] 丘生：據許叔微《傷寒九十論·麻黃湯證第四》記載，其人姓邱，名忠臣。

[2] 麻黃證：即麻黃湯證。

[3] "尺中"四句：語本《傷寒論·辨太陽病脈證並治》。榮，通"營"。

[4] 翌日：第二天。

[5] 煎迫：急迫。

[6] 幾：接近。

[7] 信：確實。

[8] "不避"八字：語本《傷寒論·傷寒例》。

[9] 促：縮短。

[10] 貴：重視。

[11] 南史：以下所載事見《南史·范雲傳》。　范雲：字彥龍，曾任梁吏部尚書、太子中庶子等職。　梁武帝：姓蕭，名衍，502～549年在位。

[12] 九錫：古代帝王賜給諸侯、大臣的九種器物，是一種最高禮遇。錫，通"賜"。

[13] 旦夕：喻短時間内。

[14] 政：通"正"。衹。

[15] "朝聞"七字：語本《論語·里仁》。

[16] 先期：早于正確的治療時期。

[17] 効：同"效"。取得療效。

## （三）

不肖體素豐，多火善渴[1]，雖盛寒，床頭必置茗碗，或一夕盡數甌[2]，又時苦喘急。質之先生[3]，爲言此屬鬱火證[4]，常令服茱連丸[5]，無恙也。丁巳之夏[6]，避暑檀州[7]，酷甚，朝夕坐冰盤間[8]，或飲冷香薷湯[9]，自負清暑良劑[10]。孟秋痢大作，初三晝夜下百許次，紅白相雜，絕無渣滓，腹脹悶，絞痛不可言。或謂宜下以大黃。先生弗顧也，竟用參、术、薑、桂漸愈。猶白積不止，服感應丸而痊[11]。後少嘗蟹螯[12]，復瀉下委頓[13]，仍服八味湯及補劑中重加薑、桂而愈[14]。夫一身歷一歲間耳，黃連苦茗，曩不輟口[15]，而今病以純熱瘥。向非先生[16]，或投大黃涼藥下之，不知竟作何狀。又病室孕時[17]，喘逆不眠，用逍遙散立安[18]。又患便血不止，服補中黑薑立斷[19]，不再劑。種種奇妙，未易殫述。噫！先生隔垣見人，何必飲上池水哉？聞之善贈人者以言[20]，其永矢勿諼者亦以言[21]。不肖侏儒未足爲先生重[22]，竊以識明德云爾[23]。

四明弟子徐陽泰頓首書狀[24]。

[1] 善：多。

[2] 甌（ōu）：盆盂類瓦器。

[3] 質：詢問。

[4] 鬱火證：此指肝鬱化火證。

[5] 茱連丸：方名。《仁齋直指方論》方，《丹溪心法》稱左金丸，由吳茱萸、黃連組成。功用清肝瀉火、降逆止嘔。

[6] 丁巳：明萬曆四十五年，1617 年。

[7] 檀州：地名。今北京密雲。

[8] 冰盤：內置碎冰、其上擺列瓜果等食品的盛器。

[9] 香薷湯：方名。《太平惠民和劑局方》方，由香薷、白扁豆、厚朴組成。功用祛暑解表、化濕和中。

[10] 自負：自恃。

[11] 感應丸：方名。《太平惠民和劑局方》方，由百草霜、杏仁、木香、丁香、乾薑、肉豆蔻、巴豆組成。功用溫補脾胃、消積導滯。

[12] 螯（áo）：節肢動物變形的步足。末端兩歧，開合如鉗。

[13] 委頓：疲乏困頓。

[14] 八味湯：方名。《楊氏家藏方》方，由吳茱萸、炮薑、木香、橘紅、肉桂、丁香、人參、當歸組成。功用溫補脾腎、順氣固澀。

[15] 曩（nǎng）：從前。

[16] 向：如果。

[17] 室：妻子。

[18] 逍遙散：方名。《太平惠民和劑局方》方，由柴胡、當歸、白芍、白术、茯苓、甘草、薄荷組成。功用疏肝解鬱、健脾和營。

[19] 黑薑：即炮薑。

［20］"善贈"六字：語本《荀子·非相》。

［21］"永矢"八字：語本《詩經·衛風·考槃》。矢，通"誓"。發誓。諼（xuān），忘記。

［22］侏儒：本指身材特別矮小的人。此爲自謙之詞。

［23］識：記住。　　明德：美德。

［24］四明：寧波府的別稱。　　頓首：叩頭。表示尊敬，爲古人書信常用語。

## （四）

　　沈明生治孫子南媳，賦質瘦薄，脈息遲微，春末患吐紅，以爲脾虛不能攝血，投歸脾數劑而止[1]。慮後復作，索丸方調理，仍以歸脾料合大造丸數味與之[2]。復四五日後，偶值一知醫者談及[3]，乃駭曰："諸見血爲熱，惡可用參、耆、河車溫補耶？血雖止，不日當復來矣。"延診，因咀令停服，進以花粉、知母之屬。五六劑後，血忽大來，勢甚危篤。此友遂斂手不治[4]，以爲熱毒已深，噬臍無及[5]。子南晨詣[6]，慍形於色[7]，咎以輕用河車，而盛稱此友先識，初不言曾服凉藥[8]，且欲責效於師[9]，必愈乃已。沈自訟曰[10]："既係熱症，何前之溫補如鼓應桴[11]，今祇增河車一味，豈遂爲厲如是[12]？且斤許藥中，乾河車僅用五錢，其中地黃、龜板滋陰之藥反居大半，纔服四五日，每服三錢，積而計之，河車不過兩許耳。"遂不復致辨[13]。往診其脈，較前轉微，乃笑曰："無傷也，仍當大補耳。"其家咸以爲怪，然以爲繫鈴解鈴[14]，姑聽之。因以歸脾料倍用參、耆，一劑而熟睡，再劑而紅止。於是始悟血之復來，由於寒凉速之也[15]。

　　因歎曰：醫道實難矣。某固不敢自居識者[16]，然舍症從脈，得之先哲格言，血脫益氣，亦非妄逞臆見。今人胸中每持一勝算[17]，見前人用凉，輒曰："此寒症也，宜用熱。"見前人用熱，則曰："此火症也，應用凉。"因攻之不靈，從而投補；因補之不效，隨復用攻。立意翻新，初無定見。安得主人、病人一一精醫察理，而不爲簧鼓動搖哉[18]？在前人，蒙謗之害甚微；在病者，受誤之害甚鉅[19]。此張景岳"不失人情"之論所由作也。

　　［1］歸脾：指歸脾湯，方名。《濟生方》方，由白术、茯苓、黃芪、龍眼肉、酸棗仁、人參、木香、甘草、當歸、遠志組成。功用健脾益氣、補血養心。

　　［2］大造丸：方名，又名河車大造丸。《景岳全書》方。由紫河車、熟地、杜仲、天冬、麥冬、龜板、黃柏、牛膝組成。功用滋陰養血、補益肺腎。

　　［3］值：遇。

［4］斂手：縮手，指不敢恣意妄爲。

［5］噬（shì）臍：即自噬腹臍，喻無能爲力。語本《左傳·莊公六年》。

［6］詣：到。

［7］慍（yùn）：惱怒。

［8］初：始终。

［9］責：要求。

［10］訟：辯解。

［11］如鼓應桴：喻效驗迅捷。桴，鼓槌。

［12］厲：禍害。

［13］辨：通"辯"。辯駁。

［14］繫鈴解鈴：佛教禪宗語。謂虎項金鈴惟繫者可解。比喻誰做的事出了問題，仍須由誰去解決，亦作"解鈴繫鈴"。語本明代瞿汝稷《指月録》卷二十三。

［15］速：招致。

［16］某：自稱之詞。

［17］勝算：能够制勝的計謀。

［18］簧鼓：此指動聽的言語。

［19］鉅：同"巨"。

## （五）

　　素來擾虧根本[1]，不特病者自嫌，即操醫師之術者，亦跋前疐後之時也[2]。值風木適旺之候[3]，病目且黃，已而遺精淋濁，少間則又膝脛腫痛不能行。及來診時，脈象左弦數，右搏而長，面沉紫，而時時作嘔。静思其故，從前紛紛之病，同一邪也，均爲三病[4]，次第纏綿耳[5]，由上而下，由下而至極下，因根本久撥之體[6]，復蒸而上爲胃病，是腎胃相關之故也[7]。倘不稍爲戢除一二[8]，但取回陽返本，竊恐劍關苦拒，而陰平非復漢有也[9]。謹擬一法，略効丹溪[10]，未識如何。

　　羚羊角　木瓜　酒炒黃柏　伏龍肝　生米仁　橘紅　馬料豆

［1］擾虧：損傷。

［2］跋前疐（zhì）後：比喻進退兩難。語本《詩經·豳風·狼跋》。跋，踩。疐，同"躓"。絆倒。

［3］"風木"六字：謂陰曆二月，厥陰風木正旺、肝膽受病之時。

［4］均：分。

［5］纏綿：糾纏。

［6］撥：擾動。

［7］腎胃相關：語本《素問·水熱穴論》："腎者，胃之關也。"

［8］戢（jí）：止息。

［9］"劍關"十一字：魏景元四年（263 年），蜀帥姜維固守劍關，魏鎮西將軍鄧艾自陰平道，經江油、綿竹，直趨成都滅蜀。此喻指單純治本之不當。

［10］効：同"效"。仿效。

## 閱讀練習

温邪上受首先犯肺逆傳心包肺主氣屬衛心主血屬營辨營衛氣血雖與傷寒同若論治法則與傷寒大异蓋傷寒之邪留戀在表然後化熱入裏温邪則化熱最速未傳心包邪尚在肺肺合皮毛而主氣故云在表初用辛凉輕劑挾風加薄荷牛蒡之屬挾濕加蘆根滑石之流或透風於熱外或滲濕於熱下不與熱相搏勢必孤矣不爾風挾温熱而燥生清竅必乾謂水主之氣不能上榮兩陽相劫也濕與温合蒸鬱而蒙蔽於上清竅爲之壅塞濁邪害清也其病有類傷寒驗之之法傷寒多有變症温熱雖久總在一經爲辨（吳有性《温熱論•温病大綱》）

1. 斷句

2. 解釋畫綫詞語

上：　　　蓋：　　　滲：　　　搏：

3. 語譯畫綫句子

# 三八 醫話四則

**【題解】**本文第一則選自 2003 年上海古籍出版社《續修四庫全書》本《吳醫匯講·書方宜人共識説》，據乾隆五十七年唐氏問心草堂刻本排印。《吳醫匯講》由清代乾隆年間醫家唐大烈主編，爲國內最早具有刊物性質的醫學文獻。作者顧文烜，字雨田，號西疇，吳縣（今江蘇蘇州）人，乾隆年間醫家。文章對醫生開醫方喜用古名、怪名，寫草體字等提出批評，對同行發出"凡書方案，字期清爽，藥期共曉"的倡議。第二則選自清代嘉慶十七年刊本《醫經餘論》。作者羅浩，字養齋，新安（今安徽徽州）人，清代醫家。《醫經餘論》一卷，成書于 1812 年，是一部醫話專著，所論多爲作者攻讀醫籍與臨床實踐的心得體會，間有醫書文字或人物事迹之考釋内容。文章歷陳讀醫書有四病，認爲不善讀書，其弊甚于不讀書。第三則選自 2003 年上海古籍出版社《續修四庫全書》本《冷廬醫話》卷二，據光緒二十三年烏程龐元澂刻本排印。作者陸以湉，字薪安，一字定圃，桐鄉（今浙江嘉興）人，晚清醫家。《冷廬醫話》共五卷，成書于 1858 年，所載醫史文獻資料豐富，内容涉及名醫醫案、見聞心得、醫著述評等，在醫話著作中素負盛譽。文章通過崔默庵診證一事，説明醫生診病必須周詳細緻，準確把握病因是治愈疾病的關鍵。第四則選自 1990 年上海科學技術出版社《中國醫學大成》影印本《對山醫話》卷一。作者毛對山，字祥麟，上海人，清末醫家。《對山醫話》共四卷，成書于 1902 年，爲作者平時研究醫學的心得。文章通過自身診脉經歷，説明憑脉決證應詳加分析，若墨守成法，則難免失誤。

## （一）

國家徵賦，單曰易知[1]；良將用兵，法云貴速[2]。我儕之治病亦然。嘗見一醫方開小草，市人不知爲遠志之苗，而用甘草之細小者。又有一醫方開蜀漆，市人不知爲常山之苗，而令加乾漆者。凡此之類，如寫玉竹爲葳蕤，乳香爲薰陸，天麻爲獨搖草，人乳爲蟠桃酒，鴿糞爲左蟠龍，竈心土爲伏龍肝者，不勝枚舉。但方書原有古名[3]，而取用宜乎通俗。若圖立異矜奇[4]，致人眼生不解，危急之際，保無誤事？

又有醫人工於草書者[5]，醫案人或不識，所係尚無輕重[6]，至於藥名，則藥舖中人豈能盡識草書乎[7]？孟浪者約畧撮之而貽誤[8]，小心者往返詢問而羈延[9]。可否相約同人，凡書方案，字期清爽[10]，藥期共曉？

［1］易知：即易知由單。古代交納田賦的通知書。單上寫明田地等級、人口多少、應徵款項和起交存留等。亦稱由貼、由單。

［2］貴速：以神速爲貴。語本《孫子•九地》。

［3］但：儘管。

［4］立異矜奇：標異于衆，誇耀奇特。

［5］工：擅長。　　書：字。

［6］輕重：偏義複詞，義偏于"重"。緊要。

［7］舖：同"鋪"。

［8］畧：同"略"。

［9］羈（jī）延：羈絆拖延。

［10］期：必。

# （二）

古今醫書，汗牛充棟[1]。或矜一得之長，或爲沽名之具，其書未必盡善，學者亦難博求。然其中果有精義，則不容以不閱矣。然讀醫書者，每有四病：一在於畏難。《內》《難》經爲醫書之祖，而《內》《難》經之理，精妙入神，則捨去而覽易解之方書，以求速於自見[2]。即讀《內經》，或取刪節之本，文義不貫，或守一家之説，至道難明。其病一也。一在於淺嘗。畧觀書之大意，自負明理[3]，不知醫道至微至奧。前賢之書，闡明其理，博大精深，不獨義非膚廓[4]，即其辭亦古茂[5]。若草率以觀，既不能識其精妙，且誤記誤會，遂有毫釐千里之失[6]。其病二也。一在於篤嗜古人，不知通變。執《傷寒》《金匱》之説，不得隨時應變之方，不考古今病情之異，膠柱鼓瑟[7]，以爲吾能法古，治之不愈，即咎古人之欺我也。甚至讀張子和書而用大攻大伐，讀薛立齋書而用大溫大補，不知二公南北殊途，施治各異，且其著書之意，亦不過指示後人見證之有宜大攻大伐、大溫大補者，非以此即可概天下病也，乃不能深求其意而妄守之。其病三也。一在於不能持擇。廣覽羣書[8]，胸無定見，遇症即茫然莫之適從。寒熱溫凉之見交橫於前，遲疑恐懼之心一時莫定。甚至用不經之語[9]，以爲有據，而至當不易之理，反致相遺。其誤人若此，其病四也。有此四病，則醫書讀與不讀等。然不讀書，其心必虛，尚可即病以推求；讀書者，自必言大而誇，據書以爲治，而害人之患伊於胡底矣[10]。可不懼哉！

［1］汗牛充棟：謂書籍存放時可堆至屋頂，運輸時可使牛馬累得出汗。形容書籍之多。語

本柳宗元《文通先生陸給事墓表》。

[2] 自見（xiàn）：顯示自己。

[3] 自負：自恃。

[4] 膚廓：謂文辭空泛而不切實際。

[5] 古茂：古雅美盛。

[6] 毫釐千里：謂由于極微小的失誤而造成巨大的差錯。語本《禮記·經解》。

[7] 膠柱鼓瑟：用膠把琴瑟上調音的短柱黏住，柱不能移動，以後奏琴就無法調弦。比喻固執拘泥，不知變通。語本《史記·廉頗藺相如列傳》。

[8] 羣：同"群"。

[9] 不經：荒誕不合常理。

[10] 伊於胡底：謂不知將弄到什麼地步，即不堪設想的意思。語本《詩經·小雅·小旻》。

# （三）

太平崔默庵醫多神驗[1]。有一少年新娶，未幾出痘，徧身皆腫[2]，頭面如斗。諸醫束手，延默庵診之。默庵診症，苟不得其情，必相對數日沈思[3]，反覆診視，必得其因而後已。診此少年時，六脈平和，惟稍虛耳，驟不得其故[4]。時因肩輿道遠腹餓[5]，即在病者榻前進食。見病者以手擘目[6]，觀其飲啖，蓋目眶盡腫，不可開合也[7]。問："思食否？"曰："甚思之，奈爲醫者戒余勿食何？"崔曰："此症何礙於食？"遂命之食。飲啖甚健，愈不解。

久之，視其室中，牀榻桌椅漆器薰人[8]，忽大悟，曰："余得之矣！"亟命別遷一室，以螃蠏數觔生搗[9]，徧敷其身。不一二日，腫消痘現，則極順之症也[10]。蓋其人爲漆所咬[11]，他醫皆不識云。

[1] 太平：地名。今安徽當塗。

[2] 徧：同"遍"。

[3] 沈："沉"的古字。

[4] 驟：急切間。

[5] 肩輿：轎子，亦稱平肩輿。此謂坐轎。

[6] 擘（bò）：分開。

[7] 開合：偏義複詞，義偏于"開"。睜開。

[8] 牀：同"床"。　　薰：熏灼。

[9] 蠏：同"蟹"。　　觔：同"斤"。

[10] 則：原來。

[11] 爲漆所咬：被漆傷害。

# （四）

余初讀《靈》《素》諸書，覺其經義淵深，脈理錯雜，每若望洋意沮[1]。繼復併心壹志[2]，徧覽前賢註釋，有所疑，則鎮日默坐苦思而力索之[3]，乃漸通五運六氣、陰陽應象之理[4]。每調氣度脈，浪決人生死[5]，亦時或有驗。

憶昔避兵鄉里，對巷有吳某晨起方灑掃，忽仆地不語，移時始醒[6]。延余診視，仍能起坐接談。按脈，則勢急而銳，真有發如奪索者[7]，蓋腎氣敗也。危期當不越宿[8]，遽辭以出[9]。人咸不之信。詎日未昃[10]，而氣絕矣。又布商周某，偶感微疾，就余診視。余曰："今所患勿藥可愈。惟按心脈獨堅[11]，濕痰阻氣，氣有餘即是火[12]，火鬱不散當發癰。"時周腦後生細瘡，累累若貫珠[13]。余曰："君以此無所苦，一旦勃發，為害非淺，亟宜慎之。"彼終不為意。及明春，果以腦後毒發而死。據此，則憑脈決症，似乎如響斯應矣[14]。

豈知脈理微茫[15]，又有不可臆斷者。余有戚某，過余齋，形色困憊，詢知患咳經月[16]，行動氣喘，故來求治。診其脈，至而不定，如火薪然[17]。竊訝其心精已奪[18]，草枯當死[19]。戚固寒士，余以不便明言，特贈二金，惟令安養，時已秋半。及霜寒木落，往探之，而病已痊。細思其故，得毋來診時日已西沉，行急而咳亦甚，因之氣塞脈亂，乃有此象歟？然惟於此而愈不敢自信矣[20]。

[1] 望洋：仰視貌。比喻力不從心，無可奈何。語本《莊子·秋水》。　　意沮（jǔ）：心情沮喪。

[2] 併心壹志：專心致志。

[3] 鎮日：猶整日。

[4] 陰陽應象：謂人體臟腑陰陽與四時五行陰陽現象的對應聯繫。

[5] 浪：隨便。

[6] 移時：一段時間。

[7] 奪索：爭奪之繩索。喻引長而堅勁之死腎脉。語本《素問·平人氣象論》。

[8] 危期：死期。

[9] 遽（jù）：急忙。

[10] 詎（jù）：豈料。　　昃（zè）：日西斜。

[11] 心脈：左手寸脉。

[12] "氣有"六字：語本《丹溪心法》卷一。

[13] 累累：連貫成串貌。

［14］如響斯應：如同回聲應和。比喻效驗迅速。斯，語中助詞。

［15］微茫：隱約模糊，亦作"微芒"。

［16］經月：一個月。

［17］如火薪然：如同剛燃燒的火焰搖晃不定。《素問·大奇論》曰："脉至如火薪然，是心精之予奪也，草乾而死。"薪，《黄帝内經太素》《針灸甲乙經》并作"新"，當是。然，"燃"的古字。燃燒。

［18］奪：喪失。

［19］草枯：指草枯的季節。

［20］惟：思。

# 閱讀練習

邪氣各有所屬也當窮其要於前治法各有所歸也當防其差于後蓋治病之要以窮其所屬爲先苟不知法之所歸未免於無差爾是故疾病之生不勝其衆要其所屬不出乎五運六氣而已誠能於此審察而得其機要然後爲之治又必使之各應於運氣之宜而不至有一毫差誤之失若然則治病求屬之道庶乎其無愧矣乎至真要大論曰審察病機無失氣宜意蘊諸此嘗謂醫道有一言而可以盡其要者運氣是也天爲陽地爲陰陰陽二氣各分三品謂之三陰三陽然天非純陽而亦有三陰地非純陰而亦有三陽故天地上下各有風熱火濕燥寒之六氣其斡旋運動乎兩間者而又有木火土金水之五運人生其中臟腑氣穴亦與天地相爲流通是知衆疾之作而所屬之機無出乎是也然而醫之爲治當如何哉惟當察乎此使無失其宜而後可若夫諸風掉眩皆屬肝木諸痛癢瘡皆屬心火諸濕腫滿皆屬脾土諸氣膹鬱皆屬肺金諸寒收引皆屬腎水此病屬於五運者也諸暴強直皆屬於風諸嘔吐酸皆屬於熱諸躁狂越皆屬於火諸項強直皆屬於濕諸澀枯涸皆屬於燥諸病水液澄澈清冷皆屬於寒此病機屬於六氣者也夫惟病機之察雖曰既審而治病之施亦不可不詳故必別陰陽於疑似之間辨標本於隱微之際有無之殊者求其有無之所以殊虛實之異者責其虛實之所以異爲汗吐下投其所當投寒熱溫涼用其所當用或逆之以制其微或從之以導其甚上焉以遠司氣之犯中焉以辨歲運之化下焉以審南北之宜使小大適中先後合度以是爲治又豈有差殊乖亂之失耶又考之内經曰治病必求其本本草曰欲療病者先察病機此審病機之意也六元正紀大論曰無失天信無逆氣宜五常大論曰必先歲氣無伐天和此皆無失氣宜之意也故素問靈樞之經未嘗不以氣運爲言

既曰先立其年以明其氣復有以戒之曰治病者必明天道地理陰陽更勝既曰不知年之所加氣之盛衰虛實之所起不可以爲工矣諄諄然若有不能自已者是豈聖人私憂過計哉以醫道之要悉在乎此也觀乎原病式一書比類物象深明乎氣運造化之妙其於病機氣宜之理不可以有加矣（朱丹溪《丹溪心法・審察病機無失氣宜》）

1. 標點上文
2. 解釋畫綫詞語

苟：　　　誠：　　　庶乎：　　　氣宜：　　　斡旋：

3. 回答問題

作者認爲治病如何做到沒有差錯？

附　**PPT** 课件、阅读练习参考答案

请分别扫以下二维码进行阅读观看和听读。

PPT 课件　　　　　　　阅读练习参考答案

# 第七單元 基礎知識

# 第一章 工 具 書

"工欲善其事，必先利其器"。在讀書或治學中，我們常會遇到一些疑難問題，這就需要查閱工具書，能否熟練運用工具書，往往是衡量一個人學習能力强弱的標志之一。

所謂工具書，就是廣泛收集某一範圍的知識資料，并按一定形式編排，專供查檢，以解決人們質疑求知、獲取資料等需要的一類圖書。它具有解釋疑難、輔助自學、指示門徑、提供线索、搜集資料等作用。

工具書種類繁多，可據學科、内容、語言、規模、地域等標準做不同分類，若就功用特點來説，大體可分爲字典、詞典、書目、索引、類書、叢書、文摘、政書、年鑒、年表、手冊等。

字典是解釋漢字形音義及其用法的工具書，如《康熙字典》《簡明中醫字典》。

詞典也稱辭典，是解釋詞語意義及其用法的工具書，如《中醫大辭典》《中藥大辭典》。

書目是圖書目録的簡稱，它記録圖書名稱、作者、卷數、版本，有的還叙及學術源流、圖書流傳、内容評價和收藏單位等内容，如《四庫全書總目》《全國中醫圖書聯合目録》。

索引，又稱通檢、備檢、引得，是把一種或多種書（刊）裏的内容編成條目按一定方法編排，并注明出處、專供檢索的工具書，如《十三經索引》《内經章句索引》。

類書是把一種或各種書籍中的有關内容分門别類重新編排而成的書籍。其优点是便于尋檢和徵引材料，如《永樂大典》《類經》。

至于叢書，則是將原先獨立成書的若干種書籍原封不動地匯編在一起并冠以總名而成的書籍，如《四庫全書》《景岳全書》。

文摘就是論文摘要，將論文的主要論點簡明扼要地摘録出來，以供讀者閱讀，如《中國醫學文摘》《中國藥學文摘》等。

政書是專門記載典章制度的工具書，如《文獻通考》《通志》等。

年鑒是按年度出版，用以反映一年之中的大事記、科學進展、統計資料和數據等的工具書，如《中國醫學科學年鑒》《中醫年鑒》等。

年表是按年代順序以表格形式編製的查考時間或大事的工具書。如《中國歷史紀年表》《中國醫史年表》等。

手冊是匯集某方面經常需要查考的文獻資料或專業知識的工具書，如《中醫方劑臨床手冊》《針灸治療手冊》等。

## 第一節　辭書的編排與檢索

　　辭書是對字典、詞典、百科全書、專科辭典等工具書的統稱，是最基礎的一類工具書。因爲漢字兼具形音義三要素，辭書的編排相應也主要有義序、形序、音序三類方法。編排法也被稱作檢字法。

### 一、義序編排法

　　義序編排法指按照内容主題進行分類編排的方法，主要有主題事類法和學科門類法。前者比如現存中國最早的詞典《爾雅》，即按照釋詁、釋言、釋訓、釋親、釋宮、釋器、釋樂、釋天、釋地、釋丘、釋山、釋水、釋草、釋木、釋蟲、釋魚、釋鳥、釋獸、釋畜的主題順序分爲十九類。又如《方言》《釋名》《廣雅》《藝文類聚》《册府元龜》《太平御覽》《古今圖書集成·醫部全録》《中國醫籍考》《宋以前醫籍考》等皆是此類。後者如《全國中醫圖書聯合目録》《中國醫學百科全書》《中華本草》等則依據學科系統進行編排。

　　義序編排法的優點是主題突出，條理清晰，便于參考；缺點是不易檢索。故往往輔以筆畫索引。

### 二、形序編排法

　　形序編排法指按照漢字的部首、筆畫或四角號碼等字形特點進行編排的方法。

（一）部首編排法

　　這是漢語辭書最常用的編排方法，也是漢語辭書所特有的編排方法。它是將所收漢字按照部首進行歸類，而部首再按照筆畫多少進行排列的一種方式，有效解決了義序編排法不易檢索的缺點。

　　部首編排法爲東漢許慎所首創，他在《説文解字》這部現存中國最早的字典中將所收漢字分爲 540 部，由此對辭書的編排產生了深遠影響，後世按部首編排的工具書都是在它的基礎上改良而成。影響較大者如明代梅膺祚的《字彙》，并 540 部而爲 214 部，《康熙字典》《中華大字典》、新舊《辭源》、舊《辭海》和《中文大辭典》等均沿用。同是在 214 部的基礎上，1979年重新修訂出版的新《辭海》將部首調整爲 250 部，1986 年出版的《漢語大字典》《漢語大詞典》則合并爲 200 部。所以我們在按部首檢索這類辭書時，除要熟悉該書部首及其次序和變體外，還要關注辭書在部首設置方面的差异，并能準確離析出漢字形符。具體來説，有以下幾個需要注意的方面：

**1. 熟悉部首的變體**

　　同一部首因所處字中位置不同而發生形體變化。以《康熙字典》的部首爲例：今、以同屬人部，永、汗同屬水部，灸、然同屬火部，猷、猝同屬犬部，怨、忪、恭同屬心部，腐、肋、育同屬肉部，邦、都、郢屬邑部，防、險、陵屬阜部。

**2. 識別本身就是部首的字，不要誤拆**

如"音"不在立部或日部，"見"不在目部或儿部，"黃"不在廿部或八部，"采"不在爪部或木部，"香"不在禾部或日部，"鼓"不在士部或支部，"麻"不在廣部或木部，"鼻"不在自部或田部，它們都是獨立的部首字。其他如"齒、風、色、豆、黍、食、高、鬲、魚、鳥、黑、鹿"等字本身皆自成部首。

**3. 查閱難檢字**

對于有些不容易看出部首的難檢字，可查"難檢字表"或"筆畫檢字表""筆畫索引"。

部首編排法的優點：一是主要以偏旁歸屬部首，便于讀者從分析漢字結構的角度來查找與學習漢字；二是即使不明字音也可查檢。缺點：一是有的部首不易確定；二是各種字典、詞典的部首分類不統一。

（二）筆畫編排法

這是按照漢字的筆畫多少、起筆的筆形順序來編排所收字詞的一種方法。筆畫數少的在前，多的在後；同筆畫數的字則依起筆筆形爲序排列。而筆形順序各書并不完全統一。如果詞條首字相同，則按次字筆畫、筆形排序，以此類推。《十三經索引》《中國人名大辭典》《中國古今地名大辭典》《中國醫學大辭典》《中醫大辭典》《中藥大辭典》《簡明中醫字典》等工具書皆屬此類。其他諸如《辭源》《辭海》《漢語大字典》《漢語大詞典》等辭書都有按筆畫編排的索引。

筆畫編排法的主要優點是易學易用，可以克服讀音不準、部首難分帶來的困擾，但是缺點也是顯而易見的：一是費時，二是受正俗字及書寫習慣的影響，筆畫數和起筆不易確定，故常需其他編排法輔助檢索。

（三）號碼編排法

它是用數字代表漢字的各種筆形或部件并據以排序的一種編排方法，爲近現代以來所新創，新印古籍和辭書常采用此法。最常見的是"四角號碼法"，爲商務印書館王雲五初創，如《四角號碼新詞典》。其他諸如新《辭源》和重印的宋本《集韻》等也都附列"四角號碼檢字法"。

號碼編排法的缺點是掌握不易，優點是一旦掌握便可在部首不明且不知音義的情況下，迅速找到檢索對象。

# 三、音序編排法

音序編排法指將所收字詞條按照漢字讀音進行編排的方法。主要有韵部、聲紐和注音三種編排法。

（一）韵部編排法

韵部編排法是依據韵部順序進行編排的方法。在我國，最早使用此法的是韵書，後推廣至非韵書一類。前者如《切韵》分 193 個韵部，《廣韵》《集韵》分 206 個韵部，至金朝《平水韵略》并爲 106 個韵部（即平水韵）；後者如《佩文韵府》《經籍籑詁》《辭通》等詞典也沿用平水韵編排。

　　什麼是韵部呢？每個漢字都有一個聲母和一個韵母，把韵母相同的字歸并在一起就是一個韵部。每部選定一個字作標目，再按一定的次序排列起來，就是"韵目"。所以按韵部檢字，實際上就是按韵目檢字。古代韵書，大都是先分四聲（平上去入），再列韵目。比如元明清通用的平水韵共有 106 韵，其中平聲下列 30 個韵目（上平 15 韵、下平 15 韵），上聲 29 韵，去聲 30 韵，入聲 17 韵。它的"上平聲"下列韵目順次爲"一東、二冬、三江、四支、五微、六魚"等，餘者類此。檢字之前，一是要知道它屬于平上去入哪一聲，二是要知道它屬于什麼韵部，這對一般讀者來說頗有難度。不過，我們可以通過"搭橋"的方式解決困難：首先藉助《辭源》《辭海》等辭書查出該字所屬韵部，然後再到按韵檢字的工具書中去查字。比如"痼"字，可先查《辭源》找到"痼"字，旁邊注明："痼，古暮切。去，暮韵，見。"其中"去"是聲調，"暮"是韵目，"見"是聲紐，這樣就知道"痼"應去"去聲"下屬的"暮韵"中找字了。

## （二）聲紐編排法

　　聲紐編排法是依據聲紐順序進行編排的方法。聲母，古稱紐或聲紐。聲紐的代表字稱爲字母。字母的排列有一定順序，所以按聲紐檢字，實際上就是按字母檢字。據清代王念孫推測，上古聲紐爲 23 個，唐末釋守溫的《韵學殘卷》中古聲紐爲 30 個，宋人增爲 36 個，即世人常說的守溫三十六字母。

　　聲紐編排法是清代王引之在撰寫《經傳釋詞》時創立的，其後爲《經詞衍釋》《古書虛字集釋》《廣釋詞》等辭書所沿用。前兩書解釋的是經傳中的字詞，所以排序依據的是上古 23 個聲紐，後兩書則依守溫三十六字母爲序。

　　依聲紐爲序編排漢語虛詞類辭書，較之韵部編排法是一種明顯進步，對于揭示虛詞語音尤其是聲紐上的内在聯繫，并據以"因聲求義"帶來了很大便利。在排序首先着眼于字音開頭的字母這點上，又與西方拼音文字排序法不謀而合，因而此法出現後，對辭書的編排方式產生了較大影響。今人查檢起來仍然可用"搭橋"的方式解決不明聲紐的困難。

## （三）注音編排法

　　歷史上有關漢字的注音，曾出現過讀若法、直音法和反切法。讀若法是用音近字注音，直音法是用同音字注音，而反切法是用兩個字注音，前一個字標示聲母，後一個字標示韵調。清末民初，隨着文字改革和漢語拼音化運動的興起，上述方法爲新型的注音方式所代替，從而也引發辭書編排方式的革新。其中影響較大的分別是注音字母編排法，以及後來出現的拼音字母編排法。

　　注音字母是在 1913 年北洋政府教育部主持的"讀書統一會"上商定的，采用章太炎"古文篆籕近省之形"制訂注音符號，初爲 39 個，經百年演變，現爲 37 個（聲母 21 個，韵母 16 個），目前仍爲台灣所使用。

　　按注音字母順序（即"ㄅㄆㄇㄈ……"）進行編排的辭書有《詞詮》和《漢語詞典》。

　　1958 年大陸公布《漢語拼音方案》，中止了注音字母的使用。拼音字母編排法便是按照該方案規定的 23 個拉丁字母順序加以編排的。每字取拼音首字母排序，首字母相同者再按第二個字母排序，餘者類推。同音字下再按聲調排序。《新華字典》《現代漢語詞典》等就是用的此類方法。

　　注音編排法的優點是簡便易學，符合國際化原則，但是遇到發音不準或讀音不明的情況，便無法查檢，爲此常需匹配部首、筆畫或四角號碼等編排法輔助檢字。

## 第二節　常用工具書介紹

常用工具書很多，以下就專業學習、教學和科研所需，擇其常用者分類舉要，加以介紹。

### 一、字典、詞典

漢字歷史悠久，數量衆多，構形複雜，形音義又幾經變化，既是世界上現存最古老的文字，也是最難識認的文字之一。因此，我們在使用中，難免會遇到一些需要藉助字典和詞典的生字、難詞。

漢語裏的字與詞是兩個不同概念，除了單音詞在書寫上體現爲一個字之外，詞的概念要大于字，所以有字典、詞典之分。但在編寫時，二者并非截然分開，比如字典有時也收語詞，而詞典一般以單音詞（字）爲詞頭。

#### （一）字典

**《説文解字》**　簡稱《説文》，東漢許慎著，是我國第一部字典。因不避殤帝劉隆之諱，似當成書于此之前。全書收字 9353 個，重文 1163 個，分爲 15 篇，包括正文 14 篇及卷末叙目 1 篇。該書"據形繫聯"，分 540 個部首，首創部首編排法。書中每字先列小篆，兼收古文、籀文，保存了篆文的寫法和漢以前的古音古訓；闡述了"六書"的概念，并以"六書"理論分析漢字，爲古文字學、漢語詞源學及古音學研究提供了重要參考資料，是研讀先秦古籍的重要典籍。後人注《説文解字》的著作甚多，以清代段玉裁《説文解字注》和朱駿聲《説文通訓定聲》較爲著名。現通行本是中華書局 1963 年影印的大徐本（宋代徐鉉整理本），該本在每個篆字（字頭）之上增加楷體，卷末附新編"檢字"，依楷體筆畫排次，查檢方便。

**《康熙字典》**　清代張玉書、陳廷敬等奉敕編纂，成書于康熙五十五年（1716 年）。該書是在明代梅膺祚《字彙》、張自烈《正字通》的基礎上編著而成。全書收錄單字 47 035 個，另有古文（古體字）1995 個。按部首編排，分爲 214 部。釋字體例是先音後義。每字之下，先列《唐韵》《廣韵》《集韵》《韵會》等歷代主要韵書的反切；後釋字的本義，然後再引述這個字的別音、別義。一般都引用古書作例證。若有所考辨，則加"按"字附于句末。如字有古體即列于該字之下，重文、別體、俗字、訛字則附于注後。現通行本是中華書局 1958 年影印同文書局本，後附王引之《字典考證》，另附《補遺》一卷收錄稍偏僻的字，《備考》一卷收錄不通行之字。《康熙字典》保留了研究古文字的許多重要資料，是古代字書的集大成者，但因疏漏和錯誤較多，使用時需參考字典的《補遺》《備考》及《考證》等，以免其誤。

**《中華大字典》**　陸費逵、歐陽溥存等編，中華書局 1915 年出版。該書是在《康熙字典》的基礎上補闕糾謬、改善體例編著而成。收字共 48 200 餘，沿用 214 部部首編排，用反切和直音法注音。書前附有"部首索引""總目"和"檢字表"，書後附有"補遺"。該書義項詳盡，例證豐富，引例均注明書的篇名，以便查考核對，并據王引之的《字典考證》，匡正《康熙字典》引例錯誤 2000 餘條。1935 年、1958 年及 1978 年多次再版。

**《説文解字詁林》正編及補遺** 丁福保編輯，1928 年上海醫學書局影印。該書匯集了 182 種 1036 卷注釋和研究《説文解字》之著作，以許慎的原書次序爲綱編輯而成，不僅得一字而各説皆備，而且集許學之大成，成爲研究《説文解字》者最便利的資料。作者後續又編成《説文解字詁林補遺》，計收書 46 種，匯爲 173 卷，1932 年上海醫學書局影印。

**《古書虛字集釋》** 裴學海著，商務印書館 1934 年出版。該書收録周秦兩漢古籍中前人解説不完備的虛詞 290 個，匯集劉淇《助字辨略》、王引之《經傳釋詞》、俞樾《古書疑義舉例》、楊樹達《詞詮》《高等國文法》、章炳麟《新方言》、孫經世《古書疑義舉例續補》等書，對虛字的研釋以《經傳釋詞》爲主，編排按守溫三十六字母排序。該書不僅對上述各書補闕糾誤，且所分義項細密，搜集例句豐富，在國内外漢語虛詞研究方面有一定影響。

**《古漢語常用字字典》** 商務印書館 1979 年出版。該書收録古漢語常用字 3700 多個（不包括異體字），所附"難字表"收録 2600 多字。釋義方面，先列本義或基本義，後列引申義和假借義，并標示"[注意]"或"[辨]"字，對疑難或易混字詞加以提示或辨析。2016 年修訂出版第 5 版，共收古漢語常用字 6400 餘個（不包括異體字），複音詞 2500 餘個。書後有"中國歷代紀元表""古代漢語語法簡介""怎樣學習古代漢語"三個附録，可供讀者查閱參考。這是迄今學習古漢語最實用、最便捷的一部字典類工具書。

**《漢語大字典》** 徐仲舒主編，湖北辭書出版社、四川辭書出版社 1986～1990 年陸續出齊。全書共 8 卷，集古今字典之大成，收單字 56 000 餘個，按刪減的 200 個部首編排。該書繁簡字并收并用，釋文和現代例字用簡化字，其餘用繁體字。字形方面，于楷書之下選列有代表性的甲骨文、金文、小篆和隸書的形體以反映字形源流演變；字音方面，用現代中文拼音注音，并收列中古反切，標注上古韻部；字義方面，按照本義、引申義、通假義的順序排列。書後附有"異體字表"，録有 12 000 組左右的異體字。2010 年出版的《漢語大字典》第二版增收單字至 60 370 個，全書分爲九卷，是我國目前收字較多、規模最大、形音義最完備的大型漢語字典。此書後經刪改又陸續有縮印本、簡編本、袖珍本和普及本相繼問世。

**《通假大字典》** 張桁、許夢麟主編，黑龍江人民出版社 1993 年出版。該書收録古書中約 3000 個通假字進行匯釋。所收字頭均有通假義，并有古書例證，無通假義者概不收録。字書、韻書中無古書例證的通假字，一般也不予收録。對于一部分古今字，人們習慣上認爲有通假關係的，則予以收録。編排體例以借字爲字頭，被借字（本字）列于字頭之下，字頭按傳統的 214 部首歸部排列，部首相同者依筆畫多少排序。爲方便閲讀，凡互通字均分別列出條目，并附設部首、音序兩套索引。

**《甲骨文字詁林》** 于省吾、姚孝遂主編，中華書局 1996 年出版。全書四册，五百萬字，大致集録了 1989 年以前九十年來甲骨文字考釋的主要成果，并對種種説法作了一次比較系統的是非評判，是文字考釋的集大成之作。後有陳偉武作《〈甲骨文字詁林〉補遺》，對該書一些疏漏失録的諸家考釋進行補充。

**《异體字字典》** 李圃主編，學林出版社 1997 年出版。該書取材于古今字書、字彙，上自商代甲骨文字著録，下迄當代大型字書，凡 151 種。全書共立字頭（正體）近萬，選收異體字形 5 萬左右。字頭依《説文解字》字序排列，異體字依時代順序排列。每字頭上有國語羅馬字母注音，下有中文拼音注音。所收異體字均標明出處。書末附"膠東地區俗體字匯録""新舊字形對照表""中文拼音方案"和"异體字字頭檢索表"。

《**古今字字典**》　　洪成玉主編，商務印書館 2013 年出版。該書參照《説文解字》，所收古今字以先秦兩漢時代爲主，也酌收一些兩漢以後形成的古今字，共 473 組。字目一律按音序排列，對于古今字的分析，分釋義、書證、理據三部分。爲便于認識古今字的原貌，字目和正文中的古今字，一律用繁體字，并在繁體字的後面用圓括號注明其簡化字。但在書證或行文中，仍用簡化字。

（二）詞典

**1. 語文詞典**

《**爾雅**》　　我國第一部訓詁專書，也是第一部詞典。作者不可考，大約創作于先秦，成書于漢代。爾，近；雅，正，指雅正之言。《爾雅》就是近正之言。今本《爾雅》共 3 卷，按所釋詞的内容分十九類。其中前三篇釋詁、釋言、釋訓，解釋普通字義；其餘釋親、釋宫、釋器、釋樂、釋天、釋地、釋丘、釋山、釋水、釋草、釋木、釋蟲、釋魚、釋鳥、釋獸、釋畜十六篇，解釋人事、天文、地理、動物、植物等方面的名稱。該書内容豐富，被列爲儒家經典之一，是閱讀先秦古籍的一部重要工具書。但因年代久遠，不易看懂，須參考後人注疏。著名的注疏有晋代郭璞的注、北宋邢昺的疏、清代邵晋涵的《爾雅正義》和郝懿行的《爾雅義疏》，以及今人朱祖延的《爾雅詁林》。後者匯集歷代研究《爾雅》的專著一百多種，并撰有《爾雅》研究書目提要 144 篇，堪稱《爾雅》研究大全。湖北教育出版社 1998 年初版。

**新《辭海》（修訂本）**　　由該書編輯委員會編寫，上海辭書出版社 1979 年出版。該書共收單字 16 534 個，詞目 120 000 餘條，是用現代方法編寫的大型百科性辭書，所收詞目以解決一般讀者在學習、工作中遇到的疑難問題爲主，并兼顧各學科的學術體系，不收古體字和冷僻字，古義的徵引也較少。所收字頭按部首編排，分 250 部，中文拼音注音，簡體字印行。

**新《辭源》（修訂本）**　　由廣東、廣西、湖南、河南四省（區）《辭源》修訂組和商務印書館編輯部聯合編寫，商務印書館 1979～1983 年陸續出齊。全書 4 册，收單字 12 890 個，複音詞 84 134 條，共計 97 024 條，包括古漢語的普通辭彙、成語典故、人物著作、歷史名物、古代地名等。注音用漢語拼音，并加反切等。釋義注意詞語的來源和演變，凡見于《説文解字》的大都引用，基本以本義、引申義、通假義爲序。該書繁體排印，仍沿用 214 部部首編排法。各册正文前附有按筆畫編排的“難檢字表”，正文後附有“四角號碼索引”，末册後附全書的“中文拼音索引”，便于查檢。修訂後的《辭源》成爲我國一部大型的古代漢語辭書。

《**中文大辭典**》　　由台灣中文大辭典編纂委員會編纂，台灣中國文化學院和中國文化研究所 1968 年出版發行。全書共 40 册，前 38 册爲正文，後 2 册爲索引，其中部首總索引在第 39 册，筆畫總索引在第 40 册。該書選收單字約 50 000 個，詞目約 370 000 條。按 214 部部首編排，繁體字印行，文言文釋義。該書優點是：所收辭彙較爲詳盡，引用的文獻資料亦較爲豐富；注重漢字的源流及形音義之變遷；還列有歷代文人學者的書法、古體字等，對研習古籍很有參考價值。存在的問題是：本辭典涉及中外地名多用舊稱；涉及國際關係、民族關係或某些政治歷史事件時，或與歷史有出入，或帶有偏見。1976 年曾出版修訂普及本，共 10 册。

《**漢語大詞典**》　　羅竹風主編，上海辭書出版社 1986 年出版第一卷，以後由漢語大詞典出版社出版其餘各卷。該書收録漢語的一般語詞，着重從語詞的歷史演變過程加以全面闡述。單字以有文獻例證者爲限，沒有例證的僻字、死字一般不收列。共收詞目約 370 000 條。字頭按

200 個部首編排，且繁體字、簡化字并收并用方面，仿《漢語大字典》體例。全書 12 卷，另有附錄、索引 1 卷。每卷有"難檢字表""部首檢字表"。附錄有"中國歷代度制演變測算簡表""中國歷代量制演變測算簡表""中國歷代衡制演變測算簡表""公制計量單位進位和換算表""歷代帝王紀年干支紀年公元紀年對照表""兩晉南北朝時期的十六國政權簡表""五代時期的十國政權簡表"等。索引有"單字筆畫索引"和"單字中文拼音索引"。該書是一部大型的、歷史性的漢語語文詞典。其後《漢語大詞典》編纂處又歷經五年編寫完成了《漢語大詞典訂補》，收單字條目與多字條目三萬餘條，由上海辭書出版社 2010 年出版。

《中國成語大辭典》　　王濤等編纂，上海辭書出版社 1987 年出版。該書從歷代文獻中收錄古今漢語成語詞目 18 000 條，進行注音釋義。釋義程式是先釋字詞，再串講成語的字面意義或本義，然後説明其用法或引申、比喻義。每條援引書證一至三例，輔助説明成語的含義、用法及源流演變，爲讀者提供成語的結構形式、語義内容、源流用例等衆多信息，是一部規模較大的綜合參考性的成語工具書。該書按漢語拼音字母排序，書前有"詞目首字拼音索引"，書後附"詞目筆畫索引"。1996 年該書有"縮印本"問世。2007 年又出版了"修訂版"，在多功能演繹、義項分立與解釋、書證的選擇與源流展示等方面有更大改進。

《成語辭海》　　冷玉龍等主編，上海辭書出版社 2014 年出版。該書廣收博采古今成語 61 000餘條。釋義力避繁瑣，簡明扼要，還盡可能收錄古代文獻中出現的異形成語，把能關聯的異形成語都做了關聯；同義異形條目分立，以突出兩者區別；需要處儘量用簡明通俗的文字交代典故或引出語源，并大多進行了白話翻譯。書前有"詞目首字音序表"，書後附"詞目筆畫索引"。

《古書典故辭典》　　杭州大學中文系《古書典故辭典》編寫組編著，江西人民出版社 1984年出版。該書收集先秦至清末各類古書中常見的成語典故 5400 餘條。每個條目先釋義，再注明來歷出處，有的還有用典例句。對出典引文中的疑難字句，也作了必要的注音、釋義或串講。條目按筆畫筆順次序編排。1988 年該書有"修訂本"問世。

《中國典故大辭典》　　趙應鐸編著，漢語大詞典出版社 2005 年出版。全書共收《漢語大詞典》中已收和未收的典故 6400 多個，各種變化形式 32 000 多條。該書以典故的常見常用名稱爲主條，爬梳文獻，追源溯流；以該典故各種變式爲副條，并給出書證，主條副條都逐條注音釋義。本書是當今規模較大、内容較全的一部典故類工具書。

《辭通》　　朱起鳳編著，開明書店 1934 年出版。全書 24 卷，分爲上下兩冊，收詞目 40 000餘條，按每詞末字的韵部（平水韵 106 韵）編排。主要從詞的音義聯繫上解釋古漢語聯綿詞。後附四角號碼索引和筆畫索引，用以查檢該詞的起首一字。

《聯綿字典》　　符定一編著，商務印書館 1943 年出版。全書 36 卷，共十冊，另附索引一冊。收集六朝以前見于古籍中的聯綿詞及其他雙音節複詞、片語。對每一詞語先注反切，然後分條釋義，并羅列古書用例和原書注文，間加按語説明。同一聯綿詞衍化出的異體寫法也一一列舉。詞條首字按《康熙字典》部首編排，同部中再以筆畫多少排序。本書雖然有些不足之處，但收錄辭彙極爲豐富，且引書明確，義證博洽，釋解詳備，是一部收列雙音詞（包括聯綿詞）的集大成之作，也可查考其他辭書中查不到的冷僻詞語。中華書局 1983 年重印。

《故訓匯纂》　　宗福邦、陳世鐃等主編，商務印書館 2003 年出版。該書全面匯輯了從先秦至晚清古籍文獻中的注釋材料，共收字頭近 2 萬個，注項約 50 萬條，篇幅達 1300 萬字，按《康熙字典》214 部編排，該書是對《經籍纂詁》的繼承和拓展，是近年來編纂的較有價值的大型訓詁專著。

**2. 專科辭典**

專科辭典指專以收錄某一學科或某一門類詞語爲解釋對象的辭典。

Ⅰ 文史類

《中國人名大辭典》　臧勵龢等編著，商務印書館 1921 年出版，1958 年重印。該書收錄上古至清末名人 45 000 多個，包括少數民族人物。釋文大致包括姓名、字號、朝代、籍貫及主要經歷，據實介紹，詳略不一。按姓氏筆畫多少排列。一般見于史料上的名人，大都可以查得。書前有筆畫檢字表，書末附有"補遺""四角號碼索引""姓氏考略""异名表"和"中國歷史紀元表"。對人物評價多依"正史"的見解，清代人物也未收全，閱讀時要注意。

《中國古今地名大辭典》　謝壽昌、臧勵龢等編著，商務印書館 1931 年出版。該書廣收省府郡縣、村鎮墟集、山川河流、名城要塞、鐵路港口、名勝古迹、寺觀亭園等古今地名 40 000 餘條，對其地理位置、古今名稱變化等詳加解釋。卷首有"筆畫檢字表"，卷末除有"四角號碼地名索引"外，另附"補遺""行政區域表""全國鐵路表"和"各縣异名表"，材料豐富，梳理細緻。但因出版時間關係，有些信息已陳舊過時，需借助有關資料加以訂正。

《中國歷史地名大辭典》（增訂本）　史爲樂編著，中國社會科學出版社 2017 年出版。該書是在 2005 年初版的基礎上訂誤增益，更新而成，共收錄詞目 6 萬餘個，內容包括古國、都邑、各級政區、山川、澤藪、津梁、關隘、城鎮、堡寨、交通道路、水利工程，以及與重大歷史事件和人物有關的地名。"今地"時限定在 2010 年底。在原有字頭筆畫索引之外，新增音序索引，以便利讀者。該書徵引有據，明示出處，并注明版本、卷次。對地名的由來和含義也盡可能根據材料作解釋。在闡述隸屬關係與方位時，還增加了里距。

《中國歷代職官詞典》　沈起煒、徐光烈編著，上海辭書出版社 1992 年出版。該書是在《辭海》（中國古代史分冊）中"歷代職官"這類詞條基礎上擴充修訂而成，共收錄詞目 3809 條，包括帝王后妃、宰輔執政、臺諫、尚書各部、九卿寺監、文學侍從、宮廷殿中、軍事、宦官、地方政府、東宮官、散官階官、官秩封爵、科舉銓選、少數民族政權、先秦官制雛形、遼元兩代特殊制度、明清民族事務、清末民國新制等十餘類。按詞目首字筆畫數及起筆筆形順序編排。

Ⅱ 中醫類

中醫類名詞術語在綜合性辭書中雖然也有收錄，但是篇幅有限，所以爲學習和研究的便利，人們又編著了不少中醫類專科辭典，其中以清代王廷鈺所編的《醫林字典》（1886 年）爲最早，但因未能刊行，影響不大。現將二十世紀以來比較有影響的這類辭書略作介紹。

《中國醫學大辭典》　謝觀等編著，商務印書館 1921 年初版，1954 年再版。初版按筆畫編排，再版後附"四角號碼檢字法"。該書是我國首部具有現代工具書意義的綜合性中醫辭典，共收錄名詞術語 7 萬餘條，包括病名、藥名、方名、身體、醫家、醫書、醫學等七大類。取材廣泛，資料豐富，注釋詳細，故雖然其中觀點較陳舊，但仍具有一定的參考價值。

《中醫大辭典》（合編本）　李經緯、鄧鐵濤等主編，人民衛生出版社 1995 年初版。全書選收錄醫史文獻、基礎理論、臨床各科、中藥、方劑、針灸、推拿、按摩、氣功等詞目 36 329 條。使用筆畫編排法。後經修訂人民衛生出版社于 2006 年再版。全書共收詞目 38 505 條，較初版新增兩千餘條。釋文一般是先定義後解釋，各類詞目大多標明出處，以備核查。該書是一部較全面反映中醫學術的，供醫療、教學和科研工作者使用的大型綜合性中醫工具書。

**《中國藥學大辭典》**　陳存仁等編著，世界書局 1935 年初版，1956 年修訂再版。該書使用筆畫編排法，共收詞目 4300 條，内容豐富，考據詳實，注重實用，便于檢索。對于常用藥品，按其命名含義、處方用名、所載別名、外文名稱、產地、形態、種植、性質、成分、效能、主治、歷代記述考證、辨僞、近人學説、配合應用、用量、參考資料等順序詳細詮釋，對冷僻藥物則介紹從略。該書是早期中藥辭典類著作的重要代表。

**《中醫藥學名詞》（2004）**　中醫藥學名詞審定委員會編，科學出版社 2005 年出版，同時由全國科學技術名詞審定委員會審定公布。此次公布的中醫藥學基本名詞，内容包括總論、醫史文獻、中醫基礎理論、診斷學、治療學、中藥學、方劑學、針灸學、推拿學、康復學、内科疾病、外科疾病、婦科疾病、兒科疾病、眼科疾病、耳鼻喉科疾病、肛腸科疾病、皮膚科疾病和骨傷科疾病計 18 部分，5283 條。一般每條按規範漢文名、英文名、定義或注釋排列，附録爲英漢索引、漢英索引。同類辭典還有《中醫藥學名詞》（内科學、婦科學、兒科學 2010）和《中醫藥學名詞》（外科學、皮膚科學、肛腸科學、眼科學、耳鼻喉科學及骨傷科學 2013）。前者由科學出版社 2011 年出版，共 2416 條。其中内科學包括急症、熱病、肺病、心病、腦病、脾胃病、肝膽病、腎膀胱病、氣血病、肢體病、蟲病、中毒病、其他；婦科學包括解剖、生理、病機、診斷、治法、月經病、帶下病、妊娠病、產後病、婦科雜病等；兒科學包括生理、病機、診斷、治法、新生兒疾病、兒科時行病、肺病、脾胃病、心肝病、腎病、氣血津液病、蟲病、其他。後者由科學出版社 2014 年出版，共 2485 條。其中外科學包括學科名稱、生理、病因病機、診斷、治療、疾病等，其他各科與此類似。以上幾部書中的名詞是科研、教學、生產、經營及新聞出版等部門應遵照使用的中醫藥學規範名詞。

**《中藥大辭典》（第二版）**　南京中醫藥大學編，上海科學技術出版社 2006 年出版。該書是 1977 年初版的修訂本，對原有内容進行增删，吸收增補了近三十年來中藥研究新成果，全書收載藥物 6008 種，較初版增加了 241 條。每種藥物以正名爲辭目，下列异名、基原（藥用部分）、原植（動、礦）物、栽培（飼養）、采收加工（或製法）、藥材、成分、藥理、炮製、藥性、功用主治、用法與用量、宜忌、選方、臨床報導、各家論述等項，逐一進行介紹，并另行出版索引和參考文獻，以利查檢。該書較廣泛地搜集了古今中外有關的文獻資料，并反映了當代中藥學的研究水準，是一部較爲重要的大型中藥專業工具書。

**《内經詞典》**　張登本、武長春主編，人民衛生出版社 1990 年出版。該書利用《黄帝内經》計算機數據庫，收録了《黄帝内經》原文所用全部 2286 個單字、5560 個語詞作爲條目，按部首編排。條目分字、詞兩級，每個條目組成包括字目字頻、古今讀音、詞目詞頻、釋義義項、漢唐及清儒文史訓詁書證，以及《黄帝内經》書證、《黄帝内經》注家書證。部分條目還羅列歷代注家的意見以供參考。義項排列以本義、引申義（包括語境義）、假借義、校勘爲序。書前有"内經詞典字目"，按部首編排；書後附"拼音檢字表"及《素問》和《靈樞經》的篇目。

**《黄帝内經詞典》**　郭靄春主編，天津科學技術出版社 1991 年出版。該書以人民衛生出版社 1963 年出版的《素問》《靈樞經》爲版本依據，收録其中全部單字和詞語，共計單字 2747 個（含繁體字、异體字 608 個），詞條 7178 條（其中單字條 2139 條，複字條 4979 條）。注音釋義悉以《黄帝内經》中出現的音義爲限，其餘概不涉及。釋義力求簡明扼要，以切合原書具體語境的涵義爲準；一詞多義，用分項説明；每一義項後酌情援引原書例證一至數條；有訛、衍、倒、脱者，加列校勘項，標注篇名。正文前有"單字筆畫檢索""單字音序索引""詞目檢索表"；書末附録"黄帝内經書目匯考""黄帝内經論文索引"，以供參考。

**《簡明中醫病名辭典》**　馬汴梁主編，人民衛生出版社 1997 年出版。該書從歷代中醫文獻中收録中醫病名詞目 4000 餘條，内容涉及内科、外科、婦産科、兒科、五官科、骨傷科、男科及性病。每條詞目先注明出處、引文，再作注釋，引文力求簡短；引書一般祇標出書名，卷帙繁複者注明卷數或篇章門類；一詞多義者，分别叙述；詞目涉及中醫基礎理論等内容者，祇取與病名相關的詞義。注釋體例依次爲病因病機、症狀表現、與現代醫學病名對照、治則治法、選方、用藥。詞目按首字筆畫順序編排，正文前有筆畫目録。

**《中醫百病名源考》**　張綱著，人民衛生出版社 1997 年出版。該書運用傳統訓詁學的方法，對近百種中醫病名進行考釋，考證中遵循因聲求義、以形索義的原則。針對不同的讀者對象，采用文摘、正文、附注三種形式。由釋名義，以正源流。其中疾病名實源流無歧者僅釋其名，而同名異指、源流互異者，兼析流變，明其源流并斷其年代。對疾病正名外的異名，也兼作解釋。該書旨在正本清源，匡謬糾訛，故與傳統之説，多有不合，發前人之所未發。本書既可作爲查找病名的辭典，也是一部考證中醫疾病名源的重要的訓詁專著。

**《中醫方劑大辭典》**　彭懷仁主編，人民衛生出版社 1993～1997 年出版。該書收載範圍上自秦漢，下迄 1986 年底，共收方約 10 萬首，涉及古今醫學文獻 1800 餘種。目録以方名首字筆畫、筆順爲序；辭目又分正、副，同方异名者，一般以最早出現者爲正辭目，其餘爲副辭目。正辭目下設方源、异名、組成、用法、功用、主治、宜忌、加減、方論選録、臨證舉例、現代研究、備考等 12 項。副辭目僅列名稱與出處，以及與相關正辭目的關係。全書共分 11 册。第 1～10 册爲正編，每册書前均有本册"方名目録"；第 11 册爲附編，内容包括方名總目録、病證名稱索引、古今度量衡對照、主要引用書目及勘誤表。該書是一部大型、實用的方劑學工具書。本書修訂版在内容上進行修正補充，收載下迄年限延至 2010 年底，自 2015 年 11 月發行第一册以來，到 2017 年 4 月爲止已出到第八册。重修本力圖從文獻、理論、臨床、實驗等角度全面反映方劑研究的歷史成就和現代成就。

**《新編針灸大辭典》**　程寶書主編，華夏出版社 1995 年出版。該書是 1987 年北京科學技術出版社出版的《針灸大辭典》的修訂本，在原書基礎上作了較大改動。選收詞目以實用爲主，兼及其他，共録入相關針灸詞目 3666 條，插圖 841 幅，較全面地反映了針灸學的豐富内容。具體内容包括經絡、經穴、奇經、刺灸法、其他針灸法、疾病治療、針灸歌賦、針灸儀器、針灸醫家、針灸醫籍等 10 個方面。穴名著録采用世界衛生組織審定通過的《標準針灸穴名》和國家技術監督局核準實施的《經穴部位》。釋文力求詳明中肯，同一詞目有多種意義或不同解釋者，則兼收并蓄，供讀者抉擇。所選引文書籍以論述簡潔精當爲主，徵引古書均用簡稱，并注明出處，以便核對查考。該書按筆畫編排，正文前有筆畫目録，書後附"中文拼音索引""人名索引""分類索引"（分經絡、十四經穴、奇穴、針灸法、針灸醫籍、疾病治療、針灸歌賦等 7 類）和"主要參考書目"。

**《中國氣功辭典》**　吕光榮主編，人民衛生出版社 1988 年出版。該書選收 1911 年之前文獻中有關氣功學的正、副辭條近 6000 個，内容包括氣功學基礎理論、名詞術語、功法、專題論述、臟腑經絡、氣功常用經穴、氣功適應徵、人物、著作等。所收辭目以儒、釋、道三家文獻爲據。按筆畫排列，正文前有"筆畫檢字表"，書末附"分類索引"。部分辭條配有采自古代氣功文獻的插圖。

《中國醫學人名志》　　陳邦賢、嚴菱舟合編，人民衛生出版社 1956 年出版。收錄并簡介民國以前歷代醫家約 2600 餘人。以姓氏筆畫爲序。本書是 1949 年以來出版較早且有一定影響力的醫學人物工具書。

《中醫人名大辭典》　　李雲編著，中國中醫藥出版社 2016 年出版。該書是在《中醫人名辭典》的基礎上增益而成。收錄上古以來直至近現代（卒年截止于 2000 年）的醫史人物 18 800 餘名，逐一介紹其姓名、字、號、生卒年、籍貫、生平簡介、學術思想及主要貢獻、醫德醫風、學術著作及學術傳承，并于各條目之後附注資料出處。目錄以人物姓名筆畫爲序。書後附有《書名索引》和《別名索引》，以利檢索。全書收載宏富，考辨詳明，是迄今爲止收錄中醫人物及著作最全，并對師承、家系爬梳最爲清晰的中醫人物專名辭典。

## 二、書目、索引

我國最早的書目是西漢劉向編著的《別錄》，這是一部專收經傳、諸子、詩賦的專科書目。之後其子劉歆編著《七略》，這是我國最早的一部綜合性書目。惜二書早已亡佚，有關内容保留在東漢班固的《漢書·藝文志》中。《漢書·藝文志》是我國現存最早的目錄書籍，開古代史志目錄之先河。除史志目錄之外，尚有不少官方或私家修撰的目錄學著作。官修書目一般著錄國家藏書，如北宋王堯臣等的《崇文書目》和明代楊士奇的《文淵閣書目》等。私家書目多收錄私人藏書，比如南宋晁公武的《郡齋讀書志》和清代錢曾的《述古堂書目》等。至于中醫方面的專科書目，現存以明代殷仲春的《醫藏書目》（又名《醫藏目錄》）爲最早。較早的還有清代曹禾的《醫學讀書志》和清代凌奐的《醫學薪傳》。

索引在我國晚至清代方出現萌芽，如汪祖輝的《史姓韵編》、陶治元的《皇清經解編目》和蔡啓盛的《皇清經解檢目》等書都已略備索引雛形。至其體例完善并大量出版則更晚，其中民國時期成立的哈佛燕京學社引得編纂處曾做出突出貢獻，十幾年間編寫以古籍爲主的重要索引達 64 部。近半個世紀以來，索引的著述和出版更是豐富多彩，給人們檢索各類信息帶來極大方便。索引的種類很多，按其材料來源可分爲書籍索引和報刊索引兩大類。前者如葉聖陶主編的《十三經索引》、任應秋主編的《黃帝内經章句索引》，後者如《全國報刊索引》《醫學史論文資料索引》等。

### （一）書目

《四庫全書總目（提要）》　　清代乾隆年間永瑢、紀昀主編的一部大型目錄學專著。從 1772 年開始，清政府集中大批人力物力，用了十年左右的時間，纂修成著名的《四庫全書》，這是我國古代最大的一部叢書。共收入古籍 3470 種，稱爲"著錄書"；另有 6819 種未收入，衹列書目，稱爲"存目書"。每部書都寫有一篇提要，説明作者生平、著作内容、著述體例及版本、源流等，匯編成《四庫全書總目（提要）》200 卷，分經、史、子、集四大類。該書將清代乾隆以前歷代的重要著作基本收錄，既是我國古代最大的一部目錄學專著，也是内容豐富而又較有系統的研究古典文獻的重要工具書。其中醫藥學著作收錄在子部"醫家類"，收錄醫書 97 種，存目醫書 92 種，附錄獸醫書 6 種，總計 195 種。

《四部總錄·醫藥編》　　丁福保、周雲青編著，商務印書館 1955 年出版，文物出版社 1984

年原版重印。該書是綜合性目錄書籍《四部總錄》有關醫藥部分的單行本，收錄各種目錄學著作中撰有書目提要的現存中醫古書（其書雖存，但無書目提要的不收）1500 多種，每種皆著錄卷數、版本、著者姓名、序跋、提要和評語等。該書按類編排，分經脉、專科、雜病、藥學、方劑、醫案、養生和雜錄等八大類，同類著作按年代排序。其是一部詳略得當、切合實用的醫學書目。

《中國醫籍考》（原名《醫籍考》）　日本·丹波元胤編撰，成書于 1826 年。1936 年我國曾有影抄本出版，人民衛生出版社于 1956 年翻印。原書無索引，翻印時于書後增附書名和人名筆畫索引。全書共 80 卷，收錄遠自秦漢、近至道光初年歷代中醫圖書 2876 種，按醫經、本草、食治、藏象、診法、名堂經脉、方論、史傳、運氣九大類編排。每書依次列出作者姓名、書名、出處、卷數、存佚、序言、跋語、作者傳略、歷史考證等項，有的還附有作者按語，是一部有相當實用價值的醫學書目。

《宋以前醫籍考》　日本·岡西爲人編著，成書于 1948 年，人民衛生出版社 1958 年出版。該書收輯我國南宋以前醫學著作 1634 種，附錄 238 種，共計 1872 種，分爲内經、難經、五臟、針灸、女科、幼科、外科、養生、經方、本草等 23 類。每書著錄出典、考證、序跋、版本等項。内容主要輯自我國歷代醫書、史書、各種書目、地志博物、文藝作品、筆記雜説等書中有關記載，收羅廣博，體例嚴明，考鏡周密，分類合理，并記錄了版本種類，既可概括了解我國宋以前醫籍的流傳情況，也可具體了解各書的出處、卷數、存佚及作者傳略等情況，對于研究與整理古代醫學文獻具有重要的參考價值。1969 年台灣進學書局出版了經岡西爲人親自校改的修訂本，重編總目分爲醫經、經方、本草、雜纂四部分，下設 31 類，類名略有變化，順序大幅調整，正文除增加一部書外基本相同。書後新編書名及人名索引。學苑出版社 2010 年也出有此版本。

《三百種醫籍錄》　賈維誠編著，黑龍江科學技術出版社 1982 年出版。該書選擇從《黄帝内經》到清末實用價值高、流傳廣、影響大的醫學名著 340 種，分"醫經""生理病理解剖診斷""本草""方書""傷寒、金匱""温病""通論""臨床各科""針灸、按摩、外治""醫案、醫話""全書、叢書""養生及其他"12 類，每種醫籍均按内容提要、作者簡介、歷代經籍藝文志、私家書目著錄輯要和國内現存主要版本等四項進行介紹，引文皆注出處。本書是一部叙述簡潔、選材扼要的醫籍目錄。

《中國醫籍提要》（上、下）　該書上册由本書編寫組編著，吉林人民出版社 1984 年出版。共撰寫 504 種醫籍提要，其中多數爲清代以前的著作，兼采日本、朝鮮的幾部中醫著作（在書名前加上"附"字標明），分"基礎理論""臨床各科""綜合""醫史、法醫、養生"四大類。該書下册由吉林科學技術出版社 1988 年出版。共撰寫 402 種醫籍提要，其中多數爲清代至近現代（1960 年前）的著作，兼選了日本漢醫界幾部名著（在書名前加上"附"字標明），分"基礎理論""臨床各科""綜合""醫史、養生"四大類。兩書體例一致，每書提要悉按原著卷目章節、内容要點、學術成就、學術思想、學術淵源、對後世影響、作者生平傳略及撰寫所據版本等項分層論述。書前有目錄，書後有索引。本書是一部重點突出、使用便利的醫籍目錄。

《中國醫籍通考》　嚴世芸主編，上海中醫學院出版社 1990～1994 年陸續出版。該書分爲 4 卷，收載醫籍約 9000 種。上溯出土文獻，下迄清末民初，凡歷代史志所載和近賢所著醫書均予收錄，并旁及日本、朝鮮的中醫古籍。每種書列述書名（包括别名）、卷數、作者、存佚情況、各種序跋、提要及該書現有的主要版本，有的還加簡要按語進行補充説明，後附索引 1 册，是我國目前比較全面的醫籍目録通考的專著。

《中國醫籍大辭典》 本書編纂委員會編，上海科學技術出版社 2002 年出版。該書收録了上自先秦、下迄二十世紀末的中醫藥書目 23 000 餘種，對一些珍善古代醫籍和流傳海外的孤本醫籍作了拾遺補缺。每一書目下，扼要介紹卷册數、著作者、成書或刊行年代、流傳沿革、内容提要、學術特點或價值、出版單位、版本存佚情況、藏書單位等，内容全面豐富。書末附有書名索引和作者名索引，查檢方便。本書是一部全面反映我國歷代中醫藥文獻概況的書目工具書。

《中國古醫籍書目提要》 王瑞祥編著，中醫古籍出版社 2009 年出版。該書除收録從《漢書·藝文志》至《傳世藏書子庫醫部（提要）》書目 210 種外，還有醫學著作、地方志、史書、類書、文集、小説筆記等各類出版物中關於醫學著作及醫家事迹的記載，共收存書 7028 種，佚書 3033 種，而佚書的選擇，均爲流傳、收藏有據可查的。大體反映了中國古醫籍的全貌。全書分爲醫經、基礎理論、傷寒金匱、診法、針灸推拿、本草、方書、臨證各科、養生、醫史、綜合性著作和亡佚書 13 類。書後附補遺、引用書目、著者和書名的音序索引及書名的筆畫索引。該書是一部用途廣泛的醫籍總目。

《中國醫籍續考》 劉時覺編著，人民衛生出版社 2011 年出版。該書为日本丹波元胤《中國医籍考》的續作。收載自清代道光元年（1821 年）至宣統末年 90 餘年的中醫古籍，分醫經、本草、食治、養生、藏象、病機、診法、明堂經脉、傷寒、温病、金匱、臨床綜合、方書、内科、外科、傷骨科、婦産科、兒科、喉科、眼科、醫論醫話、醫案、法醫、叢書全書、史傳書目、運氣、其他共 27 個門類，凡 3068 種。各門類下以書爲單位，考證了每一種醫籍的書名、卷帙、存佚情況，撰作、出版或校勘的年份，作者的籍貫、姓名字號和編著責任及叢書的子目；輯録了醫籍的序、跋、題辭、凡例、原作者的傳記和墓志銘，以及目録學著作中關於該醫籍的提要、按語，兼及史傳、地方志、家族宗譜中有關該醫籍的記載。大多數書末有作者按語。書後附有書名索引和作者索引。該書是研究清末中醫學術發展脉絡的重要工具書。

《全國中醫圖書聯合目録》 薛清録主編，中醫古籍出版社 1991 年出版。該書是在北京圖書館 1961 年出版的《中醫圖書聯合目録》的基礎上增修而成。收録了全國 113 個圖書館截至 1980 年底的館藏書目，共計 12 124 種，包括新中國成立前出版的，新中國成立後的影印、再版、複製本，國外所藏中醫書原著和中文譯本，以及叢書中的醫書子目。分爲醫經、基礎理論、醫史、傷寒金匱、診法、針灸按摩、本草、方書、臨證各科、養生、醫案醫話醫論、綜合性著作 12 大類 52 小類。每種書目均依次著録類名、總序號、著作年號、書名卷數、著作年代、作者生平、版本及收藏單位代號等項，書後有書名和著者索引及附録。該書是目前我國收録較全的大型中醫目録書。

《中國中醫古籍總目》 薛清録主編，上海辭書出版社 2008 年出版。該書是在《全國中醫圖書聯合目録》的基礎上增修而成，也分 12 大類，下分 66 個小類。共收録全國 150 個圖書館（博物館）館藏的 1949 年以前出版的中醫書目 13 455 種，比 1991 年出版的《全國中醫圖書聯合目録》新增圖書館 38 個，新增圖書 2263 種（原《全國中醫圖書聯合目録》中有 929 種因重複著録或遺失注銷而删除），所收古籍版本的數量也較之增加了 3652 個，其中不乏明以前的珍稀善本圖書。收録重點是 1911 年以前的歷代中醫古籍，以及這些古籍在民國期間的重刻本、影印本和複製本。該書還收録了一批流失海外，在國内已經失傳的中醫古籍的影印本、複製本，并收録了祝由科的著作。編撰後期又收集到台灣 6 家圖書館館藏中醫古籍目録，并以附録形式列于書後供讀者參考。該書是一部全面、準確記載當前中醫古籍收藏分布情況的大型中醫古籍專科書目。

（二）索引

《本草綱目索引》　　商務印書館 1954 年編印出版。該書包括《本草綱目》中藥名 1892 種及"釋名"下的异名。它是置于商務印書館根據萬有文庫本重印的《本草綱目》第六册書末的附録式檢索工具。此外人民衛生出版社 1957 年根據清代味古齋刻本影印的精裝本《本草綱目》書末所附藥名、釋名索引表及附方索引表，是查找起來更加方便的附録式檢索工具。

《黄帝内經章句索引》　　任應秋主編，人民衛生出版社 1986 年出版。該書分爲原文及索引兩部分。原文部分以人民衛生出版社 1956 年影印顧從德本《素問》、史崧本《靈樞經》爲底本，進行點校、斷句、分章，并于每篇、章、節前扼要説明大意。索引部分按筆畫編排，基本以句爲單位，句中有單獨檢索意義的，亦分別列條。如可檢索"生而神靈"，亦可檢索"神靈"；書中帶虚詞的，如"而盡終其天年"可檢索，"盡終其天年"也可檢索。

《中醫經典索引》　　顧植山主編，安徽科學技術出版社 1988 年出版。該書爲《素問》《靈樞》《難經》《傷寒論》《金匱要略》五部中醫經典著作的綜合索引。該書分爲文句和詞語兩大部分，并附有藥名、方名、穴名等專題索引。按首字筆畫編排，并附筆畫筆順、拼音、四角號碼三種檢字表。既能滿足查找文句出處的需要，也可爲專題研究提供一定的參考。

《醫學史（文獻）論文資料索引》第一輯、第二輯　　中國中醫研究院中國醫史文獻研究所編寫，中國書店 1989 年出版。該書第一輯書名爲《醫學史論文資料索引》，收録 1903~1978 年間出版的雜志報刊 630 餘種，論文資料 10 200 多條；第二輯收録了 1979~1986 年間與醫史文獻專業相關的 867 種雜志報刊，其中包括 19 種港臺刊物及美國醫學雜志、美國科學新聞兩種。論文資料計 11 200 多條，篇數較第一輯還多一千餘篇。自第二輯起書名改爲《醫學史文獻論文資料索引》。全書分爲總類（包括政策和醫學通史）、中國古代醫學史、中國近代醫學史、中國現代醫學史、外國醫學史和其他六部分。所收論文和資料，以中國和世界醫學史爲主，包括醫藥衛生政策、法令、醫學通史、斷代史、中醫基礎理論、基礎醫學、專科史、疾病史、醫學人物傳記、醫學著作、藥學史、醫藥學教育、醫藥學機構、團體、中外醫學交流及醫藥衛生考古發掘等。每篇論文均著録篇名、著者或譯者、期刊名稱、出版年月、期數，各類別均以發表先後年月排列。附有篇名和著者索引。

《五十年來針灸文獻（中文）索引》　　李善初、陳浩彬編著，上海科學技術出版社 1960 年出版。該書收集 1908~1958 年間發表于 131 種報刊上有關針灸文獻 2359 篇，分爲分類篇目、作者索引和篇名索引三部分。其中分類目録根據文獻性質將所收論文分爲理論探討、經絡腧穴、技術操作等 12 類。每篇著録篇名、作（譯）者姓名、報刊名稱、卷數期號和出版年月；作者索引按作者姓氏筆畫爲序，將其論文集列于下；篇名索引按首字筆畫順序編排。書前還有"引用報刊一覽表"。本書的續編有《針灸文獻索引》（1959~1965 年）上海中醫學院醫史博物館1972 年編印，收録 1959~1965 年間的針灸文獻目録 3900 多篇；《針灸針麻題目索引》（1971~1978 年）王德深等編著，中醫研究院針灸研究所 1979 年印行；《針灸針麻文獻題目索引》（1979~

1983 年）李復峰主編，黑龍江中醫學院 1984 年印行。這些都是学习和研究针灸學的索引類參考書。

**《中藥研究資料索引》**　　王筠默編著，上海中醫學院 1960 年印行。該書收録 400 種中醫臨床常用中藥的論文資料，共 6000 餘條。論文資料截止于 1959 年底，以國内報刊發表的原著論文爲主，對用外文發表的論文資料，如已有中文譯文者，亦予選録。此外還收録中藥專著中的有關條目。全書以中藥爲目，凡針對某一中藥的研究論文，無論是生藥鑒定、産地調查、化學分析、藥理研究，還是臨床報導、劑型改良等，均羅列于該中藥題下。每篇論文按作者姓名、論文題目、書刊名稱、卷期頁數、發表時間爲序著録。成都中醫學院 1963 年編印有該書續編，收録了 1959 年 12 月至 1962 年 12 月底醫藥期刊及有關主要報刊發表的重要文獻，包括中藥 258 種，題録 870 多條，一般不列中藥專著條目。二書皆以中藥名首字筆畫爲序排列。

**《中藥文獻索引》**　　北京中醫學院 1964 年編印。該書分爲三册，計 1542 頁，收録了 1949～1959 年國内 91 種刊物上的中藥及有關資料（包括部分國内外天然藥物的資料）。按通論、藥之部、方之部、病之部四個部分編排。其中通論收載國家有關中醫的政策和中藥各方面的綜合性論述；藥之部收載某藥的一般知識、實驗研究和臨床應用等文獻；方之部收載某方劑的一般知識、文獻考證、實驗應用和臨床應用等文獻；病之部收載某藥或某方防治某病（症）的文獻。

**《醫學期刊中醫文獻分類目録索引》**（後改名爲《國内期刊中醫論文分類目録》）　　上海中醫藥大學中醫文獻研究所《中醫年鑒》編委會辦公室編。該書的編纂是爲《中醫年鑒》的編撰作前期準備，自 1984 年開始按月編輯，主要收集國内 40 餘種醫學期刊中的中醫藥論文篇目，分爲陰陽五行、運氣、經絡、藏象、病因病機、診斷、治則治法、方劑、中藥、中醫基本理論體系與辨證施治、學説與學派、老中醫學術經驗、醫案醫話、傷寒温病、傳染病、腫瘤、内婦產科、兒科、外科、骨傷科、五官科、針灸、推拿、氣功、養生護理、醫史文獻、中醫教學與科研、行政管理、動態消息、國外中醫等類目。每篇論文著録題目、作者、期刊名稱、發表年代、期次、頁碼。此索引可反映較近時期内發表的中醫藥論文情况。

## 三、類書、叢書

我國最早的類書是三國魏時王象編著的《皇覽》，原書已經亡佚。現存著名的類書有唐代的《北堂書鈔》《藝文類聚》《初學記》，宋代的《太平御覽》《太平廣記》《册府元龜》《文苑英華》，清代的《淵鑒類函》等。明代的《永樂大典》曾是中國歷史上最大的類書，現僅存 700 餘殘卷。而清代的《古今圖書集成》則是現存最大的類書。這些書的體例，除《永樂大典》是按韻編排外，其他各書都是按事目分成天文、地理、帝王、職官、人事、動植等大類，然後逐類匯列經史子集各項材料編纂而成。

叢書的體例儘管有別于通常意義上的工具書，但人們習慣上也把它稱作工具書。叢書的名目很多，比如叢刊、叢刻、匯刻、合刻、叢編等。由于叢書匯集了許多種類的著作乃至罕見的舊本，對保存和利用古籍具有很大作用。我國最早的叢書是南宋俞鼎孫、俞經合輯的《儒學警悟》，收録了宋人著作六種共四十一卷，統編爲七集四十卷。我國古代最大的一部叢書是乾隆年間編成的《四庫全書》。

（一）類書

**《古今圖書集成》**　清代陳夢雷等編輯。成書于康熙四十四年（1705 年），部分首印于雍正四年（1726 年）。上海圖書集成局 1884 年第一次全套重印。其中的《醫部全錄》是《古今圖書集成》的一部分，隸屬于《古今圖書集成·博物匯編·藝術典》下的《醫部匯考》，人民衛生出版社 1959 年單獨出版。全書 12 册，520 卷，分爲"醫經注釋"（《素問》《靈樞》《難經》）、"脉法、外診法"、"臟腑身形"、"諸疾"（主要爲内科疾病的診治）、"外科"、"婦科"、"兒科"及"總論、列傳、藝文、紀事、雜論、外編" 8 大類，收錄文獻著作達 120 餘種，所引文獻均標明出處，是我國現存最大的一部醫學類書，對學習和研究中醫頗具參考價值。

**《普濟方》**　明代朱橚（明太祖朱元璋第五子）等編著，刊于永樂四年（1406 年）。原書 168 卷，因散佚不全，"四庫全書本"改編爲 426 卷，共載方 61 739 首。人民衛生出版社 1959 年重印出版。全書 10 册，除廣泛引用明代以前各家方書外，還兼收其他傳記、雜説、道藏和佛書中的有關資料，是我國古代最大的一部醫方類書。

**《名醫類案》**　明代江瓘編，成書于明代嘉靖三十一年（1522 年），後經清代名醫魏之琇等重訂。人民衛生出版社 1957 年和 1982 年曾先後兩次根據清代新安鮑氏知不足齋本校勘重印。全書 12 卷，按病證類分爲 205 門，輯錄了明代以前歷代名醫的臨床驗案 2400 餘首，部分資料采自醫書之外的各種著作。内容包括急慢性傳染病、内科雜病，以及外科、五官科、婦科、兒科等各個病種的醫案，個別重要醫案還附有編者按語，以提示要點。該書是我國第一部中醫全科醫案專著，也是一部研究明代以前醫家臨床經驗和學術特點的重要工具書。

**《續名醫類案》**　清代魏之琇編著，初稿成于乾隆三十五年（1770 年）。後經温病學家王士雄增删，將原書 60 卷修爲 36 卷，345 門。該書爲補《名醫類案》缺漏而作，輯錄了清初以前歷代名醫共 308 人的臨證驗案。全書以病名爲綱，以病案爲目，一病數例，互相參證。主要内容包括傷寒、温病、内科雜病及婦科、兒科、外科、五官、針灸等，其中對温病醫案的記叙尤爲豐富。該書是我國古代最大的醫案專著，對研究歷代醫家驗案具有重要參考價值。

（二）叢書

**《古今醫統正脉全書》**　明代王肯堂輯，吳勉學校，刊于明萬曆二十九年（1601 年）。吳勉學認爲"醫有統有脉，得其正脉，而後可以接醫家之統；醫之正統，始于神農、黄帝，而諸賢直溯其脉"。所以輯錄自《黄帝内經》起，包括《針灸甲乙經》《中藏經》《脉經》《難經》《傷寒論》《金匱要略》，直至《傷寒明理續論》等 44 種醫書，校正合刊。該書是一部較好的明代醫籍版本參考書。

**《醫宗金鑒》**　清代吳謙等編著，乾隆年間武英殿修書處刊行。該書是清政府組織太醫院判吳謙等編纂的一部大型醫學叢書。人民衛生出版社 1957 年出版影印本，1963 年出版修訂本。全書 90 卷，將中醫内容分門别類編成 15 種醫書，包括《訂正仲景全書》（含《傷寒論注》和《金匱要略注》兩種）《删補名醫方論》《四診心法要訣》《運氣要訣》《傷寒心法要訣》《雜病心法要訣》《婦科心法要訣》《幼科雜病心法要訣》《痘疹心法要訣》《幼科種痘心法要訣》《外科心法要訣》《眼科心法要訣》《刺灸心法要訣》和《正骨心法要訣》。該書全面總結了清代以前的醫學成就，内容全備，簡明實用。刊行 200 多年來，不僅成爲習醫者必讀之書，而且適合中醫各科醫生臨證參用。

《中國醫學大成》 近人曹炳章編纂，上海大東書局 1936 年刊印。原計劃收輯 365 種醫著，但到上海淪陷爲止實際祇出版了 128 種。該書輯録魏、晋至明、清歷代重要醫著及少量日本漢方醫學的著作，分醫經、藥物、診斷、方劑、通治、臨床各科、醫案和雜著等 13 類。每種均經過校閱圈點，并列有内容提要；有些醫著還加上歷代醫家評注，對于領會原著要旨，有所幫助。上海科學技術出版社 1990 年出版增訂本，收輯了 136 種醫書，集成 50 册；2000 年又將後續 118 種未及刊行的醫籍結爲 49 册出版，是爲《中國醫學大成續集》。2013 年又對餘下的 111 種書目進行整理，出版了《中國醫學大成終集》。

《珍本醫書集成》 近人裘吉生主編，1936 年刊行。編者從歷代中醫古籍中，篩選較爲實用、學術價值較高的精本、孤本、抄本、未刊本 90 種，分醫經、本草、脉學、傷寒、通治、内外婦兒各科及方書、醫案、雜著 12 類。該書内容豐富，校勘精詳，版本名貴，頗有學術價值。

《皇漢醫學叢書》 陳存仁編校，1936 年刊行。編者從日本流行的數百種中國醫藥名著中，以適宜實際、可供參考者爲標準，選出最有價值的書籍。計總類 9 種、内科 19 種、外科 1 種、女科 3 種、兒科 3 種、眼科 1 種、花柳科 1 種、針灸 4 種、治療診斷各 1 種、方劑 10 種、醫案醫話 11 種、藥物 8 種及論文 32 篇。

以上分類介紹了一些重要工具書。一般來說，在使用工具書之前，應仔細閱讀《序》《跋》《前言》《凡例》等一類内容。一來藉以瞭解它的内容、性質、用途及成書年代，判斷是否適用；二來瞭解它的編寫體例和查檢方法，知道如何使用。如果有"附録""補遺""勘誤""索引"和"圖表"等，也應充分利用。

## 第三節　網絡工具書

在信息發達的今天，網絡電子工具書如雨後春笋一樣不勝枚舉，熟悉并掌握一些與日常需求相關的品質可靠的工具書類網站，會給我們的學習和研究帶來極大便利。對于一個中醫藥專業的學生或研究者而言，所需工具資料除了包括中醫類和語文類，恐怕還當包括一些國學常識。因爲中醫學是傳統文化孕育而生的子文化，它們之間存在着千絲萬縷的聯繫。要想學好中醫、讀懂古醫籍，就必須擁有一定的國學功底，這樣在閱讀之時，我們纔能準確捕捉文中含義和思維邏輯，真正明白古人想説的是什麼。所以録入的工具書網站分爲語文類、國學類和中醫藥類三種，和前文紙質工具書選材内容一致。録入標準有三項：一是可靠性。可靠性或是基于材料來源的學術性，或是來源于多年運營獲得的口碑；二是豐富性。網上同質的數據網站很多，此以選擇其中規模較大，可兼衆長者爲的；三是公益性。網站基本没有廣告或祇有少量廣告，还包括个别雖然收費，但是不收費的資源内容也十分豐富的網站。因爲有些網站綜合跨類，故以時間結合類別的方式爲序介紹于下：

## 一、國學類

**1. 漢字字源網：http://hanziyuan.net/#home**
該網站由美國人理查德·西爾斯（Richard Sears）于 2002 年创建。理查德·西爾斯是一名漢字愛好者，中文名字叫斯睿德（人稱漢字叔叔）。他將獲自《説文解字》《六書通》《甲骨文編》《金文編》《甲骨文續編》等書中的古文字逐個掃描上傳到網站，建成了世界上第一個漢字字源在綫查詢系統。到目前爲止，該數據庫對約 9500 個常用漢字進行了字源分析，所收字形圖像在 10 萬字以上，各項資料約有 100 萬條。在查詢欄輸入單個漢字的簡化字，然後點擊搜索，就會獲得這個字的甲骨文、金文、篆文等字形圖片及字形來源，網站界面乾净，沒有廣告，用來查找古文字字形非常便利。

**2. 漢典網：http://www.zdic.net**

該網站由多個志願者參與建立，始建于 2004 年，是一個以字、詞、詞組、成語綫上查詢爲主體内容并廣收古籍、詩詞和書法，容量巨大的免費語文類網站。網站首頁設置有漢語字典、漢語詞典、康熙字典、説文解字、成語詞典等六個欄目。左上角還有漢典古籍、漢典詩詞、漢典書法、漢典通識、漢典論壇等五個附加欄目。據網站提供的介紹，漢典共計收錄了 93 898 個漢字、361 998 個詞語、短語和詞組及 32 868 個成語的釋義。"漢典古籍"收錄了總共包含有 38 529 個章節的 1055 部古典文獻書籍及 203 篇古文；"漢典詩詞"收錄了 268 886 首古典詩詞；"漢典書法"收集 135 804 個著名的中國書法家漢字書法作品。"漢典通識"設有開卷有益、字字珠璣和實用附錄三個子目。漢語詞典中的國語辭典原始資料來源于台灣省教育部的《重編國語辭典修訂本》（CC BY—ND 3.0 台灣授權）。因網站資源來源不一，讀者使用時要注意甄別。

**3. 漢辭網：http://www.hydcd.com/**

該網站創建于 2004 年，由上海億辭網絡科技服務中心出品。網站首頁設置有在綫字典、在綫詞典、成語詞典、近義詞、反義詞、古文、古詩、英漢互譯和辭典下載九個欄目，集爲網絡版《漢語大辭典》。據官網提供的統計數據，目前的 V7.01 版可查詢漢字 20 973 個、詞語 384 925 條、成語 51 508 條、古詩詞 93 537 首、謎語 40 790 條、分類對聯 5399 幅、歇後語 16 648 條、妙言警句 13 752 條、俗語 1929 條、諺語 1200 條、近義詞反義詞别名各 1000 餘組及英漢辭彙 58 萬條，總容量超過 100 萬條，并應用中英文真人語音庫，可以朗讀任意英語、漢語内容。内容豐富，功能强大而實用。既支持綫上分項查詢，也可在綫全套下載，脱機使用，并支持屏幕取詞。其中網絡版下載地址是 http://www.hydcd.com/softdown.htm。點擊網站首頁右上角的"辭典下載"，進入頁面可見網站的二維碼，微信掃描後根據提示操作，可以下載《漢語大辭典》手機版（安卓版），移動使用更加便利。

**4. 國學導航：http://www.guoxue123.com/**

該網站創建于 2006 年，站長李揚宇。該網站是一個内容豐富的純文本閱讀網站，分經部、史部、子部、集部、專題和新著六個欄目，迄今收書總計 1164 部（種），其下又分衆多子目。部分書籍并收錄多個版本。首頁標明資料來源于 34 個網站。提供了漢語拼音和注音字母兩種檢索方法檢書。網站文本經過處理，也適合手機閱讀，每部均有相對合理的目錄與結構，方便尋找和翻頁。古籍文本中遇有難以顯示的缺字，一般用拆字法、圖片法解決，解決不了的就留空，故在研究引用時以核對紙質原文爲宜。

**5. 古詩文網：https://www.gushiwen.org/**

該網站創建于 2011 年，站長湯繼華。該網站是一個擁有大量古代詩詞曲文的國學網站。網站首頁設置有推薦、詩文、名句、作者、古籍、我的和手機版七個欄目。其中"推薦"欄下列精選的詩詞曲 1000 首，每首都有真人朗誦鏈接。"詩文"欄下列詩詞曲及文言文共計 10 000

首（篇）。將鼠標對準每首（篇）正文下方第三個人臉圖標，會出現本首（篇）內容的二維碼，微信掃描可得這一篇的作者、朝代、正文、譯文、注釋、賞析、創作背景及以上內容的各項參考資料。支持複製粘貼及智能語音朗讀功能。"名句"欄是所選內容中的名言警句，"作者"欄錄入一萬名作者的簡單介紹。"古籍"欄分經史子集四類。下分 44 個小類，計收書 374 部。"收藏"欄可收藏自己喜歡的作品。此外，點開手機版欄目，分別有古詩文網客户端二維碼及所屬詩詞秀公衆號二維碼，微信掃描可得古詩文網手機版下載鏈接及詩詞秀微信公衆號，移動使用更加便利。

**6. 國學大師網：http://www.guoxuedashi.com/**

該網站創建于 2015 年，站長邵長平。該網站是一個門類齊全、有着海量信息、大量真圖的國學網站。首頁設置有國學書庫、影印古籍、詩詞寶典、古籍書目、《四庫全書》、漢語字典、漢語詞典、成語詞典、書法字典、《説文解字》、《康熙字典》、中醫中藥、世界名著等 33 個欄目，提供所有項的全文檢索和軟件下載。據網站顯示的數據，共計收錄中國漢字及日韓漢字超過 15 萬個、漢語詞目 70 多萬條、成語 6.2 萬條、影印古籍約一百萬册、古籍書目 212 萬種、詩詞 30 萬首、歷史人物 9 萬個、歷史地名 9.5 萬個、中外名著 8080 部、作家 1500 位、工具書 60 種及 1.1 萬個漢字的書法字形圖 115 萬張。網站最大特色有三：第一是查字詞有圖文對照。在搜索欄輸入任意字或詞，可查到數十部辭書、韵書中的文字版解釋和相應掃描版圖片，後者使信息的獲取非常可靠。并且除了 Unicode、筆畫數、筆順、五筆、倉頡、四角號碼及反查等檢索方式外，還提供一種非常有特色的部件查字法：將漢字按 12 種結構進行部件拆分，并輸入搜索欄，可以得到所有符合條件的字。以漢字羃爲例，以其中任意兩個或三個或四個字作爲部件輸入查詢，均可找到此字。第二是網站收集了 32 萬册古籍的影印本，其中還有《四庫全書》《古今圖書集成》等 3000 多部古籍的圖文對照，計 360 萬張圖片，給研究者提供了極其便利可靠的信息寶庫。第三是該網站的書法字典和字帖廣搜博采，收錄了諸如《中國書法大字典》《六體書法大字典》《敦煌俗字典》等 28 部書法字典裏的字形真圖和 4 千部書法字帖。網站包羅萬象，爲文史哲醫等方面的研究者提供了豐富的資料，如果善加運用，當可發掘出更多用法。

## 二、中醫類

**1. 中醫世家：http://www.zysj.com.cn/index.html**

該網站由近代名醫王紹棠曾孫王剛創建于 2004 年，是一個收集、學習中醫的公益性網站，首頁設置有業内相關、中醫書籍、圖書、中藥材、中藥方劑、名醫、醫案心得、專欄、雜集九個欄目。其中"中醫書籍"包括《中醫基礎理論》《中醫診斷學》等 15 種中醫教材，《黄帝内經》《傷寒論》等 564 部中醫著作，《百病自測》《病種臨床路徑》等 45 本使用手册，以及 65 部用于西醫備考的教材或相關資料；"中藥材"一欄介紹了 18 013 種中藥藥材，其説明文字摘自《中國藥典》《中藥大辭典》《全國中草藥匯編》或《中華本草》；"中藥方劑"一欄輯錄了《千金翼方》《太平聖惠方》《普濟方》《本草衍義》《隨息居霍亂論》《張氏醫通》等各類醫書中的方劑共計 24 867 首；"名醫"一欄介紹了古今名醫 426 位；"醫案心得"摘錄了 2035 組醫家治案，每組都標示出處。

**2. 中醫資源網：http://www.tcmdoc.cn/**

該網站原名“淘中醫”創建于 2007 年，站長鄧欣。該網站是一個擁有多種中醫藥學習資源的網站。首頁設置有中醫古籍、中醫教材、國學經典、中醫藥數據庫、文章等欄目，可提供中醫古籍、教材及國學經典的綫上閱讀和全文檢索。“中醫古籍”收書 795 部，分爲醫經、本草、方論、傷寒及金匱、醫案、醫話、婦兒、診斷、養生、雜著、當代圖書、《古今圖書集成•醫部全錄》及繁體版《傷寒論》13 部分，每部都可提供 txt 格式的下載；“國學經典”收書 54 部；“中醫藥數據庫”分爲中藥、方劑、穴位、藥茶等七個數據庫。中藥數據庫計收藥材 11 239 種，其説明文字摘自《中國藥典》《中藥大辭典》《全國中草藥匯編》或《中華本草》，很多配有圖譜；方劑數據庫可查詢 8 萬餘首方劑的基本情況；穴位數據庫介紹了 501 個穴位的定位、解剖、主治和操作等情況，多配有圖譜；藥茶數據庫則按照清熱瀉火、疏風解表等十一項分類介紹了 1000 首藥茶的原料、用法及功用。整個網站的任一版面均可做繁簡字的轉換。轉換按鈕在頁面右上角。

**3. 醫學百科網：http://www.wiki8.com/index.html**

該網站是一個提供醫學、藥學、生物學、化學等關乎生命健康相關知識的公益性網站，目標是共同創建一部網上實用的醫學百科全書，目前已收錄詞條 162 340 個。另有多項小工具，其 3.1.11 版包括了時間針法開穴推算工具、中醫體質測評與調理、人體體表面積計算器、BMI 指數計算及評價、女性安全期計算器、預産期計算器、孕期體重增長正常值、孕期用藥安全性分級（FDA）、女性更年期指數測試、前列腺健康狀況測試等 64 款涉及健康評估的工具。

**4. 金字塔醫學在綫：http://www.jztyx.com/**

該網站是一個以收錄古今醫學圖書爲目的的網站。首頁設置有 22 大類，共收書籍刊物 12 011 部，依次是一般理論 162 部、預防/衛生學 368 部、中國醫學 1831 部、基礎醫學 405 部、臨床醫學 808 部、内科學 1118 部、外科學 800 部、婦産科學 178 部、兒科學 215 部、腫瘤學 217 部、神經病/精神病 250 部、皮膚病/性病學 115 部、耳鼻咽喉科學 88 部、眼科學 125 部、口腔科學 143 部、特種醫學 107 部、藥學 372 部、休閑圖書 171 部、醫學工具書 33 部、健康科普圖書 1461 部、醫學雜志 3024 部、獸醫 20 部。22 大類下又分若干小類。每本書刊都提供簡介和目錄，幫助讀者了解具體内容。閱讀時點擊在綫閱讀按鈕，就會出現本書的電子掃描版，無論閱讀、學習或研究都非常便利。

## 三、綜合類

**1. 國家哲學社會科學學術期刊數據庫：http://www.nssd.org/**

該數據庫簡稱“國家期刊庫（NSSD）”，由全國哲學社會科學規劃領導小組批準建設，中國社會科學院承建的國家級、開放型、公益性哲學社會科學信息平臺，具體責任單位爲中國社會科學院圖書館（調查與數據信息中心）。系統平臺于 2013 年上綫開通，是目前國内最大的公益性期刊數據庫。資源收錄包括精品學術期刊 2000 多種，論文超過 1000 萬篇，以及超過 101 萬位學者、2.1 萬家研究機構的相關信息。其中包括國家社科基金重點資助期刊 187 種、中國社會科學院主管主辦期刊 80 多種、三大評價體系（中國社會科學院、北京大學、南京大學）收錄的 600 多種核心期刊，以及可以回溯到創刊號的期刊 700 多種（最早回溯到 1920 年）。

個人用户注册後可免費綫上閱讀和全文下載。用户通過首頁通用搜索欄可快速查詢數據庫資源，該導航欄提供論文檢索、期刊導航、作者聚焦、機構索引四類資源的導航。其中"論文檢索"方式有十一種，包括題名、關鍵字、機構、作者、摘要、刊名、年份、分類號、ISSN、基金資助和全文檢索，既可進行字段的單一檢索，也可以多字段聯合檢索；"期刊導航"采取分類導航的方式，包括學科分類導航、核心期刊導航、社科基金資助期刊導航、中國社科院期刊導航、地區導航五種。檢索結果可進行二次篩選、聚類統計分析、多種排序、多種分面顯示和導出等，部分期刊實現與紙本期刊同步出版。其他諸如"數據庫介紹""法律公告""快速入門"等信息可在數據庫首頁左上方導航欄查看。

**2. 中國國家圖書館：http://www.nlc.cn/**

中國國家圖書館是國家總書庫、國家書目中心、國家古籍保護中心、國家典籍博物館。自二十世紀九十年代後期開始建設數字資源，截至 2017 年 12 月，共有電子類圖書 3 787 588 種、期刊 55 882 種、報紙 3164 種、特藏專藏 13 760 209 種（篇、卷）、音頻資料 1 137 907 首，視頻資料 161 276 小時，數字資源存儲量達到 1603.87TB，外購資料庫 255 個。可爲注册讀者提供涵蓋圖書、期刊、報紙、論文、古籍、工具書、音視頻、數值事實、徵集資源等多種類型的數字資源綫上服務。注册後，便可通過國家圖書館門户網站獲得豐富多樣的數字資源服務。讀者使用資源時需要關注許可權説明，如登録用户訪問 49 個自建特色資源庫時，由於版權限制，中文圖書和博士論文都祇能看到正文前 24 頁，Mp3 可以聽前 30 秒，其餘類型則可綫上全文閱讀和記録讀書筆記。

國家圖書館聯合國內多家公共圖書館還推出有"數字圖書館移動閱讀平臺"（http://m.ndlib.cn/）。該平臺定位于移動閱讀，集合了 4 萬餘册電子圖書資源、上千種電子期刊、多部書籍的音頻格式，以及各地圖書館分站的優質特色數字資源，爲用户免費提供隨時隨地隨身的閱讀體驗。

需要注意的是，在互聯網普及的今天，各類工具書網站層出不窮，以上祇是介紹了一部分。數據庫的建設往往有責任人或許多熱心公益的人士參與其中，內容隨時都在變化更新之中，以上數據、介紹祇是撰稿之時的統計和面貌，讀者在閱覽、使用時尚需以最新情況爲準。

# 第二章　漢　字

　　漢字是專門記錄漢語的書寫符號系統。漢字在中國古代衹稱文字，直到元朝蒙古人統治中原以後，爲了和蒙古文、回回文加以區別，纔出現了"漢字"這個名稱。中華文化源遠流長，其主要的載體就是用各種漢字形體寫就的古籍文獻。我國自古至今所流傳下來的各種古籍浩如烟海，不可勝數。祖國悠久的歷史和光輝燦爛的文化正是依托漢字的記錄纔得以代代相傳，漢字也對中華民族的團結統一及社會的發展與進步做出了巨大的貢獻。歷史上漢字還對亞洲的近鄰，尤其是朝鮮、日本和越南等國産生過深遠影響。直到現在，一些國家還在使用漢字，如日本 2010 所公布的常用漢字數量就有 2136 個，韓國現在也仍使用漢字。

　　中醫學是中華民族傳統文化的重要組成部分，是我國歷代醫家智慧的結晶。而要繼承和發展中醫，無疑需要對中醫古籍進行充分的研讀和學習，汲取其中的精髓，爲我們所用。與一般古籍一樣，中醫古籍同樣是用漢字書寫的，因此系統地學習漢字，瞭解和掌握漢字的起源、形體、結構，以及古今字、通假字、异體字和繁簡字等知識內容，既有助于提升我們閱讀中醫古籍的能力，也能爲我們以後的中醫藥文獻整理工作打下必要的基礎。

## 第一節　漢字的起源

　　漢字從無到有經歷了一個較長的歷史時期。殷商時期的甲骨文（距今約三千多年）已經被公認爲是一種自成體系的文字系統。而在此之前，根據一些已有的傳世和出土文獻、文物資料的記載，關于文字産生的傳説，主要有以下幾種：

### 一、結繩説

　　關于古人結繩記事的説法，古書中常有文字記載。如《周易·繫辭下》中説："上古結繩而治，後世聖人易之以書契。百官以治，萬民以察。"許慎《説文解字·序》："及神農氏結繩爲治而統其事，庶業其繁，飾僞萌生。"有的文獻資料還進一步描述了古人結繩記事的方法，如孔穎達《周易正義》引鄭玄《注》云："結繩爲約，事大，大結其繩，事小，小結其繩。"李鼎祚《周易集解》引《九家易》亦云："古者無文字，其有誓約之事。事大，大其繩；事小，小其繩。結之多少，隨物衆寡，各執以相考，亦足以相治也。"通過結繩的大小來記錄時間、人數、男人、女人，區別事物的不同類別、屬性，從而擴大了結繩記事的指稱範圍。應該説結繩記事是原始社會末期，伴隨着生産的發展，社會複雜的新形勢而産生的一種輔助記憶的手段，就信息傳遞來説，結繩記事與文字有一定的聯繫，但性質上終究有別，衹可看作是漢字起源的前奏，而不是開始。作爲一種早期的記事方法，結繩記事本身還具有一定的普遍性，據考證，古埃及、古波斯、古代日本，近代美洲、非洲、澳洲的土著及我國諸多少數民族如藏族、高山族、哈尼族等都有過結繩記事的經歷。

## 二、八卦説

《周易·繫辭下》云：“古者庖犧氏之王天下也，仰則觀象于天，俯則觀法于地。觀鳥獸之文與地之宜，近取諸身，遠取諸物，于是始作八卦，以通神明之德，以類萬物之情。”又《易緯·乾鑿度》云：“☰，古文天字，☷，古文地字，☲，古文火字，☵，古文水字，☴，古文風字，☳，古文雷字，☶，古文山字，☱，古文澤字。”關于漢字的起源，後人故又有“八卦”之説。這種説法其實是錯誤的，因爲八卦是用以進行推算的八類事物的代表性符號，用來象徵各種事物。就《易緯·乾鑿度》的文字記載來看，祇有“坎”卦的符號與古文的“水”字字形相近，其他都難以發現各種符合與文字形體間的聯繫。八卦是一種象徵性符號，抽象度極高，且八卦後五卦與自然現象的聯繫也祇是後人的一種主觀附會而已，其與早期主流的象形、指事、會意等漢字的性質完全不同。因此“坎”卦符號與“水”字形體的相近當是一種巧合而已，八卦説從根本上與漢字并無前後的繼承關係。

但是“八卦”本身符號的屬性對後來漢字的形成可能會起某些影響，因爲拋開“八卦”和漢字自身功用上的差異，單就符號的價值來説，兩者在性質上是有相同之處的。這大概也是爲什麼後人會將“八卦”與漢字的産生聯繫到一起的原因。

## 三、倉頡造字説

這是關于漢字起源流傳最廣、影響最大、也是基本可信的説法。這種説法在秦漢時期的一些著作中已多有記載，如：

《世本·作篇》：“史皇作圖，蒼頡作書。”

《韓非子·五蠹》：“蒼頡之作書也，自環者謂之厶，背厶謂之公。”

《呂氏春秋·君守》：“奚仲作車，蒼頡作書，後稷作稼，皋陶作刑，昆吾作陶，夏鯀作城，此六人者所作，當矣。”

《淮南子·本經訓》：“昔者蒼頡作書而天雨粟，鬼夜哭。”

東漢許慎在《説文解字·序》中則作了一個肯定性的結論。他説：“及神農氏結繩爲治而統其事，庶業其繁，飾僞萌生，黃帝之史倉頡見鳥獸蹄迒之迹，知分理之可相別異也，初造書契。”由于許慎撰寫了文字學上的第一部字典《説文解字》，因而地位極高，古代研究文字的學者又幾乎都以他爲宗，因此倉頡造字的説法流行甚廣。關于倉頡本人，後人也賦予了其神話色彩。如《論衡·骨相》云：“蒼頡四目。”是説倉頡有四隻眼睛，可以見常人所不能見，識他人所不能識，因此可以“見鳥獸蹄迒之迹，知分理之可相別異也，初造書契”。這些傳説表達的祇是人們對先人發明文字這一重大事件的崇拜之情，事實上先秦時期的荀子就已經提出了更爲科學的論斷。《荀子·解蔽》云：“故好書者衆矣，而倉頡獨傳者，壹也。”魯迅《漢文學史綱要·自文字至文章》云：“要之文字成就，所當綿歷歲時，且由衆手，全群共喻，乃得流行，誰爲作者，殊難確指，歸功一聖，亦憑臆之説也。"時至如今，人們都已清楚地知道，漢字并不是一人一時一地之作，它是我國人民集體智慧的結晶。但我們不能因爲倉頡造字缺乏實證而簡單否定，他的偉大貢獻是不容輕視的，他應當是漢字最著名的創造者兼集大成者，後世的不斷"創造"和發展，都是在他的貢獻的基礎上進行的。

以上各種關于文字起源的説法，各有弊端，都難以對文字的起源做出科學圓滿的解釋和説明。事實上，現有文獻資料的研究結果已經表明真正的漢字是起源于原始圖畫和記號的。

## 四、文字起源于原始圖畫和刻畫符號

幾萬年前，舊石器時代的人們就已經有了以表現動物和人像爲主的很好的繪畫。到了階級社會，在有了通用的語言、但還沒有文字時，人們會選擇或者新製某一圖畫作爲自己群體（部落、部落聯盟、氏族）的標志。隨着這類圖畫的增多和不同群體之間的不斷交流，人們逐漸用這些圖畫表示他們早已熟悉的概念，此時儘管依然是圖畫的形式，但是却有了傳達信息的作用，這是一種圖畫到文字的過渡形式，裘錫圭先生稱之爲"文字畫"。文字畫本身的圖畫性依然很强，在其後的演變過程中，出于書寫的方便，其圖畫的特點逐漸消失，而代之以突出特徵的綫條，也即完成了由文字畫到圖畫文字的轉變，于是真正的文字就産生了，其中象形和指事是文字産生之初最主要的形式。當人們在此基礎上有意識地不斷創造新的象形字和具有更多更强表現力的指事字、會意字，尤其是形聲字，用以表達抽象的、複雜的意義時，漢字就形成了體系。

另外，根據考古發現，距今在五、六千甚至七、八千年以前的西安半坡仰韶文化、馬家窰文化、龍山文化、良渚文化和大汶口文化等文化遺址中所出土的衆多陶器和陶片上，都有一些刻畫或刻畫的符號。刻畫符號的特點是形體較爲簡單，大都是幾何圖形，比如西安半坡遺址出土的陶符（图 7-2-1）。

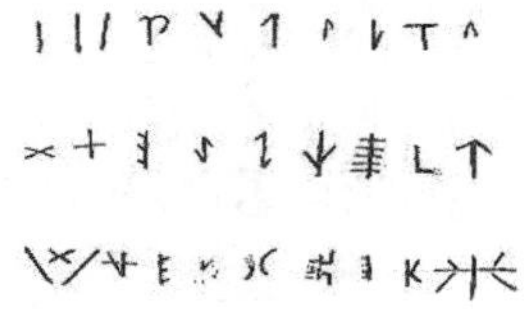

图 7-2-1　刻畫符號

對于這類符號的性質，或者説它們是不是文字？學界尚有爭議，如裘錫圭説："這種符號所代表的決不會是一種完整的文字體系，這一點是十分明顯的。它們有沒有可能是原始文字呢？可能性也非常小。"而郭沫若則持相反意見："刻畫的意義至今雖尚未闡明，但無疑是具有文字性質的符號。"先不管它們到底是不是真正的文字，但有一點是可以肯定的，那就是這些早期的刻畫符號，歷史上一定對文字的産生有過影響，是漢字的來源之一。

还有一些刻畫符號圖畫性較强，是一些非直綫形的較爲複雜的圖形、圖案，與殷商中期銅器銘文中的一些刻畫，以及甲骨文的某些形體都較爲接近，如大汶口文化遺址出土的陶符（图 7-2-2）。

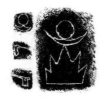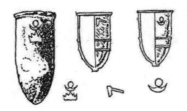

图 7-2-2　陶符

　　文字學家對其進行了考釋。就其性質而言，學界的看法比較一致，即這類刻畫符號應該可以看成是後來文字產生的源頭。裘錫圭先生否定了刻畫符號文字的性質，但却很大程度上肯定了大汶口文化陶符的文字性質：“大汶口文化象形符號的作風跟古漢字很相似”“用作原始文字的可能性，應該是存在的”。

## 第二節　漢字形體的演變

　　漢字從產生到現在的數千年間，形體上經過了數次的變化與變革（图 7-2-3）。就結構來看，漢字形體的演變主要呈現出三個特點：筆畫平直化，字形符號化，結構規範化。漢字形體的演變，甲骨文是形體演變的源頭，其後又經歷了金文（西周、春秋），篆書（戰國、秦），隸書（漢），楷書、草書和行書（魏晉），以及簡化字五個階段。其中習慣上又將篆書及篆書以前的字體稱爲古文字，隸書及隸書以後的字體稱爲今文字。其中隸書是整個漢字形體演變史中重要的轉折點，是古文字和今文字的分水嶺。

女：

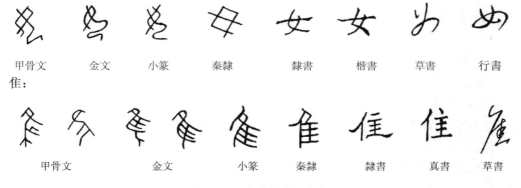

隹：

图 7-2-3　漢字形體的演變

　　漢字形體演變還具有兩個明顯的特徵：一是漸變性。因爲新字體替代舊字體不是一蹴而就的，而是會有一個前後兩種字體同時使用的過程。二是繼承性。在古今兩個大的階段內，前後階段的不同字體之間，形體上儘管有變化，但彼此間依然有較爲明顯的相似性，即使是篆書和隸書之間，字體間依然存在着千絲萬縷的聯繫。

## 一、甲骨文

甲骨文，又稱甲骨卜辭、殷墟文字、殷墟書契、殷墟卜辭等，是指殷商時期刻在龜甲和獸骨上的文字，距今已有 3000 多年的歷史，但長期被湮没，直到清末（1899 年）纔被發現而爲世人所知。甲骨文是殷商時期帝王占卜的文獻資料，殷商時期，鬼神文化盛行，帝王本身也崇尚鬼神，對于諸如風雨、年成、疾病、祭祀、徵伐、田獵、出入等事件都要采取占卜的方式，以期取得行動的指南，因此甲骨文多是關于當時某個事件作占卜的文字記録。

甲骨文被發現于河南省安陽縣城西北距離五里左右的小屯村，這裏是商王盤庚遷殷的殷都遺址。清光緒二十四年（1898 年），小屯村農民在田地裏發現很多龜甲、獸骨，上面有縱橫交錯的劃痕。他們把這些稱作龍骨，用來治療瘡瘍。光緒二十五年（1899 年），一位范姓商人把百餘片龍骨運到北京，爲北京國子監祭酒王懿榮收購。山東濰縣趙姓商人亦將購得的百餘片龍骨轉賣給王懿榮。王懿榮認爲這些“龍骨”就是價值連城的古代龜甲、獸骨的化石，上面的劃痕就是殷商文字。王懿榮于庚子年（1900 年）去世，他的兒子將所藏甲骨 1000 餘片賣給劉鶚，劉鶚又從范姓、趙姓商人處購得 3000 餘片。至光緒二十八年（1902 年），劉氏收藏總數達 5000 多片。光緒二十九年（1903 年），他精選出 1058 片影印，名爲《鐵雲藏龜》，于是甲骨文的名字始爲世人所知。

甲骨文自發現之日起到現在，國内外共收藏了 20 餘萬片，其中不重複的單字字頭計有 4500多個，目前約有 1500 個甲骨文文字已經被文字學家所識讀。

作爲早期的漢字，甲骨文是用刀刻在龜甲、獸骨之上的，所以也被稱爲“契文”。就形體和構造來看，甲骨文還有不少圖畫文字的特點，結構繁複且不盡定型，筆畫則比較瘦直，字的方向不固定，出現了形聲字、异體字、假借字和合文現象。甲骨文在文字學上有重大貢獻，可以考知文字演變的源流，可以糾正《説文解字》的訛字。

## 二、金文

金文是吉金文字的簡稱，又稱鐘鼎文、鐘鼎彝器銘文、銘文等，它是鑄在青銅器上的文字。較之甲骨文，金文的發現和研究都非常早，在先秦的古籍中就已有了相關的記載。如《吕氏春秋·求人篇》：“得陶、化益、真窺、横革、之交五人佐禹，故功績銘乎金石，著於盤盂。”其後從兩漢開始，歷朝歷代相繼都有發現和研究。金文的盛衰，與以鐘鼎爲主的青銅器的盛衰相始終。青銅器的製作，開始本是出于日常生活的需用，所以上邊没有文字或者有但很少，祇有一至五六個，不過是所有者或作者的押記，或器物的名稱而已。夏商周時期，極其重視鐘鼎，尤其是鼎。夏商兩代將其奉于宗廟，用以作爲紀念祖先的常器和國家的重器，周代更用以作爲國家的象徵。三代以後，隨着以鐘鼎爲主的青銅器使用範圍和自由度的擴大，人們便用以記事、訂立契約等，金文也就多了起來。青銅器和金文的鼎盛期，都在商末到西周穆王這一時期。春秋以後，人們的著作日益增多，竹帛開始发揮重要作用，金文于是走向衰落。到了漢代，鐵器開始盛行，青銅器便結束了它的使命，金文也從此徹底衰落了。

金文的内容，從商末到西周初年，一般或爲青銅器的所有者名（族名），或爲受祭者名，或爲器物名，甚至還有徵伐和賞賜的内容。其後文字愈多，内容也愈豐富，内容主要有徵伐、祭典、賞賜、册命、契約等。文字最多的是西周的毛公鼎，上邊共有 497 個字。其形體特點，西周早期者，仍然具有圖畫文字的遺痕。由于是澆鑄而不是刀刻而成的，甚至比甲骨文更接近圖畫文字，結構和形體也大體與甲骨文相同。至于筆畫和體勢，却明顯自具特色，一般都比較匀圓豐潤，常有肥筆。西周中後期，其形體則趨于綫條化并更顯匀圓齊整，同時形聲字、异體字及合文、省文也都有相當的數量了。

## 三、篆書

篆書包括大篆和小篆兩種字體。大篆又稱籀文，是春秋戰國時期通行于秦國的文字，"籀文"之名來自于我國最早的一部字書《史籀篇》。《説文解字·序》："及周宣王太史籀，著大篆十五篇。"其所説"大篆十五篇"就是《史籀篇》。《説文解字》中收錄了 220 多個籀文，它們都是大篆，而最能代表大篆字體的歷史遺存則是保存至今的石鼓文和詛楚文。石鼓文是用大篆刻在十面鼓形石上的石刻文字，唐代貞觀年間出土于天興縣（今陝西鳳翔）。一千多年來歷經磨難，現存于北京故宮博物院。石鼓直徑一尺强，高約三尺，上小下大，頂圓底平，四面有略作方形的，有正圓的，大篆就刻在上面。其内容爲用四言詩記述秦君田獵之事，所以又稱"獵碣"。經近人考證，石鼓爲秦國石刻。石鼓上的字數，原來當有 600 多個，但唐宋時期已有殘缺，近人羅振玉作《石鼓文考釋》，共得 450 字。詛楚文包括三塊石刻，分別是巫咸文、大沈厥湫文和亞駝文，發現于宋代，内容爲秦國詛楚時分別告于水神巫咸、大沈厥湫和亞駝之文。原石早佚，如今祇能從流傳下來的摹本上看到它的風貌。

小篆又稱秦篆，是秦國統一天下後對大篆中的繁難字進行改革以後形成的字體。《説文解字·序》："秦始皇帝初兼天下，丞相李斯乃奏同之，罷其不與秦文合者。斯作《倉頡篇》，中車府令趙高作《爰歷篇》，太史令胡毋敬作《博學篇》，皆取史籀大篆，或頗省改，所謂小篆也。"其中的"或頗省改"主要就是指在大篆和戰國六國文字的基礎上所進行的筆畫省減或改動工作。小篆的改革，由于符合人們"書同文"的理想，同時也是統一國家的迫切需要，所以得以順利實行。相比大篆筆畫的曲折繁複，小篆的形體特點是結構簡易整齊，筆畫匀圓勾連，筆勢舒展流暢，形體長圓，大小一致，後世常用"匀圓齊整"予以概括。

## 四、隸書

廣義的隸書包括秦隸和漢隸兩種。秦隸又稱古隸、左（佐）書等，自古以來人們認爲是秦朝下杜（今陝西西安東南。一説下邽，今陝西渭南）人程邈所作。《説文解字·序》："是時，秦滅書籍，滌除舊典。大發吏卒，興成役。官獄職務繁，初有隸書，以趣約易。"唐代張懷瓘《書斷》中說："傳邈善大篆，初爲縣之獄吏，得罪始皇，繫雲陽獄中。覃思十年，損益大小篆方圓筆法，成隸書三千字。始皇稱善，釋其罪而用爲御史。以其便于官獄隸人佐書，故名曰'隸'。"秦隸是在小篆的基礎上加以簡化、省減而成的，是一種篆書的俗體寫法。秦隸是由小篆到後來漢隸轉變的過渡階段。其特點是"平直方正"，沒有波勢挑法。它的產生是對古文字"隸古定"的結果，是漢字形體的一次大變革。

狹義的隸書即漢隸，又稱爲今隸、八分，是西漢王朝建立以後在秦隸的基礎上演變而成的字體。研究資料表明，漢隸在西漢宣帝時就已經很成熟了，而真正興盛則是在東漢章帝時的隸書大家王次仲以後。東漢靈帝熹平四年（175年），朝廷開始正式勒立著名的隸書石經——《熹平石經》，刊行其標準字體，從而使隸書進入了頂峰時期。三國魏正始二年（241年）勒立同樣著名的篆書、古文、隸書三種字體的《正始石經》（又稱《三體石經》）以後，因早已產生的真書開始興盛，隸書纔退出統治地位而漸次衰落。隸書的特點是氣勢發揚，行筆舒展，尤其是掠（長撇）、捺等筆有波勢挑法，不像秦隸那樣，祇是"平直方正"。

隸書的產生，是漢字形體演變史上一個重要轉折點，它把小篆圓轉匀稱的綫條改爲方折平直的筆畫。從此方塊漢字完全失去了象形意味，漢字的發展走上了點畫化、符號化的道路，使得漢字明顯地分爲古、今兩大體係，所以隸書歷來都被認爲是古今文字的分水嶺。由篆書到隸書的變化，學術界稱之爲"隸變"。隸變是漢字結構體制的根本變化，在漢字發展史中具有十分重要的意義。

## 五、楷書

"楷"有楷模之義，"楷書"之名由此而得，其名又有真書、正書之稱，是魏晋南北朝時期與行書、草書對言時出現并確定下來的。楷書萌芽于西漢宣帝時期（公元前73～前49年），成熟于東漢順帝時期（公元126～144年），至魏晋南北朝時纔開始興盛并蔚爲大觀。三國時期的鐘繇是第一位楷書大家，但其書法尚有隸意。東晉王羲之極大地發展了楷書，完全消除了隸意，是楷書的最後完成者。將楷書推到頂峰的是唐代大書法家顏真卿、柳公權等人，其中顏真卿、柳公權、歐陽詢和元代的趙孟頫被公認爲楷書四大家。唐開成二年（公元837年）朝廷勒立的《開成石經》爲楷書形體最終定型的標誌。"楷書"二字指今天所說的楷書，也是自此纔明確下來的。楷書字體上的特點是改變了隸書的波勢挑法，字形上變隸書的扁方形爲長方形，筆畫橫平豎直，字體端正秀麗。

## 六、草書

"草"有潦草、草率之義，草書即指書寫潦草的手寫字體。草書，一般認爲是起源于戰國，尤其是七雄交爭之時，如東漢蔡邕說："昔秦之時，諸侯爭長，簡檄相傳，望烽走驛，以篆隸之難，不能救速，遂作赴急之書，蓋今之草書是也。"而作爲一種字體的名稱則產生于漢代。《說文解字·序》中說："漢興有草書。"草書有章草、今草、狂草之分，章草是相對隸書而言的，今草和狂草則是相對楷書而言的。

章草是指草意明顯，尚帶有隸意的草書。關于其命名，有傳說是漢武帝時史游所作，以其用于奏章，故稱章草；也有說是因爲漢章帝喜歡、重視而得名。章草起于西漢，盛于東漢，其形體上字字獨立，彼此不相粘連，筆形上留有隸書的波勢、波磔。

今草由章草演變而來，始于東漢張芝，到王羲之達到頂峰。它的特點是完全去除了隸意，尤其是結構草化而筆畫相連，上下字間也牽連不斷，因此今草也被稱爲"一筆書"。如果沒有專學，許多地方甚至無從辨認。

狂草是唐代張旭、懷素等大家創造的書體，其特點是恣肆用筆，狂放無羈，上下勾連，神化無方，常人根本無法辨認記憶，所以没有實用意義，但却是一種特殊的寫意藝術。

## 七、行書

行書最早稱作行押書、押書，即署名的"書"。它源于三國時期著名書法家鐘繇用行書給人寫信并自署其名，是介于楷書和草書之間的一種書體，大約産生于東漢末年草書和楷書興盛之際。由于它一方面受草書的影響，另一方面因爲一直追隨楷書，始終完全采用楷書的形體，所以它既有楷書的基礎，又兼有真草兩種書體的優點，既寫得快，又容易認，從而具有了最大的實用價值，這個實用價值甚至超過了楷書，因而至今盛行不衰。

## 第三節　漢字的結構

## 一、"六書"説

早在春秋時期，古人就已經開始嘗試通過分析漢字的結構來説明字義。先秦文獻中有一些零散的記載，如《左傳·宣公十二年》："夫文，止戈爲武。"《左傳·昭公元年》："於文，皿蟲爲蠱。"《韓非子·五蠹》："蒼頡之作書也，自環者謂之私，背私謂之公。"至戰國時期，出現了"六書"的名稱。《周禮·地官·保氏》："保氏掌諫王惡，而養國子以道。乃教之六藝：一曰五禮，二曰六樂，三曰五射，四曰五馭，五曰六書，六曰九數。"但"六書"具體指什麽，却没有説明。將《周禮》中的"六書"説成是造字的方法，是從漢儒開始的。在兩漢的經學之争中，古文經學家特别重視對古文字的考據和解釋，于是對《周禮》中"六書"的具體內容有了創造性的解釋，其中有三家的闡釋被廣爲傳頌：

首先是東漢班固在《漢書·藝文志》中轉引西漢劉歆《七略》的説法，所謂"六書"是指象形、象事、象意、象聲、轉注、假借。

其次是劉歆的再傳弟子、東漢的鄭衆在《周禮·保氏》注中的説法，所謂"六書"是指象形、會意、轉注、處事、假借、諧聲。

最後是東漢許慎在《説文解字·序》中的説法："《周禮》八歲入小學，保氏教國子，先以六書。一曰指事。指事者，視而可識，察而見意，上下是也。二曰象形。象形者，畫成其物，隨體詰詘，日月是也。三曰形聲。形聲者，以事爲名，取譬相成，江河是也。四曰會意。會意，比類合誼，以見指撝，武信是也；五曰轉注。轉注者，建類一首，同意相受，考老是也。六曰假借。假借者，本無其事，依聲託事，令長是也。"許慎所言"六書"的內容是指事、象形、形聲、會意、轉注、假借。

三家的解釋大同小異，不同之處有二：一是班固所引劉歆的説解和鄭衆的説解中都没有進一步闡釋各書的含義，而許慎則在説明"六書"的詳細名稱後，又進一步對各書的含義進行了舉例説明。二是三家所解釋的"六書"的具體名稱和各"書"的順序不盡相同。由于班固所引劉歆的次序更加合乎漢字發生發展的規律，而許慎及其《説文解字》在文字學史上又有極爲重要的影響，所以後世學者折中了三家的説法，即名稱和解釋遵從許慎的説法，而次序則遵從劉歆和班固的説法，于是就成爲現在一般的説法，即象形、指事、會意、形聲、轉注、假借。

　　"六書"作爲漢字造字法理論，自從確立之日起，就一直爲後人所遵從并加以沿用。至清代，戴震又提出了"四體二用"的説法，具體内容見于段玉裁的《説文解字注·序》"戴先生曰：指事、象形、形聲、會意四者，字之體也；轉注、假借二者，字之用也。"意思是説，"六書"中祇有指事、象形、形聲、會意這四書纔是造字的方法，即所謂"四體"；而轉注和假借其實祇是用字的方法，即所謂"二用"。這個論斷比較切合"六書"的實際，所以被世人所認同。

## 二、"六書"各論

### （一）象形

　　《説文解字·序》："象形者，畫成其物，隨體詰詘，日月是也。"所謂象形，顧名思義，就是描摹事物的外在形貌或特徵從而進行造字的方法。用這一方法造出來的字，稱作象形字。《説文解字》中關于象形字會注明"象形"二字或"象……之形"。舉例如圖 7-2-4。

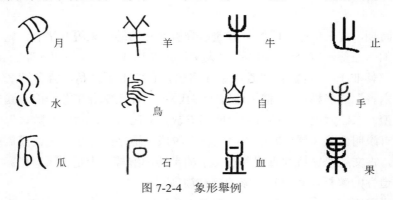

图 7-2-4　象形舉例

月，象月亮常缺之形。
羊，象羊頭形。
牛，象牛頭形。
止，象人足趾形。
水，象水流之形。
鳥，象鳥形，有頭、身、翅、足距。
自，象鼻骨、鼻彎之形。
手，象人手形。
瓜，内象瓜形，外以藤蔓作襯托。
石，下象石形，上以山崖作襯托。
血，内象血滴，外以器皿作襯托。
果，上象果實形，下以樹體作襯托。
象形字就其原貌的結構特點而言，都是渾然一體的，這種情況，在文字學上稱爲獨體字，也即許慎所説的"倉頡之初作書，蓋依類象形，故謂之文"。文，即是獨體之義。但如果進一步考察象形字形符的特點，又可以把象形字分爲兩個小類：①獨體象形；②合體象形。也即段玉裁所謂的"有獨體之象形，有合體之象形"。

以上例字中，第一行和第二行屬于獨體象形字，特點是字形整體上與詞義相對應，從字形上可以看出其所指稱的概念意義。其中第一行描摹的是事物的局部特徵，第二行描摹的則是事物的整體輪廓。第三行屬于合體象形字，特點是表義的字元都比較簡單，爲了能準確地表示詞義，一般需要象形字或表意筆畫的襯托纔能實現，如果僅僅是單個字元，往往會引起歧義。如例字中的"瓜"，小圓圈是瓜字的象形，綫條部分是瓜蔓的象形，正是因爲有了瓜蔓的襯托，纔會使象形符號——小圓圈所表示的詞義更爲明確，否則會讓人感覺表義含混。另外，也有人認爲無論是自身獨立的獨體象形字，還是需依附其他字元而成的合體象形字，本身都是一個完整的個體，都是獨體字，因此并無必要對兩者進行結構上的區分，也可備一説。

## （二）指事

《説文解字·序》："指事者，視而可識，察而見意，上下是也。"意思是説，指事字一看上去就可以明白它所表達的整體意義，但是要瞭解其所表達的真正意義，還需要仔細觀察指事符號所在的位置。所謂指事，説的就是指事符號在表義中的作用。用指事造字法所造的字，稱作指事字。《説文解字》中關于指事字會注明"指事"或"從……象……之形"。

指事字又可以分爲兩大類：一種是給象形字加上指事符號來造一個新字，即見其字則"視而可識"，認識時則"察而見意"，這是指事字的主要類型。舉例如圖 7-2-5。

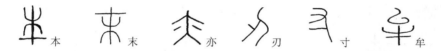

圖 7-2-5　指事舉例

本，以短橫指示木下，表示樹根。
末，以短橫指示木上，表示樹梢。
亦，以兩點指示腋窩處，表示腋下。
刃，以一點指示刀刃處，表示刀刃。
寸，以一橫指示手寸口處，表示寸口。
牟，以乙指示牛叫時發出的氣息，表示牛鳴。

另一種是用純粹的指事符號來造字，這類字的數量不多。例如，一、二、三、上、下等字。"一"就畫成一道橫綫，"二"就畫成兩道橫綫，"三"就畫成三道橫綫，數詞"四"的本字的造字法也屬于這類情況，是畫成四道橫綫，作"亖"。

象形字和指事字在文字學上有十分重要的意義，它們的數量雖然不多，却是構成其他幾種結構的漢字的基礎，亦即整個漢字體系的基礎。

## （三）會意

《説文解字·序》："會意者，比類合誼，以見指撝，武信是也。"會意，即"會"形以見

"意"。具體來說，就是用兩個或兩個以上的表意字元來造字的方法。用會意法所造的字，稱作會意字。《説文解字》中關于會意字會注明"從某某"或"從……從……"，偶爾也會用"象某某"。

根據會意字所構成的字元的實際情況，又可以把會意字分爲三個類型：

（1）同體會意：用兩個或兩個以上相同的表意符號來造字（圖 7-2-6）。

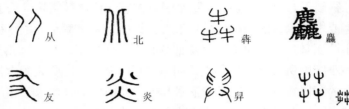

圖 7-2-6　同體會意舉例

从，象兩人前後相隨，表示聽從。

北，象兩人相背，即後來的"背"字。

犇，三牛爲多，表示群牛奔走。

麤，三鹿爲多，表示行超遠。

友，象兩手相握，表示友好。

炎，重火，表示火光上騰。

舁，象四手合力共舉，表示抬、舉。

茻，四中爲多，表示衆草、草叢。

（2）异體會意：用兩個或兩個以上不同的表意符號來造字（圖 7-2-7）。

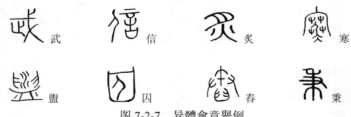

圖 7-2-7　异體會意舉例

武，下爲人足，上爲"戈"（武器），表示士兵扛着兵器行軍打仗。

信，人言爲信，表示誠信。

炙，象生肉在火上，表示炙烤。

寒，象外面寒冰凝結，屋内之人覆以草席取暖，表示寒冷。

盥，象器皿中盛水，兩手捧水，表示洗手。

囚，象人在口中，表示拘押。

舂，象雙手持杵，搗臼中米之形，表示搗米。

秉，手持一束禾，表示秉持。

（3）二字會意：用兩個現成的漢字來造字，即把兩個具有獨立意義的字放在一起，既用其字，又用其意來造字。這種會意，造出的字很少。如孬、歪、甭、塵、覅（關中方言詞，不要）、嘦（吳方言詞，不曾）等。

其中前兩種類型的會意字，就是傳統“六書”中所説的會意，是漢字産生之初的一種造字方法，絶大多數的會意字，都是這兩種具體方法造出來的。第三種類型的會意字則是近代以來纔出現的情況，是由字體簡化或者方言俗字的原因形成的。關于會意字，有的人還通過其所構成的漢字或字元的不同來進行分類。分成由形符組成的會意字，如暴、休、安等；由義符組成的會意字，如閑、男、相等。前者表義較爲直接、具體，後者表義略微間接、抽象。

分析會意字須注意的問題：

第一，會意字的形符相同，但結構部位或方式不同，會出的新義可能相同，也可能不同。如“甛”和“甜”，皆從甘從舌，左右互换，會意相同，衹是异體字而已。而“杲”和“杳”，皆從日從木，上下互换，會意不同。杲爲日升木上的光明，杳爲日落木下的黄昏。

第二，會意省形。會意字的幾個形符，其中有的形符是省形，分析時容易出現錯誤。如“則”，金文作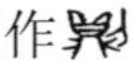，籀文作，從刀在鼎上刻鑄法律。但小篆將“鼎”省爲“貝”形，許慎《説文解字》誤析爲“從刀從貝”。

（四）形聲

《説文解字·序》：“形聲者，以事爲名，取譬相成，江河是也。”段玉裁解釋説：“以事爲名，謂半義也；取譬相成，謂半聲也。江河之字，以水爲名，譬其聲如工、可，因取工、可成其名。”“事”即字之義，“譬”即字之音，形聲是用表義和表音兩個字元來造字的方法。其中表義的字元稱作形符，用以表示字的義類或者更進一步的意義；表音的字元稱作聲符，用以表示字的讀音。用形聲的方法所造的字就是形聲字。《説文解字》中關于形聲字結構説明的一般體例是“從……，……聲”，有時也會是“從……，……省聲”。

形符和聲符是構成形聲字的基本部分。就具體的漢字來説，兩者在組合上存在着很多種情況，主要有八種基本的組合方式：

左形右聲：組、理、江、炮。

右形左聲：胡、和、攻、都。

上形下聲：藥、空、罟、符。

下形上聲：基、熱、装、婆。

外形内聲：園、閨、街、衷。

内形外聲：哀、聞、匣、鳳。

形居一隅：疆、穀、荆、修。

聲居一隅：旄、徙、旗、寤。

從許慎關于形聲字的定義來看，形符和聲符的作用主要是用來表示字義和字音的，但在表義或者表音時，往往具有一定的局限性，這在形符和聲符兩方面都有體現：

**1. 形符**

形聲字的形符一般衹表示字義的類屬，而不表示確切的意義，形符的價值在于對字義給出一定的綫索提示。

頁，音 xié（邪）。甲骨文作，小篆作，本義人頭。從“頁”的字，多與人頭有關。如碩（大頭）、題（前額）、頓（叩首）、顔（眉間）。

宀，音 mián（棉）。小篆作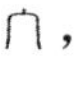，象房屋形。從“宀”的字多與房屋有關。如宇（屋檐）、

宥（房間寬敞）、宗（祖廟）、字（屋内生子）。

攴，音 pū（撲）。小篆作攴，手持棍棒擊打。從"攴（攵）"的字多與暴力、舉手做事有關。如更（改）、變（變化、改變）、攻（擊打）。

歺，音 è（惡）。甲骨文作歺，象有裂縫的殘骨，古文作"歺"，隸變作"歹"。從"歹"的字多與死、壞或不吉祥等有關。如殁（死亡）、殃（禍害、灾難）、殆（危險）、殊（斬首，斷其首身而死）。

阜，左阝，音 fù（副）。甲骨文作阝，像山崖邊的石磴形，用以表示地勢或升降等意義。從阜的字，多與山、土有關。如陵（大土山）、防（堤壩）、陰（山北）、陛（帝王宮殿的臺階）。

邑，右阝，甲骨文作邑，上爲口（wéi），表示疆域；下爲跪着的人形，表示人口。合起來表示城邑。古稱國爲邑。從"邑"的字多和地名、邦郡有關。如鄆（古邑名）、邪（琅邪郡）、都（建有宗廟的城邑）。

有些形符類屬相通。如厂（hǎn）與广（yǎn）——厠、廁。

　　　　　　辵（chuò）與彳（chì）——遍、徧。

　　　　　　冫（bīng）與氵——决、决。

　　　　　　阜與山——險、嶮。

　　　　　　米與禾——糠、穅。

　　　　　　足與止——踵、蹱。

有些字的形符祇與類屬有某種聯繫。如"珊瑚"色澤似玉而以玉爲形符，"驢"形似馬而以馬爲形符。

有些字的形符類屬不明。如"笑"與竹無關，"騙"與馬無關。

有些形聲字的形符還有省形的現象，如"釜"，形符本是"金"，因爲和"父"字筆畫重複的原因，所以就省減了。又如"亭"字，形符本是"高"，出于書寫美觀的需要，字形也省減了。其他常見的省形字還有"寐、星、屈、喬、弒"等。

**2. 聲符**

形聲字的聲符并不能準確表示字音，就具體情況來看，聲符與所諧字之間可能相同，也可能祇是相近，甚至是完全不同。造成這種現象的原因主要是古今語音演變的緣故，聲符的讀音起了變化，因此出現同一聲符的字讀音不同的情況。例如，從"壽"得聲的字，今音就有兩類：一類如"濤、燾、禱、擣、檮"等字，韵母讀 ao；一類如"籌、疇、躊、儔"等字，韵母讀 ou。又如從"畐"得聲的字，今音也有兩類：一類如"逼、偪、堛、愊、湢"等字，讀 bi；一類如"副、福、幅、蝠、輻"等，讀 fu。

形聲字的聲符也有省減的現象，因爲省減，所以聲符與字音之間的聯繫也會模糊，彼此之間讀音不同。如"產"，聲符本是"彥"，出于字形結構和書寫美觀等原因，省減作"产"。又如"疫"，聲符本是"役"，省減作"殳"。其他常見的省聲字還有"珊、茸、鮮、融、覺"等。

由于漢字形體演變，有些形聲字的聲符已經看不出來了。如"春"，甲骨文作春，小篆作春，從艸從日，屯聲，隸變後不見聲符了。

形聲字的聲符通常祇是用來表示字的讀音的，但有一些形聲字的聲符同時還兼有表義的作用。如返、儞、娶、詁、馴、婢、庳、淺等，這類字常被稱爲形聲兼會意字。對此現象，古人曾有"右文說"的説法，宋人沈括《夢溪筆談》："王聖美治字學，演其義以爲右文。古之字書，皆從左文。凡字，其類在左，其義在右。如木類，其左皆從木。所謂右文者，如：戔，小也。水之小者曰淺，金之小者曰錢，歹之小者曰殘，貝之小者曰賤，皆以戔爲義也。"説明這種現象很早就引起了人們的注意。

形聲是漢字造字法中一個偉大的創造。它的出現及其無限的能產性，使得漢字完全可以適應漢語發展的需要，對漢字最終形成今天的面貌起到了決定性的作用。在全部漢字中，形聲字至少占了百分之九十以上的比例，由此也可知形聲字在漢字中具有何等重要的地位了。

### （五）轉注

《説文解字·序》："轉注者，建類一首，同意相受。考老是也。"關于轉注的含義歷來釋家衆多，説法也不盡相同，自唐至清以迄于今，關于轉注之論有幾十家之多，其中代表的看法如形轉説、部首説、多音説、音轉説、多義説等。裘錫圭《文字學概要》："這是爭論了一千多年的老問題，對轉注的不同解釋非常多，幾乎所有的可能想到的解釋都已經有人提出過了。在今天要想確定許慎或創立六書説者的原意，恐怕是不可能的。"由于學界關于"轉注"的準確含義并没有一個統一的意見，爭議較大，因此此處便不作詳細介紹了。

### （六）假借

《説文解字·序》："假借者，本無其字，依聲托事，令長是也。"意思是説假借是一種本無其字的借字用字法。造字法中的象形、指事、會意、形聲等可以用來表示完全或者不完全具體、形象的概念，但語言中還有一部分詞義是不具體的，是抽象的，是難以通過象形、會意等方法造出來的，于是人們就以聲音爲橋梁，借用一個已有的同音字來記録某個表義抽象的詞語。如困難的"難"，意義就很抽象，于是人們就借用表示難鳥的"難"字來記録困難的"難"，《説文解字》説："鸛，鳥也"；又説："難，鸛或從隹。"假借字還常被用來借爲各種虚詞，因此虚詞本身的詞匯意義更爲虚化，如"而"，本義指臉頰部下垂的鬍子。《説文解字》："而，頰毛也。"借用爲連詞的"而"。"亦"本義指腋下，假借爲虚詞，爲表示腋下的意義另外造"腋"字。類似的假借字還有"來、易、北、自"等。假借字的本質是將表義的漢字當作表音的符號來使用，它啓發了漢字創造從形義關係發展到音義關係，這是漢字發展史上最重要的一步，由此語言中的任何詞義都可以被記録，從而解決了漢字造不勝造，尤其是難造字的問題。正如清人孫詒讓所説的那樣，"可救造字之窮而通其變"。假借字對漢字和漢語都做出了獨特的貢獻。

## 第四節 通假字 古今字 异體字 繁簡字

## 一、通假字

通假，又稱通借，是指古人記録某個詞語時，没有使用相應的本字，而是用音同或音近的字來代替，該用而没用的字稱"本字"，用來代替本字的字稱"通假字"。要更好地理解通假字的概念，有必要將其與假借做一下比較。假借由于所指稱的概念具有較强的抽象性，所以古人無法造出相應的本字，而祇能用音同或音近的字來代替，這樣的字就是假借字。兩者的區别就在于通假字是"本有其字"的假借，而假借字則是"本無其字"的假借。一般認爲通假字本質上來説就是寫别字，但因爲是古人所寫的别字，又存留在古代流傳下來的經典著作中，後人出于尊古的心理，非但不去改動，而且沿襲相用，最後就變成約定俗成的事情了。

通假字產生的原因大致有三點：第一，古人重視字音而不甚注意字形，漢代以前特别突出。通假字與本字也就祇是語音上的關係，字形和意義在本質上是毫無關係的。但祇是語音相同或者相近，如果没有沿用和約定俗成，仍然屬于寫别字，而不能稱爲通假。通假字的使用一般不妨礙相應的本字的使用，也就是説，古人書寫的時候，會兩者并用，但少數通假字，則會出現使用上的不平衡現象，通假字常用，本字少用，以致後來人們都祇認識通假字，而不識本字，如强、粗、罪等。第二，《説文解字》成書之前，無法區分哪個字是本字，哪個字是借字。第三，古人厚古薄今思想嚴重，前人用的借字，後人故意沿襲而用。

辨識通假字，主要從音義兩方面來考慮。如果是通假字，那麽本字和通假字在讀音上應該是相同或相近的，讀音相近又包括雙聲和叠韵兩種情况。要注意的是，這裏所説的讀音指的是文獻所處年代的古音，在辨識的時候，不能犯以今律古的錯誤。朱駿聲在《説文通訓定聲·序》中説："不明古音者，不足以識假借。"此語正道出了辨識通假字的關鍵所在。

## （一）同音通假

蚤—早

《史記·扁鵲倉公列傳》："使聖人預知微，能使良醫得蚤從事，則疾可已，身可活也。"段玉裁注："蚤，經傳多假爲早字。"兩者古音同屬精組幽部。

伎—技

《史記·扁鵲倉公列傳》："秦太醫令李醯自知伎不如扁鵲也，使人刺殺之。"伎，本指同伴，古代也常指以歌舞爲業的女子。技，指技術、技藝。兩者古音同屬群母支部。

## （二）雙聲通假

亡—無

《温病條辨·叙》："亡如世鮮知十之才士。"亡，本指逃亡，又有失去、消亡之義。無，否定詞，與"有"相對。徐鍇《説文解字係傳》："無者，虚無也。無者對有之稱。"亡，古音明母陽部；無，古音明母魚部。聲母雙聲，韵母魚陽部對轉。

時—是

《新修本草·序》："自時厥後，以迄於今，雖方技分鑣，名醫繼軌，更相祖述，罕能釐正。""時"指時間；"是"常用作指示代詞，此後者符合文意，而"時"通"是"是常見的通假現象。時，古音禪母之部；是，古音禪母支部。聲母雙聲，韵母相近。

## （三）叠韵通假

去—弆

《三國志·華佗傳》："卿今彊健，我欲死，何忍無急去藥，以待不詳？""去"與"來"相對。弆，是收藏、保藏之義。此處裴松之曾注云："古語以藏爲去。"去，古音溪母魚部；弆，古音見母魚部。韵同聲近。

信—伸

馬王堆《陰陽十一脉灸經（乙本）》："是動則病：洒洒病寒，喜信。"信，本義爲信用；伸，義爲屈伸、伸展。信，古音心真部；伸，古音書母真部。兩者韵同聲近。

學習通假字，主要是爲了正確閱讀中醫古籍，以避免把通假字依其字形錯誤理解，望文生義。如果能夠識別通假字而讀以本字，就會文通意順。清代學者王引之說："字之聲同聲近者，經傳往往通假。學者以聲求義，破其假借之字而讀以本字，則渙然冰釋。"依其聲音綫索來探求詞義，是破讀通假字的重要方法。舉例如下：

佩—倍

《素問·四氣調神大論》："道者，聖人行之，愚者佩之。"王冰注云："愚者性守於迷，故佩服而已。"楊上善《太素》注云："愚者得道之章，佩之於衣裳。"張介賓注云："愚者信道不篤，故但佩服而已。"張志聰注云："愚者止於佩服，而不能修爲，是知而不行者也。"王冰、楊上善、張介賓、张志聰釋"佩"爲佩服、佩帶，依字强解。直到清代胡澍《黄帝内經素問校義》，纔對此加以正確解釋："佩讀爲倍。《說文》'倍，反也'……佩與倍，古同音而通用。""愚者佩之"，謂愚者違背養生之道。

魄—粕

"魄門"，見于《素問·五藏别論》和《難經·四十四難》中，指肛門，各家注釋亦爲肛門。各家注釋魄門爲肛門的原因，皆依"魄"字牽强解釋。王冰注云："謂肛之門也。内通於肺，故曰魄門。"楊玄操《難經》注云："肺氣上通喉嚨，下通於肛門，是肺氣之所出也。肺藏魄，故曰魄門焉。"直至丹波元簡《素問識》纔對此進行正確解釋，"魄通粕"，是食物消化後的糟粕，魄門即粕門。

## 二、古今字

古今字是指在同一個意義上古今所用的形體不同的成對的字。表達同一個意義時先用的字爲古字，後用的字爲今字。古字又稱爲"初文"，今字又稱爲"後起字""後起形聲字"。段玉裁在《說文解字》"誼"下注曰："凡讀經傳者，不可不知古今字。古今無定時，周爲古，則漢爲今，漢爲古，則晉宋爲今，隨時異用者，謂之古今字。非如今人所言古文、籀文爲古字，小篆、隸書爲今字也。"就是說，古今字的"古"和"今"也祇是一個相對的說法。所謂"古"，是指時間上在前者；"今"，是指時間上在後而一直用到現在者。像"暮"作爲"莫"的今字，"披"作爲"被"的今字，就産生得很早，已經有兩千多年了；而"着"作爲"著"的今字，俗字"蓆"作爲"席"的今字，卻産生得很晚，至今不過數十年而已。所以，看待古今字，一定要有歷史的觀念。

古今字在字形結構上一般都有一定的聯繫，根據字形結構特徵，古今字可以分爲以下幾種類型：

（一）古字形體上增加偏旁

古字形體上增加偏旁主要是在古字形體上增加表義形符，使今字的表義更加明確。今字分擔古字衆義項中的某一義項，使字體與義項更專職化。具體來説，又有兩種情況：爲保存本義而另造的古今字和爲保存引申義而另造的古今字。

**1. 爲保存本義而另造的古今字**

古字在使用過程中常會有引申義，有的古字也可能會被假借爲他字，結果是某個字的引申義或假借義因爲常用反倒被人們所熟悉和認識，而其本義却漸漸隱晦不明，所以就通過這種辦法來保存本義。舉例如下：

要—腰

《史記·扁鵲倉公列傳》："暮，要脊痛。"《説文解字》："要，身中也。"本義爲腰部，經傳中常見。如《墨子·兼愛》："昔楚靈王好士細要。"後來引申爲約請、關鍵、重要之義。如《大醫精誠》："雖曰病宜速救，要須臨事不惑。"因爲後來"要"的引申義成了常用義，本義則較少使用，爲保存本義，加"肉"旁而另造"腰"。

縣—懸

《三國志·華佗傳》："即如佗言，立吐虵一枚，縣車邊，欲造佗""病者前入坐，見佗北壁縣此虵輩約以十數"。《説文解字》："縣，繫也。"段玉裁注云："古懸掛字皆如此作，引伸之則爲所繫之稱。"本義爲懸掛。此字常假借爲表示行政區劃單位的縣，爲保存本義，加"心"旁而另造"懸"。

然—燃

《素問·大奇論》："脈至如火薪然。""然"本義是燃燒，後借作代詞、連詞等，本義便不明顯。爲保存本義，加"火"旁而另造"燃"。

爲保存本義而另造的古今字還有：嘗—嚐、爪—抓、莫—暮、寫—瀉、丞—拯、止—趾、其—箕、孰—熟、暴—曝、無—舞、隊—墜、景—影、文—紋、厲—礪等。

**2. 爲保存引申義而另造的古今字**

反—返

《史記·扁鵲倉公列傳》："有先生則活，無先生則棄捐填溝壑，長終而不得反。""反"本義爲翻轉，引申爲相反、返回等義，後爲引申義"返回"加"辶"而另造今字"返"。

齊—劑

《史記·扁鵲倉公列傳》："以八減之齊和煑之。"《漢書·藝文志》："調百藥齊和之所宜。"齊，本義爲像禾麥吐穗上平齊之貌，引申爲將多種藥料按一定比例配製而成的藥物，即藥劑。後爲引申義藥劑加"刀"旁而另造今字"劑"。

差—瘥

《三國志·華佗傳》："病者言'已到'，應便拔針，病亦行差。"《大醫精誠》："偶然治差一病，則昂頭戴面，而有自許之貌。"差，本義爲錯、不當、相差，引申爲病除，音 chài，後爲引申義病除加"疒"旁而另造"瘥"。

爲保存引申義而另造的古今字還有：知—智、取—娶、昏—婚、共—供、支—肢、解—懈、焦—顦—瞧等。

除此之外，還有給古字加上聲符以造今字，但字數較少，如自-鼻、网-網等。

## （二）改換偏旁

改換偏旁主要是改換古字的形符而另造今字，舉例如下：

被—披

《左傳·成公十年》："晋侯夢大厲，被髮及地，搏膺而踊。"被，本義爲被子，引申爲搭衣于肩背、打開之義，後改"衣"旁爲"手"旁，專指搭衣于肩背、打開。

没—殁

《漢書·藝文志》："昔仲尼没而微言絕，七十子喪而大義乖。"没，本義爲沉入、潛入水中，引申爲消失、死亡，後改"水"旁爲"歹"旁，專指死亡。

説—悦

《儒門事親》："夫吐者，人之所畏，且順而下之，尚猶不樂，况逆而上之，不説者多矣。"《説文解字》："説，説釋也。"段玉裁注云："説釋，即悦懌。説、悦、釋、懌，皆古今字。"説，引申爲喜悦、高興，後改"言"旁爲"心"旁，專指高興、喜悦。

另外，也有少數更換聲符而成今字的情况，如趣—趨等。

## （三）另造新字

這種情形的古今字數量也不多，特點是古字和今字在形體上完全没有聯繫，舉例如下：

身—娠

身，金文作𨈣，象腹大懷孕之形，本義是懷孕。《詩·大雅·大明》："大任有身，生此文王。"傳："身，重也。"鄭玄箋："重，謂懷孕也。"《素問·上古天真論》："夫道者能却老而全形，身年雖壽，能生子也。""身年"即生育年齡，引申爲身體，本義遂廢，後另造形聲字"娠"來保存本義，如《三國志·華佗傳》："故甘陵相夫人有娠六月，腹痛不安。"

亦—腋

"亦"的本義爲腋窝。《説文解字》："亦，人之臂亦也。"徐灝注箋："即古腋字。"《素問·咳論》中的"亦脅"即腋下脅上部位。"亦"後來被假借爲副詞，并成爲常用義，所以另造了形聲字"腋"來保存本義。

古今字在形、音、義三方面都有聯繫，具體情况是：

字形方面，由于古今字最常見的類型就是在古字上添加偏旁而成今字。因此，古今字在形體上的一個顯著特點就是彼此在形體結構上有共同部分，存在一定聯繫。

字音方面，古今字的讀音原本都是相同的，後來隨着時間的推移，有的仍然相同，有的有了不同，有的則有了很大甚至根本的不同，如反—返、莫—暮、見—現、説—悦。

字義方面，古字由于引申或者假借等各種情况，使詞義變得複雜，導致其中某一義項容易與别的義項混淆而造成歧解，于是人們就在其基礎上另造新字，用以區别其他義項，從而產生今字。因此古今字在字義方面一般都有某種關聯。

學習古今字，目的是閱讀古代醫籍時，能識别出古今字的對應關係，不拘泥于字形。

## 三、异體字

异體字是與正體字相對的概念，指讀音和意義完全相同而形體不同的字。其中，通行的或法定規範的字體爲"正體"，其餘的爲"異體"，又稱"重文""或體""俗體"。

因爲歷史上漢字不是一時一地一人造出的，因此同一個概念，就可能出現兩個或者多個字形。如"烟"，這個人造了個"煙"字來表示它，那個人却造了個"菸"字來表示它；又譬如"和"，這個人造字時寫成了"龢"，那個人造字時却又寫成了"咊"。甲骨文中異體字很常見。秦始皇實行"書同文"政策以後，小篆中的異體字得到了較大程度的歸并，隸變以後異體字又有增加。異體字的存在給印刷、閱讀古籍都帶來了不少麻煩，從讀書識字的角度來説，異體字的存在顯然不符合經濟性原則。所以 1955 年 12 月，中華人民共和國文化部、中國文字改革委員會就頒布了《第一批異體字整理表》，表中規定停止使用異體字共計 1053 個（後來又調整爲 1027 個），方便了漢字的使用。

按照字形結構或者構成部件位置的不同，異體字主要可以分爲以下幾個類型：

（一）造字法不同

泪—淚　草—艸　尿—溺　岩—巖
灾—裁　粗—麤　奸—姦　岳—嶽

（二）聲符相同而換用意義相通的形符

陻—堙　糠—穅　雞—鷄　暖—煖
險—嶮　嘆—歎　喧—諠　徑—逕

（三）形符相同而換用讀音相同或相近的聲符

猿—猨　綫—線　痹—痺　踪—蹤
吃—喫　笋—筍　烟—煙　蚓—螾

（四）形符和聲符同時變換

村—邨　腿—骽　迹—蹟　視—眡

（五）形符和聲符位置變換

峰—峯　群—羣　略—畧　慚—慙
夠—够　秋—秌　脇—脅　胸—胷

（六）改變筆畫

凡—九　冰—氷　亡—亾　川—巛
冄—冉　世—丗　兔—兎　侯—矦

異體字對我們學習和使用漢字雖然都造成了不少麻煩，但是作爲一種歷史上已經存在的用字現象，异體字廣泛地出現在古籍文獻中，這就需要我們瞭解、熟悉并掌握與异體字相關的知識內容。祇有這樣，我們纔能更好地辨識古籍中的异體字，也能更順暢地閱讀古書。

## 四、繁簡字

繁簡字，是指形體上有繁簡對應關係的字。其中筆畫繁複的是繁體字，筆畫簡單的是簡化字。就漢字形體演變史來看，由繁趨簡是一個大的趨勢，早在甲骨文時代，有的漢字就已經有了簡體形式，宋元以來，簡體字在民間通俗讀物中也是不斷出現，劉復、李家瑞即編有《宋元以來俗字譜》一書，其中的很多字更是被用作了通用的簡體，如"陰""陽""聲""寶"等。新中國成立以後，黨和政府非常重視語言文字工作，組織并完成了簡化字工作，1956 年 1 月國務院正式公布了《漢字簡化方案》，至 1964 年 5 月中國文字改革委員會又頒布了《簡化字總表》，1986 年 10 月又對個別字作了調整，發表了新的《簡化字總表》，以此爲準，簡體字逐漸在社會各界中得已推廣使用，由于筆畫省減，書寫方便，因此很快就受到了人民群衆的歡迎。

在漢字中，不是所有的字都有繁體和簡體兩種寫法，有繁簡兩種寫法的祇是部分漢字。由繁到簡，漢字的簡化方式主要可以分爲以下幾種類型：

（一）局部省寫

飛—飞 滅—灭 醫—医 聲—声

（二）簡化形體

**1. 簡化形符**
訴—诉 飲—饮 綫—线 齲—龋
**2. 簡化聲符**
堅—坚 憐—怜 溝—沟 犧—牺

（三）同音代替

薑、姜—姜 鬱、郁—郁 後、后—后 穀、谷—谷
发、發（發展）、髮（頭髮）—发
干（干戈）、幹（才幹、樹幹）、乾（乾枯）—干
臺（樓臺）、檯（写字檯）、颱（颱風）、台（三台星）—台

（四）草書楷化

東—东 興—兴 爲—为 書—书

（五）恢復古字

捨—舍 網—网 氣—气 雲—云

（六）符號代替

棗—枣　鷄—鸡　風—风　嘆—叹

（七）另造新字

驚—惊　竈—灶　傑—杰　塵—尘

需要注意的是，有的繁體字的某個義項不能簡化。如乾坤的"乾"不能簡化成"干"；狼藉的"藉"不能簡化成"借"；癥瘕的"癥"不能簡化成"症"；古代宫、商、角、徵、羽五音中的"徵"不能簡化成"征"。

有少數繁體字和簡化字在古籍中是意義不同的兩字，衹是由于同音，就用筆畫簡單的那個字作爲簡化字了，在古籍中不通用。舉例如下：

谷—穀　"谷"，山谷；"穀"，稻穀。

《傷寒論·序》："危若冰谷，至於是也。"《汗下吐三法該盡治病詮》："穀肉果菜養口體。"

余—餘　"余"，我；"餘"，剩餘。

《傷寒雜病論·序》："余宗族素多，向餘二百。"

后—後　"后"，君王、皇后；"後"，先後。

《銅人腧穴針灸圖經·序》："洪惟我后，勤哀兆庶。"《温病條辨·叙》："承其後者又不能闡明其意。"

斗—鬥、鬭　"斗"，量词。"鬥"，鬥争。"鬭"，戰鬭。

關于這類繁簡字，請參閲本教材《簡繁字對照表》後的説明部分。

## 第五節　俗　體　字

所謂俗體字，是區别于正字而言的一種通俗字體。漢代學者已提出文字正、俗的觀念，許慎《説文解字》即收録了許多當時通行的俗字或體。如《説文解字·衣部》："褎，袂也。袖，俗褎從由。"歷史上，俗字又有"别字""近字""俗體""俗書""或體"等名稱。

俗字是相對于正字而言的，没有正字，也就無所謂俗字。在漢字系統中，正字總是占據着主要的、主導的地位，俗字則處于從屬的、次要的地位；正字是文字系統的骨幹，俗字則是正字系統的補充和後備力量。正俗之間的關係并不是一成不變的，它們往往隨着時間的推移而不斷發生變化。就不同的書體來説，舊文字與新文字之間的關係其實就是正字與俗字的關係。清代王筠《説文釋例》卷五"俗體"下引印林（許瀚）曰："一時有一時之俗。許君所謂俗，秦篆之俗也。而秦篆即籀文之俗，籀文又即古文之俗。"我國文字由商周古文字到小篆，由小篆到隸書，由隸書到真書，每一種新文字都可以説是舊文字的簡俗字。就具體的、單個的字來説，其正俗關係也會隨着時代的變遷而發生變化。如"府""腑"二字，《説文解字·广部》："府，文書藏也。"徐鉉注曰："今藏腑字俗書從肉，非是。"即徐鉉認爲臟腑字作"府"爲正爲是，作"腑"爲俗爲非。《玉篇·肉部》："腑，藏腑。本作府。"又《説文解字·广部》："府，本也，聚也，文書也，取也，藏貨也。"雖亦指明臟腑字本作"府"，但不再指斥"腑"

字爲俗字，且"府"字下不再收録臟腑義，即承認了"腑"記録臟腑義的正字地位。又如"鍼""針"二字，《説文解字・金部》："鍼，所以縫也。"徐鉉注曰："今俗作針，非是。"即記録縫衣服的用具、針刺等義字作"鍼"爲正爲是，作"針"則爲俗爲非，今則以"針"字爲正。

俗字成長于民間土壤，大抵是下里巴人約定俗成的産物。古代中醫著作之編撰意在實用，文字書寫不太講究，且一部分編著者文化水準也不太高，加上流傳過程中多用抄手代抄，因此使用俗字的機率較高。例如，武威漢簡有"治姅人膏藥方"，《外臺秘要》有"産嫭"，《醫門法律》有"嫭人"，《正字通・女部》有"嫭，同婦"。其中"姅""嫭"均爲"婦"的俗體字。又如在簡帛醫藥文獻中，"痛"的俗體字形有"庯、慮、瘑"等，"薑"的俗體字形有"茊、薑、橿、桓"等。從學理上看，以上俗體字均可看作是正字的異體字。

還有一類俗體字是由于文字分化而産生的，如上所舉"腑"字即是其例。又如"咳嗽"的"咳"字，又作"欬"，蓋人們認爲"欬"字表意不够顯豁，又累增"嗽"旁而造"嗽"字，《小兒藥證直訣・嗽嗽論》説："夫嗽者，肺微寒感，八九月間，肺氣大旺。"《備急千金要方》説："射工煎治嗽嗽上氣方。"

在中醫古籍中有一些由于文字分化而産生的俗字會與文字系統中原有的字同形。如"絡"字本義爲"粗絲綿"，引申可指"網狀的物品"，人體的經絡像遍布全身的一張網，故"經絡"義亦用"絡"字記録。人們認爲經絡是人體的一部分，故在中醫古籍中又將"糸"旁改爲"月（肉）"作"胳"，從而增强了其表意功能。《黄帝内經太素・虚實補瀉》："泏沴起於豪毛，未入於經絡也，故命曰神之微。"《備急千金要方》："心出於中冲爲井，心包胳脈也。"此"胳"與"胳膊"的"胳"同形，雖然在記録"經絡"義時，字形與字義更貼近了，但是由于其與"胳膊"的"胳"形體完全相同，違背了漢字"分理別義"的要求，因此，其使用範圍并不廣泛，不能得到社會的廣泛認可。

又如在記録"骨折"義時，"跀"爲"蹠"的異體字，字均從足，由于人體骨折不僅限于足部，故又將義符改换爲"月（肉）"而造"腕"字。《諸病源候論・證候名》説："腕折破骨傷筋候。"《備急千金要方》説："當歸散，治落馬墮車諸傷腕折，臂脚痛不止。"《千金翼方》説："杜仲酒，主腕傷腰痛。"以上諸例中的"腕"均爲"骨折"義。漢字作爲記録漢語的符號，其最根本的要求是記録不同詞語的漢字之間要有區別，人體的骨折不僅限于"足部"，故在表示"骨折"義時，"腕"字的字形與字義更貼近，但是由于該字與"手腕"之"腕"形體完全相同，因此違背了漢字的區別律，在具體語境中就需要花精力來辨別其到底記録的是哪個意義，故這種俗字不可能得到社會的廣泛認可。

唐代顏元孫在《干禄字書》中説："所謂俗者，例皆淺近，唯籍帳、文案、卷契、藥方，非涉雅言，用亦無爽。"醫書，尤其是非官方性質的書籍，俗字使用頻率極高。所以我們在閲讀中醫古籍時，也就不可避免地會遇到各種各樣的俗字，這就需要我們具備基本的俗字知識，并且能够通過各種途徑對其加以辨識，祇有這樣纔不會望形生義，從而實現正確理解文意的目的。

# 第三章 詞 義

　　語言是隨着社會的發展變化而不斷發展變化的。在漢語發展的過程中，詞義也是隨着它所表示的事物、現象的消亡而消亡、變化而變化、產生而產生的。語言具有三個要素：語音、語法、詞義。這三個要素，在歷史發展中雖然都有發展和變化，但詞義對于外界事物的反映最爲敏感，變化也最迅速明顯。由于生產的發展和社會生活的變革等因素的影響，導致語言中不斷有新詞、新詞義出現，也不斷有舊詞、舊詞義被淘汰，以適應不斷發展變化的客觀形勢的需要。詞義是語言諸要素中最活躍、發展最迅速的部分。因此，要增強閱讀古醫書的能力，提高閱讀古醫書的水準，正確認識和掌握詞義相關知識，是十分必要的。詞義是學習醫古文的重點和難點，本章即探討有關詞義的一些具有重要意義與使用價值的問題。

## 第一節　詞的古義與今義

　　研究詞義須有歷史觀點。詞義裏的古和今是相對的概念。"古"指的是"非今"，詞義中沒有流傳至今的意義都是古義；"今"指現代，但不少今義也是歷史上產生的，祇要流傳至今的意義都是今義。詞義隨着時代的變遷，往往發生或大或小的變化。有的詞義變化很大，這種"迥异"，使我們幾乎看不出古今詞義有什麼聯繫。比如"怯"字，《景岳全書·小兒則總論》："聲音雄壯與短怯者有异也。"句中的"怯"是"柔弱"的意思。《臨證指南醫案·虛勞·鐘案》："見證已屬勞怯，生旺之氣已少，藥難奏功。"句中的"怯"指身體虛弱，中醫特指虛勞病，與今天"害怕""膽小""怯懦"的意思不同。像這類古今詞義變化較大的詞，古書一般有注釋，即使無注，查工具書也能解決。比較困難的是這樣一些詞義：字的寫法古今相同，今天的詞義與古代的詞義祇在某方面有差別，其他方面基本相同；或是古今詞義某一個時期相同，某一個時期不同；或是用今天的詞義去解釋似乎也通，但仔細考慮起來，其實不準確，等等，情況比較複雜。歸納起來，這些困難無非出現在古今詞義的微別上。這種"微別"，使我們幾乎感覺不到古今詞義差別在哪裏，于是誤會爲古今詞義全同，解釋起古書來，也就難免不出差錯。因此，學習古漢語詞義，應該把重點放在研究古今詞義的微別上，尤其要重視那些常用詞的詞義古今微別上。過去，有些人學習古漢語，把精力放在鑽研冷僻字的冷僻義上，雖然不能說沒有用，但畢竟不是初學者所急需。就大多數人來說，學習古漢語是爲了"用"，掌握常用詞的常用義，注意常用詞古今詞義的細微差別，也就等于抓住學習古漢語的重點了。

　　下面舉例說明古今詞義的細微差別，從中可以體會出，如果不瞭解這些差別，會給閱讀古書帶來多大的影響。

# 稍

《説文解字》：“稍，出物有漸也。”段玉裁注云：“稍之言小也，少也。凡古言稍稍者，皆漸進之謂。”古代“稍”是“漸進”“逐漸”之義。如《素問·湯液醪醴論》：“中古之世，道德稍衰，邪氣時至，服之萬全。”《華佗傳》：“佗舍去，婦稍小差。”從古代文獻上看，唐宋以後，“稍微”“略微”之義開始出現。《丹溪翁傳》：“稍長，從鄉先生治經，爲舉子業。”在現代漢語裏，“稍”字已没有“逐漸”之義，“稍微”“略微”之義一直保留到現在。

自齊梁至宋，“稍”字又産生了“很”“極”“甚”等義，用作程度副詞時，表示程度之深。作“很”“甚”義的“稍”，在現代漢語中已不存在了。

# 精

“精”古義原指優質純净的上等白米。《鑒藥》：“逾月而視分織，聽察微，蹈危如平，嗜糲如精。”句中的“精”即指優質純净的米。現在“精”擴大指凡物之純質，如酒精、香精之類；往抽象方面擴大，如精華、精純等。

# 訪

《説文解字》：“訪，汛謀曰訪。”《爾雅·釋詁》：“訪，謀也。”《詩經·小雅·皇皇者華》：“咨事之難易爲謀。”可見“訪”是“詢問”之義。《素問·序》：“乃精勤博訪，而并有其人。”《本草綱目》：“故辨專車之骨，必俟魯儒；博支機之石，必訪賣卜。”以上兩例“訪”皆爲詢問、咨詢之義。有時“訪問”連在一起，也是咨詢之義，如《素問·氣穴論》：“今余所訪問者真數（穴位數）。”中古“訪”字纔有“拜訪”“看望”之義，如《孫思邈傳》：“初，魏徵等受詔修齊、梁、陳、周、隋五代史，恐有遺漏，屢訪之，思邈口以傳授，有如目覩。”這一詞義一直保留到現在。

# 鄭 重

鄭重，古漢語爲“頻繁”“重複”的意思。例如，《顔氏家訓·勉學》：“此事遍於經史，吾亦不能鄭重，聊舉近世切要，以啓寤汝爾。”

“鄭重”亦可單寫作“鄭”。《傷寒論》第 215 條説：“夫實則譫語，虚則鄭聲。鄭聲者，重語也。”這裏的“鄭聲”與“鄭重”相同，指語言頻繁重複。後代注家由于不知道“鄭”字古今詞義的區別，注釋出現許多錯誤。如金代成無己《注解傷寒論》：“鄭聲爲不正之音也。傷寒鄭聲者，則其聲如鄭衛之音，轉不正也。”把《傷寒論》中的“鄭聲”附會爲“鄭聲淫”之“鄭國的音樂聲”，顯然是錯誤的。有人把《傷寒論》中的“鄭聲”解釋爲“鄭重嚴肅的聲音”，也同樣是不對的。

# 親　戚

古人對父母兄弟都稱爲"親戚"，與今天所説的"親戚"不同。例如，《大戴禮·曾子疾病》："親戚既殁，雖欲孝，誰爲孝。"《素問·湯液醪醴論》："親戚兄弟遠近音聲日聞於耳。"這兩例中的"親戚"皆指父母。

以上這些例子證明，詞義在歷史發展過程中發生了許多變化，有的詞義淘汰了，有的增加了新義，有的詞義表示的感情色彩不同，有的多義詞祇有其中某一個義項古今有別，其他部分相同，等等，情況相當複雜。讀古書應該求其甚解，注意古今詞義差別，特別是微小的差別，這樣纔不致誤解古書。

## 第二節　詞義的演變

詞義從古到今的演變過程中，演變形式主要有詞義的擴大、詞義的縮小與詞義的轉移三種。社會的不斷發展變化，人類對自身與外界事物認識的逐步擴展深化，以及在使用詞語時對其意義的識別日趨深刻，是導致詞語意義演變與引申的最重要的原因。

### 一、詞義演變的原因

#### 1. 語言外部原因

由語言外部的原因引起詞義的變化，在詞義的發展變化中經常見到。"語言外部"包括的内容是很廣泛的，其中又以社會發展的原因和古人風俗習慣的不同或改變等原因對詞義的影響較大。

語言屬于社會現象。從社會存在的時候起，就有語言的存在。語言隨着社會的産生和發展而産生和發展，并隨着社會的死亡而死亡。社會之外無語言。因此，要瞭解語言及其發展規律，必須把語言同社會發展的歷史，同創造這種語言的人民的歷史密切聯繫起來。考察詞義的演變也必須與社會發展的歷史緊密地結合起來。比如"民"字，在殷商和西周時代指奴隸。《尚書·盤庚》記載盤庚遷都的事情。其中凡稱"民"的地方，皆指奴隸而言。"我王來既爰宅於兹，重我民，無盡劉。"漢代孔安國傳："劉，殺也。所以遷此，重我民，無盡殺故。"可見當時的"民"是可以殺死的。《尚書·盤庚》又稱"民"爲"萬民""畜民"。"萬民"言奴隸之多，"畜民"言"民"之賤。《尚書·多士》是西周舊典，文中"民"字亦指奴隸："成周既成，遷殷頑民。"孔穎達疏："頑民，謂殷之士大夫從武庚叛者。"西周初年，殷商時代的士大夫時刻圖謀復辟，一部分士大夫跟隨武庚叛亂，于是周公把這部分人降爲奴隸，稱爲"頑民"。到了西周末年，由于奴隸制的逐漸解體，"民"的社會地位也發生了變化，他們由奴隸上升爲自由民，在《左傳》《國語》等文獻裏有所反映。《左傳·桓公六年》："夫民，神之主也。"《國語·魯語》："民和而後神降之福。"這裏的"民"與《尚書·盤庚》《尚書·多士》裏的"民"意義顯然不同，這是由于社會生活的變化而引起的詞義變化。到了今天，"民"指人民，成了國家的主人。

又如"百姓"，在殷商時代，是和"民"相對立的階級，是奴隸主，又稱"百官"。《尚書·舜典》："契，百姓不親，五品不遜，汝作司徒，敬敷五教在寬。"意謂如今百姓不相和睦，一家之内不順五品（又稱五常、五教，指父義、母慈、兄友、弟恭、子孝），作爲司徒之官，要普遍進行五品方面的教育。可見〈一·〉祇有"百姓"纔能接受教育。《尚書·堯典》："百姓昭明，協和萬邦，黎民於變時雍。"意謂百官明白通達禮儀，使他們互相親睦、協調天下各國，於是衆人也都隨之變化而雍穆和好。在這裏，"百姓"與"黎民"相對，"百姓"指奴隸主，"黎民"指衆民，亦即奴隸。孔穎達疏："百姓謂百官。"《詩·小雅·天保》："群黎百姓，徧爲爾德。"《毛傳》："百姓，百官。"鄭玄箋："黎，衆也。群衆百姓徧爲女之德言，則而象之。"由于生產力的發展和社會的種種變化，"百姓"内部也發生分化，有些人成了平民，于是"百姓"也就有了庶民、平民的含義。《論語·憲問》："修己以安百姓，堯舜其猶病諸。"孔穎達疏："百姓，謂衆人也。"

再如"宰"，商代本指在奴隸主家中從事廚下和手工業勞動的奴隸。《説文解字》："宰，罪人，在屋下治事者。"管理宰的人稱"冢宰"。殷商時代手工業很發達，"宰"在從事這些勞動中，練出一套較高的技藝。商亡國後，周朝對商朝有專門技術的手工業奴隸繼續加以任用，由冢宰率領，從而促進了周朝生產力和文化的發展。"宰"及"冢宰"也就逐漸提高了社會地位，受到奴隸主的重視，有的成了管理奴隸主家中事務的總管，或卿大夫的家臣，或采邑的長官。《禮記·曲禮下》："問大夫之富曰：有宰食力。"漢代鄭玄注："宰，邑士也。食力，謂民之賦稅。"詢問大夫的財產多寡，當時的習慣不是問大夫有多少金銀財帛，而是問他有多少管理采邑（卿大夫的封地稱"采邑"）的宰和收民多少賦稅。可見，周代"宰"逐漸成了奴隸主家庭、封地的總管，據《論語·季氏》載，孔子的弟子冉求曾爲季氏采邑之宰。"冢宰"則成了統領百官的人，《尚書·周官》："冢宰掌邦治，統百官，均四海。"

上舉之"民""百姓""宰"三個詞，在商周時代由于社會政治制度的變革，詞義也發生了顯著的變化。我們祇有將商周時代的歷史聯繫起來考察，纔能看出這三個詞義發生變化的原因。

語言是系統性的，它深受使用它的群體的影響，尤其是詞義，更是具有約定俗成的特點。比如"羊"，古代認爲是六畜中最具美味的佳餚，這種風俗習慣也在文字和字義上有所反映，出現了一批從"羊"得聲的形聲字和會意字，它們大多有"美好""善良"之義，如"祥"，從"羊"得聲訓爲"善"。"善"從"羊"會意，訓爲"吉"。"美"從羊會意訓爲"好"。羊的詞義經過抽象和引申，不少美好、善良的品德和事物均可用"羊"來形容。

## 2. 語言内部原因

詞義的發展演變也有其内部規律，任何一個詞在語言裏都不是孤立的，而是跟別的詞彼此聯繫着的。語言裏的詞義不是詞的偶然堆積，而是構成一個體系的。每當一個新詞或新義加入語言的詞義體系，它就要跟已有的相關的詞或詞義相互影響，從而導致詞義產生變化。

詞義的發展變化，引起了語言學家和關心語言的人們的研究興趣。在我國古代，不少訓詁學家和傳注學家對這個問題作過許多研究探討。許慎的《説文解字》、揚雄的《方言》、劉熙的《釋名》、孔穎達的《五經正義》，都在不同程度上涉及這個問題。特別是孔穎達的《毛詩正義》《左傳正義》，講到詞義發展變化的地方有很多，值得系統研究。清代傳統語言學取得巨大進展，研究詞義演變的方法也前所未有，因此，取得的成績也最大。如顧炎武、段玉裁、王念孫、朱駿聲、王筠、阮元等，對因語言內部原因而引起的詞義演變，都有許多精闢的論述，值得我們加以總結和研究。

## 二、詞義演變的類別

詞義演變的類別主要有擴大、縮小與轉移三種。

**1. 詞義的擴大**

詞義的擴大是指概念外延的擴大，內涵的縮小。也可以説，擴大詞義的應用範圍，縮小詞義所反映的事物的特徵。擴大以後的詞義，仍把原來的詞義包括在其中。詞義的擴大在漢語中極爲常見。舉如如下：

皮——《説文解字·皮部》："剝取獸革者謂之皮。"《周禮·大宗伯》："孤執皮帛。"鄭玄注云："皮，虎豹皮。"後來逐步擴大指人的皮膚。《素問·皮部論》："邪之始入於皮也，淅然起毫毛，開腠理。"這個"皮"字，便是指人體皮膚。《素問·皮部論》："皮者，脈之部也。"《素問·咳論》："皮毛者，肺之合也。"劉熙《釋名·釋形體》："皮，被也，被覆體也。"講的也是這個意思。皮擴大又指植物表面的一層組織，如樹皮、竹皮之類；又擴大指物體的表層或包裹在物體外面的一層東西，如地皮、書皮之類；進而又往抽象方面擴大，指表面的、膚淺的，如皮相、皮傅之類。

牙——《説文解字·牙部》："牙，壯齒也。"段玉裁注云："壯齒者，齒之大者也。統言之，皆稱齒稱牙；析言之，則當脣者稱齒，後在輔車者稱牙。牙較大于齒。"是知牙指大牙、臼齒，齒指門齒、門牙。《詩·召南·行露》："誰謂鼠無牙？何以穿我墉？"朱熹集注云："牙，牡齒也。"《左傳·隱公五年》："皮革、齒牙、骨角、毛羽，不登於器。"孔穎達疏："頷上大齒謂之爲牙。"都是把牙釋爲臼齒。《華佗傳》："普施行之，年九十餘，耳目聰明，齒牙完堅。""齒牙"與"耳目"類義對舉，則"齒"與"牙"顯然有別。今義"牙"包括"齒"，如牙醫、牙垢、牙籤、牙刷、牙膏之類，"牙"都指牙齒。

藥——本來特指"能够治病的植物"。《説文解字·艸部》："藥，治病草。"《針灸甲乙經·序》："上古神農始嘗草木，而知百藥。"後來從能够治病這一特徵引申，逐漸擴大爲泛指一切能够治病的藥物，包括草、木、蟲、石、穀等。王筠《説文句讀》："依《玉篇》引《急就篇》注：草木、金石、鳥獸、蟲魚之類，堪愈疾者，總名爲藥。"《周禮·天官·疾醫》："以五味、五穀、五藥養其病。"句中"藥"即是一般的"藥物"含義。後來詞義擴大了。

徐——《説文解字·彳部》："徐，安行也。""安行"亦即緩行。《孫子·軍爭》："故其疾如風，其徐如林。"杜牧注云："言緩行之時，須有行列如樹木也。"後來大凡緩慢都可用"徐"來表示。茲舉《素問》《靈樞》爲例。《素問·脉要精微論》："來徐去疾，上虛下實，爲惡風也。"王冰注云："亦脈狀也。"此謂脉行緩慢。又《素問·針解》："疾出針而徐按之。"此指針法緩慢。《靈樞·口問》："陰氣疾而陽氣徐。"此言氣行緩慢。又《靈樞·官能》："語徐而安靜。"此爲言語緩慢。

**2. 詞義的縮小**

詞義的縮小指概念外延的縮小，內涵的擴大。也可以説，縮小詞義應用的範圍，擴大詞義的特徵（内涵）。詞義縮小以後，今義成了古義的一部分。舉例如下：

臭——古義本指所有的氣味，包括好聞的、難聞的、香氣、穢氣。《本草品匯精要·胡椒》："味：辛。性：大温散。氣：氣之厚者，陽也。臭：香。主：霍亂、腹痛、冷氣上沖。"後來詞義範圍縮小，"臭"由泛指氣味縮小到專指穢氣。

指——古代既包含手指，也包含脚趾。如《靈樞·經脉》："肺手太陰之脈，起於中焦……循魚際，出大指之端。"這裏指手指。又説："足太陰脾經，起於大指之端，循指内側白肉際……"這裏指脚趾。"指"今義已不包括脚趾義，範圍縮小了。

禽——在古代指鳥獸而言，如《華佗傳》："吾有一術，名爲五禽之戲。"他所説的"五禽"包括虎、鹿、熊、猿、鳥五種。今天"禽"則專指鳥類而言。

毒藥——古義泛指治病的藥物。《素問·异法方宜論》："其病生於内，其治宜毒藥。"張介賓注曰："毒藥者，總括藥餌而言，凡能治病者，皆可稱爲毒藥。"毒藥，亦指作用峻猛之藥。《靈樞·論痛》："腸胃之厚薄堅脆亦不等，其於毒藥何如？"今義指能危害生物體生理功能并引起死亡的藥物，其範圍不僅小于治病的藥物，也小于作用峻猛之藥。

丈夫——本義爲成年男子的通稱。《穀梁傳·文公十二年》："男子二十而冠，冠而列丈夫。"又可用作"男子"的通稱。《素問·上古天真論》："丈夫八歲，腎氣實，發長齒更……女子七歲，腎氣盛，齒更發長。"而到了現代，"丈夫"的含義就縮小成爲"妻的夫"。

**3. 詞義的轉移**

詞義的轉移，是指演變後的詞義與原來的詞義不同，一個詞産生新的詞義以後，舊義不復存在，但兩者又有一定聯繫。舉例如下：

去——古義爲離開，今義則爲"往"。如説"去齊"，古義爲離開齊國，今義則是到齊國去，方向正好相反。《華佗傳》："復與散兩錢，成得藥去。"《不失人情論》："致懷奇之士，拂衣而去。"兩句中的"去"都是離開義。

領——古義指脖子。《左傳·昭公七年》："引領北望。""引領"即伸長脖子。《靈樞·癰疽》："如牛領之皮。""牛領"即牛脖子。後來因爲脖子和衣領的部位相關，于是把衣服圍繞脖子的部分也稱爲領。《荀子·勸學》中"若挈裘領"的"裘領"就是皮襖的領子。這是部位相關引起的轉移。

走——古義爲奔跑。《説文解字·走部》："走，趨也。"段玉裁注曰："《釋名》曰：'徐行曰步，疾行曰趨，疾趨曰走。'此析言之，許渾言不别也。今俗謂走徐趨疾者，非。"段玉裁的意思是説，許慎把"走"解釋爲"趨"，"走""趨"不加區别，那是渾言，即籠統稱説，而劉熙在《釋名·釋姿容》中認爲"趨""走"二字有"疾行""疾趨"的區别，"走"在速度上快于"趨"。《靈樞·天年》："人生十歲，五藏始定，血氣已通，其氣在下，故好走；二十歲，血氣始盛，肌肉方長，故好趨；三十歲，五藏大定，肌肉堅固，血脈盛滿，故好步。"這裏説十歲喜"走"，二十歲喜"趨"，三十歲喜"步"，下文講四十歲喜"坐"，六十歲喜"卧"。隨着人體的生長衰老，逐步趨于懶散，可見句中的"走"字用的是《釋名》"疾趨"即"奔跑"這一古義。《扁鵲傳》"望見桓侯而退走"，此處的"走"也意爲"跑"。後來"走"的"奔跑"義消失，轉移爲"行走"的意思，相當于古代的"徐行"，即"步"。現在"走"的"奔跑"義保留在奔走相告、走馬觀花等成語中，其古今意義之間具有一定的聯繫。

大夫——上古國君之下有卿、大夫、士三級，因此，"大夫"成爲任官者的通稱。《扁鵲傳》：“當晉昭公時，諸大夫彊而公族弱，趙簡子爲大夫，專國事。”句中的“大夫”就是官階名。由於太醫的官位相當于古大夫，宋以後爲表尊敬對一般醫生也稱爲“大夫”。這是由於修辭原因而造成的詞義轉移。

聞——本義爲聽到。《説文解字》：“聞，知聲也。”《禮記·大學》：“心不在焉，視而不見，聽而不聞。”後來産生了另外一個意義“嗅到”。《素問·腹中論》：“病至則先聞腥臊臭。”《孔子家語·六本》：“與善人居，如入芝蘭之室，久而不聞其香，即與之化矣。”“嗅到”之義一直保留到現在，而“聽到”的古義除保留在“聞者足戒”“聞一知十”“聞雞起舞”等成語中以外，口語中基本不存在了。

涕——上古指眼泪。《説文解字·水部》：“涕，泣也。”段玉裁注曰：“‘泣也’二字，當作‘目液也’三字，轉寫之誤也。”目液即眼泪。鼻涕，古代稱“洟（tì）、演、泗（sì）”。如《詩·澤陂》：“寤寐無爲，涕泗滂沱。”《毛傳》：“自目曰涕，自鼻曰泗。”《易·萃卦》：“齎咨涕演，無咎。”孔穎達疏：“自目出曰涕，自鼻出曰演。”《扁鵲傳》“流涕長潸”的“涕”即指眼泪，而非鼻涕。大約漢代以後，“泪”字出現，取代了表示“眼泪”義的“涕”，而“涕”便逐漸轉移爲“鼻涕”義。如《素問·解精微論》：“腦者，陰也；髓者，骨之充也。故腦滲爲涕。”王冰注曰：“鼻竅通腦，故腦滲爲涕，流於鼻中矣。”《素問·解精微論》：“夫涕之與泣者，譬如人之兄弟，急則俱死，生則俱生，其志以早悲，是以涕泣俱出而横行也。”“涕”的古義“眼泪”與今義“鼻涕”都是面竅的分泌物，在意義上存在着一定的聯繫。“涕”的“眼泪”義保留在“感激涕零”“痛哭流涕”等固定成語中。

脚——本義指小腿。《説文解字》：“脚，脛也。”段玉裁注曰：“膝下踝上曰脛。”《素問·水熱穴論》：“三陰之所交，結於脚也。”三陰指足太陰、足少陰、足厥陰，其所交之處正是小腿。古代“足”字與現在的“脚”義相當。如《傷寒雜病論·序》：“按寸不及尺，握手不及足。”後來“脚”的詞義由“小腿”轉變爲“足”，如《備急千金要方·論風毒狀》：“然此病發，初得先從脚起，因即脛腫。”句中“脚”與“脛”對言，“脚”指“足”無疑。而“脚”的原始義“小腿”現已不再存在，但與後起義“足”屬人體相鄰的部位，古今意義之間存在着一定的聯繫。

湯——本義指熱水。《説文解字·水部》：“湯，熱水也。”《素問·痹論》：“胞痹者，少腹膀胱按之内痛，若沃以湯。”《素問·逆調論》：“人有身寒，湯火不能熱，厚衣不能温。”而在現代漢語中，除某些成語外，“湯”則指“煮熟食物的汁液”。

總之，詞義不是亘古不變的，詞義演變中出現擴大、縮小、轉移這三種趨勢，與社會生活的變化、政治制度的變革等有密切的聯繫。研究詞義演變，要有豐富的語言資料，借鑒前人的研究成果。如清代段玉裁的《説文解字注》涉及古漢語詞義許多命題，朱駿聲《説文通訓定聲》對詞義的演變時有精闢分析，這些材料都值得我們重視。

## 第三節　本義與引申義

詞義引申是客觀事物不斷發展與人類思維日益發達的反映。古代漢語普遍存在的一詞多義現象，是由于詞義引申造成的。多義詞的義項并非雜亂無章、互不相關，其引申是有規律可循的。詞義引申涉及詞的本義與引申義、引申的方式與規律等問題。

## 一、詞的本義

詞的"本義",指它最初的意義。語言的歷史十分悠久,在文字產生以前,語言已經存在。遠古時代語言裏的詞是什麼樣的狀態,它們的意義如何,人們已無法得知。語言學上所説的詞的本義,是指用文字記録下來的詞的最初的意義。因此,研究詞的本義,既不能脱離文字,又不能脱離必要的文獻資料。

漢字屬于表意體系的文字,造字之初,一般是意寓于形。古代又以單音詞爲主,基本上一個字便是一個詞。因而詞的本義與它的形體關係密切,分析漢字的形體結構,是掌握本義的一個基本方法。這裏所説漢字的形體結構,是指甲骨文、金文、篆文的形體,因爲這些文字距離造字的時代相對接近,形體結構大體上能反映出它們所要表示的意義。根據目前的情況,凡用小篆能解決問題的用小篆,否則便須求之于甲骨文、金文。許慎的《説文解字》就是通過分析漢字的小篆形體來闡述本義的工具書。例如,"息",上部爲"自"(篆文像鼻子的形狀),下部爲"心"。《説文解字·心部》認爲"息"字"從心自",是個會意字,因此它的本義就是呼吸。《素問·平人氣象論》:"人一呼脈再動,一吸脈亦再動,呼吸定息脈五動。"句中的"息"用的便是本義。其餘"喘促""脉搏""休息""增長"等義,都是由"息"的"呼吸"這一本義引申而來的。

分析詞的本義,還必須考察文獻語言資料用例。字的形體結構祇是造字時從一個角度來反映詞義,并不能説一定等于當時實用的詞義。祇有在組詞成句的具體語言環境中,詞義纔能充分地顯示出來。因此,有了字形證明的本義,還有待于文獻語言資料的考核和驗證。一是古代經史子集等歷史文獻,二是《説文解字》《爾雅》等古代字典辭書,三是甲骨文、金文及新出土的文物資料。舉例如下:

"朝",甲骨文作𣍘,從日在草中,從月。就客觀實際而言,這種景象并不限于晨旦,每月初八九前後的昏暮時候也可能出現。所以,光憑字形,無法斷定"朝"的本義是晨旦還是昏暮,甚至還可能解釋爲"從艸,明聲"的"萌"字。但一結合文獻資料用例,如《爾雅·釋詁下》之"朝,早也",《左傳·昭公元年》之"朝不謀夕"等,就知道它祇能是"朝"字,本義祇能是晨旦。由此可見,詞的本義雖然與字形結構相吻合,但如果不能從文獻語言資料裏取得必要的例證,那麼這個本義的正確性便值得懷疑。反之,字形結構所反映的詞義與該詞在文獻語言資料中所具有的意義相一致,那麼這一本義就是正確而可信的。

"欠",小篆作𣢟,《説文解字·欠部》:"欠,張口氣悟也。象氣從人上出之形。"段玉裁注曰:"悟,覺也,引伸爲解散之意。《口部》'嚏'下曰:'悟,解氣也……今俗曰呵欠。'"《説文解字》與段注的意思是説:"欠"是個象形字,像口中所出之氣,也就是現在所講的"呵欠"。這是從字形結構上所作的分析。《靈樞·口問》:"人之欠者,何氣使然?"上文提出"人之欠",下文詢問是什麼氣造成的,很明顯,這個"欠"字應當是"呵欠"之意。張志聰《黃帝内經靈樞集注》對其中的"欠"有兩條注釋:"欠,江左謂之呵欠""欠者,大呼吸也"。所謂"大呼吸",就是《説文解字》"張口氣悟",亦即張開嘴巴氣解散的意思。《傷寒論·平脉法》第 39 條:"師持脈,病人欠者,無病也。"其中的"欠"也是此義。《儀禮·士相見》:"君子欠伸。"

賈公彥注曰："志倦則欠，體倦則伸。"《禮記·曲禮上》孔穎達疏近同。《傷寒論》説醫師診脉時，病人打呵欠，反映病人没有病，而祇是精神不振。這是從文獻語言中獲得的根據。如此便可肯定"欠"的本義爲"呵欠"。

"斤"，金文作 **⼳**，象形字。《説文解字·斤部》："斤，斫木斧也。""斤"的本義是"斫木斧"。在古文獻中，"斤"用此本義的例子很多。《孟子·梁惠王上》："斧斤以時入山林，材木不可勝用也。"《靈樞·五變》："匠人磨斧斤。"賈誼《治安策》："至髖髀之所，非斤則斧。"以上三例中的"斤"，都用其本義。

## 二、本義與引申義的關係

漢語中大部分詞都呈現多義性，而多義現象的出現主要是詞義引申的結果。在多義詞的幾個意義中，由本義發展出來的意義稱作引申義。詞義引申是漢語詞彙中最爲常見的現象。它不是主觀願望的産物，而必須受到語言約定俗成的制約，按照一定的方式進行。本義與引申義、先後引申義之間存在着内在的聯繫，兩個意義之間的某種共性便是其内在聯繫的橋梁，借助這一橋梁，一個意義就引申爲另一意義。本義和引申義的關係，從疏密程度上來説，主要表現爲直接引申和間接引申兩個方面。由本義直接派生出來的意義，稱爲直接引申義，這種引申稱作直接引申；不是由本義直接派生而由前一引申義再引申的意義，稱爲間接引申義，這種引申稱作間接引申。舉例如下：

《説文解字·角部》："解，判也。從刀判牛角""判，分也"。《莊子·養生主》中"庖丁爲文惠君解牛"的"解"便是這一意思，這是本義。由解牛引申爲分解動物或人的肢體，如《扁鵲傳》"割皮解肌"的"解"便是分割人體。由分解動物或人的肢體引申爲一般的解開，如《靈樞·九針十二原》："結雖久，猶可解也。"由解開引申爲離散、縫隙、通達、解釋等義：《素問·生氣通天論》的"衛氣散解"，這是離散義；《素問·繆刺論》的"邪客於足太陰之絡，令人腰痛，引少腹控䏏，不可以仰息，刺腰尻之解"，這是縫隙義；《靈樞·大惑論》的"故腸胃大則胃氣行留久，皮膚濕，分肉不解則行遲，留於陰也久，其氣不精則欲瞑，故多卧也"，這是通達義；《素問·熱論》的"不知其解，願聞其故"，這是解釋義。由離散又引申爲消除、溶解、脱落、排遣等義：《素問·評熱病論》的"汗出煩滿不解者，厥也"，這是消除義；《傷寒論·小建中湯方》的"内飴，更上微火消解"，這是溶解義；《夢溪筆談·藥議》的"如夏至鹿角解，冬至麋角解"，這是脱落義；《理瀹駢文》的"七情之病也，看花解悶，聽曲消愁"，這是排遣義。由解釋又引申爲理解，如《冷廬醫話》："遂命之食。飲啖甚健，愈不解。"由消除又引申爲痊愈，即疾病消除，如《類證活人書·問表證》："傷風有汗，祇與柴胡桂枝湯，或得少汗而解，或無汗自解。""解"的意義屈指難數，祇要抓住本義這個綱，也就綱舉目張，迎刃而解了。

從上例分析可以看出，"解"的本義是"判牛角"，由"判牛角"引申爲"分解動物或人的肢體"是直接引申，"分解動物或人的肢體"便是直接引申義。由"解開"引申爲"離散""解釋"，由"離散"引申爲"消除"，由"解釋"引申爲"理解"，就是間接引申，"離散""解釋""消除""理解"便是間接引申義。

又如"節"，《説文解字·竹部》："節，竹約也。"段玉裁注曰："約，纏束也。竹節如纏束之狀。"據此，"節"的本義應爲竹之纏縛處，即竹約。將竹約的"纏縛"義用于樹木，便爲木節。《靈樞·五變》:"匠人磨斧斤,礪刀削,斫材木,木之陰陽……至其交節,而缺斧斤焉。"用于骨骼,便爲骨節。《素問·五藏生成》:"諸筋者,皆屬於節。"用于體穴,便爲穴位。《素問·調經論》:"人有精、氣、津、液、四支、九竅、五藏、十六部、三百六十五節,乃生百病。"用于時節,便爲節令。《素問·四氣調神大論》:"立春之節,初五日,東風解凍。"用于音樂,則爲節奏。《傷寒論集注·辨陽明少陽病脉證》:"《詩》云:'鸎聲喈喈。'謂呃之發聲有序,如車鑾聲之有節奏也。"用于文章,便爲章節。《傷寒論翼·太陽病解》:"仲景以其或然或否,不可拘定,故散見諸節。"用于德行,便爲氣節。《傷寒雜病論·序》:"降志屈節,欽望巫祝。"用于倫理,便爲禮節。《靈樞·淫邪發夢》:"客於殷肱,則夢禮節拜起。"用于事理,便爲法度。《良方·自序》:"醫誠藝也,方誠善也。用之中節也,而藥或非良,奈何哉?"用于動作,便爲節制。《素問·陰陽應象大論》:"喜怒不節,寒暑過度,生乃不固。"此爲直接引申。

如"繩",《説文解字·系部》:"繩,索也。"《靈樞·禁服》:"寸口主中,人迎主外,兩者相應,俱往俱來,若引繩大小齊等。"其中的"繩"即爲"繩索"之本義。由繩索引申爲木工用以正曲直的墨綫。《靈樞·逆順肥瘦》:"故匠人不能釋尺寸而意短長,廢繩墨而起平木也。"由正曲直的墨綫引申爲標準。《局方發揮》:"仲景諸方,實萬世醫門之規矩準繩也。"由標準引申爲按照一定的標準去糾正。《本草綱目·原序》:"複者芟之,闕者緝之,訛者繩之。"此爲間接引申。

我國傳統語言學,很早就注意到詞義引申現象。南唐徐鍇(920～974年)《説文係傳》已經接觸到這個問題,此後的訓詁學家又有進一步研究。段玉裁是一位最長于分析本義和引申義之間關係的學者。從他對引申義的分析中,我們可以看出,把握事物之間的内在聯繫和發展趨勢,是進行詞義引申的基礎。聯想在詞義引申中具有一定作用。

學習古漢語,應該養成分析本義和引申義,以及分析引申義之間關係的習慣。一個詞往往具有很多意義,形成一詞多義的現象。詞義的引申是產生一詞多義的關鍵。字典往往在一個字下列出許多義項,第一個義項大多是本義或基本義,其餘是引申義(假借義大都放在引申義的後面)。善于分析各引申義之間的聯繫,對于掌握詞義,提高閱讀能力,有許多裨益。

## 三、引申的基本方式與一般規律

### 1. 引申的基本方式

(1)輻射式(圖7-3-1):所謂輻射式引申,是本義向不同方向引申出多個意義,引申義之間是并列關係,而非派生關係。因爲以本義爲中心向外輻射,所以稱輻射式引申,也稱放射式引申,或稱并列式引申。如"節"的本義是竹之纏縛處,其諸多引申義就是典型的輻射式引申。

(2)鏈條式:所謂鏈條式,即以本義爲出發點,向同一方向輾轉引申,如同鏈條一般。如"欠"字,本義爲呵欠,反映精神不振,引申爲缺乏、短少。張介賓《質疑録·論氣有餘即是火》:"若正氣有餘,不可便指爲火,丹溪之言殊欠明白。"此處"欠"是缺乏義。《靈樞·經脈》:"小便數而欠。"此處"欠"是短少義。由短少又引申爲借他人的

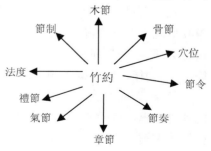

圖 7-3-1　輻射式

財物等沒有歸還。“欠”的鏈條式引申如下所示：

呵欠→缺乏、短少→借他人的財物等沒有歸還

在引申方式中，單純的輻射式、鏈條式引申相對少見，而經常出現的是輻射、鏈條兩式兼備的引申，稱之爲綜合式引申。

**2. 引申的規律**

引申的規律通常表現爲意義由具體到抽象、由特定到一般、由實詞義到虛詞義三個方面，從而導致詞義範圍的擴大。這是漢字表意性的特點、社會的發展、思維的深化等原因造成的。

（1）由具體義到抽象義：如前所述，漢字屬于表意文字的範疇，多用以描繪物體的形貌，因此所表示的本義自然比較具體，然而隨着社會的發展、認識的深化、交際的需要，有諸多詞語的意義便逐漸朝抽象化方面變化。如“氣”字，本義是雲氣，亦即氣體，除了可以引申出元氣、衛氣、脈氣、邪氣等具體意義外，還可以引申出氣質、氣勢等抽象意義。《靈樞·陰陽二十五人》：“火形之人……有氣輕財。”此處的“氣”爲氣質義。《靈樞·逆順肥瘦》：“無擊逢逢之氣，無擊堂堂之陣。”此處的“氣”爲氣勢義。

又如“道”字，《說文解字·辵部》：“道，所行道也。”段玉裁注曰：“《毛傳》每云‘行，道也’。道者，人所行，故亦謂之行。道之引申爲道理，亦爲引道。”可知“道”的本義爲人所行之道。《華佗傳》：“佗行道，見一人病咽塞。”其中的“道”所用即爲本義。後來“道”逐漸引申爲“道理”“學說”“技藝”“方法”“標準”等抽象義。《素問·序》：“伏羲、神農、黃帝之書，謂之三墳，言大道也。”句中的“道”指道理；《針灸甲乙經·序》：“本性命，窮神極變，而針道生焉。”句中的“道”指學說；《類經·序》：“古有針砭，九法搜玄，道超凡矣。”句中的“道”指技藝；《病家兩要說》：“又若以己之心度人之心者，誠接物之要道，其於醫也則不可。”此“道”指方法；《病家兩要說》：“察之之方，豈無其道。”此“道”指標準。

（2）由特定義到一般義：本義是指特定的事物，演變爲具有該事物特徵的所有事物，而特定義與一般義之間存在着一定的聯繫。如上文所舉“徐”字，本義是安行，亦即緩慢行走，是個特定的意義，而引申的結果凡是緩慢都可用“徐”來表示，氣行緩慢、脈行緩慢、手法緩慢等，這就成爲了一般義。

（3）由實詞義到虛詞義：漢字大體先爲實詞義，後來通過假借或引申，方才有虛詞義。如“頗”字，《說文解字·貞部》：“頗，頭偏也。”段玉裁注曰：“引伸爲凡偏之稱。”《素問·方盛衰論》中“脈動無常，散陰頗陽”的“頗”就是“偏”的意思。由“頭偏”到“偏”，是實詞義引申到虛詞義。進一步分析，“偏”有程度的不同，亦即有大偏、小偏的區別，于是“頗”就有表程度副詞的用法：偏的程度高即爲“很”義，偏的程度低即爲“稍微”義。這些都屬于虛詞義。《串雅·序》：“質其道，頗有奧理，不悖於古，而利於今，與尋常搖鈴求售者迥異。”說其道既“不悖於古”，又“利於今”，并且同一般的走方醫大不相同，可見“頗有奧理”當謂很有奧理，“頗”義爲“很”。這是表示程度高的虛詞。《傷寒論·辨霍亂病脈證并治》第 384 條：“下利後，當便鞕，鞕則能食者愈。今反不能食，到後經中頗能食，複過一經能食，過之一日當愈。”前面講“不能食”，後面說“能食”“當愈”，介乎其中的“頗能食”，自然是稍微能食的意思，這樣才層次分明地反映出疾病痊癒的漸進過程，“頗”意爲“稍微”。這是表示程度低的虛詞。

# 第四章　語法與修辭

第一節　語　法

　　語法即語言的結構方式，包括詞、詞組、句子的構成分類和組織變化。語法作爲語言的三大要素之一，是遣詞造句的規則。古今語法在原則上是基本一致的，但也有小部分存在差異，這些差異往往成爲影響我們閱讀理解古代醫籍文獻的障礙。通過對古今漢語的比較研究，我們就會清楚地認識到，古代漢語語法在詞類、虛詞、語序、句式等方面是有其特殊情況的，如使動用法、意動用法、賓語前置、定語後置等，一般將這些具有特殊情況的語法現象稱作特殊語法。要想學習和研究古文，一定要了解古代漢語的特殊語法。

## 一、詞類活用

　　所謂詞類活用，是指古代漢語中的名詞、動詞、形容詞及數詞等，在特定的語言環境即上下文中，其屬性（詞性）、作用和意義常常臨時改變其基本功能，具有了原本沒有的屬性（詞性）、作用和意義的語法現象。

　　詞類活用與詞的兼類（或曰一詞多類）不同。詞的兼類是指一個詞原本就有多個詞性、作用和意義。像“病”字既有名詞的詞性、作用和意義，也有動詞的詞性、作用和意義，還有形容詞的詞性、作用和意義。如《傷寒論·序》：“雖未能盡愈諸病，庶可以見病知源。”句中的兩個“病”字都是名詞，同今義。又如《扁鵲傳》：“人之所病，病疾多；而醫之所病，病道少。”句中的四個“病”字都是動詞，義爲“擔憂”。

　　《類經·序》：“疾之中人，變態莫測。明能燭幽，二豎遁矣，故九曰疾病類。”句中的“燭”字，原本祇是個名詞，沒有動詞的詞性、作用和意義，但這裏卻臨時用作動詞，表達了原本沒有的“洞察”的意義。這就屬于詞類活用，是名詞活用作動詞的現象。又如《汗下吐三法該盡治病詮》：“謬工之治病，實實虛虛。”句中前一個“實”和前一個“虛”字，原本都是形容詞，句中卻臨時用作動詞，分別表達了“使……更實”和“使……更虛”的意義。這也屬于詞類活用，不過這屬于特殊的活用現象，是使動用法。

　　詞類活用并不是祇有古代漢語纔有的現象，現代漢語也有。如“端正態度”中的“端正”，“繁榮經濟”中的“繁榮”，“豐富人民群衆的物質文化生活”中的“豐富”，究其實質，也是詞類活用現象，分別義爲“使……端正”“使……繁榮”“使……豐富”，顯然都是使動用法。但因爲現代漢語中這種情況非常之少，加之是今人使用今語，詞義淺顯明了，所以一般并不作爲一種特殊的語法現象對待。

　　詞類活用的現象主要有名詞、形容詞、數詞活用作動詞，名詞活用作狀語，使動用法，意動用法，爲動用法。

## （一）名詞活用作動詞

　　名詞活用作動詞，是指一個名詞在上下文中臨時具有了動詞的詞性及其作用和意義的現象。名詞活用作動詞雖然是一種臨時的語言變化現象，但并非隨意，它是有一定的原因與條件的。歸納起來，其發生的原因與條件主要有七種：

　　（1）副詞不能修飾名詞，名詞前面有副詞修飾時，就活用作動詞。舉例如下：

　　1）太祖累書呼，又敕郡縣發遣。佗恃能厭食事，猶不上道。（《華佗傳》）

　　2）非其友不友，非其道不道。（《丹溪翁傳》）

　　例1）中的"書"前面有副詞"累（多次）"修飾，例2）中的後一個"友""道"前面都有副詞"不"修飾，都活用作動詞。

　　（2）能願動詞不能修飾名詞，名詞前面有能願動詞修飾時，就活用作動詞。舉例如下：

　　1）若當鍼，亦不過一兩處。（《華佗傳》）

　　2）然必也小大方圓全其才，仁聖工巧全其用，能會精神於相與之際，燭幽隱於玄冥之間者，斯足謂之真醫。（《病家兩要説》）

　　3）且此非《十三經》之比，蓋彼無須類，而此欲醒瞶指迷，則不容不類。（《類經·序》）

　　例1）中的"鍼"，例2）中的"燭"，例3）中的第一個"類"，前面分別有能願動詞"當""能""須"修飾，都活用作動詞。

　　（3）在所字結構中，特指代詞"所"字後面的詞都是動詞，如果不是動詞，也活用作動詞。舉例如下：

　　1）一者，經絡受邪，入藏府，爲內所因也。（《傷寒論·臟腑經絡先後病脉證》）

　　2）廉臺羅天益謙甫，性行敦樸，嘗恨所業未精，有志於學。（《東垣老人傳》）

　　例1）中的"因"，例2）中的"業"，前面都有特指代詞"所"，都活用作動詞。

　　（4）兩個名詞連用，如果形成了主謂關係或述賓關係，成爲謂語或述語的詞，就活用作動詞。舉例如下：

　　1）菊春生夏茂，秋花冬實。（《本草纲目·菊》）

　　2）若夫法天則地，隨應而動，和之者若響，隨之者若影。（《寶命全形論》）

　　例1）中的"秋花""冬實"，分別都是主謂關係，所以"花"和"實"都活用作動詞。例2）中的"法天""則地"，形成了述賓關係，"法""則"活用作動詞。

　　（5）名詞後面如果是代詞，就一定活用作動詞。舉例如下：

　　1）豈惟蒸之使重而無使輕……芬之使香而無使延哉？（《養生論》）

　　2）其苗可蔬，葉可啜，花可餌，根實可藥，囊之可枕，釀之可飲。（《本草纲目·菊》）

　　例1）中的"芬"，例2）中的"囊"，後面都有代詞"之"作賓語，所以都活用作動詞。又例2）中的"蔬""藥"，由於前面有能願動詞"可"修飾，也用作動詞。

　　（6）連詞"而""且"是連接動詞及動詞性詞組、形容詞及形容詞性詞組的虛詞，名詞的前面或者後面有連詞"而""且"連接時，就一定活用作動詞。舉例如下：

1）其誤人之迹常著，故可得而罪也。(《汗下吐三法該盡治病詮》)

2）蓋得之病後酒且内，然吾能愈之。(《丹溪翁傳》)

例1）中的"罪"，前面有連詞"而"連接；例2）中的"酒"和"内"，中間有連詞"且"連接，都活用作動詞。

（7）介賓詞組是修飾或補充修飾動詞及動詞性詞組、形容詞及形容詞性詞組的，名詞的前面或後面如果有介賓詞組修飾，也活用作動詞。舉例如下：

1）不以此形彼，亦不以一人例眾人。(《良方·自序》)

2）江處士瓘，歙人，世家篁南。(《明處士江民瑩墓志銘》)

例1）中的"形"，前面有介賓詞組"以此"修飾，又"形"與"彼"構成述賓關係；例2）中的"家"，後面有介賓詞組"(于)篁南"補充修飾。故都用作動詞。需要注意的是，"家"和"篁南"之間省略了介詞"于"。

## （二）形容詞活用作動詞

形容詞活用作動詞，是指一個形容詞在上下文中臨時具有了動詞的詞性及其作用和意義的現象。形容詞活用作動詞的條件如下：

（1）形容詞帶賓語。舉例如下：

1）國之大臣，榮其寵祿，任其大節，有菑禍興，而無改焉，必受其咎。(《秦醫緩和》)

2）過邯鄲，聞貴婦人，即爲帶下醫。(《扁鵲傳》)

例1）中的"榮"，例2）中的"貴"，都帶了賓語，所以都活用作動詞。

（2）和連詞"而"連接的形容詞。舉例如下：

虱處頭而黑，麝食柏而香，頸處險而癭，齒居晋而黄。(《養生論》)

句中的"黑""香""黄"由"而"連接，活用作動詞，構成了動詞詞組。

（3）和特殊指示代詞結合的形容詞。舉例如下：

府吏兒尋、李延共止，俱頭痛身熱，所苦正同。(《華佗傳》)

句中的"所苦"構成所字詞組，形容詞"苦"活用作動詞。

## （三）數詞活用作動詞

數詞後帶賓語，活用作動詞。舉例如下：

兩之以九竅之變，參之以九藏之動。(《周禮·天官·冢宰·醫師》)

句中的數詞"兩"後面帶賓語"之"，活用作動詞，義爲"比較"。

動詞活用作名詞、形容詞活用作名詞屬動詞和形容詞的名物化現象，不屬于詞類活用。

## （四）名詞活用作狀語

名詞活用作狀語，是指名詞在動詞的前面，但與動詞不是主謂關係，而是説明動詞所表示的動作行爲的時間、處所、方位、憑據、工具、方式、狀態等的修飾成分的現象。簡而言之，如果名詞在謂語前面不是作爲主語，便要考慮爲狀語。歸納起來，主要有以下幾種情況：

（1）名詞在動詞的前面，表示動作行爲的時間。解譯時可在前面加上介詞"在"或"到"等。舉例如下：

1）子南晨詣，愠形於色。（《續名醫類案·吐血》）

2）小臣有晨夢負公以登天。（《秦醫緩和》）

例1）、2）中的"晨"，表示其後動詞"詣""夢"的時間，故用作狀語。

（2）名詞在動詞的前面，表示動作行爲的處所或方位。解譯時可在前面加上介詞"在""在……上""從"等。舉例如下：

1）故學者必須博極醫源，精勤不倦，不得道聽途說，而言醫道已了，深自誤哉！（《大醫精誠》）

2）於是諸醫之笑且排者，始皆心服口譽。（《丹溪翁傳》）

例1）中的"道""途"分別表示的是動詞"聽""說"的處所；例2）中的"心"和"口"分別表示"服"和"譽"的方位。

方位名詞在動詞之前用作狀語時，可以表示動作行爲的趨向，也可以表示方位。舉例如下：

一夕忽昏仆，目上視，溲注而汗泄。（《丹溪翁傳》）

例中的"上"，表示的是動詞"視"的趨向。

（3）名詞在動詞的前面，表示動作行爲的憑據。解譯時可在前面加上介詞"憑""根據""按照"等。舉例如下：

1）夫神仙雖不目見，然記籍所載，前史所傳，較而論之，其有必矣。（《養生論》）

2）此寒噦也，法宜溫。（《宋學士全集·贈醫師葛某序》）

例1）中的"目"，例2）中的"法"，分別表示其後動詞"見""宜溫"的憑據。

（4）名詞在動詞的前面，表示動作行爲的工具或方式。解譯時可在前面加上介詞"用""拿"等。舉例如下：

1）病若在腸中，便斷腸湔洗，縫腹膏摩。（《華佗傳》）

2）凡所加字，皆朱書其文。（《黃帝內經素問·序》）

例1）中的"膏"，例2）中的"朱"，分別表示"摩""書"的工具或方式。

（5）名詞在動詞的前面，表示動作行爲的態度。解譯時可在前面加上介詞"像對待……一樣"等。舉例如下：

1）玉少師事高，學方診六微之技，陰陽隱側之術。（《後漢書·郭玉傳》）

2）而又有目醫爲小道，并是書且弁髦置之者，是豈巨慧明眼人歟！（《類經·序》）

例1）中的"師"，例2）中的"弁髦"分別表示"事""置"的態度。

（6）名詞在動詞的前面，表示動作行爲的狀態。解譯時可在前面加上介詞"像……一樣"等。舉例如下：

1）是以古之仙者爲導引之事，熊頸鴟顧，引輓腰體。（《華佗傳》）

2）一以參詳，羣疑冰釋。（《素問·序》）

例1）中的"熊"和"鴟"，例2）中的"冰"，分別表示的是"頸""顧""釋"的狀態。

（7）時間名詞"日""月""年"在動詞之前作狀語時，表示動作行爲或狀態的經常性，分別譯爲"每天（天天）""每月""每年"等。其中"日"還常常表示動作行爲或狀態的持續性，譯爲"一天天地"。舉例如下：

1）翁自幼好學，日記千言。（《丹溪翁傳》）

2）形之疾病，莫知其情，留淫日深，著於骨髓，心私慮之。（《寶命全形論》）

例1）中的"日"表示"記"的經常性，例2）中的"日"表示"深"的持續性。

### （五）使動用法

在古代漢語語法中，句子的主語、謂語和賓語的一般關係與現代漢語一樣，然而大量事實表明，在古文含有使動用法的句子中，主語、謂語和賓語的語序在形式上并沒有改變，即主語在前，謂語居中，賓語在後，但三者的內在關係却發生了改變，即謂語的意義不是主語發出的，而是主語使賓語發出的。簡言之，就是"主語使賓語具有謂語所表達的意義"。動詞、形容詞、名詞均可有使動用法。對使動詞的解譯，都是"使（讓、令、叫）……＋使動詞"的格式。舉例如下：

1）聞太子不幸而死，臣能生之。（《扁鵲傳》）
2）帝歎曰："有道者！"欲官之。（《新唐書·孫思邈傳》）
3）過當則傷和，是以微其齊也。（《劉賓客文集·鑒藥》）

例1）中的"生"屬于動詞的使動用法，例2）中的"官"屬于名詞的使動用法，例3）中的"微"屬于形容詞的使動用法。

雖然使動用法中謂語的意義是賓語發出的，但主語仍然起主宰作用，即賓語發出謂語所表達的意義，并沒有自主性，而是主語使之發出的。因此，賓語在使動用法中實際上充當的是兼語，即一方面它是主語的賓語，另一方面它又是謂語的主語。正是由于這一緣故，它纔能發出謂語所表達的意義。

使動用法中的動詞，一般都是不及物動詞。不及物動詞是不能帶賓語的動詞，它一旦帶了賓語，就是使動用法。

### （六）意動用法

古代漢語中含有意動用法的句子，在形式上與使動用法一樣，主語、謂語和賓語的語序并沒有改變，三者關係的改變在于意動用法的不同。意動用法可分爲兩類：形容詞的意動用法和名詞的意動用法。

#### 1. 形容詞的意動用法

形容詞的意動用法，即"主語認爲賓語具有謂語所表達的意義"，解譯格式是：認爲……＋意動詞。舉例如下：

（1）或操是非之柄，同我者是之，異己者非之，而真是真非莫辨。（《不失人情論》）
（2）輕身重財，二不治也。（《扁鵲傳》）

例（1）中的謂語"是之"的"是"和"非之"的"非"，例（2）中的謂語"輕"和"重"，在句中都不是説明各自的主語怎麼樣，而是説明各自賓語的情況，即其主語認爲賓語是這些謂語所表示的情況，所以都是意動用法。形容詞的意動用法體現的是主觀意識的改變。

#### 2. 名詞的意動用法

所謂名詞的意動用法，即"主語把賓語當作謂語所表示的意義"。對名詞意動用法中意動詞的解譯，可以是"把……當作＋意動詞"的格式，也可以是"以……爲＋意動詞"的格式。舉例如下：

（1）其後扁鵲過齊，齊桓侯客之。（《扁鵲傳》）

（2）抗志以希古人，虛心而師百氏。（《温病條辨·叙》）

例（1）中的謂語"客"，例（2）中的謂語"師"，在句中的意義都不是説明各自的主語怎麼樣，而是説明各自賓語的情况，即各自的主語把賓語當作這些謂語所表示的意義，所以都是意動用法。名詞的意動用法體現的是主觀態度的改變。

## 二、特殊語序

古代漢語的特殊語序，是指與正常語序相反但語意并不因而改變的語序。古代漢語的正常語序與現代漢語基本一致，三大主要成分爲主語、謂語、賓語，通常主語在前，謂語居中，賓語在後。漢語句子的三大次要成分，也是三大修飾成分爲定語、狀語、補語，定語在所修飾的中心詞即主語或賓語前面，狀語在所修飾的謂語前面，補語在所修飾的謂語後面。

語序在漢語語法中具有特殊的重要意義，很多情况下語序一旦改變，語意就會隨之改變。古代漢語中存在語序雖變但語意不變的情况。主語和謂語的語序發生顛倒稱爲主謂倒裝，謂語和賓語的語序發生顛倒稱爲賓語前置，定語和其所修飾的主語或賓語的語序發生顛倒稱爲定語後置。

（一）主謂倒裝

主謂倒裝，即主語和謂語的語序發生顛倒。這種現象的發生，一般是爲了强調謂語。舉例如下：

（1）大哉乾元，萬物資始……至哉坤元，萬物資生。（《諸家得失策》）

（2）予窺其人，睟然貌也，癯然身也，津津然譚議也。（《本草綱目·原序》）

例（1）中的"大哉乾元""至哉坤元"是爲了强調"乾元"之"大"和"坤元"之"至"；例（2）中的"睟然貌""癯然身""津津然譚議"三句，分别是爲了强調"貌""身""譚議"的與衆不同。

（二）賓語前置

賓語前置，即賓語和謂語的語序發生顛倒。賓語前置的發生大多有一定規則，古漢語中大多視爲"正常"語法。賓語前置有的不强調賓語之意，有的則强調賓語；而在非一定規則下形成的賓語前置多是强調賓語。是否强調賓語，需根據具體情况判斷。賓語前置主要有四種情况：

（1）疑問代詞作賓語時，賓語一定置于謂語之前，形成賓語前置。舉例如下：

1）血脈治也，而何怪？（《扁鵲傳》）

2）初，有老父不知何出。（《後漢書·郭玉傳》）

3）皮之不存，毛將安附焉？（《傷寒雜病論·序》）

例1）中的"何怪"，例2）中的"何出"，是疑問代詞"何"作賓語，賓語前置；例3）中的"安附"是疑問代詞"安"作賓語，形成賓語前置句。

這些句中的疑問代詞，常常附帶一些詞語同作賓語。

4）不惜其命，若是輕生，彼何榮勢之云哉？（《傷寒雜病論·序》）

5）此三主者，苟以至公爲嗜好，以衆庶爲耳鼻，上宣下暢，無所凝滯，雖有奸邪，何惡

之遂？（《遜志齋集・鼻對》）

　　6）難者仍未能明，精處仍不能發，其何神之與有？（《類經・序》）

　　例4）中的疑問詞"何"後帶"榮勢"，例5）中的疑問代詞"何"後帶"惡"，例6）中的疑問代詞"何"後帶"禅"，都是附帶詞語同作賓語的賓語前置句。

　　（2）否定句中代詞作賓語時，賓語一定置于謂語之前，從而形成賓語前置。舉例如下：

　　1）上古有神農、黃帝、岐伯……下此以往，未之聞也。（《傷寒雜病論・序》）

　　2）惴惴然疑先生之未必我見也。（《小倉山房詩文集・徐靈胎先生傳》）

　　以上例句都有否定詞"未"，作賓語的詞，都是代詞：例1）爲"之"，例2）爲"我"，分別置于謂語"聞""見"之前，所以都是賓語前置。

　　（3）用"唯（惟、維）……是（之）""是（之）"作格式或標志，將賓語置于謂語之前，形成賓語前置。舉例如下：

　　1）但競逐榮勢，企踵權豪，孜孜汲汲，惟名利是務。（《傷寒雜病論・序》）

　　2）而世人不察，惟五穀是見，聲色是耽。（《養生論》）

　　3）且古之志士，至於耄老，猶且居不求適，維道是奮。（《遜志齋集・鼻對》）

　　4）取其色之美，而不必唯土之信，以求其至精，凡爲此也。（《與崔連州論石鐘乳書》）

　　5）《詩》曰："如臨深淵，如履薄冰。"小之謂也。（《新唐書・孫思邈傳》）

　　6）苟見枝葉之辭，去本而末是務，輒怒溢顔面，若將浼焉。（《丹溪翁傳》）

　　以上六例中做賓語前置標志的格式或特殊用字：例1）爲"惟……是"，例2）第一句爲"惟……是"，第二句承前省略"惟"而衹有一個"是"字，例3）爲"維……是"，例4）爲"唯……之"，例5）爲"之"，例6）爲"是"。

　　在賓語前置的格式或特殊用字中，真正起作用的是"是（之）"。"是（之）"既與"唯（惟、維）"合用或單獨使用，作为賓語前置的標志，又用以複指并強調前置的賓語，但其本身却没有實義。"唯（惟、維）"是有實義的詞，義爲"衹""衹是"。在實質上原本應與賓語前置無關，但一則它的意義爲"衹""衹是"，有強調的作用；二則正因于此，它與"是（之）"合用時能起到更好的強調作用，于是經常合用，形成了特定的格式。它與賓語前置有密切關係，"唯（惟、維）……是（之）"格式的賓語前置現象在現代漢語中仍保留，不過衹有使用"唯""是"二字構成的"唯……是"格式，如"唯利是圖""唯你是問"等。

　　（4）介詞賓語前置：一般介詞賓語前置并不是在規則下發生的現象，大多是爲了強調前置的賓語。當介詞的賓語是疑問代詞"何（曷、胡）"或代詞"是""此"時，這些疑問代詞和代詞又與介詞結合，形成固定結構。其中疑問代詞做介詞賓語的現象屬于"疑問代詞做賓語一定前置"的情況。古漢語中疑問代詞"何""曷""胡"等或代詞"是""此"等做介詞賓語的情況很普遍，大多不是爲了強調賓語。舉例如下：

　　1）第以人心積習既久，訛以傳訛。即決長波猶虞難滌，使辨之不力，將終無救正日矣。（《類經・序》）

　　2）以草木之偏性，攻藏府之偏勝，必能知彼知己，多方以制之。（《醫學源流論・用藥如用兵論》）

　　3）先生得無誕之乎？何以言太子可生也！（《扁鵲傳》）

　　4）則聖人不合啓金縢，賢者曷爲條玉版？（《外臺秘要・序》）

5）木不虚中，蟲何由萃？（《遜志齋集·鼻對》）

6）是以陽緩而陰急，故暴厥而死。（《扁鵲傳》）

例1）中的"訛"，例2）中的"多方"均置于介詞"以"前，正常語序分别是"以訛""以多方"，屬于一般的介詞賓語前置的現象。例3）中的"何"置于介詞"以"前；例4）中的"曷"置于介詞"爲"前；例5）中的"何"置于介詞"由"前；例6）中的"是"置于介詞"以"前。正常語序分别爲"以何""爲曷""由何""以是"，屬于疑問代詞或代詞做介詞賓語的情况。

此外，還有個别既没有規則也没有格式或標志的賓語前置現象，一般都是爲了强調賓語。舉例如下：

1）素位而行學，孰大於是？而何必捨之以他求？（《與薛壽魚書》）

2）時方盛行陳師文、裴宗元所定大觀二百九十七方，翁窮晝夜是習。（《丹溪翁傳》）

例1）中的"他"置于謂語"求"前；例2）中的"是"置于謂語"習"前，都是爲了强調前置的賓語。

（三）定語後置

按照正常的語序，定語應當在其所修飾的中心詞即主語或賓語的前面，但在應用中却被置于主語或賓語後面，此爲定語後置。

定語後置也有一定的規則或格式、標志。一般在典型的規則下，它祇是古漢語的一種特殊語法，并無强調定語之意；在一定的格式或標志下，除定語過長或較爲複雜的情况，多是爲了强調定語。

定語後置的格式或標志，以"……者""……之……者"最爲常見。舉例如下：

1）扁鵲至虢宫門下，問中庶子喜方者。（《扁鵲傳》）

2）帝奇之，仍試令嬖臣美手腕者，與女子雜處帷中，使玉各診一手，問所疾苦。（《後漢書·郭玉傳》）

3）故醫方卜筮，藝能之難精者也。（《大醫精誠》）

4）鄉之諸醫泥陳、裴之學者，聞翁言，即大驚而笑且排。（《丹溪翁傳》）

例1）是以"……者"爲標志，將定語"喜方"置于所修飾的中心詞即賓語"中庶子"之後；例2）是以"……者"爲標志，將定語"美手腕"置于兼語"嬖臣"之後（"嬖臣"在句中爲"令"的賓語、"處"的主語）；例3）是以"……之……者"爲格式，將定語"難精"置于所修飾的中心詞即賓語"藝能"之後；例4）是以"……之……者"爲格式，將定語"泥陳、裴之學"置于所修飾的中心詞即主語"諸醫"之後。

定語較長時，以"……者"或"……之……者"爲標志或格式的定語後置句，主要是爲了句子讀起來音律和節奏協調一些，并不是爲了强調定語。

5）此外必有異案良方，可以拯人、可以壽世者，輯而傳焉。（《與薛壽魚書》）

6）訪諸吴人之能道先生者，爲之立傳。（《小倉山房詩文集·徐靈胎先生傳》）

例5）中的定語是"可以拯人、可以壽世"，以"……者"爲標志，置于所修飾的中心詞即賓語"異案良方"之後；例6）的定語是"能道先生"，以"……之……者"爲格式，置于所修飾的中心詞"吴人"之後。

數量詞作定語在古籍中也經常運用，舉例如下：

1）即作湯二升，先服一升，斯須盡服之。（《華佗傳》）

2）與君散兩錢，當吐二升餘膿血訖。（《華佗傳》）

例1）中的"二升"，例2）中的"兩錢"，分別是"湯""散"的定語而後置。

## 第二節　修　辭

修辭，又稱修辭方法、修辭格，即修飾詞句，美化語言，以增强語言的藝術魅力和表達效果。古人説話作文，非常重視修辭。古醫書中也存在大量的修辭内容，如諱飾、比喻、借代、避複、錯綜、割裂、分承、舉隅、互備、倒裝等，本章將對此作簡要分析。

## 一、諱飾

因不便直説，而用委婉的語句來修飾美化本意的修辭方法，稱諱飾。

**1. 諱死亡**

凶險之事，于人而言，莫過于死。爲了滿足説者、聽者感情上與心理上的需要，人們常常自覺或不自覺地回避"死"字，因而有關死的諱飾便用得極爲廣泛。清人梁章钜《浪跡叢談》歸納了"死"的別稱十八個，今人易熙吾搜集可用以替代死的詞語竟達二百零三個之多（見《文字改革論集·整理古今詞匯提綱》）。下面舉古代醫書中的一些實例：

1）無先生則棄捐填溝壑，長終而不得反。（《扁鵲傳》）

2）母氏平時食素，氣血羸弱，因先子捐館憂惱，牙噤涎潮。有一里醫便作中風，以大通圓三粒下之，大下數行，一夕而去。（《普濟本事方·中風肝膽筋骨諸風》）

3）子之大父一瓢先生，醫之不朽者也，高年不禄。（《與薛壽魚書》）

例1）中的"棄捐填溝壑""長終"，例2）中的"捐館""去"，例3）中的"不禄"，皆爲"死"的避諱。古代"死"的避諱，每因死者地位的差異而有不同。《春秋公羊傳·隱公三年》："天子曰崩，諸侯曰薨，大夫曰卒，士曰不禄。"此説又見于《白虎通·崩薨》。《新唐書·百官志》亦指出："凡喪，二品以上稱薨，五品以上稱卒，自六品達于庶人稱死。"

**2. 諱疾病**

《太平御覽》卷七百三十九引《白虎通》言："天子疾稱不豫，諸侯稱負子，大夫稱采薪，士稱犬馬。不豫者，不復豫政也；負子者，諸侯子民，今不復子民也；采薪、犬馬，皆謙也。"

1）劉子間居，有負薪之憂。《鑒藥》

2）又有一士大夫不快，佗診曰："君病深，當破腹取。"（《華佗傳》）

例1）中的"負薪之憂"，例2）中的"不快"，皆爲"疾病"的避諱。

**3. 諱二便及房事**

古醫書中有關二便和房事之類的問題往往諱言，而采取一些模糊的説法。舉例如下：

1）傷寒，噦而腹滿，視其前後，知何部不利，利之即愈。（《傷寒論·辨陽明病脉證并治》）

2）初服湯當更衣，不爾者，盡飲之。若更衣者，勿服之。（《傷寒論·辨陽明病脉證并治》）

3）今時之人不然也，以酒爲漿，以妄爲常，醉以入房，以欲竭其精，以耗散其真。（《素

問·上古天真論》）

例 1）中的"前後"指二便。清代張令韶《傷寒論直解》："前後，大小便也。"例 2）中的"更衣"指大便。清代方有執《傷寒論條辨》："更衣，古人致大便之恭也。"例 3）中的"入房"諱言性交。王冰注"入房"爲"過於色"。

## 二、比喻

當兩個本質不同的事物之間有某點相似時，就可以借助這相似之處，用一事物比方另一事物，這種修辭方法稱爲比喻。運用比喻，能够把抽象的道理説得通俗易懂，文字生動形象，或使被比喻事物的特徵更顯明。一般來説，比喻主要由三種成分組成：正文（想説明的事物）、喻文（作比方的事物）和喻詞。根據正文和喻詞的出現與否，比喻大體可以分爲明喻、暗喻、借喻。舉例如下：

1）庶厥昭彰聖旨，敷暢玄言，有如列宿高懸，奎張不亂，深泉淨瀅，鱗介咸分。（《素問·序》）

2）有良言甫信，謬説更新，多歧亡羊，終成畫餅。（《不失人情論》）

3）因敢忘陋效矉，勉圖蚊負，固非敢弄斧班門，然不屑沿街持鉢。（《類經·序》）

例 1）屬于正文、喻文和喻詞都出現的明喻。連用"列宿高懸，奎張不亂"和"深泉淨瀅，鱗介咸分"兩組喻文來比方《素問》文意的明晰，形象地表明王冰本人整理《素問》的成效。這種使用兩組或兩組以上的喻文，重複連貫地比方同一正文的比喻手法，稱爲博喻。例 2）屬于略去喻詞，而衹出現正文和喻文的暗喻。以"多歧亡羊"暗喻"良言甫信，謬説更新"之無所適從，用"終成畫餅"暗喻最後毫無成效。例 3）屬于喻詞和正文都不出現，而衹用喻文來表示的借喻。"效矉"借喻不善模仿，弄巧成拙。"蚊負"借喻承擔力所不及的整理《内經》的工作。"弄斧班門"借喻在行家面前顯示自己。"沿街持鉢"借喻一味地依賴他人的注釋研讀《内經》。

## 三、借代

當兩個事物不相類似，却有不可分離的聯係時，即可借助這一聯係，用一事物代替另一事物，這種修辭手法稱作借代。借代是爲了修辭上的需要，不直説要説的人或事物，而臨時借用與該事物有某種内在相關的詞語來代替。借代修辭格在中醫古籍中應用最廣，這裏介紹常見的幾種。

（1）以事物的特徵、標記代事物。舉例如下：

1）深泉淨瀅，鱗介咸分。（《素問·序》）

2）先發大慈惻隱之心，誓願普救含靈之苦。（《大醫精誠》）

例 1）中的"鱗"借代有鱗片的水族，"介"借代有介殼的水族。例 2）中的"含靈"即含有靈性，借代人類。

（2）以事物的所屬、所在代事物。舉例如下：

1）咸知沂原《靈》《素》，問道長沙。（《温病條辨·叙》）

2）病人身大熱，反欲得衣者，熱在皮膚，寒在骨髓也；身大寒，反不欲近衣者，寒在皮

膚，熱在骨髓也。(《傷寒論·辨太陽病脉證并治上》)

例 1)中的"長沙"代指《傷寒論》。相傳張仲景曾爲長沙太守，這裏言從《傷寒論》中尋求治病之道。例 2)中的"皮膚"和"骨髓"分別指代體表與體内。前一分句言假熱真寒，後一分句謂假寒真熱。成無己注曰："皮膚言淺，骨髓言深；皮膚言外，骨髓言内。身熱欲得近衣者，表熱裏寒也；身寒反不欲近衣者，表寒裏熱也。"正確地訓釋了"皮膚""骨髓"的修辭意義。這是以事物的所在代事物。

(3)以事物的材料、工具代事物。舉例如下：

1)絲竹湊耳，無得似有所娱。(《大醫精誠》)

2)先生獨能以一刀圭活之，僕所以心折而信以爲不朽之人也。(《與薛壽魚書》)

例 1)中的"絲竹"是製作弦樂和管樂的材料，用以借代音樂。例 2)中的"刀圭"爲量藥的器具，借代指藥物。

(4)特定和普通相代，部分和全體相代。舉例如下：

1)有素不相識，遇延辨症，病家既不識醫，則倏趙倏錢，醫家莫肯任怨，則惟芩惟梗。(《不失人情論》)

2)獨以應策多門，操觚隻手，一言一字，偷隙毫端。(《類經·序》)

例 1)中的"趙""錢"泛指一般的醫生，"芩""梗"泛指一般的藥物。這是以特定代普通。例 2)中的"隻手"代一個人。這是以部分代全體。

(5)以五行、天干地支、八卦、方位代事物。舉例如下：

1)蓋不知其得金水之精英尤多，能益金水二臟也。(《本草綱目·菊》)

2)八味丸補坎中真火，以通離火。(《醫學從衆録·虛癆》)

3)以瀉青爲名者，瀉東方甲乙之義也。(《醫門法律·中風門方》)

4)東方實，西方虛，瀉南方，補北方。(《難經·七十五難》)

例 1)以五行之"金""水"，分別代秋、冬與肺、腎。例 2)中八卦之"坎""離"各代腎、心。例 3)中"東方甲乙"代肝(火)。"青"代肝，又屬以事物的特徵代事物。例 4)以方位借代肝、肺、心、腎。

## 四、避複

爲避重複而變化其詞，即上下文用不同的詞句來表示相同的意義，這種修辭方法稱爲避複。舉例如下：

1)上以療君親之疾，下以救貧賤之厄。(《傷寒雜病論·序》)

2)或自外而入，或由内而生，皆邪氣也。(《汗下吐三法該盡治病詮》)

3)卒然遭邪風之氣，嬰非常之疾，患及禍至，而方震慄。(《傷寒雜病論·序》)

例 1)中的"療"和"救"都指治療，變化動詞；"疾"和"厄"都指疾病，變化名詞，屬于實詞避複。例 2)中的"自"和"由"均爲介詞，表"從"之意。這是變換介詞，屬于虛詞避複。例 3)中的"遭"與"嬰"皆爲遭受之義，爲單一動詞避複。"患及"與"禍至"意義相同，屬于詞組避複。

## 五、錯綜

交錯使用上下文的名稱或語序，這種修辭手法稱作錯綜。錯綜可分爲兩類，一是錯名，二是錯序。

### 1. 錯名

錯名，即上下文當用却不用屬同一範疇的兩名，而是上文或下文換用屬另一範疇的同義名稱，從而使上下文所用之名分屬兩個不同的範疇，以見用語之奇特多變。舉例如下：

1）是以春夏歸陽爲生，歸秋冬爲死。（《素問·方盛衰論》）

2）得病二三日，脉弱，無太陽柴胡證。（《傷寒論·辨陽明病脉證并治》）

例 1）中的"陽"與"秋冬"錯名。王冰注曰："歸秋冬，謂反歸陰也。"四時分陰陽，則春夏屬陽，秋冬爲陰，下文不言陰，而曰"秋冬"，以與上文的"陽"對舉，産生文詞變化之趣。例 2）中的"柴胡"當指少陽。因小柴胡湯是少陽病證的主方，故少陽病證亦可稱爲小柴胡湯證，簡稱柴胡證。這樣，上文言"太陽"，下文不云"少陽"，而曰"柴胡"，使"太陽""柴胡"兩名錯舉。

古醫書中對某些事物往往從不同的角度，予以各異的稱謂，從而構成多種錯名現象。以寸脉、尺脉而言：或就上下論，則寸爲上，尺爲下；或按頭尾説，則寸爲頭，尺爲尾；或從陰陽分，則寸屬陽，尺屬陰。此外，寸脉又可稱爲脉口。因此，有關寸脉、尺脉的錯名現象格外地豐富。《傷寒論·辨厥陰病脉證并治》："傷寒六七日，大下後，寸脉沉而遲，手足厥逆，下部脉不至。""下部脉"謂尺脉，與上文的"寸脉"錯名。《脉經·脉形狀指下秘訣》有"動脉，見於關上，無頭尾"句，"頭"和"尾"分別指寸脉和尺脉，同上文的"關"錯名。《傷寒論·辨少陰病脉證并治》："少陰病，脉微不可發汗，亡陽故也。陽已虛，尺脉弱濇者，復不可下之。""陽已虛"之"陽"爲寸脉，與下文的"尺脉"錯名（尺，指尺膚）。

### 2. 錯序

錯序，就是交錯語序之意，即把前後詞語的順序故意安排得參差不一，以見文法之多變、語勢之矯健。在古醫書中，比較常見的是主謂錯序和動賓錯序兩種。

（1）主謂錯序：在兩個主謂詞組中，一個是常規語序，即主語居前，謂語在後；另一個是異常語序，即謂語提前，主語置後，從而使兩個主謂詞組形成錯序。舉例如下：

1）傷寒熱少微厥，指頭寒，嘿嘿不欲食。（《傷寒論·辨厥陰病脉證并治》）

2）空青，味甘寒，主盲目耳聾。（《神農本草經·玉石部》）

例 1）中的"熱少"是主謂詞組，而"微厥"却倒置主謂，乃成錯序。例 2）中的"耳聾"是主謂詞組，而上文倒置主謂爲"盲目"，構成錯序。

（2）動賓錯序：在兩個動賓詞組中，一個是常規語序，即動詞處前，賓語位後；另一個是異常語序，即賓語超前，謂語移後，從而使兩個動賓詞組形成錯序。舉例如下：

1）刺針必肅，刺腫搖針，經刺勿搖。此刺之道也。（《素問·診要經終論》）

2）大風乃至，屋發折木。（《素問·六元正紀大論》）

例 1）上文言"刺腫"，爲動賓詞組，下文不寫"刺經"，却倒成"經刺"，遂爲錯序。這是上正下倒。例 2）中的"折木"是動賓詞組，上文應一律寫成"發屋"（意爲掀開屋頂），却寫作“屋發”，構成錯序。

此外，古醫書中偶有狀謂錯序和述補錯序的現象。如《素問·刺法論》：“詳其微甚，差有大小，徐至即後三年，至甚即首三年。”上文“徐至”（即緩至）是狀謂（屬偏正）詞組，而下文不寫作“甚至”（即急至），却倒序爲“至甚”，使謂語趨前，狀語遷後，由此構成錯序。

## 六、割裂

截取古書中成語的一部分表示本意，這種修辭方法稱作割裂。前人于此法多稱爲“藏詞”。以被截取之詞語所表示的意義而言，割裂主要分爲兩種：

（1）表示該成語的另一部分意義。舉例如下：

1）夫壹人向隅，滿堂不樂，而况病人苦楚，不離斯須。（《大醫精誠》）

2）固將拯蒸民於天枉，宜寤寐乎此篇。（《本草經疏·藥性差別論》）

例1）中的“向隅”指代“泣”，這裏表示病痛之意。西漢劉向《説苑·貴德》：“今有滿堂飲酒者，有一人獨索然向隅而泣，則一堂之人皆不樂矣。”例2）中的“寤寐”表示探求之意，因爲《詩經·周南·關雎》有“窈窕淑女，寤寐求之”句，因以“寤寐”代“求”。

這種用法在古書中所見較多。如《論語·爲政》有“三十而立，四十而不惑，五十而知天命，六十而耳順”數語，後人遂以“而立”“不惑”“知天命”“耳順”分別表示三十歲、四十歲、五十歲、六十歲。

（2）表示該成語的全部意義。舉例如下：

1）趨世之士，馳競浮華，不顧根本，忘軀徇物，危若冰谷，至於是也！（《傷寒雜病論·序》）

2）遂購方書，伏讀於苦塊之餘。（《温病條辨·自序》）

例1）中的“冰谷”取意自《詩經·小雅·小宛》“惴惴小心，如臨於谷；戰戰兢兢，如履薄冰”。“臨於谷”“履薄冰”之意唯以“冰谷”兩字表示。例2）中的“苦塊”爲“寢苦枕塊”的略語，是古代居雙親喪的禮節。《儀禮·既夕禮》：“居倚廬，寢苦枕塊。”唐代賈公彥疏：“孝子寢臥之時，寢於苦，以塊枕頭。必寢苦者，哀親之在草；枕塊者，哀親之在土云。”是知“寢苦枕塊”爲睡草薦，枕土塊。

以形式而言，割裂的方式具有隨意性，而幾無規律可循。即以上述所引例句來説，有截取前兩字的，如“向隅”“寤寐”；有摘取上下兩句各末一字成詞的；有摘取上下兩句各末一字而顛倒成詞的，如“冰谷”；有抽取第二、四兩字成詞的，如“苦塊”。

## 七、分承

下文數語分別承接上文數語，從而組成幾套平行的結構，表示幾個不同的意義，這種修辭方法稱作分承。這種手法運用得當，既可避文句板滯之嫌，又可收言簡意賅之效。按照承接次序的差異，分承可析爲三種類型：

**1. 順承**

順承即下文數語依次承接上文數語。舉例如下：

1）普施行之，年九十餘，耳目聰明，齒牙完堅。（《華佗傳》）

2）所以春夏秋冬孟月之脈，仍循冬春夏秋季月之常，不改其度。(《秋燥論》)

例1）中的"耳目聰明"謂耳聰目明，"齒牙完堅"謂齒完牙堅，都是下文兩語依次承受上文兩語，分別構成兩套平行的主謂結構。這是主謂并舉的分承。例2）中的"孟""季"爲每季三個月的次序。賓語"冬春夏秋季月之常"通過謂語"仍循"，與主語"春夏秋冬孟月之脈"并舉，依次構成四套平行結構：春孟月之脉仍循冬季月之常，夏孟月之脉仍循春季月之常，秋孟月之脉仍循夏季月之常，冬孟月之脉仍循秋季月之常。這是主賓并舉的分承。

如果將上文數語依次用符號 $A_1A_2$ 來代替，下文數語按序以符號 $B_1B_2$ 來代替，那麼順承式的分承就是 $B_1$ 承 $A_1$、$B_2$ 承 $A_2$，從而組成 $A_1B_1$、$A_2B_2$ 等數套平行結構。

**2. 錯承**

錯承即下文數語交錯承受上文數語。舉例如下：

1）太陽之爲病，脉浮，頭項强痛而惡寒。(《傷寒論·辨太陽病脉證并治上》)

2）解惑者，盡知調陰陽、補瀉有餘不足。(《靈樞·刺節真邪》)

3）補水所以制火，益金所以平木；木平則風息，火降則熱除。(《本草綱目·菊》)

例1）中的"頭項强痛"意爲頭痛項强。同篇有"病如桂枝證，頭不痛，項不强"句可證。下文第二語"痛"遠應上文第一語"頭"，下文第一語"强"近接上文第二語"項"，組成兩套平行的主謂結構。這是主謂并舉的分承。例2）中的"有餘"謂邪氣有餘，則應瀉；"不足"指正氣不足，便當補。"補瀉有餘不足"自然須理解爲"補不足""瀉有餘"。這是動賓并舉的分承。例3）中的"補水所以制火"謂補腎水用來制約心火。心腎相交，腎水上濟，自然平息心火，則下文當接"火降則熱除"。"益金所以平木"謂補益肺金用來平息肝木，肝木平息，則肝風自然消除，故下文接續"木平則風息"。這是兩套分句的錯承。

如果把上文兩語分別以符號 $A_1A_2$ 來表示，下文兩語先後用符號 $B_1B_2$ 來標志，那麼錯承式的分承就是 $B_2$ 承 $A_1$、$B_1$ 承 $A_2$，從而組成 $A_1B_2$、$A_2B_1$ 這兩套平行結構。

**3. 複雜分承**

上面所述皆屬兩個層次的簡單分承，而當上下文中出現三個層次的分承現象時，則爲複雜分承。其中又可分爲雙順承、雙錯承、先順承後錯承、先錯承後順承等多種。舉例如下：

太陽病，醫發汗，遂發熱惡寒，因復下之，心下痞，表裏俱虛，陰陽氣并竭。(《傷寒論·辨太陽病脉證并治下》)

"發汗"則"表虛"，"陽氣竭"，"下之"則"裏虛"，"陰氣竭"。這是先順承後錯承的複雜分承式。此式分承的結果應爲 $A_1B_1C_2$ 和 $A_2B_2C_1$。

# 八、舉隅

舉一義或局部之義而其義周遍的修辭方法稱爲舉隅。舉隅也就是舉一反三的意思。細析之，舉隅可分爲三種：舉此賅彼、舉此見彼、舉偏概全。舉例如下：

1）凡十一藏，取決於膽也。(《素問·六節藏象論》)

2）冬則閉塞。閉塞者，用藥而少用針石也。(《素問·通評虛實論》)

3）而五味或爽，時昧甘辛之節。(《新修本草·序》)

例1）舉"藏"而賅"府"，因臟五腑六，故云"十一"。此爲舉此賅彼。例2）舉下文

"少（用）針石"，見上文 "用藥" 當爲 "多用藥"。蓋因冬時之氣閉藏于體内，而針石善治外，湯藥善療内，故有此説。此爲舉此見彼。例3）上言 "五味"，則下言 "甘辛"，自然是遍指甘、辛、酸、苦、鹹五味。此爲舉偏概全。

## 九、互備

上下文各言一語而其義互相具備的修辭手法，稱爲互備。也稱互文，舉例如下：

1）可平五臟之寒熱，能調六腑之虛實。（《標幽賦》）

2）論病以及國，原診以知政。（《漢書·藝文志·方技略》）

3）君臣无夭枉之期，夷夏有延齡之望。（《素問·序》）

例1）楊繼洲注曰："言針能調治臟腑之疾，有寒則温之，熱則清之，虛則補之，實則瀉之。"即針刺可以治療五臟六腑的寒熱虛實。前後兩句互備。例2）兩句互備，合爲 "論病原診以及國知政"。言高明的醫生通過診察國君的病情，可以推論國情政事。例3）兩句互備，合爲 "君臣夷夏无夭枉之期，有延齡之望"。

## 十、倒裝

這裏所説的倒裝，是指在《傷寒論》《金匱要略》這類著作中，出于修辭的需要，而使用的特殊方法，即爲了使隨證所用之方醒目易見，而將主治方劑倒置于條文之末。依據主治方劑前所倒叙内容之不同，此類倒裝現象大致分爲四種：

（1）在主治方劑前先言服用效果。舉例如下：

1）太陽病，脉浮緊，無汗，發熱，身疼痛，八九日不解，表證仍在，此當發其汗。服藥已微除，其人發煩，目瞑，劇者必衄，衄乃解。所以然者，陽氣重故也。麻黄湯主之。（《傷寒論·辨太陽病脉證并治中》）

2）傷寒，心下有水氣，欬而微喘，發熱不渴。服湯已渴者，此寒去欲解也，小青龍湯主之。（《傷寒論·辨太陽病脉證并治中》）

例1）中的 "脉浮緊" 等證，正是麻黄湯的主證，同篇有 "脉浮而數（按：此 '數' 字即爲 '緊' 之意）者，可發汗，宜麻黄湯" 之語可證。"服藥已微除" 數句説明服用麻黄湯後的效果，其中 "衄乃解" 三字更是點明衄後邪盡，這時自然不可服用麻黄湯。據此，"麻黄湯主之" 五字，順文意，應接在 "此當發其汗" 後。例2）柯琴《傷寒附翼·太陽方總論》中注曰："'小青龍湯主之' 句，語意在 '服湯已' 上。豈有寒去欲解，反用燥熱之劑重亡津液，令渴不解乎？且云 '服藥（應爲湯，下同）已'，服藥已者，是何藥何湯耶？" 清代錢天來在《傷寒溯源集》中也説："'服湯'，謂服小青龍湯也……'小青龍湯主之' 句當在 '發熱不渴' 句下，今作末句者，是補出前所服之湯，非謂寒去欲解之後，更當以小青龍湯主之也。" 柯、錢兩氏都首先點明 "小青龍湯主之" 六字按文意來説應置于何處，接着柯琴着重從反面論述其原因，而錢天來主要由正面加以分析。

（2）在主治方劑前先講對比症狀。舉例如下：

1）裹水者，一身面目黄腫，其脉沉，小便不利，故令病水。假如小便自利，此亡津液，

故令渴也。越婢加术湯主之。(《金匱要略·水氣病脉證并治》)

2)陽明病，譫語有潮熱，反不能食者，胃中必有燥屎五六枚也。若能食者，但鞕耳。宜大承氣湯下之。(《傷寒論·辨陽明病脉證并治》)

例1)中的"越婢加术湯主之"七字意接于"故令病水"後，因該湯本是散水之劑，宜用于裏水之證，若小便自利，自非裏水，豈可更用此湯？例2)清代周禹載在《傷寒論三注·陽明中篇》中言："'大承氣湯'句宜單承'燥屎五六枚'來，何者？至于'不能食'，爲患已深，故宜大下；若'能食''但鞕'，未必'燥屎五六枚'，口氣原是帶説，祇宜小承氣湯可耳。"周氏指出陽明腑實證有輕重之別，重則燥屎秘結，以致不能食，輕者僅僅便硬而能食，前者應攻以大承氣湯，後者唯宜用小承氣湯，故"大承氣湯"句據文意當接在"燥屎"句後。

(3)在主治方劑前先述誤治變證。舉例如下：

三陽合病，腹滿身重，難以轉側，口不仁而面垢，譫語，遺尿。發汗則譫語，下之則額上生汗，手足逆冷。若自汗出者，白虎湯主之。(《傷寒論·辨陽明病脉證并治》)

"若自汗出者，白虎湯主之"10字，按文意應在"遺尿"後。這是因爲三陽合病，而邪熱聚于胃中，所以須用白虎湯獨清陽明。又以其證候複雜，稍有不慎，則極易誤治，故列舉汗下後的變證，以示其禁。

(4)在主治方劑前先列預後。舉例如下：

陰毒之爲病，面目青，身痛如被杖，咽喉痛。五日可治，七日不可治。升麻鱉甲湯去雄黄、蜀椒主之。(《金匱要略·百合狐蠚陰陽毒病脉證治》)

療治陰毒，宜升麻鱉甲湯去雄黄、蜀椒。而"五日可治，七日不可治"乃言陰毒的預後。據文意，"升麻鱉甲湯去雄黄、蜀椒主之"當接在"咽喉痛"後。

# 第五章　標點與句讀

## 第一節　標點與句讀的基本知識

### 1. 句讀的名稱、符號與使用

中國古代的書籍没有標點符號，古人讀書首先需要斷句。在文句語意已盡處，點在字的旁邊，稱作“句”；在文句語意未完而需要停頓的地方，點在兩個字的中間，稱作“讀”。兩者合稱爲“句讀”，又稱句投、句斷、句逗等。

古代所用句讀符號常見有逗點號“、”，圈號“〇”和圓點號“•”三種。古代斷句最早常用“、”號作爲標記。東漢許慎在《説文解字》中收録了“、”字，解釋爲“有所絶止，、而識之也”，即是作爲句間斷句的符號使用。到了宋代，通俗讀物上開始使用小圓圈作爲句號，用頓號一樣的點作爲讀號，因此句讀又稱爲“圈點”。古代加圈點的書籍很少，從現存古醫書抄本來看，敦煌古醫書卷子中，偶見有表示句讀的單點符號。從印刷醫書來看，至明初，纔有少數刻本醫書開始使用句讀符號。直到清末，一般的書籍都是不斷句的。現在要求給古書斷句，大多單用圈號，標示位置在當斷之字的右下方。

句讀的使用方法分爲“單用”和“兼用”兩類。“單用”指的是書中祇用一種句讀符號，既表示“句”，又表示“讀”。兼用情况分爲兩種：其一是圈號和逗點號并用，圈號表示“句”，逗點號表示“讀”；其二是圈號和圓點號并用，一般大字正文中用圈號，引文或小字注文中用圓點號。

### 2. 標點的意義與目的

古代没有標點，給閱讀帶來了很大困難，即使是古人也經常出現錯誤。《韓非子·外儲説左下》就記録了一個故事。魯哀公閱讀到“夔有一足”時，誤以爲夔有一隻脚，因而問孔子：“吾聞夔一足，信乎？”這就是句讀錯誤導致了歧義。真實的情况是，堯時有樂正名夔，自掌樂以來，五聲和，六律正，這時又有人向堯舉薦樂官，堯便説：“夔有一足。”意思是樂官有夔一個人已經足够了。因此，正確的標點是：“夔有一，足。”

一般斷句錯誤會造成笑話和理解錯誤，古代醫籍的誤斷會造成診斷或者用藥的錯誤。舉例如下：

陶節庵曰。去實熱。用大黄。無枳實。不通温經。用附子。無乾薑。不熱發表。用麻黄。無葱白。不發吐痰。用瓜蒂。無淡豉。不涌。(《醫方集解·大承氣湯》上海人民衛生出版社 1957 年版)

按照上面的斷句，理解爲去實熱、温經、發表、吐痰不用枳實、乾薑、葱白、淡豉，而陶節庵的原意是强調枳實、乾薑、葱白、淡豉在祛實熱、温經、發表、吐痰中的重要作用。正確的標點是：

陶節庵曰："去實熱用大黄，無枳實不通；温經用附子，無乾薑不熱；發表用麻黄，無葱白不發；吐痰用瓜蒂，無淡豉不涌。"

古代很重視句讀的訓練。《禮記·學記》："古之教者……一年視離經辨志。"孔穎達疏："離經，謂離析經理，使章句斷絶也。"可見古人入學一年後要考查句讀經典的能力。現在經常使用的中醫古籍，一般經過了標點整理，閲讀起來就方便多了。但是中醫古籍浩如烟海，經過整理的祇是一小部分，大多數尚未整理，而且原來一些標點本也有不當或錯誤之處。尤其一些電子版古籍，差錯很多，使用時必須認真核查原著。句讀或標點的能力是閲讀古籍的基本功，爲了準確理解中醫古籍，必須瞭解句讀或標點的基本知識和方法，并在閲讀中不斷實踐，逐步提高古文閲讀能力。

**3. 句讀與標點的异同**

句讀和標點都是用來斷句的，二者有相同點也有不同點。首先，句讀符號在使用上最多是兩種，有時甚至是一種符號，而標點常用符號有 16 種。因此，句讀與標點在内涵的表達上無法相提并論，標點的内涵比句讀豐富得多。古代"句"的地方，現代除了用句號外，還有問號、嘆號、分號；古代"讀"的地方，現代除了用逗號外，還有冒號、頓號。其次，句讀祇能起到斷句的作用，標點除了斷句以外，還能表達語氣和情感。最後，每個標點都有表達句子的特殊作用，如分號表示分句間的并列關係；頓號表示句子内部詞語之間的并列關係；冒號具有提示、引起下文的作用，等等，句讀很難表達出這種結構關係和作用。

標點符號分點號、標號、符號三大類，常用的是點號和標號，即標點，共 16 種。點號包括 3 種句末點號——句號、問號、嘆號，它們表示句末的停頓，同時表示句子的語氣；4 種句内點號——逗號、頓號、分號、冒號，它們表示句内各種不同性質的停頓。標號的作用在于表明語句的性質和作用，常用的有 9 種：引號、括號、破折號、省略號、着重號、連接號、間隔號、書名號和專名號。

## 第二節　誤讀的原因

古文斷句或標點的正誤，直接關係到對文章意義理解是否正確。在中醫藥古籍中出現斷句錯誤，很可能會導致診斷、治療、用藥等方面的失誤，嚴重時威脅到病人的健康。因此分析誤讀的原因，有利于我們準確理解醫書内容。誤讀的原因有以下幾方面：

**1. 不明語意**

没有反復研讀原文，詞義不清，語意不明，是造成誤讀的主要原因。

**例一：**

醫家分邪氣正氣，鄙見以爲有順逆無邪正分；水火，其實有升降無水火。（《戒庵老人漫筆·論醫》第 215 頁，中華書局 1982 年版）

由于没有讀懂語意，上文斷句顯得語無倫次。正確的標點是：

醫家分邪氣正氣，鄙見以爲有順逆，無邪正；分水火，其實有升降，無水火。

例二：

上四味，末之，内真朱爲色，煉蜜丸如麻子大，先食，酒飲下三丸，日再，夜一服，不知稍增之。（《金匱要略語譯》第 102 頁，人民衛生出版社 1974 年版）

"知"，揚雄《方言》云："差、間、知，愈也。南楚病愈者或謂之差，或謂之間，或謂之知。知，通語也。"所以"知"作"病愈"講是古代方言的用法。《金匱要略》中這段話，說的是赤丸方的製作及服法。最後一句的意思是"如果不愈，則當逐漸增加服藥量"。因此在"不知"後應斷開，既表明此句爲假設的意思，又能體現"知"的詞義。否則與後文連在一起，很容易產生歧義。正確的標點是：

上四味，末之，内真朱爲色，煉蜜丸如麻子大。先食，酒飲下三丸，日再，夜一服，不知，稍增之。

例三：

醫之道所以難言者，蓋若此而已，烏傷？賈思誠，濂之外弟也，性醇介，有君子之行。（《醫部全録》第十二冊第 434 頁，人民衛生出版社 1962 年版）

文中"烏傷"一句屬于典型的不當斷而斷。烏傷爲浙江義烏的古稱。相傳其地有孝子名"顔烏"，因父亡而負土築墳，群烏銜土相助，烏喙皆傷，其地遂有"烏傷"之名。西漢末改稱"烏孝"，唐代改爲"義烏"。賈思誠是義烏人，故稱"烏傷賈思誠"。此處標點的失誤是由于缺乏古代文化知識造成的。正確的標點是：

醫之道所以難言者，蓋若此而已。烏傷賈思誠，濂之外弟也，性醇介，有君子之行。

例四：

陰虛不能勝陽。而火上壅。則煩氣上越。則嘔煩而亂。則煩之甚也。嘔而逆。則嘔之甚也。（《女科要旨》第 38 頁，人民衛生出版社 1982 年版）

文中"則煩""則嘔""則煩之甚也""則嘔之甚也"，均屬于斷句不當，因此顯得雜亂無章。失誤的原因應該是不知道"火上壅則煩"與"氣上越則嘔"對舉，"煩而亂則煩之甚也"與"嘔而逆則嘔之甚也"對舉，因此句式層次沒有弄清楚。另外，四個"則"字都是用來連接緊縮複句的，誤將緊縮複句當成一般的分句。正確的標點是：

陰虛不能勝陽。而火上壅則煩，氣上越則嘔。煩而亂則煩之甚也，嘔而逆則嘔之甚也。

**2. 不懂醫理**

中醫古籍博大精深，涉及豐富的文化知識和複雜的醫理，不熟悉中醫藥專業知識，往往造成誤讀。

例一：

首列六經病，次列霍亂易復并痓濕、暍汗、吐下，後列辨脈、平脈。（《清史稿·張志聰傳》，中華書局 1977 年版）

斷句者不知道痓、濕、暍是三種病症，而汗、下、吐是三種治療方法，以至于破讀、誤讀。正確的標點是：

首列六經病，次列霍亂、易復，并痓、濕、暍，汗、吐、下，後列辨脈、平脈。

例二：

按《本草》，薏苡仁上等上上之藥，爲君主養命，多服不傷人。（《游宦紀聞》卷五，中華書局 1981 年版）

斷句者不懂得中醫"君臣佐使"的組方原則而致誤讀。"君"指治療疾病的主藥。正確的標點是:

按《本草》,薏苡仁上等上上之藥,爲君,主養命,多服不傷人。

例三:

(凌雲)乃令二人堅持之,用涼水噴面,針其心次,補泄并施。不逾時,狂疾頓除。(《古今圖書集成・醫部全錄》第五十九冊卷五百十二,第111頁,通俗圖書刊行社刊行)

這裏記載的是明代醫家凌雲用針刺法治病的案例。但文中"刺其心次"令人費解。"次"表示次序,當屬下文,指凌雲先針刺心俞穴,其次補泄并用。人體背部心俞穴屬足太陽膀胱經,主治心病,與下文"狂疾頓除"吻合。因此正確的標點是:

乃令二人堅持之,用涼水噴面,針其心,次補泄并施。不逾時,狂疾頓除。

例四:

衄家,不可發汗,汗出必額上陷,脈急緊,直視不能,不得眠。(《傷寒論語譯》第52頁,人民衛生出版社1974年版)

文中説衄家不可發汗,發汗後會出現"額上陷"和"脈急緊",解釋爲額部塌陷和寸口脉緊急。但臨床未見衄家汗後額上塌陷者。斷句的錯誤是不該在"陷"字後停頓。"陷脈"是《內經》常見的術語,如《靈樞・九針十二原》"故針陷脈則邪氣出",《素問・骨空論》"䯏下陷脈灸之"等。"額上陷脈"是指兩額角陷中之動脉,爲古人候脉部位之一。正確的標點是:

衄家,不可發汗,汗出必額上陷脈急緊,直視不能,不得眠。

### 3. 不諳語法

在中醫古籍中,常用大量的虛詞,來體現多種語法功能。熟悉這些虛詞的運用,纔能順利斷句。另外各種語法成分的關係也要讀透弄懂,纔能正確斷句。

例一:

然氣無形可求,無象可見,況無聲復無臭,何能得睹得聞?人惡得而知是氣也。其來無時,其著無方,衆人有觸之者,各隨其氣而爲諸病焉。(《瘟疫論評注》第195頁,人民衛生出版社1977年版)

這裏"人惡得而知"當斷而失斷,誤讀的原因恐是不熟悉"是氣也"中"也"字的語法功能。清代馬建忠在《馬氏文通》中概括了助詞"也"的語法功能,將"也"分爲"助句""助讀""助實字"三種。"也字助讀,其爲用也,反乎其助句也。助句以結上文,而助讀則以起下文。其起下文也,所爲頓宕取勢也。蓋讀句相續而成文,患其冗也,助以'也'字,則辭氣爲之舒展矣"(《馬氏文通・傳信助字》)。"是氣也"的"也",正是"助讀"之詞,"也"放在主語"是氣"之後,爲使下文頓宕取勢,舒展辭氣所設。整理者不明此理,誤以爲它是表示語氣終結的"助句"之詞,因此斷句失誤。正確的標點應該是:

然氣無形可求,無象可見,況無聲復無臭,何能得睹得聞?人惡得而知?是氣也,其來無時,其著無方,衆人有觸之者,各隨其氣而爲諸病焉。

例二:

去滓,溫服一升,覆取微似汗,不須啜粥,餘如桂枝法,將息及禁忌。(《注解傷寒論》第66頁,人民衛生出版社1972年版)

張仲景在《傷寒論》桂枝湯方後詳細介紹了服法和禁忌,提到"服已須臾,啜熱稀粥一升餘，以助藥力"。上文的意思是説，服用葛根湯後，也須覆被待微微出汗，但不須啜粥，其餘調養禁忌法和桂枝湯相同。標點者沒有前後相參，深究文意、語法，不明白"餘如桂枝法"是"將息及禁忌"的狀語，造成不當斷而斷。正確的標點是：

去滓，温服一升，覆取微似汗，不須啜粥，餘如桂枝法將息及禁忌。

例三：

右咬咀，都作一服，水二大盞，煎至一盞，去渣，温服，食後，氣盛者宜服；面白脱色，氣短者勿服。（《脾胃論注釋》第 96 頁，人民衛生出版社 1976 年版）

文中"温服食後"當連讀。此四字爲述補結構，即"温服于食後"的省文，意思是在飯後温服。標點者不明白介賓結構充當補語時介詞常可省略，故將"温服"與"食後"斷開，導致閲讀層次出現混亂。正確的標點是：

右咬咀，都作一服，水二大盞，煎至一盞，去渣，温服食後。氣盛者宜服；面白脱色，氣短者勿服。

例四：

故適寒涼者脹之，温熱者瘡，下之則脹已，汗之則瘡已。（《黄帝内經素問白話解》第 406 頁，人民衛生出版社 1958 年版）

文中"故適寒涼者脹之"斷句有誤，"之"當屬下句。此處的"之"是動詞，與"適"同義。《爾雅·釋詁》説："適、之，往也。"張介賓《類經》注云："之亦適也。"文中"適寒涼者脹"與"之温熱者瘡"爲對文。古人在對文的語境裏，在相對位置上表達相同意義時要避免用字重複，因此常變化使用同義詞。標點者不知道"之"是動詞，又不通曉古人對文文例，因此誤讀。正確的標點是：

故適寒涼者脹，之温熱者瘡；下之則脹已，汗之則瘡已。

### 4. 不事校勘

古代醫書在傳承過程中，難免出現錯訛，如果不認真校對勘誤，很容易造成句讀或標點的錯誤。

例一：

苟若識症未真。切勿孟浪如雙鵝。重舌。木舌。重齶。雙纏喉。單纏喉。爆骨搜牙諸症。乃是惡證。（《重樓玉鑰》第 5 頁，人民衛生出版社 1987 年影印本）

文中"孟浪如雙鵝"着實令人費解。《重樓玉鑰》爲新安醫家鄭宏綱父子所撰。鄭氏之書傳本很多，皆清光緒後刻本。而新安醫家汪燕亭于嘉慶庚午年，曾將《重樓玉鑰》的上集以《玉鑰集》命名刊刻，此刻本傳世較少。經檢閲《玉鑰集》，可知例文中的"雙鵝"之"鵝"，乃是"蛾"字之誤。"雙蛾"即"雙蛾風"的省稱，是喉風病的病症名。《玉鑰集·喉口三十六風外用藥圖形要訣》云："凡咽間紅腫，似瘰毒兩枚而生在兩邊者，是爲雙蛾。"因此正確的標點是：

苟若識症未真，切勿孟浪。如雙鵝、重舌、木舌、重齶、雙纏喉、單纏喉、爆骨搜牙諸症，乃是惡證。

例二：

夫上古聖人之教下也，皆謂之虛邪賊風，避之有時，恬憺虛無，真氣從之，精神内守，病安從來。（《黄帝内經素問譯釋》第 3 頁，上海科學技術出版社 1981 年版）

考林億《新校正》曰："按全元起注本云：'上古聖人之教也，下皆爲之。'《太素》《千金》同。楊上善云：'上古聖人使人行者，身先行之，爲不言之教。不言之教勝有言之教，故下百姓仿行者衆，故曰下皆爲之。'"據此，可以判斷上文中"下也"二字斷句時誤歸入上句，實際應當斷爲下句。"謂"通"爲"。當在"謂之"後斷句。另外，"病安從來"是疑問句，句末當改用問號。參考天津科學技術出版社《黃帝内經集解·素問》相關語句，詞句中的訛誤考證後，正確的標點是：

夫上古聖人之教也，下皆为之。虛邪賊風，避之有時，恬憺虛無，真氣從之，精神内守，病安從來？

例三：

心脈搏堅而長，當病舌卷不能言；其耎而散者，當消環自已。（《内經》第 28 頁，科學技術文獻出版社 1996 年版）

"當消環自已"句歷來不能確解。王冰注謂："消謂消散，環謂環周。言其經氣如環之周，當其火旺自消散也。"張介賓曰："消，盡也；環，周也。謂期盡一周即病自已矣。"王冰謂"消"的條件是"如環之周"，張介賓解釋"消盡"的條件是"盡一周"，一個周期之後病就自行痊愈了。這些解釋都有些牽強附會，矛盾百出。經過校勘發現，《太素》《針灸甲乙經》本此句爲"當消渴自已"。"消"變爲"消渴"，是名詞，并非王冰、張介賓所説的是動詞消散義。另外，根據這段話的句式結構，肺脉、肝脉、脾脉、腎脉"耎而散"之脉象，皆有當病及解釋，當病是病名，如肺脉"當病灌汗，至令不復散發也"；肝脉"當病溢飲，溢飲者……"因此，上文的"消"也當爲病名，參照《太素》等校勘後應意指"消渴"。斷句時應該是"當消，環自已"。"環"不能解釋爲名詞，應是通假字，本字爲"旋"，表示立刻、很快的意思。因此，校勘後此句正確的標點是：

心脈搏堅而長，當病舌卷不能言；其耎而散者，當消，環自已。

例四：

是以聖人爲無爲之事，樂恬憺之能，從欲快志於虛無之守，故壽命無窮，與天地終。（《素問·陰陽應象大論》）

這段話，通行本大都是這樣標點的。但清末著名考據學家胡澍《素問校義》認爲"虛無之守"的"守"字"義不相屬，守當爲宇"。他考證説："宇與守形相似，因誤而爲守。"胡澍之説頗有影響，據此校改者不少。其實，"守"字并不誤，《云笈七籤》卷三十五《至言總·養生篇》引文作：

是以聖人爲無爲，事無事，樂恬憺，無縱欲快志，得虛無之守，故壽命無窮，與天地終。

因此，標點古文時，應儘量多參考前人的校勘材料，輯錄異文，可幫助準確標點。

## 第三節　標點與斷句的方法

### 1. 反復通讀原文，辨明語意

句讀是一項綜合性的工作，要準確無誤地給中醫古籍斷句或標點，應當具備古漢語基礎、中醫藥學和古代文化等方面的知識。利用和掌握一些正確的方法，可以增強斷句或標點的能力。斷句過程中要反復研讀原文，辨明詞義，體會内在涵義。

例一：

右五味㕮咀三味以水七升微火煮取三升去滓適寒温服一升（《傷寒論·桂枝湯方》）

文中"温服一升"是《傷寒論》中常用的表達方式，如"小建中湯方""抵當湯方""半夏瀉心湯方"後皆有此語。但此句如果從"適寒"二字後面斷開，則文意顯得矛盾，"適寒"指的是等到湯藥冷却，後面又説"温服一升"，已經放冷了，又怎能温服？因此再審文意，當爲"適寒温，服一升"，即在湯藥不冷不熱時服用一升。可見句讀之後如果出現文句不通之處，常常反映句讀有誤，必須認真檢查覆核。正確的標點是：

右五味，㕮咀三味，以水七升，微火煮取三升，去滓，適寒温，服一升。

例二：

李子方年四十餘性素暴忽因怒卒暈倒脈浮中無沉按數六至此陽虛陷入陰中之證（胡慎柔《慎柔五書·醫案·風例》）

這段文字，如果不明醫理，僅僅着眼于詞語連貫的話，一般易標爲：

李子方，年四十餘。性素暴，忽因怒卒暈倒。脈浮中無沉，按數六至。此陽虛陷入陰中之證。

這樣斷句，是以"浮""沉"皆爲脉象名。但是按中醫脉理，浮脉與沉脉爲相反脉，浮脉之中不可能有沉脉之象。因此這句的意思應該是説"浮""中""沉"爲三種持脉法，故需標點爲"脈浮中無，沉按數六至"，意爲脉浮取、中取均不應手，重取則脉來六至。因此正確的標點是：

李子方，年四十餘。性素暴，忽因怒卒暈倒。脈浮中無，沉按數六至。此陽虛陷入陰中之證。

例三：

餌黃精能老不饑其法可取甕子去底釜上安置令得所盛黃精令滿密蓋蒸之（孟詵《食療本草·黃精》）

文中"令得"與"令滿"似乎兩相對應，且"所盛黃精"看上去是一個完整的所字結構，故一般易標爲：

餌黃精，能老不饑。其法：可取甕子去底，釜上安置令得，所盛黃精令滿。密蓋，蒸之。

但細加審查，"得所"爲古代方書慣用語，如《備急千金要方》中"生楸葉十重帖之，以帛包，令緩急得所"，"微火熬，令稀稠得所"等。"得所"即"得宜"。因此句中"釜上安置令得所"當爲一讀。句讀不可誤拆慣用語。正確的標點是：

餌黃精，能老不饑。其法：可取甕子去底，釜上安置令得所，盛黃精令滿，密蓋，蒸之。

**2. 注意語法現象，重視虛詞**

語氣助詞"之、乎、者、也、矣、焉、哉、耶、歟、耳"等，具有表示語氣停頓或語意終了的作用，一般置于句末。劉勰《文心雕龍·章句》稱其爲"送末之常科"。劉知幾《史通·浮辭》稱其爲"斷句之助"。發語詞"夫、惟、蓋、粵、且、凡"等，具有發端的作用，通常放在句首。用在複句中的連詞"誠、若、而、以、故"等，常常在分句的句首。此外如"然則、而況、若夫、今夫、乃今"也常用于句首。"而已""云爾"等虛詞多用于句末，同樣可以用作斷句的參考。這些虛詞可以幫助分清句子的疆界，在斷句中起到輔助作用。

例一：

岐伯曰：何物大於針者乎？夫大於針者，唯五兵者焉。五兵者，死備也，非生之備也。且夫人者，天地之鎮塞也，其可不參乎？夫治人者，亦唯針焉。夫針與五兵，其孰小乎？（《太素·疽癰逆順刺》）

這段文字中，除"岐伯曰"外，其餘或含有句末語氣詞，或含有發語詞，因此句讀的疆界非常清晰。

例二：

然則人之所病，非氣之病人，人自病耳。夫人秉天之六氣，以生六腑；秉地之五行，以生五臟。由五臟六腑，化生十二經絡。五官、九竅、四肢、百骸，此皆有形之質，無一不與天地合；由有形之質生無形之氣，以無形之氣運有形之質，亦無一不與天地合。蓋陰陽合，則萬物阜；六氣如，則百脈暢。情理自然，反之則病。故曰非氣之病人，人自病也。（《醫學探源·書後》）

句中出現了"然則""夫""蓋""則""故"等發語詞，"耳""也"等句末語氣詞，再仔細分辨句子的對仗修辭，自然容易斷句。

例三：

客有見余此方曰："嘻，博哉！學乃至於此邪！"余答之曰："吾所好者，壽也，豈進於學哉？至於遁天倍情，懸解先覺，吾常聞之矣。投藥治疾，庶幾有瘳乎！"（《外臺秘要·序》）

這段文字有十三處標點，其中能利用語氣助詞和嘆詞來正確標點的有八處。以這八處標點為基礎，再琢磨文中其餘部分的標點，就不會太困難。

例四：

夫偏風者為風邪偏客於身一邊也人體有虛者風邪乘虛而傷之故為偏風也其狀或不知痛癢或緩縱或痹痛是也（《太平聖惠方·治偏風諸方》）

上文句中"夫"字出現了一次，"也"字出現了三次，"者"字出現了兩次，"或"字出現了三次。全文八句，每句都有虛詞作為標志，因此標點極為容易：

夫偏風者，為風邪偏客於身一邊也。人體有虛者，風邪乘虛而傷之，故為偏風也。其狀或不知痛癢，或緩縱，或痹痛是也。

另外要注意的是，位於句首或句末的虛詞，做發語詞或句末語氣詞並不是絕對的，也要顧及例外的情況。否則就會一見"之""乎"就在後面斷句，一見"夫""惟"就在前面斷句，造成一些錯誤。當"之"做結構助詞時，用在句子之間就不必斷句。"夫"做語尾詞，"惟"做動詞使用時，都不一定能在它們前面句讀。

**3. 注意文體句式，利用修辭**

古籍注重修辭，會形成一些特定的句式，如排比、對偶、頂針等，可以作為斷句的依據。對偶是兩組字數相等、結構相同或相似的句子；排比是用三個或三個以上結構近似、語氣相同的句子來表達相關內容；頂針是下一句的開頭為上一句的末尾，形成環環相扣的緊湊型句子結構。注意句子的修辭方式，可以幫助我們給古籍斷句。

例一：

陽氣根於陰陰氣根於陽無陰則陽無以生無陽則陰無以化全陰則陽氣不極全陽則陰氣不窮春食涼夏食寒以養於陽秋食溫冬食熱以養於陰滋苗者必固其根伐下者必枯其上（《素問·四氣調神大論》王冰注）

這段文字中共有五組對偶的句子。第一組對偶句是兩個陳述式的單句。第二組和第三組對偶句是兩個緊縮式的條件複句。第四組由兩個目的複句構成。第五組由兩個假設複句構成。單句對偶和緊縮複句對偶，前句後用逗號，後句後用句號。其他非單句或緊縮複句的對偶，前一分句後用分號，後一分句後用句號。因此標點如下：

陽氣根於陰，陰氣根於陽。無陰則陽無以生，無陽則陰無以化。全陰則陽氣不極，全陽則陰氣不窮。春食涼，夏食寒，以養於陽；秋食溫，冬食熱，以養於陰。滋苗者，必固其根。伐下者，必枯其上。

例二：

形樂志苦病生於脈治之以灸刺形樂志樂病生於肉治之以針石形苦志樂病生於筋治之以熨引形苦志苦病生於咽嗌治之以百藥形數驚恐經絡不通病生於不仁治之以按摩醪藥是謂五形志也（《素問·血氣形志》）

這段文字中有五個複句組成排比句，前四個句式結構相似，都含有"形某志某""病生於某""治之以某某"的結構，唯有第五個複句的結構有變化，但大體與前四個複句相似。因此，祇要能正確讀出第一個複句，其他句讀就很容易分清了。正確的標點是：

形樂志苦，病生於脈，治之以灸刺；形樂志樂，病生於肉，治之以針石；形苦志樂，病生於筋，治之以熨引；形苦志苦，病生於咽嗌，治之以百藥；形數驚恐，經絡不通，病生於不仁，治之以按摩醪藥。是謂五形志也。

另外，古籍從《詩經》時代開始多用四言句式，四字句具有"密而不促"（《文心雕龍·章句》）的特點，用語言簡意賅，誦讀時琅琅上口，因而古人常喜連用四言句式。不僅駢文如此，散文中也很常見。古代醫家在症狀描述、脉象記錄、病因説明、病機分析、本草性狀、服法禁忌等記載中常用四言句式。在斷句時可以利用這一特點，正確標點。

例三：

如疑難證，著意對問，不得其情，他事間言，反呈真面。若不細問，<u>而急遽妄投</u>，寧不傷人乎？《病形篇》謂文其病，知其處，命曰工。今之稱爲工者，問非所問，諛佞其間，病者欣然樂從。<u>及病增更醫</u>，亦復如是，<u>乃至彷徨醫藥</u>。偶遇明者，仍復不投。此宜委曲開導，如對君父，未可飄然自外也。更可怪者，無知戚友探問，忘其愚陋，強逞明能，言虛道實，指火稱痰，抑孰知其無責而易言耶！坐令依傍迎合，釀成末流，無所底止，良足悼矣。吾徒其明以律己，誠以動人，<u>共砥狂瀾乎</u>！（喻昌《醫門法律·明問病之法》）

這段話共有標點 37 處，基本都是四言句式，四字句有 21 個，另有四個句子（文中加橫綫處）是在四字句的基礎上添加了虛詞。將這四個特殊的句子辨識出來之後，其他部分斷句則易如反掌了。

文言文中常有一些固定結構，具有相應的表意功能和固定的句型格式。如表示被動，有"爲……所……""見……于……"的句型；表示賓語前置，有"唯……是……""唯……之……"的句式；表示兩相選擇，有"與其……孰若……"的形式；用條件限定方式表示否定，有"非……不……"的格式；表示限止，有"惟（唯、但、徒、第、直、特）……爾（耳、而已）"。疑問句的固定結構最多，如"不亦……乎""何（奚）以……爲""得無……乎""無乃……乎""庸（豈、其）可……哉"等。雖然固定結構中置入的語言成分因文而異，但掌握句型格式的特點，對句子起止之處的判斷就能瞭然于胸。

### 4. 注意韵語現象，利用韵脚

在早期的散體古醫書中，間有使用韵語的情況。如《内經》整體是散文體，但在有的篇章段落中，間或有韵語。韵文之處可以利用韵脚來斷句。舉例如下：

秋三月，此謂容平，天氣以急，地氣以明，早卧早起，與鷄俱興，使志安寧，以緩秋刑，收斂神氣，使秋氣平，無外其志，使肺氣清，此秋氣之應，養收之道也。（《素問·四氣調神大論》）

文中畫綫部分 12 句是韵文。韵例和韵部與《詩經》大體相合。"平""刑""清"古韵屬耕部，"明"古韵屬陽部，"興"古韵屬蒸部，陽部、蒸部與耕部屬旁轉。因此，上文"平""明""興""刑""平""清"，隔句押韵。

後世醫書中有不少内容屬于詩詞曲賦的格式，對這些韵文，可以根據其韵例、韵脚的字來斷句。舉例如下：

陽證初起燉赤痛根束盤清腫如弓七日或疼時或止二七瘡内漸生膿痛隨膿減精神爽腐脱生新氣血充嫩肉如珠顏色美更兼鮮潤若榴紅自然七惡全無犯應當五善喜俱逢須知此屬純陽證醫藥調和自有功（吳謙《醫宗金鑒·外科心法要訣·癰疽陽證歌》）

這段文字用首句入韵、隔句押韵的歌訣形式闡述醫理，用韵合《中原音韵》，韵脚字"痛、弓、膿、充、紅、逢、功"屬東鐘部。我們也可以用詩歌的體式將它整齊地排列如下：

> 陽證初起燉赤痛根束盤清腫如弓
> 七日或疼時或止二七瘡内漸生膿
> 痛隨膿減精神爽腐脱生新氣血充
> 嫩肉如珠顏色美更兼鮮潤若榴紅
> 自然七惡全無犯應當五善喜俱逢
> 須知此屬純陽證醫藥調和自有功

在歌訣體醫文中，有一種情況需要特別注意，即作者有時會在歌訣内附上注語，意在使歌詞與注文相得益彰，前者取其易于誦讀，後者取其涵義顯明。句讀此類醫文時，若不熟悉相關知識，很容易出錯。舉例如下：

急流性速堪通便，宣吐回瀾水即逆流水。最宜，百沸氣騰能取汗，甘瀾勞水意同之。流水杓揚萬遍，名甘瀾水，又名勞水。黄虀水吐痰和食，霍亂陰陽水可醫，見霍亂新汲無根皆取井，將旦首汲曰井華水，無時首汲曰新汲水，出甃未放曰無根水。除煩去熱補陰施，地漿解毒兼清暑，掘牆陰黄土，以水入坎中，攪取漿，澄清用。臘雪寒冰治疫奇，更有一般蒸汗水，如蒸酒法蒸水，以管接取，倒汗用之。奇功千古少人知，功堪汗吐何須説，滋水清金理更微。肺熱而腎涸，清金則津液下澤，此氣化爲水，天氣下（注：校點本原脱一"下"字）。爲雨也，腎涸而肺熱，滋陰則津液上升，此水化爲氣，地氣上爲雲也。蒸水使水化爲氣，氣復化水，有迴圈相生之妙，用之最精。（《醫碥》第 398 頁，上海科學技術出版社 1982 年版）

此段文字是清代何夢瑶《醫碥》一書"方後附録"中的"煎藥用水歌"。内中既有歌詞，亦有注語。其書初刻于乾隆辛未，後世多次翻刻，但直至 1922 年上海千頃堂印本，所用刻印體式都是正文用大字，注語用雙行小字。校點者不曉古人正文注文合刻時的常用體式，又不明聲韵之學，未精究文義，就輕易點書，以致正文注文雜糅不分，斷句標點多處失誤，將這首通俗易懂的歌訣弄得不倫不類，難以卒讀。這首歌訣的正文采用隔句押韵、首句不入韵的韵例，用韵合《中原音韵》。韵脚字"宜""之""醫""施""奇""知""微"，皆屬齊微部。現重新整理如下：

　　急流性速堪通便，宣吐回瀾水（即逆流水）最宜。百沸氣騰能取汗，甘瀾勞水意同之。（流水杓揚萬遍，名甘瀾水，又名勞水）黃虀水吐痰和食，霍亂陰陽水可醫。（見霍亂）新汲無根皆取井，（將旦首汲曰井華水，無時首汲曰新汲水，出甕未放曰無根水）除煩去熱補陰施。地漿解毒兼清暑，（掘牆陰黃土，以水入坎中，攪取漿，澄清用）臘雪寒冰治疫奇。更有一般蒸汗水，（如蒸酒法蒸水，以管接取，倒汗用之）奇功千古少人知。功堪汗吐何須説，滋水清金理更微。（肺熱而腎涸，清金則津液下澤，此氣化爲水，天氣下爲雨也；腎涸而肺熱，滋陰則津液上升，此水化爲氣，地氣上爲雲也。蒸水，使水化爲氣，氣復化水，有迴圈相生之妙，用之最精）

### 5. 注意章句關係，辨明層次

　　句讀，傳統歸類于章句之學。章句之要，在于文章中語言單位間的層次關係。劉勰《文心雕龍·章句》指出："夫設情有宅，置言有位""局言者，聯字以分疆；明情者，總義以包體"。因此，句讀古醫書時，理應深思古人的章法，明晰文章內在的層次關係。舉例如下：

　　夫陽主生，陰主殺。凡陽氣不充，則生意不廣，而況於無陽乎？故陽惟畏其衰，陰惟畏其盛。非陰能自盛也，陽衰則陰盛矣。凡萬物之生由乎陽，萬物之死由乎陽。非陽能死物業。陽來則生，陽去則死矣。試以太陽證之，可得其象。夫日行南陸，在時爲冬。斯時也，非無日也，第稍遠耳，便見嚴寒難禦之若此，萬物凋零之若此。然則，天地之和者，惟此日也；萬物之生者，亦惟此日也。設無此日，則天地雖大，一寒質耳。豈非六合盡冰壺，乾坤皆地獄乎？人是小乾坤，得陽則生，失陽則死。陽衰即亡陽之漸也，恃強即致衰之兆也，可不畏哉！

　　這是張介賓《類經附翼·大寶論》中的一段文字。中心論點是強調不可依仗身體強壯而忽視攝養陽氣。作者采用歸納論證法。其文可分爲三個層次。第一個層次相繼提出"陽衰則陰盛"和"陽來則生，陽去則死"的分論點，以此作爲中心論點立論依據。第二個層次運用例證法，舉冬季因陽光削減，而導致嚴寒難禦、萬物凋零爲例，對第一個層次所提論點進行論證。第三個層次采用比喻論證法，以"人是小乾坤"設喻，與第二個層次的論證結果進行類比對照，從而説明"得陽則生，失陽則死"的道理。歸納論證結果，提出中心論點。作者思維縝密，論證嚴謹。文章結構層次分明，句群間、複句內的邏輯關係嚴密無隙。把握住了此文的層次和句群間、複句內的邏輯關係，再綜合運用以上所介紹的句讀方法，便可對這段文字的標點做出正確判斷。

# 第六章 訓 詁

## 第一節 訓詁與訓詁學

### 一、什麼是訓詁與訓詁學

訓詁學是我國傳統語言學的重要組成部分，是綜合運用文字、音韵、詞義、語法、修辭等知識解釋古代書面語言詞義爲主的一門學問。

訓詁就是解釋疏通古代文獻典籍的語言。訓詁這個詞很早就有了，析言之，"訓"是解釋疏通的意思。《説文解字·言部》："訓，説教也。"段玉裁在《説文解字注》中解釋了"説教"的意思是"説釋而教之，必順其理。""訓"的本義是勸導、教誨，引申出訓釋、解説義。"詁"字始用于漢代，既有名詞義，古言、古義，又兼具動詞義，即解釋古籍中的語言。《説文解字·言部》："詁，訓故言也。從言，古聲。""訓詁"，也稱"訓故""故訓""詁訓""解故""解詁"。

雖然最初的"訓詁""詁訓"是指對字詞的解釋，但後來隨着古書注解的興起，訓詁範圍的逐步擴大，訓詁的內容也變得更加廣泛了，包括訓釋字詞、串講句意、分析篇章結構、説明語法修辭、考察典章制度等，也都屬于訓詁的範疇。但這當中，仍以解釋字詞的含義爲訓詁的核心工作。

中醫訓詁主要圍繞着《内經》《神農本草經》《傷寒雜病論》《難經》等中醫經典展開，它始于漢代，至魏晉六朝後中醫訓詁著作逐漸增多。中醫經典著作在形成的過程中，本身就包含了訓詁內容，如《靈樞·小針解》就是對《九針十二原》的訓詁。

### 二、訓詁源流述略

清人陳澧在《東塾讀書記·小學》中曾經寫道："蓋時有古今，猶地有東西，有南北，相隔遠則言語不通矣。地遠則有翻譯，時遠則有訓詁。有翻譯則能使別國如鄉鄰，有訓詁則能使古今如旦暮，所謂通之也。訓詁之功大矣哉！"可見，産生訓詁的原因，是隨着社會的發展、時間的推移，語言發展變化了，後代人讀前代甚至當代人的作品，都不能明暸，需要有人來疏通解釋，于是，訓詁就應運而生了。訓詁的內容和方法也隨着時代的變遷和時間的更迭不斷發展，現代學者將訓詁源流分爲如下幾個階段：

**1. 萌芽時期——先秦的訓詁**

先秦的典籍中已經散見了不少訓詁材料。據學者研究，早在殷商甲骨文當中，就已經出現了訓釋性的語句，可以算是最早的訓詁現象了。春秋、戰國時期，散見在當時文獻中的訓詁就更多了。據統計，《周易》《孝經》《左傳》等 31 部書中共有 1562 條訓詁材料。如《左傳·宣公三年》："夫文止戈爲武。"《左傳·昭公元年》："於文皿蟲爲蠱。"《左傳·莊公三年》："凡師，一宿爲舍，再宿爲信，過信爲次。"從散見在不同的典籍中的訓詁實例可以看出，先秦時期已經初步具有了訓詁的內容、方法、術語等，其主要任務是解釋詞義，這對後來訓詁學的形成產生了非常大的影響。

### 2. 兩漢時期—— 訓詁學大興

兩漢時期，由于漢代去古漸遠，而古今詞義的變化已經比較大，文字形體的變化更大，漢代大一統的統治，地域廣闊，方言俚語眾多，人爲地增加了閱讀古籍的難度，這使得解釋古文獻成爲迫切的需要。戰國以降積纍下來的訓詁經驗、訓詁人才及訓詁體例等，使得這個時期的讀書人都自覺地通過注釋講解來理解傳世經典。當儒學成爲顯學以後，訓詁學與經學的關係極爲密切，尤其是漢代的古文經學與今文經學之爭，帶動了兩漢訓詁學的興盛。漢代劉向、劉歆等所從事的大規模的古籍搶救與整理工作，促進了訓詁學的發展。表現爲訓詁著作的大量涌現和訓詁方法的逐漸完備。

據《漢書·藝文志》記載，西漢時期，《論語》就有《齊說》《燕傳說》等 7 家 131 篇。兩漢時期出現了訓詁工具書，主要有《爾雅》《方言》《説文解字》《釋名》等。其中《爾雅》是我國最早的訓詁專書。該書按事類區分詞語，全書十九章，前三章釋詁、釋言、釋訓，占全書的三分之一。時至今日，研究訓詁，爲古籍作注，《爾雅》依然是根底之作。揚雄的《方言》是我國方言學的奠基之作，雖有意仿《爾雅》，但材料已經由書面而轉入口語。揚雄知道語言不惟有今古的不同，更有方俗的差異，因此對天下上計孝廉及内郡衛卒會者，問其异語，經歷了 27 年，研究成書。《爾雅》以時間爲主，而《方言》以地域爲宗，是二者异旨之處，也是訓詁學上的一大發展。

以漢字的字形來解説字義，當屬東漢許慎著的《説文解字》。《説文解字》以字形爲綱，集合詞匯進行解釋，上考古文，下及籀篆，形義相麗，形不違義。此時出現的劉熙《釋名》，是一部探求語源的著作，開創了我國以文字聲音説義之宗。他是應用音訓的方法，以音近音同之字去紬繹一事一物命名的取義所象。《釋名》的價值在于明事物得名之所以然。這對于推求語源，有很大的啓發作用，使訓詁學的研究範圍擴大了。

### 3. 魏晉南北朝隋唐五代時期—— 擺脱經學的附庸地位

承接東漢趨于興盛的古書注解事業而來，魏晉南北朝至隋唐時期的古書注解也有一定的發展，并呈現出一些新的特點。除了注經以外，這一時期的學者注釋的範圍還包括子部、史部等領域。

史部方面，有《國語注》、《三國志注》、《史記集解》、《續漢書注》（今存于《後漢書》的"八志"中）、《水經注》等。

子部方面，有《孫子注》《老子注》《莊子注》《列子注》《素問訓解》《本草經集注》《黃帝內經太素》《黃帝內經素問》等。全元起是第一個給《黃帝內經》作注釋的人，《南史·王僧孺傳》記載："侍郎金（當爲'全'）元起欲注《素問》，訪以砭石。"所以林億等《重廣補注黃帝内經素問序》説："時則有全元起者，始爲之訓解。"《素問訓解》大約亡佚于南宋，人們祇能從林億《新校正》中窺見其涯略。從現存材料看，訓詁價值不高。但全元起本與《太素》《針灸甲乙經》文字多一致，具有較大的校勘價值。現存最早的《黃帝內經》注解是楊上善《黃帝内經太素》。楊上善，生卒年月不詳，據考證，當爲唐朝人。楊上善的注解，用反切法和直音法注音，釋義以醫理爲主，間或解詞，聲訓與義訓兼長。唐代王冰的《黃帝内經素問注》是《素問》訓詁權威著作。《康熙字典》《經籍籑詁》《辭源》等工具書引證《素問》訓詁都根據王冰注。王冰實際上是今本《素問》的最後定稿人。

此階段出現的訓詁工具書也很多，主要有《廣雅》《字林》《玉篇》《干祿字書》《一切經音義》《一切經音義》。唐代顏師古的《匡謬正俗》是最早的一部小學考辨專著。

**4. 宋元明時期——具有創新的訓詁時期**

唐代的疑經風氣發展到宋仁宗慶曆以後，得到了進一步的發展。以陸九淵爲代表的理學家一反漢唐重訓詁考證的注疏傳統，提出了"學苟知本，六經皆我注脚""六經注我，我注六經"的口號，主張經書可以按照自己的觀點來理解。與此風氣不同的是南宋的朱熹，他雖然也是著名的理學家，但并不摒弃訓詁，他的《詩集傳》《大學章句》《論語集注》等注解著作，在發揮闡釋理學思想的同時，也注意文字訓詁。朱熹善于從整體上把握原書的思想體系，不少注解較合情理，加之文字洗練流暢，富有文采，故後代把朱熹的著作看作是和漢學分庭抗禮的宋學的代表。至明代，對于儒經的訓釋依然沿襲宋元疑古創新的訓詁道路。

此階段中醫典籍的訓詁事業發展迅速，各家注釋主要集中在中醫經典上，如《素問》《靈樞》《難經》《傷寒論》《金匱要略》《本草》等。主要有宋嘉祐中，林億、高保衡等"采漢唐書録古醫經之存於世者，得數十家，敘而考正焉""正繆誤者六千餘字，增注義者二千餘條"。林億《新校正》使王冰注本成爲比較完善的經典著作。高保衡是高若訥之子，林億是高保衡之婿，二人合作整理古醫籍，成績斐然。元代滑壽《讀素問鈔》影響很大。從訓詁的角度看，吳崑的《素問吳注》有許多正確的見解。但他和明代許多學者一樣，直接删改經文，爲後人所詬病。明代馬蒔的《黃帝内經靈樞注證發微》，是現存最早給《靈樞》作注的，他說："《靈樞》自古迄今，并無注釋。今愚析爲九卷。"由此可見，今本《靈樞》的篇帙是由馬蒔厘定的。《難經》采取問答體闡釋經言，全文皆可看作訓詁。徐大椿《難經經釋》說："《難經》非經也。以經文難解者，設爲問難以明之，故曰《難經》，言以經文爲難而釋之也。"《難經》最早的注本是三國時吳太醫吕廣的《黃帝衆難經》，唐人楊玄操鑽研《難經》達十年之久，作《難經注》。他的訓詁内容較爲豐富，擅長聲訓，大部分聲訓來自劉熙《釋名》。楊玄操的義訓貢獻也較大，他爲各種脉象作的義界有參考價值。此後元代杰出醫學家滑壽，具有較高訓詁造詣。他著的《難經本義》，訓詁、校勘水準都屬上乘。北宋嘉祐二年（1057年），國家成立了校正醫書局，經過當時醫家整理校注，張仲景的《傷寒雜病論》被厘定爲《傷寒論》10卷、《金匱玉函經》8卷、《金匱要略方論》3卷，并刊刻發行。宋以後，醫家對仲景著作的訓釋呈蓬勃之勢，注釋的形式也從原文注釋、考證類注釋，逐漸擴展到專題研究。如元成無己《注解傷寒論》、明張遂臣《張卿子傷寒論》、方有執《傷寒論考辨》、喻昌《尚論篇》、王肯堂《傷寒證治準繩》等。《神農本草經》注疏很多，一般注重名物考證。從訓詁的角度看，明代偉大醫藥學家李時珍的《本草綱目》成就最高。《本草綱目》各種藥物的"釋名"，采取形訓、聲訓、義訓并用的方法，提出了許多正確的見解。當然，《本草綱目》不單純是《神農本草經》的注釋，就許多方面而言，它帶有"集注"的性質。

**5. 清代——訓詁學的黄金時期**

清代是訓詁學發展的黄金時期，清儒高舉樸學的旗幟，對此前幾乎所有的訓詁門類、内容、專書都做了深入系統的研究，取得了輝煌的成就，達到了訓詁學發展的高峰。此時名賢輩出，著述頗豐。清代統治者一方面大興"文字獄"，一方面徵召名士、有才學之人入朝做官、編修《古籍圖書集成》《四庫全書》等，倡導整理古籍。明末清初的中國學界出現了如黃宗羲、顧炎武、王夫之"三先生"，他們提倡經世致用、實事求是的治學思想，後來的學者把這種思想帶入到古籍的考據中，形成了"樸學"。乾嘉以來，隨着資料的日益豐富，語言學家們對古書的訓詁疏解範圍也逐漸擴大，并且有了以惠棟爲代表的"吳派"及以戴震爲代表的"皖派"兩大分支。訓詁研究的範圍由經史擴大到諸子、史籍、文集，乃至于醫書、天算、術數、金石之學、甲骨文考釋，可謂洋洋大觀。他們對舊有的專著《說文解字》《爾雅》《廣雅》《釋名》等進行了空前深入的研究。如《說文解字》的研究，據《清史稿·藝文志》記載有 135 種，最有名的是段玉裁《說文解字注》、王筠《說文句讀》《說文釋例》、桂馥《說文義證》、朱駿聲《說文通訓定聲》。

清代乾嘉學派興起後，一部分訓詁學者涉足醫籍。他們多側重于中醫經典疑難問題的考據。例如，俞樾（1821～1907 年），字蔭甫，號曲園。他的《讀書餘錄》內載《素問》訓詁四十八條。胡澍（1825～1872 年），字荄甫，一字甘伯，號石生，安徽績溪人。《素問校義》包括訓詁、校勘兩個方面，涉及《素問》前幾篇的部分文字。于鬯（1854～1910 年），字體尊，號香草，江蘇南匯人。其《香草續校書·內經素問》裏有許多精闢的見解。莫枚士，名文泉，號苕川迂叟，浙江歸安人，約生于清末咸豐、同治年間。《研經言》是他解經之作，裏面有許多獨到的見解。張壽頤《讀醫考證集》，善以文理證醫理，以醫理證文理，訓詁價值很高。醫家運用訓詁方法詮釋中醫經典的著作大量出現，如張志聰《素問集注》《靈樞經集注》、高士宗《素問直解》、陳修園《傷寒論淺注》《神農本草經讀》、黃元御《素問懸解》等。

清代訓詁學發展達到了一個高峰，許多學者通過訓詁探求語源，因聲求義的訓詁方法得到普遍認可。他們注意到詞義的聯繫性，認識到詞與詞的孳衍關係。段玉裁在《說文解字注》中說："聲與義同源，故諧聲之偏旁多與字義相近，此會意形聲兩兼之字很多也。"

近代繼承乾嘉學者的治學方法，擷取其成就，"應用正統派之研究法而廓大其內容，開拓其新徑"的，是章太炎和黃侃。他們分析前人的訓詁方法，歸納其條例，闡明其語法，吸收西方語言學家的理論，把訓詁學從理論到方法，系統地、完整地加以總結，并提升到一個新的階段。例如，章太炎《文始》一書，爲漢語語源學奠定了基礎。與章、黃兩先生并世的劉師培，也是一代大師，其訓詁學說見于所撰《中國文學教科書》《小學發微》《古書疑義舉例補》等。

新中國成立後，訓詁學進入到大學課堂，訓詁學教材逐漸出現。隨着中醫事業的發展，中醫古籍整理越來越爲人重視，中醫訓詁也取得了一定的成績。出版了如錢超塵先生的《中醫古籍訓詁研究》《黃帝內經太素研究》一系列中醫訓詁專著。

## 第二節　訓詁的內容

### 一、注明字音

閱讀古籍時，常常會遇到難字、多音字、不常見的不認識的字，這就需要注明這些字的讀音，可見，標注字音是訓詁的一個重要工作。注音的常用方法主要有直音法和反切法兩種。

**1. 直音法**

直音法就是用同音字來注音的方法。通常是用常用字給一個生僻字注音。如《太素·九氣》："寒則氣收，炅則腠理開氣洩。"楊上善注曰："炅，音桂，熱也。"《素問·診要經終論》："岐伯曰：志有餘則腹脹飧泄，不足則厥。血氣未并，五藏安定，骨節有動。"釋音："飧，音孫。"

這種方法的優點是簡捷明瞭，但在無同音字或同音字較冷僻的情況下，就會出現問題。

**2. 反切法**

反切法，又稱"反""切""翻""反语"等，是用兩個漢字爲一個字注音，上字取声母，切下字取韵母和聲調。舉例如下：

《太素·虛實補寫》："黃帝問曰：補寫奈何？岐伯對曰：神有餘，則寫其小絡之血，出血勿之深斥，毋中其大經，神氣乃平。"楊上善注曰："斥，齒亦反，推也。勿深推也。"

《素問·陰陽應象大論》："清氣在下，則生飧泄；濁氣在上，則生䐜脹。"音釋："䐜，昌真切。"

上兩例中，"斥，齒亦反"中，齒（ch，取聲）+亦（ì，取韵及聲調）——chì；"䐜，昌真切"，昌（ch，取聲）+真（ēn，取韵及聲調）——chēn，亦同。

由于從古至今，語音是在不斷變化的，所以有些反切并不能都像上面的例子一樣拼出標準的現代讀音。要想掌握反切的知識，還需要學習音韵學的知識。

## 二、解釋詞語

解釋詞語是訓詁的主要任務，也是最核心的内容。清代學者戴震提出："經之至者，道也；所以明道者，其詞也；所以成詞者，字也。由字以通其詞，由詞以通其道。"最早出現的訓詁形式就是解釋詞語，而且是對古文獻正文的解釋。

古醫書注釋始終把解釋詞語擺在首要地位，對古代中醫典籍中出現的專有名詞、人體部位、醫療方法等都做了較詳盡的訓釋。舉例如下：

《太素·知針石》："五曰知輸藏血氣之診。"楊上善注曰："輸，爲三百六十五穴者也。藏，謂五藏血氣。診，謂經絡脈診候也。"

《素問·金匱真言論》："故背爲陽，陽中之陽，心也。"王冰注曰："心爲陽藏，位處上焦，以陽居陽，故爲陽中之陽也。"

《素問·痿論》："岐伯對曰：肺主身之皮毛，心主身之血脉，肝主身之筋膜"。全元起注曰："膜者，人皮下肉上筋膜也。"

《素問·生氣通天論》："陽氣者，精則養神，柔則養筋。開闔不得，寒氣從之，乃生大僂。"王冰注曰："開，謂皮腠發瀉；闔，謂玄府閉封。"

《素問·五藏生成》："卧出而風吹之，血凝於膚者爲痹，凝於脈者爲泣，凝於足者爲厥。"王冰注曰："厥，謂足逆冷也。"

《素問·脈要精微論》："切脈動靜而視精明，察五色，觀五藏有餘不足，六府强弱，形之盛衰，以此參伍，決死生之分。"王冰注曰："切，謂以指切近於脈也。"

除了對醫學術語、概念的解釋，在中醫古籍中還有對生僻字的訓釋。舉例如下：

《太素·五節刺》：“黃帝曰：其咳上氣，窮詘胸痛者，取之奈何？”楊上善注曰：“詘，音屈。窮詘，氣不申也。”

《太素·量繆刺》：“故絡病者，其痛與經脈繆處，故命曰繆刺矣。”楊上善注曰：“痛病在於左右大絡，異於經絡，故名繆。繆，異也。”

《太素·量氣刺》：“黃帝曰：何謂重陽之人？岐伯曰：重陽之人，熇熇蒿蒿，言語善疾，舉足善高。”楊上善注曰：“熇，相傳許嬌反。熇熇蒿蒿，言其人疏悗也。”

## 三、串講句意

漢代經學家在注釋古書時，往往既講解詞義，又串講一下全句或者全篇的大意，也稱章句。著名的著作有王逸的《楚辭章句》和趙岐的《孟子章句》。

例如，《楚辭·離騷》：“日月忽其不淹兮，春與秋其代序。”王逸章句：“淹，久也。代，更也。序，次也。言日月晝夜常行，春往秋來，以次相代，言天時易過，人年易老也。”這類串講句意既解釋了原文語義的作用，還點明了該句話的含義。

在中醫典籍中，這類串講句意的訓詁材料也很豐富。舉例如下：

（1）吳崑的《黃帝內經素問吳注》中，對《素問·評熱病論》做了如下注釋：“詳論謂之評，又言得其評也。以篇首評熱，故名篇。後則論勞風、腎風耳。”

這是一種解釋篇題的方法。

（2）《太素·陰陽》：“形不足者，溫之以氣。”楊上善注曰：“謂寒瘦少氣之徒，補其陽氣也。”同篇中“精不足者，補之以味”句，楊注爲：“五藏精液少者，以藥以食五種滋味而補養之。”

從楊上善的訓釋內容可見，他在講解句意的同時還闡發了醫理。

（3）《素問·平人氣象論》：“溺黃赤安臥者黃疸。”吳注：“溺黃而赤，其人安臥者，黃疸之疾也。”

這種注釋類似串講式翻譯句意。其特點：祇是增加幾個幫助理解的詞語，以敷暢文意。

（4）張志聰《黃帝內經靈樞集注·熱病》：“本篇首章論外因之熱，上章論內因之熱，此以下復論外內之熱，合并而交爭者也。”

這是一種總括段意的串講方式。

（5）吳注《素問·生氣通天論》：“此篇首言氣，末言味。氣主外，味主內。氣以通天，養陽也；味本於地，養陰也。人之生氣通於天地，本於陰陽，於此見之矣。”

這是出現在篇尾總括全篇的串講體例。

## 四、闡述語法，分析句讀

中國古代沒有系統的語法理論，語法範疇表現在訓詁材料中也沒有統一的術語，他們的詞法意識主要表現爲詞性變化，句法意識主要表現爲句讀。

**1. 標注詞性的變化**

（1）用注音標明詞性變化，即語法的音變。

一字多義多音，或者詞類活用時會發生讀音變化（有的是聲調變化，有的是聲母、韵母變化），古人在訓詁時往往要以注音的方式，標明詞性的變化。這種具有區別詞性作用的音變稱作語法音變。舉例如下：

《靈樞·九針十二原》：“未睹其疾，惡知其原？”馬蒔注曰：“惡，音烏。”

表示“惡”（wū），爲疑問代詞。可見這個字不僅聲調發生了變化，詞義詞性也變化了。

《素問·上古天真論》：“岐伯曰：女子七歲，腎氣盛，齒更發長。”釋音注曰：“更齒，上古行切。”

“上”，表示前面的“更”字，古行切讀 gēng，平聲，爲動詞。

（2）解釋實詞活用。

《太素·癲疽》：“其狀色不變，數石其輪而止其寒熱，不死。”楊上善注曰：“石其輪者，以冷石熨其所由之輪也。”

由注釋可見，“石”的意思是“使用冷石熨”，表明“石”是名詞活用作動詞。

《素問·异法方宜論》：“其民陵居而多風。”林億《新校正》曰：“民居高陵。”

從中可以體會到，“陵”含有表達地點作狀語的朦朧認識。

**2. 闡述詞語組合的語法關係**

《素問·脉要精微論》：“五色精微象見矣”。于鬯《香草續校書》注曰：“此精微二字側而不平，與他文言精微者獨异。微蓋衰微之義。精微者，精衰也。五色精微象見者，五色精衰象見也。”

據此，“精微”爲主謂關係，而不是聯合關係。

《素問·平人氣象論》：“春胃微弦曰平。”王冰注曰：“言微似弦，不謂微而弦也。”

表明“微弦”是偏正關係，而不是聯合關係。

《素問·生氣通天論》：“高梁之變，足生大丁，受如持虚。”王冰注曰：“所以丁生於足者，四支爲諸陽之本也，以其甚費於下，邪毒襲虚故爾。”林億《新校正》：“按丁生之處，不常於足，蓋謂膏粱之變，饒生大丁，非偏著足也。”

王冰注中誤將“足”理解成名詞，林億《新校正》指出“足”是“饒”義，副詞。

**3. 解釋虚詞的語法作用**

《類經·攝生主》：“此蓋益其壽命而强者也，亦歸於真人。”張景岳注曰：“故曰亦者，有間之辭也。”

《素問·評熱病論》：“穀生於精。”于鬯《香草續校書》：“此‘於’字但作語辭……此猶《靈蘭秘典論》云：‘恍惚之數生於毫釐，毫釐之數起於度量’，亦止是恍惚之數生毫釐，毫釐之數起度量耳。是《素問》中固有用此‘於’字一法。”

**4. 分析句讀**

古書沒有標點。注釋家一般在句尾出注，并通過解詞釋義，弄清句法結構。舉例如下：

《素問·痺論》：“五藏皆有合病久而不去者内舍於其合也。”王冰注曰：“肝合筋，心合脉，脾合肉，肺合皮，腎合骨，久病不去，則入於是。”

這種注釋方式是在釋義中寓句讀于其中。王冰把原文“病久”變成“久病”，就明確了第一句應斷在"合"字後面。因此，得出如下斷句："五藏皆有合。病久而不去者，内舍於其合也。"

前人注大多數句讀是正確的，但誤讀也屢見不鮮。所以糾正誤讀是訓詁學家闡明自己對經文句意與結構理解的重要方式。舉例如下：

《素問·調經論》："不足，則視其虛經内針其脈中，久留而視，脈大，疾出其針，無令血泄。"于鬯《香草續校書》指出："'内針'二字當句。'其脈中'對下文'脈大'而言。脈不大，故曰中。"

## 五、校勘文字

幾乎所有的注釋都包含校勘文字的内容，即指出衍、脱、誤、倒等問題。

### 1. 衍文、錯簡

多出來的文字稱爲衍文，亦稱錯簡。衍文不一定是書中原有的文字，錯簡一般是同一本書中原有的文字，祇是放錯了位置。舉例如下：

《素問·上古天真論》："行不欲離於世，被服章，舉不欲觀於俗。"林億《新校正》："詳'被服章'二字疑衍。此三字上下文不屬。"

《難經·十四難》："有一呼一至，一吸一至，有再呼一至，再吸一至，有呼吸再至。"滑壽《難經本義》："其曰'呼吸再至'，即一呼一至，一吸一至之謂，疑衍文也。"

### 2. 脱簡、闕文

文字脱漏稱爲脱簡、闕文，也稱誤、奪。

《素問·評熱病論》結尾，王冰注曰："考上文所釋之義，未解'熱從胸背上至頭，汗出手熱，口乾苦渴'之義，應古論簡脱，而此差謬之爾。"

《素問·刺腰痛》："足少陰令人腰痛，痛引脊内廉。"《新校正》："此前少足太陰腰痛證并刺足太陰法，應古文脱簡也。"

### 3. 訛字

訛字，即文獻中出現的錯字。舉例如下：

《太素·順養》："上應甘露不下。"楊上善注："陰氣失和，故令雲露無潤澤之精，無德應天，遂使甘露不降，陰陽不和也。言'白露'者，恐後代字誤也。"

《素問·脉解》："所謂色色不能久立。"《新校正》："詳色色疑誤。"

### 4. 倒文

倒文，就是古籍由于抄寫、刊刻等原因，將文字的順序弄顛倒了。舉例如下：

胡澍《素問校義》："'春必温病'，於文不順，寫者誤倒也。當從《陰陽應象大論》作'春必病温'（宋本亦誤作'温病'，今以熊本、藏本乙正）。"

乙正，亦稱乙轉，即把倒置的文字改正過來的意思。

《素問·六元正紀大論》："少陰所至爲高明，焰爲曛。"于鬯《香草續校書》認爲："'焰爲'二字似當乙。"

## 六、說明修辭手段，闡述表達手法

古代修辭格在訓詁材料中廣泛存在。中醫典籍主要的修辭方法，在注釋中也都有所説明。

**1. 比喻**

《素問·平人氣象論》："病肺脈來，不上不下，如循雞羽。"王冰注曰："謂中央堅而兩旁虛。"

《素問·離合真邪論》："不知其取如扣錐。"滑壽注曰："喻冥頑也。"

上兩例訓詁材料中都點明了比喻的意味。

**2. 互文**

古人常用互文、互詞等語，含義不盡一致，大多相當于互備。舉例如下：

《素問·通評虛實論》："實而滑則生，實而逆則死。"王冰注曰："逆，謂澀也。"林億《新校正》："詳王氏以逆爲澀，大非。古文簡略，辭多互文，上言滑而下言逆，舉滑則從可知，言逆則澀可見，非謂逆爲澀也。"

**3. 倒裝**

《素問·八正神明論》："入則傷五藏，工候救之，弗能傷也。"于鬯《香草續校書》指出："此古文倒裝法，若云'工候救之，弗能傷也。入則傷五藏'。'工候救之'承上文'兩虛相感，其氣至骨'而言。蓋其氣至骨之時，工猶可以候救。救者，即救使勿入傷五藏也。"

**4. 省文**

《素問·咳論》吳崑注解曰："有聲之謂咳，連聲之謂嗽。不言嗽者，省文也。"

## 第三節　訓詁的方法

## 一、訓詁的體式

關于訓詁的體式問題，很早就有學者注意到了，綜合各家觀點，寬泛些分，主要有如下三大類：

**1. 正文中的訓詁**

正文訓詁是指典籍正文本身所含有的解釋形式，是訓詁的最早存在形式，開訓詁學的先河。此种形式一直延續在此後的文獻中。

生曰父曰母曰妻，死曰考曰妣曰嬪。（《禮記·曲禮下》）

物得以生謂之德。（《莊子·天地》）

**2. 隨文釋義體**

隨文釋義就是以古籍爲訓釋對象的一種形式。由于時間、地域的差別，人們在閱讀古代典籍時會遇到語言文字的困難。隨文釋義就是爲了解決這樣的困難。《毛詩故訓傳》是現存最早的隨文注釋的著作。此後孔安國、馬融、鄭玄、高誘、王逸等漢代著名的經學大師，爲解經都作了大量的注釋解經的著作，形成了一批注疏的名詞和體例，如“傳”“箋”等。到了唐代，由于時間間隔了幾百年，唐人閱讀漢人傳下來的著作包括相關的注釋出現了困難，于是唐人的相關著作的特點就是既要解釋經典正文，還要解釋漢代人的注釋，由此出現了新的文體“疏”，也稱“正義”。

綜合前代訓詁著作中的訓釋體式，主要有如下幾種：

（1）傳：是我國最早的注釋古籍的體裁和名稱。主要作用是闡述經義的文字，這種闡述，既可以補充發揮經義，又可以解説語義。傳又可分爲大傳、小傳、内傳、外傳、補傳、集傳。如《韓詩外傳》《毛詩故訓傳》《尚書大傳》《詩集傳》等。

（2）注：是通過解釋詞語達到貫通文義的目的。注解文字，東漢前稱傳，東漢後稱注。孔穎達《春秋左傳正義》：“毛君、孔安國、馬融、王肅之徒，其所注書皆稱爲傳，鄭玄則謂之注。”如鄭玄的三禮注、郭璞的《爾雅注》。此外，還有一種注是以補充大量的材料爲重點的，如李善的《文選注》。

（3）解、解詁：《説文解字》：“解，判也”“判，分也”。可見，解就是分析的意思。訓詁是分析語義的學問，所以稱作“解”。著名的著作有《韓非子》中的《解老》。漢人注書常將解詁連説，意思是一樣的，如何休的《春秋公羊傳解詁》。

（4）箋：《説文解字》：“箋，表識書也。”注解書稱“箋”始于鄭玄。《毛詩正義》：“鄭於諸經皆謂之注，此言箋者，吕忱《字林》云：‘箋者，表也，識也。’鄭以毛學慎備，遵暢厥旨，所以表明毛意，記識其事，故稱爲箋。”《四庫全書總目提要》：“康成因毛傳而表識其傍，如今人之箋記，積而成帙，故謂之箋。無庸别曲説。”實際上，鄭玄的箋就是在《毛傳》的基礎之上加以補充和訂正。

（5）疏、義疏、正義：疏又稱“義疏”“正義”。疏，是疏通義，即疏通文字的意思。六朝時“義疏”這個詞就出現了，有皇侃的《論語義疏》。到了唐代以後，義疏成爲訓詁學者注解古書的常用術語，其特點是不僅要注釋古書正文，還要注釋前人的注釋。如孔穎達的《五經正義》、邢昺的《爾雅疏》。

（6）章句：是漢代流行的以分章析句來解説古書的一種注釋體例。其特點是除了要解釋字詞之外，還要解釋説明段落大意或文章的内涵思想。《後漢書·桓譚傳》：“章句謂離章析句，委屈枝派也。”著名的如王逸的《楚辭章句》、趙岐的《孟子章句》。

（7）集解：是在注釋中匯集各家的説法，也可加上自己的見解，如何晏的《論語集解》。

（8）音義：這類著作除了釋義外，還要辨音。這類著作往往在音義之外，還從事校勘工作。如陸德明的《經典釋文》、玄應的《一切經音義》。

**3. 通釋詞語意義的專著體**

這類書籍的特點是按一定的編排方式集結各種訓詁材料而成的訓詁專書。大致可分爲如下幾類：

（1）按照字義編排的，如《爾雅》《釋名》《方言》《廣雅》等。

（2）按照字形編排的：根據漢字的特點，歸納出部首，利用部首來統攝漢字的排列順序。現存最早、最著名的是東漢許慎編寫的《説文解字》。

（3）按照字音排列的：這個“音”主要是我們音韻學上的“韵”，所以是按照韵的順序排列的典籍。如《廣韻》《集韻》《佩文韻府》《經籍籑詁》等。

## 二、訓詁的方法

歷代訓詁學家一般是從字形、字音和字義三個角度解釋詞句，因此，訓詁的方法大致可分爲三種：因形求義、因聲求義、義訓。

### （一）因形求義

（1）因形求義的定義：因形求義，即以形索義，是通過分析字形尋求詞義的一種訓詁方法。先秦就存在通過分析字形來解説字義的情況。舉例如下：

《左傳·昭公元年》：“於文，皿蟲爲蠱。”

《韓非子·五蠹》：“古者，倉頡之作書也，自環者謂之厶，背厶謂之公。”

這種訓釋方法在先秦并未形成規模，直至東漢許慎《説文解字》的出現。《説文解字》是我國最早的一部分析文字的形體結構、推求文字本義的訓詁學專著，全書根據“解字義必依據字形，就字形以説音義”的原則，對每一個字的形體進行分析後得出該字的本義。後代學者在研究詞的本義時都必須參考其説。這種形訓的方法不但出現得早，而且被人們廣泛接受，成爲一種民族的習慣。

當然還要認識到，形訓這種古老的訓釋方式，今天看來有很多局限。比如，用這種方式分析漢字，祇能是“四書”中象形、指事、會意這三類字，而對占百分之八十以上的形聲字，則很難有所作爲了。再如，所依據的字形，必須是早期未經訛變的字體，否則，立訓的基礎錯了，所作的訓釋難免不出偏差。因此，現今運用形訓來釋義，首先應該依據甲骨文、金文（如果有該字的話），再參照《説文解字》。

（2）中醫典籍中的形訓：形訓這種訓詁方法在中醫文獻中存在，但是不多見，主要有如下幾種情況使用形訓：一是解釋本義。形訓大多用于解釋本義。舉例如下：

《本草綱目·水部·井泉水》的“釋名”中，时珍寫道：“井字象井形，泉字象水流穴中之形。”

考《説文解字》有：“八家一井，象構韓（井上木欄）形”“泉，水原也，象水流出成川形”。

滑壽《難經本義》解釋“寸”字：“人手却一寸動脈謂之寸口，從又從一。”

寸字，段玉裁認爲：“字從又一，會意。”近人張壽頤《難經匯注箋正》認爲：“一者，即以指出腕後寸口動脈之處，於六書實是指事。段謂會意，似不如言指事之確。”

方有執《傷寒論條辨》：“背字從北從肉，天地之陰方也，北肉爲背，人身背陰之處也。”

考《説文解字》有：“背，從肉，北聲。”當爲形聲字。

成無己《注解傷寒論·太陽》：“翕翕者，熇熇然而熱也，若合羽所覆，言熱在表也。”

考《説文解字》有：“翕，從羽，合聲。”許慎認爲是形聲字。段玉裁注曰：“翕從合者，鳥將起必斂翼也。”段似認爲會意。

方有執《傷寒論條辨》解釋“欲自解者，必當先煩”，寫道：“此承上條，復曉人以病解之機。煩字，從火從頁。《説文》：‘頁，頭也。’然則煩者，熱悶而頭痛之謂也。”吳瑭《温病條辨·原病篇》也有類似的注釋：“煩，從火從頁，謂心氣不寧，而面若火爍也。”

考《説文解字》有：“煩，熱頭痛也，從頁從火，一曰焚省聲。”

通過分析漢字結構，糾正古書字形訛誤，也是形訓的主要功用之一。舉例如下：

于鬯《香草續校書》記載："《至真要大論》：'欬不止而白血出者死。'鬯案：'而'字疑隸書'面'字之壞文。欬不止爲句，面白爲句，血出者死爲句。舊以白血連讀，則血未見有白者矣。"

## （二）因聲求義

因聲求義，即緣聲索義，依聲立訓，是用音近義通的詞來作解釋的一種訓詁方法，也稱爲聲訓。其主要任務是循着聲音的綫索推求事物命名之源。這種訓詁方式的起源大致在先秦時期。如《易·説卦》說："乾，健也。坤，順也。"《禮記·樂記》說："德者，得也。"《論語·顏淵》說："政者，正也。"

"因聲求義"重視探求古音古字的關係，以此來探尋本字本義，并用"因聲求義"的訓詁方法來解決通假問題。古文中的通假現象十分普遍，不明通假很難讀懂古書。據古音以求通假，除了樹立推尋本字的觀念外，還要注意必須有充分的例證、足夠的文獻資料證明某字確曾與某字通假。否則，祇憑古音相同或相近而濫言通假，就近于游戲之言了。

《素問·靈蘭秘典論》："願聞十二藏之相使。"王冰注曰："藏也，言腹中之所藏者。"

潘楫《醫燈續焰》："痿，委也。足痿不用，有萎靡不振之義，故字從委。"

龔居中《痰火點雪》："癆，勞也。以勞傷精氣血液，遂致陽盛陰虧，火炎痰聚。"

上述例子表明，形聲字的聲符有的兼表意義。在這種情況下，訓釋字與被釋字之間一般是古今字的關係。

聲訓推原，作爲一種流傳甚廣的訓詁方法，記錄了古代字形與字音的歷史變化，也可以從中窺見古人對某些名詞術語的理解，有助於清理同源詞衍生的軌迹和譜係。

詞義與聲音的最初結合是偶然的。但音與義一旦約定俗成，對新詞的孳乳繁衍就會產生強烈的影響。所以，聲訓材料具有一定參考價值。由於古人誤以爲音義聯繫是必然的，結果造出許多牽強附會的聲訓。有的被釋詞同時用幾個音同音近字去作聲訓，如"肝"字以"乾、敢"爲訓，"心"字以"任、纖"爲訓，"脾"字以"裨、并"爲訓等；有的聲訓字同時爲幾個字作解釋，如"并"爲"病、脾、餅"作聲訓。這些未必都能反映語源。因此，對待聲訓推原要作具體分析。

同音借用，是古代文獻中常見的現象。目前大多稱作通假字，或通借字。同音借用字的聲訓，就是破假借字而讀以本字。

《太素·五藏診脉》："跗上以候胸中。"楊上善注曰："跗當爲膚，古通用字。故爲'跗'耳。當尺裏以上皮膚，以候胸中之病。"

丹波元簡《素問識》解釋"魄"："魄、白古通。《禮記·內則》：'白膜，作魄膜。'《淮南·修務訓》：'奉一爵酒，不知於色；挈一石之尊，則白汗交流。'"

中醫典籍中的同音借用字很多。它們的存在，使許多注釋家感到困惑。望文生訓在相當長的時間裏很盛行。但在歷代醫家和學者的共同努力下，經歷了漫長而曲折的過程。大多數同音借用字的謎底陸續被揭開了，舉例如下。

# 發

《素問·寶命全形論》："弦絶者，其音嘶敗；木敷者，其葉發；病深者，其聲噦。"文中的這個"發"字，王冰注曰："言木氣散布外榮於所部者，其病當發於肺葉之中也。何者？以木氣發散故也。"他把"葉"解釋成"肺葉"，"發"實際上解釋成"發生""發作"。

《太素·知針石》："弦絶者，其音嘶敗；木陳者，其葉落發；病深者，其聲噦。"楊上善注曰："葉落者，知陳木之已蠹。"未解釋"發"的含義。

元代滑壽對這個"發"字産生了懷疑，他在《讀素問鈔》中説："此段有缺誤。"他認爲："蓋以弦絶況（比喻）聲噦，木落況絶傷，津泄況血氣爭異也庶通。"但他也未能正面解釋"發"的含義。明代吳崑《素問吳注》含混地説："若偏於生長而廢收藏，則木一於敷布生發矣。"張介賓《類經·針刺類》覺得這個"發"不能作"發生""生發"解。他説："發，飄落也。木敷於外者，凋殘之兆也。"他聯繫上下文，以醫理推測出"發"與"落"義近。但他未能講清楚爲什麼"發"該解爲"飄落"。這個謎底是由清代末年訓詁學者于鬯《香草續校書》揭開的。于氏認爲："敷與陳義本相通。"陳有"久舊"義。"發當讀爲廢"，"其葉發，即其葉廢矣"。原來"發"是"廢"的通假字。

# 都

《素問·生氣通天論》："目盲不可以視，耳閉不可以聽。潰潰乎若壞都，汩汩乎不可止。"王冰注照抄原文，未加解釋。《太素·調陰陽》的同一段經文，楊上善注云："陽氣煩勞，則精神血氣亂，若國都亡壞不可止也。"他把"都"解作"國都"。後世張介賓注云："都，城郭之謂"；高士宗注云："若國都之敗壞"，都屬于望文生訓。滑壽獨具慧眼。他看出："都，猶堤防也。若堤防之萌壞，而所儲之水奔散滂流，莫能以過之矣。"但他并未從文字角度解釋清楚。于鬯《香草續校書》説："都字蓋本作陼，陼、都二字篆文從阜從邑各異。而隸書同作阝，但分別在左右耳。移陼左旁在右，即成都字。"他認爲陼通作渚，是"水中高地之名，壞之則水溢"。于氏的考釋與滑壽的"堤防"説相得益彰。

# 茲

《素問·五藏生成》："色見青如草茲者死。"王冰注曰："茲，滋也，言如草初生之青色也。"林億《新校正》同。楊上善《太素·證候之一》注云："茲，青之惡色也。"以後，滑壽、汪機、吳崑、馬蒔、張介賓、高士宗等都束縛在王冰注的框子裏，順文敷衍，似乎也講通了。清代張志聰《黃帝内經素問集注》認爲："茲是草席，死草之色，青而帶白也。"于鬯《香草續校書》與張志聰不謀而合。他説："茲之言薦也。草茲者，草薦也。草薦者，草席也""青色必乾槁，故色如之者死"。對"茲"字作全面考釋的，是近人張壽頤。他的《讀醫考證集》裏有一篇文章專門談這個"茲"字。他認爲："茲從二玄，黑也，穢濁之色也。草茲，則草之陳腐而黑暗者矣"。張氏還引《史記·倉公傳》爲旁證："齊丞相舍人婦病，望之殺然黃，察之如死青之茲。"他曾看到"毛氏汲古閣刻《史記》集解本字從二玄，筆劃顯然。"張壽頤的觀點很可能是受清儒朱駿聲的影響。《説文通訓定聲·坤部》："茲，黑也，從二玄會意。按玄亦聲。《左傳·哀公八年》説：'何故使吾水茲？'俗加水旁，又誤茲旁，因讀如滋益之滋。《素問·五藏生成篇》：'如草茲者死。注：茲，滋也。言如草初生之青色也。'此又茲之誤字。"這樣，"茲"字就不是同音借用字，而是形近而誤的錯字了。按張壽頤的觀點，茲字音 xuán，這一觀點，尚未被多數中醫承認。

# 能

　　《素問·陰陽應象大論》裏有三個"能"字，用法比較特殊。第一個是"陰陽者，萬物之能始也"。第二個是"能冬不能夏"。第三個是"此陰陽更勝之變，病之形能也"。"能冬不能夏"，王冰注曰："陽勝故能冬，熱甚故不能夏。"釋義欠顯豁。《針灸甲乙經》裏這個"能"寫作"耐"。《太素·陰陽》楊上善注云："寒人遇熱，故堪能也。"他以堪釋能，實際上把"能"訓爲"耐"。佚名作者的釋音，于"能冬"注云："奴代切。"可見這個"能"通"耐"。《靈樞·陰陽二十五人》中"能春夏不能秋冬"，馬蒔注曰："能，音耐……古蓋能、耐通用。""病能"是《素問》裏用得很廣的一個術語。有一篇題目就叫《病能論》。"形能"一語，王冰未注。楊上善注云："此是陰陽變極之理，亦是人之病所能也。"未得其解。張介賓對"形能"也感到迷惘。他說："形，言陰陽之病形；能，言氣令之耐受"（《類經·陰陽類》）。顯然把"能"字解爲"耐"。但在《方盛衰論》"合之病能"一語中注云："能，情狀之謂。"他是從上下文歸納出來的，并不是從文字音義的角度作訓詁。直到胡澍《素問校義》纔完滿地解釋了"病之形能"。胡澍說："能讀爲態。病之形能也者，病之形態也。"最難解釋的是"萬物之能始"。王冰注云："謂能爲變化生成之元始。"這一文理不通的訓釋一直無人糾正，就連胡澍也未能解釋明白。日本丹波元簡《素問識》也望"能"興嘆："能始二字難解。"清代孫詒讓和劉師培用因聲求義的方法訓"能"爲"胎"。孫詒讓《札迻》說："能者，胎之借字。"劉師培《黄帝内經素問校義書後》說："古代能與胎通……能始二字疊詞同義。"破了假借字，"改本字讀之，則怡然理順"，了結了這樁懸案。

# 抵　　當

　　"抵當"一詞見于《傷寒論·辨太陽病脉證并治中》"太陽病，六七日表證仍在，脈微而沉，反不結胸……抵當湯主之"。其組方爲水蛭（熬）、虻蟲（去翅足，熬）各三十個，桃仁（去皮尖）二十個，大黄（酒洗）三兩。成無己在《傷寒明理論》中認爲："血蓄於下，非大毒駃劑，則不能抵當其甚邪，故治蓄血曰抵當湯。"方有執的《傷寒論條辨》解釋爲："抵當之當，去聲。抵，至也。至當不易之正治。"成無己認爲"抵當"即"抵擋"；方有執則理解爲"至當"，僅從功用的角度詮釋，但還是不能闡明其緣由。錢超塵在其《中醫古籍訓詁研究》中對"抵當"做了極其詳盡的考證。采録如下：

　　考《爾雅·釋蟲》云："蛭蟣，至掌。"郭璞注："未詳。"又考《説文解字》蟲部亦訓"蛭蟣，至掌也"，許訓取自《爾雅》。段玉裁注云："《本草經》水蛭味鹹，一名至掌，是《名醫》謂即水蛭也。"段氏此注精當確切。《爾雅》《説文解字》之"至掌"即《本草》之"水蛭"，《名醫別録》云，水蛭一名蚑，一名至掌。古音"至""蛭"的聲母屬於端紐，與"抵"爲雙聲而音近；"掌"的古音在陽韻章紐，"當"的古音在陽韻端紐，端紐與章紐古音均爲舌音雙聲，則"掌"與"當"古音相同。可見，"至掌"即"蛭當"亦即"抵當"，又音轉爲"蚑唐"，均屬一聲之轉，通名"水蛭"，俗名螞蟥。本方有"水蛭"，故名爲"抵當湯"，非"抵擋""恰當"之意。考諸方劑，訓"抵當"爲"水蛭"，亦完全符合醫理。

　　這段考證運用"因聲求義"的訓詁方法，根據古音語音的演變規則，說明"抵當"與"至掌"音近，而"至掌"就是水蛭。"抵當湯"因爲以水蛭爲君藥，故名。

　　從上述例子可以看出，對一個字的正確訓釋，往往要經過許多代人反復研討而確立。注釋家本身的醫學造詣與訓詁素養是決定訓詁品質的基礎。而前代人的注釋又成爲後代人的思想營養和新的起點。

（三）義訓

義訓，又稱因文求義，是通過揭示概念异同來解釋詞義的訓詁方法，主要包括互訓、反訓和義界三類。從訓釋語作用于被釋語的訓釋方式來看，可分爲直訓、推因、義界三類。章太炎把《説文解字》的義訓分爲直訓、語根、界説三類。

古代訓詁材料大多以隨文釋義的形式出現。也就是説，不考慮詞義的來源及音義之間、形義之間的關係，不考慮這個詞有多少個義項，而僅僅從具體的語言環境出發，賦予這一個詞以確定的獨一無二的解釋。因此，注釋家都十分注重句、段、章在確定詞義中的重要作用。他們强調因文求義，或以文定義。詞義在語言裏通常以兩種狀態存在：貯存狀態和使用狀態。處于貯存狀態的詞，概括着從本義到引申義乃至假借義的各種含義。處于使用狀態的詞則是在社會公認的概括意義的基礎上，由説話人賦予了某些具體的含義。訓詁材料一般都帶有解釋詞義處于使用狀態下的具體性和形象性的特點。

**1. 互訓**

常見的是同義相訓。有用同義詞來解釋同義詞的。可以用一個詞來訓釋多個同義詞，舉例如下。

《爾雅·釋宮》：“宮謂之室，室謂之宮。”

《説文解字·木部》：“棟，極也”“極，棟也”。

《説文解字·心部》：“慎，謹也。”《説文解字·言部》：“謹，慎也。”

**2. 反訓**

所謂“反訓”，就是指一個詞同時兼有正反兩個義項。最早注意到這一現象并加以揭示的，是晋代的郭璞，他在《爾雅注》和《方言注》中都有闡述，對古代漢語中這一現象的揭示，源于古人對事物的辯證的認識。從典籍用例來看，確有一些詞語同時具有相反的兩義，舉例如下。

（1）貸

借出。《左傳·昭公三年》：“以家量貸，而以公量收之。”杜注：“貸厚而收薄。”

借入。《周禮·地官·泉府》：“凡民之貸者，與其有司辨而授之，以國服爲之息。”

（2）臭

香氣。《孟子·盡心下》：“口之於味也，目之於色也，耳之於聲也，鼻之於臭也，四肢之於安佚也，性也。”趙岐注曰：“鼻之喜芬香。臭，香也。”

臭氣。《淮南子·説林》：“入水而憎濡，懷臭而求芳，雖善者弗能爲工。”

**3. 義界**

醫學典籍中的醫學術語要求概念準確，尤其要區別近似的概念之間的細微差別，這就要靠標明義界的方法來實現。義界，是用劃清概念內涵外延的辦法來解釋術語，類似邏輯學上的定義，旨在同中求异，屬中求別。中醫訓詁最顯著的特點是重視分辨近似概念的差別，舉例如下。

《靈樞·根結》：“漬者，皮肉宛膲而弱也。”

《素問·六節藏象論》：“人迎與寸口俱盛四倍以上爲關格。”

《素問·宣明五氣論》：“膀胱不利爲癃，不約爲遺溺。”

《素問·氣穴論》：“肉之大會爲谷，肉之小會爲谿。”

在辨證論治的實踐中，對于某些近似的病證，歷代醫家有的强調概念的分化，有的强調保持經典的原意。如對于"癲""狂"的詮釋，歷代醫家出現了不同的觀點。

《難經·二十難》："重陰者癲，重陽者狂。"

《金匱要略·五臟風寒積聚》："陰氣衰者爲癲，陽氣衰者爲狂。"

《脉經》："陰附陽則狂，陽附陰則癲。"

《千金方》："風入陽經則狂，入陰經則癲。"

《素問·腹中論》王冰注曰："多喜爲癲，多怒爲狂。"

張介賓《景岳全書》："癲狂之來，病本不同。狂病之來，狂妄以漸，而經久難已；癲病之至，忽然僵仆，而時作時上。狂病常醒，多怒而暴；癲病常昏，多倦而靜。由此觀之，則其陰陽寒熱，自有冰炭之異。"

莫枚士《研經言·癲説》："古之巔疾，今之癇也；古之癲，今之癡也。"

張壽頤《讀醫考證集》："癲即是狂，兩病不分。《内經》狂癲，同爲陽病。《難經》重陽者狂，重陰者癲，而是妄爲分别。"

## 第四節 常用訓詁術語

古人在訓釋經典的過程中，逐漸形成了注釋的訓詁術語，每個術語都包含着特定的意思和適用的功能。

**1. 某，某也**

這是一個使用頻率最高的訓詁術語，它可能的含義有三：示同義，以本字釋通假，聲訓推原。舉例如下：

《太素·調陰陽》："其有邪者，清以爲汗。"楊上善注云："清，冷也。"

《太素·調陰陽》："因於濕，首如裹攘，大筋濡短，小筋施長，施長者爲痿。"楊上善注云："如，而也。"

《太素·調陰陽》："反此三時，形乃困薄。"楊上善注云："薄，迫也。"

**2. 某，某也，某也**

用兩個同義詞訓釋一個詞，這是由於注家感到祇用一個同義詞不足以説明白，就又加上一個。往往前一個訓釋離被釋詞的本義近一點，後一個訓釋則引申得遠一點，更容易在上下文中講通。這個術語通常祇用于互訓，旨在顯現詞義引申的軌迹。

《素問·天元紀大論》："水火者，陰陽之徵兆也。"王冰注云："徵，信也，驗也。"

《素問·五運行大論》："其志爲憂。"王冰注云："憂，慮也，思也。"

**3. 猶**

"猶"多表示"義隔而通"，相當于"也就是"。被釋詞與訓釋詞之間義本遠隔，而在一定的上下文中詞義互通。這種互訓，是引申得比較遠的。舉例如下：

《素問·生氣通天論》："平旦人氣生，日中而陽氣隆。"王冰注云："隆，猶高也、盛也。"

"猶"這個訓詁術語還可以表示聲訓。

《難經·四十四難》："會厭爲吸門。"滑壽注云："厭，猶掩也，謂當咽物時，合掩喉嚨。"

**4. 謂**

這個術語一般表示以具體釋抽象，以狹義釋廣義，相當于今語"指……而言"。舉例如下：

《素問·生氣通天論》："血菀於上。"王冰注云："上，謂心胸也。"

《素問·五藏生成》："赤如衃血者死。"王冰注："衃血，謂敗惡凝聚之血，色赤黑也。"

**5. 曰、爲、謂之**

多用于義界，表示用前面的詞語解釋後面的詞語。一般可譯爲"叫做""稱爲"。舉例如下：

《太素·陰陽大論》："黃帝問於岐伯曰：陰陽者，天地之道……"楊上善注云："道者理也，天地有形之大也。陰陽者氣之大，陰陽之氣，天地之形，皆得其理以生萬物，故謂之道也。"

《太素·色脉診》："粗工凶凶，以爲可攻，舊病未已，新病復起。"楊上善注："凶，許容反，惡勇也。以微針小液，攻已成之病，更加他病，不工而勇於事，故曰凶也。"

**6. 謂之、之謂**

這兩個術語在中醫典籍訓詁裏沒有什麼顯著差別，都是標明義界，多用于區別近似概念。在經學訓詁中，"之謂"多用于給抽象的哲學道德概念下定義，"謂之"應用範圍要廣得多。

《證治準繩·傷寒》："至躁者，謂之煩躁；先躁而復煩者，謂之躁煩。"

**7. 某，某貌**

貌，表示描摹性狀，可譯爲"……的樣子"。舉例如下：

《素問·調經論》："邪客於形，洒淅起於毫毛。"王冰注云："洒淅，寒貌。"

《素問·離合真邪論》："此邪新客，溶溶未有定處也。"高士宗《素問直解》注曰："溶溶，流動貌。"

**8. 之言、之爲言**

這兩個術語一般表示因聲求義，也有的醫家用"之言""之爲言"表示義訓。舉例如下：

《諸病源候論》："注，之言住也，謂邪氣居住人身內，故名爲注。"

《後漢書·郭玉傳》："醫之爲言意也。"

《傷寒論·辨可下病脉證并治》："凡服下藥，用湯勝丸。"成無己注云："湯之爲言蕩也，滌蕩腸胃。"

**9. 當爲、當作**

當爲、當作表示校勘文字錯誤。舉例如下：

《注解傷寒論》："痓，當作痙，傳寫之誤也。"

《太素·五藏痿》："腎熱者，色黑而齒槁。"楊上善注云："熇當爲槁，色黑齒枯槁也。"

但也有時用來指出通假字的本字，舉例如下：

《素問·陰陽離合論》："則出地者，命曰陰中之陽。"俞樾《讀書餘録》："則當爲財。財，即才。"

**10. 讀爲、讀曰、讀作**

這三個術語表示以本字釋假借字。舉例如下：

《素問·痹論》："經絡時疏，故不通。"于鬯《香草續校書》："通，即讀作痛。"

《素問·調經論》："如利其戶"。滑壽《讀素問鈔》："如，讀曰而。"

《素問·骨空論》："厭之令人呼噫嘻。"吳崑注曰："厭，讀作壓。"

**11. 讀若、讀如**

這兩個術語是用同音字或音近字給被釋字注音，有的含有聲訓意味。中醫古籍一般不用，因爲現存醫書最早的注解已普遍采用反切法注音。

《難經·八十難》："經言有見如入，有見如出者，何謂也？"滑壽《難經本義》："如讀若而。《孟子》書'望道而未之見'，而讀若如。蓋通用也。"

# 第七章　今　　譯

　　把古代漢語譯爲現代漢語稱爲今譯。今譯是解決閱讀古醫籍困難的一種重要手段和方法。通過逐字逐句的今譯，不但解釋了詞義，而且對文章的語氣、邏輯、連貫性等都能全面反映，使讀者迅速而全面地掌握原文的思想內容和寫作特點。經常練習今譯，可以幫助我們更深入地理解原文，增强閱讀古代醫書的能力。

## 第一節　今譯的標準

　　清末翻譯家嚴復在《天演論》卷首的《譯例言》中說："譯事三難：信、達、雅。"提出了著名的"信、達、雅"三條標準。這三條標準，直到今天仍然爲大多數人所贊同。不論是外語的翻譯，還是古漢語的今譯，都大體上遵循這三條原則。

　　所謂"信"，就是要忠實地反映原文，語言準確；"達"就是要明白地表達原文，語言通順；"雅"就是要規範地再現原文，語言優美。簡言之，"信、達、雅"就是準確、通順、優美。在這三條中，"信"是首要的標準。它要求準確無誤地表達原文的思想內容，不能隨心所欲地添枝加葉，更不能望文生義地穿鑿附會，否則可能產生嚴重的後果。

　　舉例如下：

　　[原文]宋建曰："暮，要脊痛，不得溺，至今不愈。"建得之好持重。（《史記·扁鵲倉公列傳》）

　　有一個注譯本是這樣今譯的：宋建說："傍晚，我腰脊疼痛，不能小便，到現在還沒有痊愈。"宋建的病得之于性格穩重。說宋建腰脊疼痛，不能小便，是因爲"性格穩重"，實在讓人費解。考察上文，宋建曾在雨天舉弄方石，可知最後一句譯文明顯有誤，應譯爲宋建是由于喜好持舉重物而得病。

　　[原文]即今著吐汗下三篇，各條藥之輕重寒溫於左。仍於三法之外，別著《原補》一篇，使不預三法。

　　有一直譯本作了如下的今譯：今天我編寫吐、汗、下三篇，在左邊分別列出藥物的數量輕重、寒涼與溫熱。仍舊在三種治法之外，另外編寫《原補》一篇，假使不預先談此三種治法。

　　譯文有三處明顯的錯誤。一是"於左"應譯作"在下面"或"在文後"，因爲古書豎排，右爲上，左爲下。而此處卻譯作"在左邊"。其次，"仍"義同"乃"，應譯作"於是"，此處卻譯作"仍舊"。再者，"使不預三法"意思是"使它不牽涉三法"，譯文卻作"假使不預先談此三種治法"。"使不預三法"本是一個完整的句子，譯文竟又與下文混在一起。這不僅謬解了句子之間的關係，又使本句錯誤蜂起：動詞"使"誤作連詞，"預"的"參預"義錯爲"預先"

義，又謬增“談此”二字。以上“左”“仍”“預”恰恰是這段話的重點單詞，均體現了古今詞義的差別，結果全被譯錯。這樣的譯文有什麽意義呢？衹能將讀者引入迷途。

準確是今譯的生命。一定要仔細推敲，把握原文的含義，審慎地進行今譯。有時看似正確，但一經推敲，便可能發覺有誤。舉例如下：

［原文］和鵲至妙，猶或加思。（《脉經·序》）

［譯文一］醫和與扁鵲的醫術很高明，有時還要多思考。

［譯文二］醫和與扁鵲的醫術很高明，仍然要多思考。

“譯文一”把“猶”譯作“還”，把“或”譯作“有時”，初看似無不可，但一經仔細推敲，便發覺欠妥。“猶或”是固定結構，“或”義同“猶”，同義復用，意爲“仍然”“尚且”。以前句“和鵲至妙”爲襯托，表示語意更進一步。因此“譯文二”是準確的。

又如：

［原文］迨三月下旬，受敵者凡半月。解圍之後，都人之不受病者，萬無一二。（《内外傷辨惑論》）

［譯文一］等到三月下旬，蒙受敵人圍困的人大約有半個月。解圍以後，沒有害病的京都人，萬人中沒有一二個。

［譯文二］等到三月下旬，蒙受敵人圍困的時間共有半個月。解圍以後，沒有害病的京都人，不到萬分之一二。

“譯文一”不明白“受敵者”中的“者”是指代時間，而誤譯爲“人”。于是出現了“蒙受敵人圍困的人大約有半個月”這樣不合邏輯的句子。“譯文二”是準確的。

當然，這絕不是説，譯文衹要具有準確性就行了。準確與通順、優美是分不開的。譯文詰屈聱牙或者平淡無味，也就很難説是準確地表達了原文的思想内容和語言風格。所以“信”“達”“雅”三者是密不可分的，譯文的通順、優美是對準確性的更高要求。舉例如下：

［原文］迄明，始有吴鶴皋之集《醫方考》，文義清疏，同人膾炙，是以梨棗再易。豈爲空谷足音，故見之而喜歟？然吴氏但一家之言，其於致遠鉤深，或未徹盡。（《醫方集解·序》）

［譯文一］到明代，纔開始有吴鶴皋編集《醫方考》一書，書中文字的含義清楚通疏，同行的人讀着它就像品嘗可口的膾炙之食都稱好，因此多次用梨木、棗木做書板進行刊刻，印了一版又一版。莫非像是空谷中的脚步聲，因爲它是稀罕的書，所以人們看見它就喜歡嗎？然而吴氏衹是一家的言論，它在從廣度上探求、從深度上挖掘方面，有的没有深鑽到底。

［譯文二］到明代，纔有吴鶴皋撰集《醫方考》，文義明晰流暢，同行贊不絕口，因此多次刊刻出版。大概是難以遇到的著作，所以人們看到它就喜歡吧？然而吴氏的著作衹是個人的見解，它在研究的廣度和深度上，有的未能透徹詳盡。

比較兩種譯文，明顯感到“譯文二”比“譯文一”好。儘管“譯文一”在準確與通順上還算勉强，但是行文囉嗦且用詞太俗，特别是對幾個成語的今譯過于拘泥呆板，未免不“雅”。相比之下，“譯文二”不僅準確、通順，而且簡潔凝煉、生動流暢，因而顯得優美而有吸引力。

又如：

［原文］天覆地載，萬物悉備，莫貴於人。（《素問·寶命全形論》）

［譯文一］自然界天覆於上，地載於下，萬物具備，但在萬物中人最寶貴。

［譯文二］天地之間，萬物具備，可是什麽東西都没有人寶貴。

［譯文三］蒼天覆蓋着萬物，大地托載着萬物，天地之間萬物齊備，可是沒有什麼比人更寶貴的了。

可以説三種譯文都正確揭示了原文的含義，且行文通暢，即都做到了"信"和"達"。但相比之下，"譯文三"顯得有氣勢，更優美感人。

## 第二節　誤譯的原因

分析誤譯的原因，可作爲我們正確今譯的借鑒。常見的誤譯原因，主要表現爲不明詞語意義、不析語法結構、不察修辭現象、不辨邏輯關係等方面。

### 一、不明詞語意義

積詞成句，累句成篇，句與篇都由詞語材料構造，因而不明詞語意義是導致誤譯的最爲常見的原因。舉例如下：

［原文］數月運腕，始成篇帙，計卷有六，僅字九萬。（《軒岐救正録·自序》）

［譯文］經過幾個月寫作，方纔完成書稿，共計有六卷，祇有九萬字。

其中的"僅"字，譯文按照常義對譯爲"祇有"，含義爲少，便與其含義爲多的對舉之詞"計"意義不協。《説文解字·人部》"僅"字條段玉裁注曰："唐人文字'僅'多訓'庶幾'之'幾'。""僅字九萬"之"僅"即爲"幾乎"之義，意爲幾乎九萬字，與"計卷有六"意義相類。

［原文］婦人乳中虛，煩亂，嘔逆，安中益氣，竹皮大丸主之。（《金匱要略·婦人產後病脉證治》）

［譯文］婦女乳房中虛弱，心煩意亂，嘔吐呃逆，應當安中益氣，用竹皮大丸主治。

譯文把"乳"對譯爲其常用義"乳房"，顯然有誤。《脉經》卷九"平産後諸病鬱冒中風發熱煩嘔下利證""乳"作"産"，是知"乳"即爲"生育"義，"婦人乳中虛"意爲婦女生育後中氣虛弱。

從這兩個例子可以看出，詞語意義隨着時代的推移而發生變化，今譯時必須注意詞義的古今差別，以免導致誤譯。

［原文］然其補，非今之所謂補也，文具於《補論》條下。（《汗下吐三法該盡治病詮》）

［譯文］但是古時的補法，不是今天所談論的補法，文字具體在《補論》條文內。

譯文將末句譯爲"文字具體在《補論》條文內"，成爲沒有謂語的句子，明顯不通。誤譯的原因在于不明"具"有"陳述"這一動詞義。

［原文］言而微，終日乃復言者，此奪氣也。（《素問·脉要精微論》）

［譯文］言語如果低微，整天方纔又説話的，這是正氣喪失。

其"終日"雖有"整天"義，但此處當與《扁鵲傳》"終日，扁鵲仰天歎曰"的"終日"義同，意爲"良久"，言良久乃復言。

從這兩例可以看出，應當選取最適宜于句意的義項解譯多義詞。

## 二、不析語法修辭

　　語法是語言結構的規律，修辭是修飾詞句的手法，古今漢語在語法規律與修辭手法方面的時代差異，給今譯造成困難，因而不析語法規律與修辭手法也是造成誤譯的重要原因。舉例如下：

　　［原文］咸知泝原《靈》《素》，問道長沙。（《温病條辨·叙》）

　　［譯文］他們都感覺到應探求《靈樞》《素問》的醫學淵源，從《傷寒論》中尋求治病之道。

　　“泝原《靈》《素》”，即溯源于《靈樞》《素問》，是述補詞組，如同下句的結構一樣，應譯爲“從《靈樞》《素問》中探求醫學的本源”，而譯文錯誤地視作述賓詞組。

　　［原文］爲國醫所不道。（《串雅·序》）

　　［譯文］是正統國醫們所不能稱道的事情。

　　“爲……所”是凝固結構，意爲“被”。原文應今譯爲“被國内名醫不稱道”。譯文誤拆“爲……所”這一表被動的結構，把“爲”當作判斷詞，而將“所”視爲特殊指示代詞，與“不道”一起構成“所”字結構。

　　以上爲不析語法結構而誤譯。

　　［原文］吾侄子正潛心斯道之久，而常窹寐於丹溪之心，故於是書尤注意焉。（《丹溪心要·序》）

　　［譯文］我的侄子正對于醫道專心日久，常常在睡夢中想到朱丹溪的心思，所以對于這本書特別用心。

　　譯文將“窹寐”對譯爲“在睡夢中”，是把“窹寐”視作義偏於“寐”的複詞。其實“窹寐”意爲探求。《詩經·周南·關睢》有“窈窕淑女，窹寐求之”句，後人便截取“窹寐”表示“求”的意思。這是一種割裂的修辭現象。

　　［原文］夫所謂不朽者，非必周孔而後不朽也。（《與薛壽魚書》）

　　［譯文］可以叫作不朽的，并不一定是周公、孔子然後纔不朽啊。

　　譯文逕直把“周孔”對譯爲“周公、孔子”，不知文中的“周孔”乃是以專名代通名，亦即以特定代一般的借代手法，應譯爲“像周公、孔子那樣的聖賢”。

　　以上爲不析修辭現象而誤譯。

## 三、不辨邏輯語氣

　　古文注重簡潔，句子之間的邏輯關係及句子的語氣一般不明確表示，需要讀者自行體察，在今譯時適當補上，這樣譯文方能流暢易明，原文的意思纔會準確反映。有些譯文往往對此不加注意，因而導致誤譯。舉例如下：

　　［原文］凡欲診病者，必問飲食居處，暴樂暴苦，始樂後苦，皆傷精氣，精氣竭絶，形體毀沮。（《素問·疏五過論》）

　　［譯文］凡要診治疾病的人，一定要詢問病人飲食起居的情況，以及突然出現的歡樂和痛

苦，先後出現的歡樂和痛苦，都能傷害精氣，精氣衰竭，形體毀壞。

　　原文的意思是醫生診病必問飲食居處、暴樂暴苦、始樂後苦的原因，是由于飲食居處失當、暴樂暴苦、始樂後苦，都會傷害精氣，使精氣衰竭，形體毀壞。後三句説明"必問"的原因，因而譯文應補正爲："因爲這些都能傷害精氣，使精氣衰竭，形體毀壞。"這樣，句子之間的邏輯關係方能明白無誤。

　　[原文] 下利清穀，不可攻表，汗出必脹滿。（《傷寒論·辨厥陰病脉證并治》第 364 條）

　　[譯文] 完穀不化的泄瀉，不可使用發表藥，汗出後必定引起腹中脹滿。

　　原文"汗出必脹滿"是從反面論述"下利清穀，不可攻表"，即説明攻表的後果，因此在"汗出必脹滿"前應有"若攻表"之意。譯文没有補上，致使句子間的邏輯關係不明。

　　以上爲不辨邏輯關係而誤譯。

　　[原文] 此五者，大概而已。其微至於言不能宣，其詳至於書不能載，豈庸庸之人而可以易言醫哉?（《良方·自序》）

　　[譯文] 這五方面的情況大概就是這些而已。它微妙到言語不能表達，它詳盡到文字不能記載，難道平庸之人可以輕易談論醫學嗎?

　　文章首先提出治病有五難，接着逐一辨析，隨後加以歸結爲"此五者，大概而已"，意爲這五個方面衹是大概罷了，説明治病之難還有很多，因而下文説"其微至於言不能宣，其詳至於書不能載"。而譯文"這五方面的情況大概就是這些而已"，是説治病之難很少，不過這五個方面，語氣正好相反。

　　[原文] 醫雖小道，而性命是關，敢不知慎?（《醫非小道記》）

　　[譯文] 醫學雖然是小技，但是關係到病人的性命，敢于不知慎重?

　　"敢不知慎"爲反詰句，意爲怎麼敢不知慎重呢，而譯文却視作陳述句，致使意義相反。

　　以上爲不辨語氣意味而誤譯。

## 第三節　今譯的類型和方法

### 一、今譯的類型

　　今譯不外乎兩大類型，即直譯和意譯。

　　直譯要求譯文與原文的詞性、詞義、語法結構及邏輯關係一一對應，不任意改動詞序和增删文字。這種方法能够忠實地再現原文的思想内容和語言風格，便于初學者古今對照，理解和掌握原著。對古代的散文、科學論文及醫學文獻，一般適宜采用直譯的形式。舉例如下：

　　[原文] 故傷寒有承氣之戒，嘔噦發下焦之問。（《脉經·序》）

　　[譯文一] 《傷寒論》中承氣湯的用法，在很多情況下須戒用。嘔噦一般是屬于中焦和上焦的病變，但也有因下焦氣逆所致的。所以在診治時，不應衹着眼于中、上焦，還須審察下焦的情況。

　　[譯文二] 所以對傷寒（陽明病）有使用承氣湯的禁忌，對嘔吐噦逆病要提出下焦情況的

問診。

"譯文一"從內容上看，并沒有什麼錯誤，但譯者拋開原文，隨意發揮醫理，增添了許多不必要的文字。原文工麗整齊，如"傷寒"和"嘔噦"相對，均指病證，可譯者却將"傷寒"譯作《傷寒論》，使前後文義不協。"譯文二"采用直譯的方法，緊扣原文的詞義、句式逐字逐句對譯。

又如：

[原文] 天地之象分，陰陽之候列，變化之由表，死生之兆彰。不謀而遐邇自同，勿約而幽明斯契。(《素問·序》)

[譯文一] 自然界的規律，陰陽徵候的變化，死或生的預兆，沒有預先商量而所見各種事理都相符合。

[譯文二] 分析了自然界的現象，列舉了陰陽的徵候，表述了變化的原因，指明了死生的徵兆。不曾商議可是遠近的事理自然相同，不用相約可是無形和有形的事物都能符合。

"譯文一"字數和原文相當，似乎是簡練了，但是對原文中的"分""列""表""彰""遐邇""幽明"等一系列關鍵詞語竟舍去不譯，從內容到句式均作了刪改。這就有違原文，失去了真義。"譯文二"采用了直譯的方法，基本上做到了字、詞、句落實，比較真實地再現了原文的風貌。其中把"天地之象分"等四個被動句對譯成主動句，以體現現代漢語的表達方式，是合理的。

需要説明的是，不能把直譯理解爲字字對照的硬譯。由于時代的差異，古今漢語的表達方式多有不同。比如古漢語比較簡略，有時如果字字對譯，就會感到不通順，甚至不好懂。古代有些詞匯已經死亡，有的虛詞業已不用，一些成語典故更是無法字字對譯。在這種情況下，自然不能受原文的束縛，而應當合理地增添或刪削一些詞語。舉例如下：

[原文] 克期不愆，布陣有方，此又不可更僕數也。(《醫學源流論·用藥如用兵論》)

[譯文一] 限定時間，不得拖延，布陣要有方法，這些策略像更換僕人一樣不能數盡的。

[譯文二] 嚴定期限，不得延誤，布置陣勢，有一定方案，這又不是換幾個僕人可以數得清的。

[譯文三] 限定日期，不得失誤，布列陣勢，要有法度，這些問題又是數不勝數的。

"譯文一"和"譯文二"硬是機械地把末句中的成語"不可更僕數"逐字對譯出來，結果都顯得詰屈難懂。再説"僕"也不是指僕人，而是指太僕，古代官名，掌儐相。"不可更僕數"，即"更僕難數"，"譯文三"用"數不勝數"四字，準確地揭示了這個成語的含義，使譯文簡單明瞭，一語中的。

從以上舉例可以看出，用現代規範化的語言(普通話)今譯古代漢語，要想絕對地直譯是行不通的，在一定的語言環境中，可以增删個別詞語。但是，這種增删必須是合理的，而且是十分謹慎的。

意譯以傳達原作的精神爲目的，可以不受原文詞序語法結構的限制，即不要求與原文保持嚴格的對應關係。它是在直譯基礎上的一種再創造，同樣以"信"爲基礎，而絕非脱離原文的任意發揮。

## 二、今譯的方法

今譯的方法主要是對直譯而言的，具體方法可概括爲"對、換、留、删、補、移"六字。

### （一）對

對就是按原文的詞序、結構、句式對應語譯。由于白話文是文言文的繼承和發展，所以彼此有很多相似之處。古代的單音節詞發展爲現代的雙音節詞，基本上都是以原來的單音詞爲詞素而構成的雙音詞。這爲對譯帶來很大的方便。今譯時應將原文中的文言單音詞對譯爲相應的以該詞作詞素的現代雙音節詞。舉例如下：

[原文] 郡守果大怒，令人追捉殺佗。郡守子知之，屬使勿逐。（《華佗傳》）

[譯文] 郡守果然十分惱怒，命令人追趕捉拿殺死華佗。郡守的兒子知道内情，囑咐差役不要追逐。

譯文注意同原文的詞序、結構、句式對應，保持了原文的詞性和功能。同時把原文可對譯的單音詞"果""怒""令""追""捉""殺""子""知""屬""逐"等，逐一譯成相應的現代漢語雙音詞，使其含義明確，符合現代漢語的用詞習慣。

### （二）換

換就是把原文中不能或不宜對譯的語詞，變換成意義相同或相近的現代詞語。由于時代的變遷，許多詞的古今意義發生了變化，我們必須從現代漢語中選取恰當的詞匯來語譯，而原文中因活用而改變了詞性和功能和詞，則更要注意從詞義出發，換譯成相應的詞語。舉例如下：

[原文] 病者一身盡疼，發熱，日晡所劇者，名風濕。（《金匱要略·痓濕暍病脉證治》）

[譯文] 病人全身疼痛，發熱，每到下午 3～5 時便加劇的，稱爲風濕病。

原文中的"晡（bū）"，在古代的地支紀時法中，指"申時"，相當于下午 3～5 時；"所"表約數。而這些含義和用法，在現代漢語中已經不用了。因而換譯成"下午 3～5 時"。

又如：

[原文] 近來，中國士大夫雖不涉江表，亦有居然而患之者。（《備急千金要方·風毒脚氣狀》）

[譯文] 近年來，中原的士大夫雖不到江南去，也有竟然而得這種病的人。

"中國"一詞，在原文中指的是"中原"，而在現代漢語中，"中國"的詞義已發生了變化。

又如：

[原文] 同我者是之，異己者非之。（《不失人情論》）

[譯文] 與自己相同的意見就認爲它正確，與自己不同的看法便認爲它錯誤。

原文中的"是""非"都是形容詞的意動用法，應分别譯爲"認爲……正確""認爲……錯誤"，而不能祇譯爲"正確""錯誤"。

### （三）留

留即把原文中的某些詞語直接保留在譯文中。主要有三方面的詞語可采取這種"留"的方法。

（1）專用名詞術語：如書名——《素問》《傷寒論》《甲乙經》等，篇名——"上古天真論""辨少陽病脉證并治""藏府經絡先後病脉證"等，人名——扁鵲、華佗、張仲景等，表字——明之（李杲）、東璧（李時珍）等，別號——抱樸子（葛洪）、啓玄子（王冰）等，國名——秦、漢、南宋等，地名——邯鄲、咸陽等，官名——朝議郎、太僕令、醫學提舉等，年號——建元、甘露、萬曆等，謚號——齊桓公（小白）、忠武侯（諸葛亮）等，度量衡——仞（長度）、斛（容積）、鈞（重量）等，方劑名——小柴胡湯、建中丸、參苓白术散等，藥名——甘草、狗寶、冬蟲夏草等，穴位名——承山、合谷、百會等，病證名——傷暑、冬溫、陰陽交等，經絡名——足少陰經、督脉、陽絡等，臟器名——心、三焦、心包絡等。

（2）古今意義相同的基本詞語：如馬、羊、人、手、長、短、冷、熱、蟋蟀、正直、主張等。基本詞一般具有全民性和穩固性，因此《爾雅》《方言》《廣雅》等古代辭書對基本詞不僅不加以解釋，而且還往往用它們來注釋古語詞、方言詞、專門用語等。

（3）常見易明的成語典故：如刻舟求劍、舉一反三、班門弄斧等。

以上詞語在今譯時一般都可保留在譯文內。

## （四）删

删就是删略原文中的某些詞語，不必譯出。古漢語中有些虛詞，如發語詞"蓋""夫"等，結構助詞"之""是"等，語氣助詞"者""也"等，在現代漢語裏沒有相對應的詞可譯，而删去不譯也不影響原文的含義。古漢語一些表謙敬的副詞，現代漢語中往往沒有相應的詞對譯，故也可删略不譯。舉例如下：

［原文］伏念本草一書，關係頗重。（《白茅堂集·李時珍傳》）

［譯文］考慮本草一書，關係十分重大。

原文中的"伏"是表謙敬的副詞，常用于臣下對皇上的表章、奏折，現代已無這種用法，也沒有相應的詞替換，故删略不譯。

又如：

［原文］謹聞命矣。（《素問·解精微論》）

［譯文］我聽到您的教導了。

原文中的"謹"是謙敬副詞，在對話中表示對人的尊敬，對自己的謙卑，本身并沒有具體的含義，可不必譯出。

## （五）補

補就是補充原文裏省略的成分，或根據上下文的邏輯關係，增補一些相應的詞語，以求文意的暢達完整和連貫。舉例如下：

［原文］脾氣散精，上歸於肺，通調水道，下輸膀胱。（《素問·經脉別論》）

［譯文］脾氣能輸布物質的精微，（這些精微）向上輸布到肺，（肺氣）通調水道，又向下輸入到膀胱。

原文在第二、三兩個分句前，分別省略了主語"精""肺氣"，今譯時要把這些省略的詞語補出，以使文義暢達。

又如：

［原文］陽明病，面合赤色，不可攻之，必發熱，色黃，小便不利也。（《傷寒論·辨陽明病脉證并治》）

［譯文］陽明病，滿面通紅的，不可用攻下法，（若用攻下法），必定發熱，面色黃，小便不通利。

詳上下文，在"必發熱"前，省略了"若攻之"之意。"必發熱，色黃，小便不利也"本是假設復句，文中祇出現推斷的結果，而未出現假設的條件，所以今譯時增補了"若用攻下法"一語。

又如：

［原文］黃精即鉤吻，旋花即山薑，陶氏《別録》之差訛。（《白茅堂集·李時珍傳》）

［譯文］（認爲）黃精就是鉤吻，旋花就是山薑，（這是）陶氏《名醫別録》的錯誤。

乍一看來，原文中前兩個分句均是完整的判斷句，似乎不需要增補什麼。但是根據前後句子之間的邏輯關係，再考察藥物本身，黃精并不是鉤吻，旋花并不是山薑。原來這是陶氏《名醫別録》中兩個錯誤的判斷。故今譯時在句首增補"認爲"二字，在末句前增補"這是"二字，遂使文意連貫通順。

（六）移

移就是移換語序，即從語義出發，按現代漢語的習慣對原文的語序、結構進行相應的調整。主要表現在對古漢語的幾種特殊語序，如主謂倒裝、賓語前置、定語後置等，今譯時要進行調整。此外，今譯時需作語序調整的還有以下幾種現象：

（1）介賓結構在句中做補語的，今譯時要將它調整到謂語之前。舉例如下：

［原文］阿從佗求可服食益於人者，佗授以漆葉青黏散。（《華佗傳》）

［原文］縱少覺悟，咸嘆恨於所遇之初，而不知慎衆險於未兆。（《養生論》）

第一例的介賓結構"於人"和"以漆葉青黏散"都充當補語，今譯時應分別提到動詞謂語"益"和"授"的前面。"益於人"譯爲"對于人有益"，"授以漆葉青黏散"譯爲"把漆葉青黏散傳授給樊阿"。第二例的介賓詞組"於所遇之初"和"於未兆"都充當補語，今譯時應分別提到形容詞謂語"嘆恨"和由動賓詞組充當的謂語"慎衆險"的前面。"嘆恨於所遇之初"譯爲"在得病時嘆息悔恨"，"慎衆險於未兆"譯爲"在病患未有徵兆時防範各種危險"。

（2）"而"和"則"在句中作順承連詞并且位于主語之前，今譯時一般要調整到該主語之後。舉例如下：

［原文］世俗樂其淺近，相與宗之，而生民之禍亟矣。（《溫病條辨·叙》）

［原文］逆之則災害生，從之則苛疾不起。（《素問·四氣調神大論》）

這兩例中的"而"和"則"都是表順承的連詞，分別出現在主語"生民之禍"和"災害""苛疾"前，今譯時可把它們移到主語的後面，并都對譯爲"就"或"便"。"而生民之禍亟矣"譯爲"人民的灾禍就頻繁了"。"則災害生""則苛疾不起"分別譯爲"灾害就發生""疾病便不出現"。

（3）數詞在句中置于動詞前的，今譯時應調整到動詞之後。舉例如下：

［原文］歲歷三十稔，書考八百餘家，稿凡三易。（《本草綱目》王世貞序）

［原文］時行疫癘，非常有之病，或數年一發，或數十年一發。（《張氏醫通·諸傷門》）

在第一例的"三易"中，數詞"三"出現在動詞"易"之前，在第二例的"一發"中，數詞"一"出現在動詞"發"之前，今譯時應調整到動詞之後。"三易"譯爲"修改三次"，"一發"譯爲"發作一次"。

# 第八章　與中醫藥相關的古代文化知識

## 第一節　天　文

### 一、中國古代宇宙觀

宇宙概念在中國古代是指空間和時間的統一體。先哲對它進行了深刻的解析。《墨子·經上》："宇，彌異所也；久，彌異時也。"宇，是空間概念；久，是時間概念，與"宙"字所體現的含義相同。戰國時代《尸子》對于"宇宙"有明確的定義："四方上下曰宇，往古來今曰宙。"東漢時期的張衡在他的天文著作《靈憲》中對宇宙的闡述是："宇之表無極，宙之端無窮。"

中國古代宇宙觀的特徵是宇宙演進論，早在春秋時期就出現了宇宙生成的論點。《老子》認爲天地萬物由"道"生成，即道是構成宇宙的本源，并指出"道生一，一生二，二生三，三生萬物"。這是一種由構成宇宙本源的道而逐漸演化萬物的模式。《易傳》認爲天地萬物由"太極"生成，提出"太極生兩儀，兩儀生四象，四象生八卦"的模式。西漢時期成書的《易緯·乾鑿度》把宇宙的演化分爲四個階段：太易階段，宇宙空間是一種"未見氣"的狀態；太初階段，"氣"開始產生；太始階段，"形"開始產生；太素階段，"質"開始產生。《黃帝内經》則認爲宇宙早期呈現無邊無際的"太虛"狀態，由太虛"肇基化元"而演化萬物。南宋時期理學家朱熹提出宇宙的"元氣旋渦"論，認爲宇宙本初是由元氣構成，元氣旋轉運動而産生天地萬物。

中國古代的宇宙觀還體現了一種寶貴的思想特點，就是以"天人合一"爲核心的人與自然和諧統一的天人觀，把"究天人之際"作爲面對自然的重要課題去思考，强調"以人合天"。《老子》提出"人法地，地法天，天法道，道法自然"的思想，對于今日人類面對周圍及外空間環境而言，仍有先導啓迪意義。

### 二、宇宙結構學說

#### （一）蓋天說

蓋天說是中國古代最古老的宇宙結構學說之一。蓋天說起源于西周前期，記載于《周髀算經》，認爲宇宙的構形是天圓地方。天形如半球形的蓋笠，北極位其最高處，四周下垂，日月、五星在其上隨之旋轉；大地形如倒扣着的盤子，天穹上日月星辰交替出没，在大地上產生了晝夜的變化。人類萬物居于天地之中。雨水落地，江河之水流向四周邊緣，大地在極遠處似與天相接。爲解釋天象運動，又把天和地想像爲兩個同心圓。蓋天説爲了解釋天體的東升西落和日月五星在恒星間的位置變化，想像設計出一種模式：極星及北斗居于天之中，恒星附着在天蓋内壁上，日月五星又運行于恒星之間。天之中距地八萬里，天蓋的邊緣距地的邊緣處較天頂爲近，天高爲二萬里。天蓋以極星爲中點繞大地由東向西運轉，形成直觀上的東升西没。日月五星在隨天蓋由東向西旋轉的同時，又自行由西向東慢慢運動。爲使其形象化，又設計出一種説明問題的模型，把天蓋想像爲旋轉的磨盤，又把日月行星想像爲在旋轉運行的磨盤上反向爬行的螞蟻。很顯然，在磨盤上爬行的螞蟻有兩種運動，一是隨磨盤旋轉，一是逆旋轉方向緩慢爬行。

蓋天説的天圓地方説被中醫學認可，如《靈樞·邪客》："天圓地方，人頭圓足方以應之。"人體頭似天，足似地，頭圓足方應和天圓地方。

## （二）渾天説

渾天説近似于希臘的天球説，即以地球爲中心的球面運動。渾天説始于戰國時期，公元前四世紀天文學家石申在渾天説的基礎上編製出量表。"渾天"最早見于西漢楊雄的《法言·重黎》。對渾天記載最完善的是東漢時期張衡編著的《靈憲》《渾天儀注》，標志着渾天説已經成熟。這一時期渾天説發展很快，而且按渾天説製造的渾象和渾天儀廣泛應用于天文研究和實際測量中。張衡《渾天儀注》説："渾天如鷄子，天體圓如彈丸，地如鷄子黄，孤居于内，天大而地小也，天表裏有水。天之包地，猶殼之裹黄。"天體運轉如同車輪，運行不息，其形渾渾，所以叫渾天。渾天説還有思辨上的進步，即認爲"渾天體"不是宇宙的界限，渾天之外還有另外的世界。

渾天説最初認爲，大地浮在水上，這種説法受到蓋天説學派的批評，此後又有所發展，認爲大地浮在氣中，故而才有可能迴旋游動。這就是"地有四游"的樸素地動説先導。

渾天説認爲恒星都布在一個"天球"上，日月五星則附在這個天球背景上運行，這與現代天文學中的天球概念十分接近。渾天説采用球面坐標系，如赤道坐標系，來度量天體的位置，以及天體的運動。如對于恒星昏旦中天、日月五星的運行及順逆去留，都采用渾天説體系來描述。所以，渾天説不僅僅是一種宇宙結構學説，也是一種觀測和測量天體視運動的計算體系。

## （三）宣夜説

宣夜説始于戰國時代，没有留下完整的文獻資料。東漢時期的郤萌記述了先師流傳下來的宣夜説，主要觀點收録于《晋書·天文志上》。宣夜説認爲：天既不是一個半球狀的頂蓋，也不是一個鷄子渾圓蛋殼，没有固定的蒼穹，天是無邊無崖的空間，充滿了氣，而日月星辰漂浮游動于氣中，并受氣的制約。氣的運動和作用是有規律的。宣夜説展示了宇宙是茫茫無涯、無窮無盡的空間，而日月星體則漂浮于寥廓的太虛之中。這比蓋天説和渾天説認爲日月星體附着在天球同一層面上，有了很大進步。渾天説學派的張衡，其"宇之表無極，宙之端無窮"的觀點，實質是受了宣夜説的影響。宣夜説之所以消亡而失其傳承，可能是因爲缺乏曆法學所需要的實際測量，在古代又缺乏有力的理論證明，故僅僅保留在思想領域而成爲一種思辨的假説。這種假説對中醫學産生了一定的影響，如《素問·五運行大論》："夫變化之用，天垂象，地成形，七曜緯虚，五行麗地。"七曜即日月和金木水火土五星。《釋名》曰："緯，圍也。"虚指太虚、太空。"七曜緯虚"意爲日月五星圍繞在太空之中，這正是宣夜説的思想。"五行麗地"指金木水火土五行等有形的物質附着在大地之上。

## 三、天象觀察

### 1. 七曜

七曜，又稱七政，指日月和金木水火土五星。日、月和人的關係最爲密切。日起日落，是爲一天；月圓月缺，是爲一月；日遠日近，冷熱寒暑，周而復始，是爲一年。時間的量度，與日月的運行息息相關。至于五星，則是古人實際觀測到的五顆行星，即水星、金星、火星、木星、土星。因爲是東西向運行，又稱五緯。金星，黎明時出現在偏東方，古人稱爲啓明星，黄昏時見于偏西方，所以又稱爲長庚星。因爲它光色很白，亮度特强，又名太白。如《詩經·小雅·大東》："東有啓明，西有長庚。"木星古名歲星，在曆法學中又稱太歲或歲陰。這是因爲古人認爲歲星十二年繞天一周（現測定爲 11.86 年）。古人把天球黄道一周劃爲十二個區域，稱爲十二歲次。木星每年行一歲次，十二年行一周。十二歲次又與十二地支對應。水星又名辰星，火星又名熒惑，土星又名鎮星。值得注意的是，先秦古籍中談到天象時所説的水并不是指水星，而是指恒星中的定星（營室，即室宿）；所説的火也并不是指火星，而是指恒星中的大火，即心宿。

### 2. 二十八星宿

二十八星宿確立大約在春秋時期。星宿又稱星舍，唐以後又稱星官。"宿"與"十二宫"的"宫"有類似的含義。每一宿不是指一顆星，而是指一組。每一組有兩顆到多顆不等。二十八星宿是古人爲了觀測日、月、五星運行而確立的恒星座標。古人已經發現恒星相互間的位置是固定不變的，于是利用恒星的這種"不動"做標志來確定日月五星運行的相對位置。經過長期觀測，古人確立并選擇了天球黄道與赤道附近的二十八組恒星作爲座標，稱爲二十八宿，又稱二十八舍或二十八星。"宿"或"舍"就如同日月五星運行軌道上的驛站。

二十八星宿每七宿爲一組合分布于東西南北四方，每一方七宿形成的組合又用一種動物命其象，又稱爲"四象"或"四獸"。其排列順序是從"角宿"開始自西向東延續，具體名稱是東方蒼龍七宿：角、亢、氐、房、心、尾、箕；北方玄武七宿：斗、牛、女、虚、危、室、壁；西方白虎七宿：奎、婁、胃、昴、畢、觜、參；南方朱雀七宿：井、鬼、柳、星、張、翼、軫。

二十八星宿沿天球黄赤間自西向東排列的内在道理是：我們面南仰觀星空，二十八星宿的順序是以逆時針方向排列。而以東南西北四象的順序是：由東而北，由北而西，由西而南，由南而東完成一周天。這裏的東、北、西、南與黄道的東、北、西、南正好反向。東方七宿大致分布區域是在天球黄道的秋分點至冬至點；北方七宿大致分布區域是在天球黄道的冬至點至春分點；西方七宿大致分布區域是在天球黄道的春分點至夏至點；南方七宿大致分布區域是在天球黄道的夏至點至秋分點。

　　二十八星宿不衹是古人觀測日月五星位置的座標，其中有些星宿還是測定歲時季節的標志。正月間黃昏時"參宿"上中天，五月間"大火"上中天。這裏的"大火"指心宿。"參宿"中有三顆星亮度相等、間距相等并排列在一條直線上，俗稱"三星"。現在民間還有"三星正南，天下過年"的諺語。

### 3. 三垣

　　三垣，即紫微垣、太微垣、天市垣。古人在黃河流域觀測天空，在這一區域常見的北天上空，以北極星爲中心，集合周圍其他十五星，合爲一區，稱爲紫微垣，又稱紫垣、中垣。在紫微垣之外，在二十八星宿的星、張、翼、軫宿以北的星區爲太微垣，又稱上垣。在房、心、尾、箕、斗以北的星區，共二十二星，稱爲天市垣，又稱下垣。

### 4. 北斗

　　古人面南觀測天象主要是對日、月、五星及二十八星宿進行探知，面北觀測主要是觀察北極星和北極星周圍的恒星，即紫微垣範圍的星體。其中古人最感興趣的星群就是北斗。北斗是北極星附近七顆較明亮的星，其排列形狀很像古時淘酒的斗，古稱北斗七星，即現代天文學的大熊座。這七顆星靠近北極的四顆稱天樞、天璇、天璣、天權，構成斗身，又稱魁。外端的三顆稱玉衡、開陽、搖光組成斗柄，又稱杓。斗星一年之中正好繞極星一周，呈逆時針方向運轉，也就是由東而南（上），由南而西，由西而北（下），由北而東。觀測時以傍晚爲準，春分時斗柄指向東方，夏至時斗柄指向南方（上方），秋分時斗柄指向西方，冬至時斗柄指向北方（下方）。這與中國傳統的四季配四方正好吻合。《鶡冠子·環流》曰："斗柄指東，天下爲春；斗柄指南，天下爲夏；斗柄指西，天下爲秋；斗柄指北，天下爲冬。"北斗如同天上的年鐘，以北極星爲軸，以斗星爲指針，一年之中由東春而南夏，由南夏而西秋，由西秋而北冬，由北冬而冬春。循環往復，爲我們指明歲時季節。因爲是面北定位，由東而西旋轉是逆時針方向運行。由東而西旋轉實質是地球自西向東運轉的逆向反映。北極星亮度較低，不好辨認，我們可以通過斗星確認極星。方法是把天璇、天樞連成直線，向勺口方向延長兩星間約五倍的距離，就是北極星，北極星和天璇、天樞在一條直線上。

### 5. 十二次

　　古人爲了量度日、月、五星的位置和運行，把黃道附近一周天按照由西向東的方向分爲十二個部分，叫做十二次，又稱十二宮。十二次的每次都有二十八星宿中的某些星宿作爲標志。十二次最初主要用于記載木星位置，漢以後才定型。據《漢書·律曆志》記載，十二次名稱依次是：星紀、玄枵、娵訾、降婁、大梁、實沈、鶉首、鶉火、鶉尾、壽星、大火、析木。它們是按赤道經度等分的，這和二十八宿的廣狹不一有所不同。

　　我國古代創立的十二次主要有兩種用途：一是用來指示一年四季太陽所在的位置，以説明節氣的變換，例如，太陽在星紀次的起點爲大雪節氣，在中點爲冬至中氣，等等。二是用來説明歲星每年運行所到的位置，并據以紀年，例如，《春秋》《國語》上所説的"歲在鶉火""歲在星紀"等等。此外，在星占術中十二次也被用作分野的一種天空區劃系統。

### 6. 分野

　　《史記·天官書》説："天則有列宿，地則有州域。"古人認爲，天上的星宿和地上的州郡邦國是對應相配的，該星宿發生的天象預兆着各對應地方的吉凶，這就是分野的觀念。分野大約起源于春秋戰國，最早見于《左傳》《國語》等書，其所反映的分野大體以十二次爲準。

戰國以後也有以二十八宿來劃分分野的，或以星宿和列國相配，或以星宿和各州相配。後又因十二次與二十八宿互相聯繫，從而兩種分野也在西漢之後逐漸協調互通。現以《晋書·天文志》中"十二次度數"及"州郡躔次"兩節所載，把十二次、二十八宿及分野的對應關係列表如表7-8-1 所示。

表 7-8-1　十二次、二十八宿及分野的對應關係

| 十二次 | 壽星 | 大火 | 析木 | 星紀 | 玄枵 | 娵訾 | 降婁 | 大梁 | 實沈 | 鶉首 | 鶉火 | 鶉尾 |
|---|---|---|---|---|---|---|---|---|---|---|---|---|
| 二十八宿 | 角亢氐 | 房心 | 尾箕 | 斗牛女 | 虛危 | 室壁 | 奎婁胃 | 昴畢 | 觜參 | 井鬼 | 柳星張 | 翼軫 |
| 分野 | 鄭 | 宋 | 燕 | 吳越 | 齊 | 衛 | 魯 | 趙 | 魏 | 秦 | 周 | 楚 |
| | 兗州 | 豫州 | 幽州 | 揚州 | 青州 | 并州 | 徐州 | 冀州 | 益州 | 雍州 | 三河 | 荊州 |

## 第二節　曆　法

　　曆法，就是根據天象變化的自然規律，計量較長的時間間隔，判斷氣候的變化，預示季節來臨的法則。我國曆法淵源甚遠。《尚書·堯典》就有"乃命羲和，欽若昊天，曆象日月星辰，敬授民時"等記載。中醫古籍和曆法的關係非常密切。以記時單位的名稱爲例，宋代《重修政和經史證類備用本草》晦明軒本的牌記題作"泰和甲子下己酉冬至南日"，明代陸彦功《傷寒論類證便覽》題作"弘治己未歲菊月之望"。這兩個時間在當時并不難懂，但今人讀來却有些難度。這就需要懂得一些古代曆法的常識。下面就古代曆法的常用術語進行解析。

### 一、朔望月、太陽年

　　古代觀察月相以定月，以月相變化的周期爲一月。古人把農曆每月初一稱爲"朔"，把農曆每月十五稱爲"望"，以月的從朔到上弦、望、下弦再到朔的圓缺周期記時，即"朔望月"。從朔到朔爲一個月，相距29日爲小月，30日爲大月。

　　"年"的概念，最初大約是由于莊稼成熟的物候而形成的。《説文解字·禾部》："年，穀孰（熟）也。"而禾穀由播種到成熟和地球的寒暑變化有密切聯繫，所以，禾穀成熟的周期也就意味着寒來暑往的周期，也就是地球繞太陽運行一周的時間，《尚書·堯典》説"期三百有六旬有六日"，即一周年有三百六十六日，稱爲太陽年。

### 二、陰曆、陽曆、陰陽合曆

#### 1. 陰曆

　　根據朔望月製定的曆法就是陰曆，又稱"太陰曆"。曆年長短和太陽視運動無關，因此和四季寒暑無關。純陰曆的年曆長短不與太陽回歸年等長，因此不存在閏月。6 個大月各 30 天，

6個小月各 29 天，全年 354 天。

### 2. 陽曆

以太陽年（地球繞太陽一周）爲單位製定的曆法是陽曆，又稱"太陽曆（公曆、格裏曆）"。太陽曆是根據太陽視運動而定的年曆，年的長度和回歸年相齊，但與朔望月無關，始于羅馬（前46 年）。現在世界上通用的陽曆（西曆）是在羅馬陽曆的基礎上修訂的。

### 3. 陰陽合曆

我國殷商時期就已經開始使用陰陽合曆。陰陽合曆調和太陽、地球、月亮的運轉周期，既有依據朔望月製定的陰曆，又有依據太陽回歸周期製定的太陽曆，是一種綜合陰、陽曆優點，調和陰、陽曆矛盾的曆法，又稱"陰陽曆"。我國在辛亥革命前，除太平天國頒行的天曆外，其餘的曆法都屬于陰陽曆。

地球繞太陽一周約三百六十五又四分之一天（現代測得是 365 天 5 小時 48 分 46 秒），而陰曆一年十二個月 354 天，比一個太陽年平均約少十又八分之七天。積三年就要差 33 天，故每三年須置一月閏；還差 3 日或 4 日，再積二年，共少 25 日或 26 日，可置一閏月。平均計算，每十九年須置七閏，使歷年平均長度大約等于一個太陽年。陰陽合曆的優點在于既有月相，又有二十四節氣，既符合紀年、紀月、紀日的要求，又能準確指導農事活動。古人很重視置閏，當閏而不閏叫做"失閏"，被認爲是有關部門的嚴重失職。

## 三、四時

一年分爲春、夏、秋、冬四時。四時就是四季。但是在商代和西周前期，一年祇分爲春秋二時，所以後世常以春秋作爲四時的代稱。後來曆法日趨詳密，由春秋二時再分出冬夏二時，所以有些古書所列的四時順序不是"春夏秋冬"，而是"春秋冬夏"。例如，《禮記·孔子閑居》："天有四時，春秋冬夏。"《素問·八正神明論》："四時者，所以分春秋冬夏之氣所在，以時調之也。"西周中期之後，四時之稱就規範爲春夏秋冬了。

古代四季取名，除春、夏、秋、冬外，還有不少異名，列表如表 7-8-2 所示。

表 7-8-2　春、夏、秋、冬及其各自异名

| 季名 | 异名 | | | | | | | | | |
|------|------|------|------|------|------|------|------|------|------|------|
| 春 | 陽春 | 青陽 | 豔陽 | 陽節 | 淑節 | 韶節 | 青春 | 蒼靈 | 三春 | 九春 |
| 夏 | 朱明 | 朱夏 | 炎序 | 炎節 | 炎夏 | 清夏 | 朱律 | 長贏 | 三夏 | 九夏 |
| 秋 | 素商 | 高商 | 金天 | 白藏 | 素節 | 商節 | 蕭長 | 凄辰 | 三秋 | 九秋 |
| 冬 | 元冬 | 元英 | 元序 | 清冬 | 嚴節 | 寒辰 | 歲餘 | 安寧 | 三冬 | 九冬 |

在中醫古籍裏除春夏秋冬四時外，還有一個"長夏"的名稱，合稱爲"五時"。這是因爲四時與五行相配缺少一位，故加上一個"長夏"以配土。王冰《素問·六節藏象論》注曰："四時之中，加之長夏，故謂得五行時之勝也。""長夏"在《黃帝內經》中有兩層意思：一是指六月。王冰《素問·六節藏象論》注曰："所謂長夏者，六月也。土生於火，長在夏中，既長而王，故云長夏也。"二是指四時的四個季月後各十八日，即丑、辰、未、戌月後各十八日，共七十二日。

## 四、二十四節氣

二十四節氣的劃分，起源于我國黃河流域，古人很早就掌握了"二分二至"這四個重要節氣，後來又掌握了"啓閉"等節氣。"分"指春分、秋分，"至"指夏至、冬至；"啓"指立春、立夏，"閉"指立秋、立冬。古人使用圭表（測日影器）測量日影的長度，當投影最短時稱夏至，最長時稱冬至。戰國末年，《呂氏春秋》中出現了立春、日夜分（即春分）、立夏、日長至（即夏至）、立秋、日夜分（即秋分）、立冬、日短至（即冬至）八個節氣。二十四節氣名稱首載于《淮南子·天文訓》，公元前 104 年，由鄧平等製定的《太初曆》，正式把二十四節氣訂于曆法，明確了二十四節氣的天文位置。

二十四節氣是古人根據太陽在黃道（即地球繞太陽公轉的軌道）上的位置（黃經）變化和地面氣候演變次序，將全年劃分的二十四段，每段約隔半月。每月第一個節氣爲"節氣"，即立春、驚蟄、清明、立夏、芒種、小暑、立秋、白露、寒露、立冬、大雪和小寒等 12 個節氣；每月的第二個節氣爲"中氣"，即雨水、春分、穀雨、小滿、夏至、大暑、處暑、秋分、霜降、小雪、冬至和大寒等 12 個節氣。"節氣"和"中氣"交替出現，各歷時 15 天，統稱爲"節氣"。每節氣分三候，五天爲一候，每年七十二候。

### 二十四節氣歌

春雨驚春清穀天，夏滿芒夏暑相連。
秋處露秋寒霜降，冬雪雪冬小大寒。
每月兩節日期定，最多相差一兩天。
上半年來六廿一，下半年是八廿三。

### 節氣中氣歌

立春正月節雨水正月氣
驚蟄二月節春分二月氣
清明三月節穀雨三月氣
立夏四月節小滿四月氣
芒種五月節夏至五月氣
小暑六月節大暑六月氣
立秋七月節處暑七月氣
白露八月節秋分八月氣
寒露九月節霜降九月氣
立冬十月節小雪十月氣
大雪十一月節冬至十一月氣
小寒十二月節大寒十二月氣

節氣跟太陽走，固定在太陽年的一定日期上，和朔望月沒有關係，所以節氣在陽曆上每年有固定日期，和陰曆月份的搭配卻不是絕對年年一致。

二十四節氣名稱都有一定的含義。立春、立夏、立秋、立冬四個節氣，分別表示春夏秋冬的開始。夏至、冬至兩個節氣，分別表示炎夏與寒冬即將到來。春分、秋分兩個節氣，"分"有"半"的意思，即把春季和秋季各分爲兩半。同時也包含着"晝夜平分"的意思，因爲春分和秋分這兩天晝夜幾乎等長。雨水，指開始降雨，即此時天空的降水形成已由雪變爲雨了。驚蟄，古代本叫"啓蟄"，漢代避景帝劉啓諱，改名"驚蟄"。驚蟄氣溫上升，漸有春雷，蟄伏在地下的小動物開始出土活動。清明，含有天氣清澈明朗的意思，此時氣候溫暖，草木萌茂，改變了冬季寒冷枯黃的景象。穀雨，即"穀得雨而生"之意，言此時雨量增多，是作物播種、出苗的重要時機。小滿，"物至於此小得盈滿"，指麥類等夏熟作物籽粒逐漸飽滿。芒種，"謂有芒之種穀可稼種矣"，此時長江中下游地區將進入多雨的黃梅時節，在現代農業生產上，多忙于夏收夏種。暑，熱也。小暑時正值初伏前後，農業生產上多忙于夏秋作物的田間管理。大暑時值中伏，爲一年最熱時期。"處"有"止"的意思，處暑意爲炎熱的夏暑至此結束，氣溫逐漸下降。白露，謂天氣漸涼，草木上的水汽開始凝聚成白色的露珠。寒露，氣溫進一步降低，"露氣寒冷，將凝結也"，此時正進入秋收秋種。霜降，謂此時秋氣肅殺，天氣漸冷，露結爲霜。小雪，言此時雨下而爲寒氣所迫，凝而爲雪，"小者，未盛之辭"。大雪，至此雪盛，黃河流域一帶漸有積雪。小寒，此時正值"三九"之前，我國大部分地區進入嚴寒時期。大寒，此時寒氣逆極，爲一年的最冷時期。

古人把二十四節氣細分爲節氣和中氣兩種，由于一個節氣加一個中氣差不多是三十天半，大于一個朔望月，所以每月的節氣和中氣總要比上月推遲一兩天。這樣推至某月祇有節氣而沒有中氣的時候，就把這個月份定爲閏月，這就是古人所説"閏月無中氣"的意思。所以二十四節氣和置閏有密切關係。陽曆則每個月都有節氣和中氣，上半年時，每月六日和二十一日左右是交節日期，到了下半年，每月八日和二十三日左右是交節日期。

二十四節氣是我國古代農事活動的主要依據。反映在醫學上，《黃帝内經》在論述"天人相應"理論時，有不少關於二十四節氣的記述。在中醫古籍中，節氣也可以表明時間，如明代徐春甫《古今醫統》自序題作"嘉靖丙辰仲冬至日"即是一例。

# 五、三正

春秋時期有三種不同曆法，即夏曆、殷曆、周曆，因正月的月建不同，所以叫做"三正"。"正"，即歲首之意，俗稱"正月"。

夏曆以建寅之月（即冬至後二月，相當于現今陰曆正月）爲正，殷曆以建丑之月（即冬至後一月，相當于現今陰曆十二月）爲正，周曆以建子之月（即冬至所在之月，相當于現今陰曆十一月）爲正。由于三種曆法歲首的月建不同，四季的劃分也就隨之而异（表7-8-3）。

同一時期出現三種不同的歲首規定，是因爲春秋時期，曆法正處于草創時期，各地區的曆日制度還不能取得一致。同時，也因爲當時諸侯爭霸，列强出于政治鬥爭的需要，有意要在用曆上變換一些手法，以示與周王朝分庭抗禮，那麼，最方便的一種手法就是變換歲首了。爲了表示自己治曆有據，諸侯托古改制，在自己使用的曆日制度前冠以夏曆、殷曆、周曆等等名目，三正于是產生。秦始皇統一中國後，改以建亥之月（相當于現今陰曆十月）爲歲首。但是夏正比較適合農事季節，所以民間并不稱十月爲正月。漢初沿襲秦制。漢武帝太初元年（公元前104

年）改用太初曆（我國歷史上第一部比較完整的曆法），以建寅之月爲歲首。此後大約二千年間，除王莽和魏明帝時一度改用殷正，唐武后和肅宗時一度改用周正外，其餘都是用的夏正。辛亥革命後，對于舊用的曆法稱爲"夏曆"，俗稱"陰曆""舊曆"，又因爲與農業生産有比較密切的關係，也稱爲"農曆"。

　　由于春秋時期不同地區使用不同的曆日制度，先秦古籍所據以紀時的曆日制度也就不能統一，因此我們閱讀先秦古籍時有必要暸解三正的差异。舉例來說，《春秋》和《孟子》多用周曆，《楚辭》和《吕氏春秋》用夏曆，《詩經》中有些詩篇是夏曆和周曆并用，《黄帝内經》則是三正兼用，甚至有用秦正的。能够辨識各種典籍所用的曆日制度，諸如《春秋·莊公七年》"秋，大水，無麥、苗"（秋，應指周曆秋季，相當于夏曆五、六月）之類的問題，也就不難索解了。

表 7-8-3　夏曆、殷曆、周曆具体内容

| 月建 | | 子 | 丑 | 寅 | 卯 | 辰 | 巳 | 午 | 未 | 申 | 酉 | 戌 | 亥 |
|---|---|---|---|---|---|---|---|---|---|---|---|---|---|
| 夏曆 | 月份 | 十一月 | 十二月 | 正月 | 二月 | 三月 | 四月 | 五月 | 六月 | 七月 | 八月 | 九月 | 十月 |
| | 季節 | 冬 | | 春 | | | 夏 | | | 秋 | | 冬 | |
| 殷曆 | 月份 | 十二月 | 正月 | 二月 | 三月 | 四月 | 五月 | 六月 | 七月 | 八月 | 九月 | 十月 | 十一月 |
| | 季節 | 冬 | | 春 | | | 夏 | | | 秋 | | 冬 | |
| 周曆 | 月份 | 正月 | 二月 | 三月 | 四月 | 五月 | 六月 | 七月 | 八月 | 九月 | 十月 | 十一月 | 十二月 |
| | 季節 | 春 | | | 夏 | | | 秋 | | | 冬 | | |

## 第三節　記　時

## 一、干支紀日

　　古人最早用干支紀日，以天爲幹，以地爲枝。天干，即甲、乙、丙、丁、戊、己、庚、辛、壬、癸，又稱"十干"。"干"有"個"之意，如顔師古注《漢書·食貨志》云："干，猶個也。"日爲陽，陽爲天，故稱"天干"。天干的先後，不僅僅指數位記號，而且包含着萬物由發生至少壯、至繁盛、至衰老、至死亡、至更始的含義。

　　地支，即子、丑、寅、卯、辰、巳、午、未、申、酉、戌、亥。支者支條也，其數爲十二，故稱"十二地支"，最早是用來紀月的。月爲陰，陰爲地，故稱"地支"。

　　天干地支配合可以用來紀年、紀月、紀日、紀時。天干與地支配合是天干在上，地支在下，按干支順序向下排列。天干始于甲，地支始于子，干支相合，故名甲子。十天干和十二地支相互配合，從甲子始依次推算到癸亥，共得六十次，便稱爲一周或一個甲子，如此交替往復。干支配合六十次中，天干往復輪周六次（10 干×6 次=60），地支往復輪周五次（12 支×5 次=60）。

　　天干地支相配後，得到六十組不同的組合：

| 甲子 | 乙丑 | 丙寅 | 丁卯 | 戊辰 | 己巳 | 庚午 | 辛未 | 壬申 | 癸酉 |
| 甲戌 | 乙亥 | 丙子 | 丁丑 | 戊寅 | 己卯 | 庚辰 | 辛巳 | 壬午 | 癸未 |
| 甲申 | 乙酉 | 丙戌 | 丁亥 | 戊子 | 己丑 | 庚寅 | 辛卯 | 壬辰 | 癸巳 |
| 甲午 | 乙未 | 丙申 | 丁酉 | 戊戌 | 己亥 | 庚子 | 辛丑 | 壬寅 | 癸卯 |
| 甲辰 | 乙巳 | 丙午 | 丁未 | 戊申 | 己酉 | 庚戌 | 辛亥 | 壬子 | 癸丑 |
| 甲寅 | 乙卯 | 丙辰 | 丁巳 | 戊午 | 己未 | 庚申 | 辛酉 | 壬戌 | 癸亥 |

每個組合代表一天。假設某日爲甲子日，那麼以後的日子依次順推爲乙丑、丙寅、丁卯等；甲子以前的日子依次逆推爲癸亥、壬戌、辛酉等。六十甲子周而復始，如環無端。

干支紀日，大約産生于殷商時代，春秋戰國一直延用。據文獻資料記載，春秋時魯隱公三年二月己巳日（公元前 720 年 2 月 10 日）起的干支紀日，一直到清代宣統三年（1911 年）止，計二千六百多年，從未間斷。這是世界上迄今所知的應用時間最長的紀日法。古人亦有單用天干紀日的，早在夏代可能已産生這種方法，即用甲、乙、丙、丁等十個字來紀日。夏代後期的幾個帝王使用"孔甲""履癸"等名號，可以爲證。後來干支紀日通行，天干紀日便逐漸不用了。值得一提的是，《黃帝内經》中多數祇用天干紀日，如《素問·藏氣法時論》："肝病者，愈在丙丁，丙丁不愈，加於庚辛，庚辛不死，持於壬癸，起於甲乙。"句中四組天干都是指日而言。至于單用地支紀日則屬于後起，且大多限于特定的日子，如"三月上巳"（古代的一個節日）之類。《素問·六節藏象論》："天以六六之節，以成一歲。"六十日爲一甲子，六個甲子爲"六六之節"，即一年。"天有十日，日六竟而周甲，甲六復而終歲，三百六十日法也。"天干有十，紀日則爲十日；十天干經過六次完整的循環而成爲甲子一周六十天；六個甲子循環往復而爲一年，三百六十日。

## 二、紀月法

### 1. 月名紀月

先秦時期每個月有特定的名稱，《爾雅·釋天》對此有詳盡的記載："正月爲陬，二月爲如，三月爲寎，四月爲余，五月爲皋，六月爲且，七月爲相，八月爲壯，九月爲玄，十月爲陽，十一月爲辜，十二月爲涂。"如清代汪昂《醫方集解·序》"康熙壬戌歲陽月"，"陽月"即指十月；清代《温病條辨》汪廷珍叙"嘉慶十有七年壯月既望"，"壯月"即指八月。

### 2. 四季紀月

古人把四季的每一季節都分成孟、仲、季三個階段，即：孟春、仲春、季春；孟夏、仲夏、季夏；孟秋、仲秋、季秋；孟冬、仲冬、季冬。依次分別代稱月份，如孟春爲正月，仲春爲二月，季春爲三月等。這種紀月法，常見于序跋。如明代吳昆《醫方考·自序》"皇明萬曆十二年歲次甲申孟冬月"的"孟冬月"即爲十月。

### 3. 地支紀月

春秋時代開始以十二地支紀月，叫做"月建"。古代以北斗七星斗柄所指作爲判定月份的標準。將地面分成十二個方位，按順時針方向分別以十二地支表示：正北爲子，正東爲卯，正南爲午，正西爲酉等。夏正十一月（冬至所在的月份）黃昏時斗柄指子，十二月黃昏時斗柄指丑，正月黃昏時斗柄指寅，二月黃昏時斗柄指卯……于是就稱十一月建子，十二月建丑，正月建寅，二月建卯，三月建辰，四月建巳，五月建午，六月建未，七月建申，八月建酉，九月建戌，十月建亥。北斗斗柄所指的方位稱爲"斗建"。上文提到的夏正指的是夏曆，具體內容見本章"曆法"。

**4. 律呂紀月**

律呂是六律、六呂的合稱，即十二律。律本來是古代用竹管製成的校正樂律的器具，以管的長短（各管的管徑相等）來確定音的不同高度。從低音管算起，成奇數的六個管叫做"律"，成偶數的六個管叫做"呂"。後來就用律呂作爲音律的統稱。所以，十二律就是十二個標準音，從低到高依次排列，共有十二個名稱，後來被借稱十二個月。六律用以指單月，六呂用以指雙月。如《類經·序》"歲次甲子黃鐘之吉"的"黃鐘"即指陰曆十一月（表 7-8-4）。

表 7-8-4　各紀月法

| 紀月 | 正月 | 二月 | 三月 | 四月 | 五月 | 六月 | 七月 | 八月 | 九月 | 十月 | 十一月 | 十二月 |
|---|---|---|---|---|---|---|---|---|---|---|---|---|
| 月名紀月 | 陬月 | 如月 | 寎月 | 余月 | 皋月 | 且月 | 相月 | 壯月 | 玄月 | 陽月 | 辜月 | 涂月 |
| 四季紀月 | 孟春 | 仲春 | 季春 | 孟夏 | 仲夏 | 季夏 | 孟秋 | 仲秋 | 季秋 | 孟冬 | 仲冬 | 季冬 |
| 地支紀月 | 寅月 | 卯月 | 辰月 | 巳月 | 午月 | 未月 | 申月 | 酉月 | 戌月 | 亥月 | 子月 | 丑月 |
| 律呂紀月 | 太簇 | 夾鐘 | 姑洗 | 仲呂 | 蕤賓 | 林鐘 | 夷則 | 南呂 | 無射 | 應鐘 | 黃鐘 | 大呂 |

# 三、干支紀年

一般認爲，干支紀年始于東漢，也有人認爲西漢初已經開始使用，祇是到東漢元和二年（85年）纔以朝廷命令的形式在全國推行。干支紀年，六十年爲一個周期，故《素問·六微旨大論》說："天氣始於甲，地氣始於子，子甲相合，命曰歲立，謹候其時，氣可與期。"

干支紀年推算：

年的天干速定法：年的末位數所對應即是該年天干。對應如下：

0　1　2　3　4　5　6　7　8　9<br>
庚　辛　壬　癸　甲　乙　丙　丁　戊　己

年的地支速定法：（年數-3）÷12……餘數，餘數是幾即從子上數幾，1 是子年，2 是丑年……如無餘數則是亥年。例：（2019-3）÷12……0 無餘數則是亥年。故 2019 年爲己亥年。

干支紀年在中醫古籍中有廣泛的應用，如清代柯琴《傷寒論注·自序》題作"時己酉初夏也"，據柯琴的生活年代，可查得"己酉"當爲 1729 年。當然，更常見的是皇帝年號加上當年干支的合記方法，如明代陳實功《外科正宗·自序》題作"時萬曆丁巳之秋七月既望"，清代張志聰《侶山堂類辯·自序》題作"康熙歲次庚戌正陽月"等。還有再加上年次的，如唐代王冰《黃帝內經素問·序》題作"時大唐寶應元年歲次壬寅"，元代危亦林《世醫得效方·自序》題作"至元三年歲丁丑七月既望"。兩法并用紀年的好處是雙管齊下，不易錯亂。

## 四、紀時法

古人根據天色把一晝夜分爲若干時段，確定每個時段的名稱。比如日出時叫做旦、早、朝、晨，日入時叫做夕、晚、暮、昏。所以古書上常常見到朝夕并舉、旦暮并舉、晨昏并舉、早晚并舉。太陽正中時叫做日中，將近日中時叫做隅中，太陽西斜叫做日昃或日昳，太陽落山稱爲日入。日入以後是黃昏，接着是人定、夜半，隨後爲鷄鳴、昧旦、日出，這時天就亮了。此外，古人一日兩餐。朝食在日出之後、隅中之前，這段時間就叫做食時；夕食在日昃之後、日入之前，這段時間就叫做晡時。這樣劃分時段的方法，通用于周代。隨着曆法的詳密，古人對于一晝夜有了等分的時辰概念。漢太初以後，開始用十二地支作爲十二時辰的名稱，每個時辰等于現代的兩個小時（小時，即小時辰之意）。近代又把每個時辰細分爲初、正，等于把一晝夜分爲二十四等分。古人還有專門的夜間計時法，即把一夜等分爲五段，以天干中的甲、乙、丙、丁、戊命名，或以五鼓、五更來區分（表 7-8-5）。

### 表 7-8-5　紀時法

| 時段 | 夜半 | | 鷄鳴 | | 昧旦昧爽 | | 日出平旦平明 | | 食時 | | 隅中 | | 日中 | | 日昃日昳 | | 晡時 | | 日入 | | 黃昏 | | 人定 | |
|---|---|---|---|---|---|---|---|---|---|---|---|---|---|---|---|---|---|---|---|---|---|---|---|---|
| 時辰 | 子 | | 丑 | | 寅 | | 卯 | | 辰 | | 巳 | | 午 | | 未 | | 申 | | 酉 | | 戌 | | 亥 | |
| | 子初 | 子正 | 丑初 | 丑正 | 寅初 | 寅正 | 卯初 | 卯正 | 辰初 | 辰正 | 巳初 | 巳正 | 午初 | 午正 | 未初 | 未正 | 申初 | 申正 | 酉初 | 酉正 | 戌初 | 戌正 | 亥初 | 亥正 |
| 鐘點 | 23 | 24 | 1 | 2 | 3 | 4 | 5 | 6 | 7 | 8 | 9 | 10 | 11 | 12 | 13 | 14 | 15 | 16 | 17 | 18 | 19 | 20 | 21 | 22 |
| 天干 | 丙夜 | | 丁夜 | | 戊夜 | | | | | | | | | | | | | | | | 甲夜 | | 乙夜 | |
| 鼓時 | 三鼓 | | 四鼓 | | 五鼓 | | | | | | | | | | | | | | | | 一鼓 | | 二鼓 | |
| 更時 | 三更 | | 四更 | | 五更 | | | | | | | | | | | | | | | | 一更 | | 二更 | |

需要指出的是，一些時段往往有不同的稱謂，而同一時段所指時辰也可能各不相同。例如，表 8-5 中所列"平旦"（或"平明"），各書所指略有分歧。一般認爲"平旦"即"日出"，如林億等"新校正"云："日出與平旦時等。"而王充《論衡·譋時篇》則說："平旦寅，日出卯。"就把"平旦"與"日出"看作兩個時辰。此外，《黃帝內經》中還有一些介于各時段之間的特定稱謂，例如，大晨，指天大明之時；早食，指朝食之前的一段時間；晏時，指朝食之後的一段時間；早晡，指將近晡時的一段時間；下晡、晏晡，均爲晡時之後，但下晡在前，晏晡在後；合陰，指夜半之後的一段時間；合夜，指鷄鳴之前的一段時間。後世醫書一般都按十二地支紀時。還有一點要注意的是，"小時"（表 7-8-5 中寫"鐘點"）的概念是到二十世紀初才慢慢通行起來的，因此古代醫書裏所說"隔二時服"，今天就應該間隔兩個時辰即 4 小時纔符合原意。

## 第四節　避　　諱

　　古代對于君主或尊長的名字不能直接説出或寫出,要采用某種方法加以回避,稱爲避諱。據文獻資料記載,早在殷商時期就開始出現避諱現象,避諱法制化始于周,流行于秦漢,盛行于隋唐,而兩宋時期最爲嚴格,直至民國廢除帝制,此習方廢。大概在秦以前,秖避真名,不避嫌名。所謂嫌名,是指與君王尊長名字讀音相近的字,《禮記·曲禮上》:"禮不避嫌名。"鄭玄注:"嫌名,謂音聲相近,若禹與雨,丘與區也。"之後,諱法逐漸嚴格,遇有嫌名,也要加以回避。歷代醫書受此影響,頗多用諱。因而熟悉避諱方法,不僅方便閱讀古醫籍,亦有助于判定古籍版本和醫學人物的年代。

### 一、避諱範圍

　　古代避諱的範圍,一直都沿用《公羊傳·閔西元年》中的話:"爲尊者諱,爲親者諱,爲賢者諱。"這句話原本是指《春秋》一書對尊者、親者、賢者的過失避而不談,但其旨意與後來的避諱習俗一致,所以後世就遵用這句話來概括避諱的範圍。尊者,主要指帝王(包括帝王的父、祖)及高官的名。各個朝代在位的君主必須避諱;已故的君主七世之内也須避諱,叫做"廟諱"。親者,主要指直系親屬的長輩,特別是父、祖的名。賢者,主要指師長的名,其中最重要的人物就是孔丘。避諱最嚴格的宋代,避諱的範圍擴大,不僅當代君主要避諱,而且中華民族始祖軒轅氏也在避諱之列,後又連及孔子、老子名字也要避諱。到了政和八年(1118年),宋徽宗更把與皇帝相關的稱號都當作避諱字來禁用:先是禁用"君、皇、聖"三字爲名字,而後又擴充到"不許以龍、天、玉、帝、上等字爲名字"(見清代錢大昕《十駕齋養新録》卷七)。

### 二、避諱方法

　　避諱,不僅對人的姓名要有所改變,甚至對于歷史上事物的名稱也要有所改變。因此,歷代因避諱而改變姓名、地名、官名、物名、書名等情况屢見不鮮。避諱方法通常有三種,即改字法、缺筆法和空字法。

（一）改字法

　　凡遇到需要避諱的字,就改用與之意義相同或相近的字,叫做改字法。這是一種最常見的避諱方法。所避之字稱爲諱字,改用的字稱爲避諱字。

**1. 改姓名**

　　爲避漢明帝劉莊之諱,東漢人即改莊爲嚴,莊氏改爲嚴氏;爲避漢安帝父清河孝王慶之諱,改慶爲賀,慶氏改爲賀氏;爲避晋景帝司馬師之諱,改師爲帥,師氏改爲帥氏;爲避唐明皇李隆基之諱,改姬爲周,姬氏改爲周氏。更有歷經數代,屢遭改易的,如北宋大臣文彥博本姓敬,其曾祖父因避後晋高祖石敬瑭名諱，改姓爲文，至後漢復改姓敬。入宋以後，其祖父又因避太祖祖父趙敬名諱，再改姓文。古代醫家也有改姓氏避諱的例子，如《隋書·經籍志》記載南北朝殷仲堪著《殷荆州藥方》，宋本《外台秘要》却寫作商仲堪，這是宋人避太宗趙炅之父趙弘殷之諱而改"殷"爲"商"。

改名字方法有三種：一是改名，如《南齊書·蕭景賢傳》："本名道先，建元元年乃改避上諱。""上"指南齊高帝蕭道成。二是稱字，如《新唐書·劉知幾傳》："劉子玄名知幾，以玄宗諱嫌，故以字行。"唐玄宗名隆基，"幾"與"基"音同，是爲嫌名，故避。三是去掉名中一個字，如《新五代史·前蜀世家》："黔南節度使王肇。"王肇本名建肇，因避蜀主王建諱，衹稱肇。改名避諱在中醫古籍中較爲常見。唐代《新修本草》作者名蘇敬，其名傳至宋代竟改爲蘇恭，原因是宋人爲避宋太祖趙匡胤祖父趙敬之諱而改"敬"爲"恭"，這在《證類本草》《本草綱目》中均有所見。後人不知此係宋諱所致，誤云蘇敬名敬字恭，遂爲史學一誤。陶弘景，字貞白，在宋本《外台秘要》中變成"陶正白"，使南北朝時的陶氏由"貞白"更名爲"正白"，是爲避宋仁宗趙禎之諱。

除了避君諱之外，名人還要避家諱。如司馬遷的父親名談，故《史記》中趙談避諱改稱爲趙同。南朝宋范曄的父親名泰，其作《後漢書》改稱郭泰爲郭太，鄭泰爲鄭太。

**2. 改地名**

漢文帝名桓，所以改"恒山"（古山名，在今河北曲陽西北與山西接壤處）爲"常山"；三國吳大帝孫權的太子名和，故改"禾興縣"爲"嘉興"（今屬浙江）；晋愍帝名業，故改"建業"爲"建康"（今江蘇南京）；唐代宗名豫，故改"豫州"爲"蔡州"（今河南汝南）；唐德宗名適（音擴），故改"括州"爲"處州"（今浙江麗水地區）；宋太宗名光義，故"改義興縣"爲"宜興"（今屬江蘇）。

**3. 改官名**

《晋書·職官志》："太宰、太傅、太保，周之三公官。晋初以景帝諱故，又采周官官名，置太宰，以代太師之任。"晋景帝即司馬師。再如隋文帝父名忠，故改官名中書爲内史，改侍中爲納言、侍内。又《舊唐書·高宗紀》："貞觀二十三年六月，改民部尚書爲户部尚書；七月，改治書侍御史爲御史中丞、諸州治中爲司馬、治禮郎爲奉禮郎。"貞觀二十三年太宗李世民卒，高宗李治繼位。

**4. 改干支名**

唐高祖之父名昞，所以唐代兼諱"丙"，凡遇"丙"字多改爲"景"。唐修《晋書》《梁書》《陳書》《北齊書》《北周書》《隋書》《南史》《北史》等八史，書中"丙"皆作"景"，今本多已回改。楊上善撰注《黄帝内經太素》，凡注文中"甲乙丙丁"皆作"甲乙景丁"。

**5. 改物名**

據《史記·封禪書》記載：吕后名雉，因改呼雉爲野鷄；《隋書·劉臻傳》稱，有劉臻者性好啖蜆，以音同父諱，因呼爲扁螺；宋代王楙《野客叢書》云："楊行密據揚州，揚人呼蜜爲蜂糖。"

**6. 改書名**

《唐書·藝文志》著録有"王超《仙人水鏡圖訣》一卷"，《崇文總目輯釋》卷三作《仙人水鑒圖訣》，此係宋人避太祖趙匡胤祖敬嫌名而改。清代刻本中，舊題華佗的《玄門脈訣内照圖》改名爲《元門脈訣内照圖》、清代汪昂的《勿藥玄詮》改名爲《勿藥元詮》、明代戴原禮的《金匱鉤玄》改名爲《金匱鉤元》、李中梓的《本草通玄》改名爲《本草通元》等，都是避康熙帝玄燁名諱。戴、李二人係明代人，明時無"玄"字諱，而改"玄"爲"元"，顯然是清代刻坊爲避當代諱而爲。

**7. 改方藥名**

南宋寇宗奭《本草衍義·序》："諱避而易之者，原之以存其名。如山藥避本朝諱及唐避代宗諱。"李時珍《本草綱目·薯蕷》引"宗奭曰"進一步指出："薯蕷因唐代宗名預，避諱改爲薯藥，又因宋英宗諱署，改爲山藥。"截瘧良藥"恒山"，因歷史上漢文帝、唐穆宗、宋真宗三個皇帝皆名"恒"，而屢次改名"常山"。健胃藥羅勒，因犯十六國時後趙高祖石勒之名諱，遂改名爲蘭香草。宋本《傷寒論》有"真武湯"一方，而《備急千金藥方》《千金翼方》均作"玄武湯"，這顯然是宋人爲避宋始祖趙玄朗之諱，改"玄"爲"真"之故。

**8. 改常用語**

晉人避景帝司馬師諱，改稱"京師"爲"京都"；南朝時避梁武帝父順之諱，改"天應民順"爲"天應民從"；唐人避太宗李世民諱，改稱"厭世"爲"厭代"，"世官"爲"代官"，"除名爲民"爲"除名爲百姓"。蘇軾的祖父名序，其弟蘇洵文章改"序"作"引"，蘇軾爲人作序則改用"叙"字，有時又寫作"題首"。又據《老學庵筆記》載，宋代田登作州官，自諱其名，州中皆謂"燈"爲"火"，上元節放燈，州吏貼出榜文云："本州依例放火三日。"民諺"衹許州官放火，不許百姓點燈"，即本乎此。

（二）缺筆法

缺筆法就是遇到需要避諱的字，就遺缺該字的筆畫，多爲遺缺一筆。缺筆法產生于唐代。如爲避孔子諱，將"丘"字寫作"丘"；爲避唐太宗諱，將"世"寫作"卋"或"卅"；爲避宗太祖諱，將"胤"寫作"胤"或"胤"；爲避清聖祖康熙皇帝玄燁諱，將"玄"字寫作"玄"。

同一朝代幾種方法也可以同時使用，如清代醫籍中，有把"玄參""玄明粉"等改稱"元參""元明粉"的，也有把"玄"字寫成缺筆的，似乎并不強求一律。

（三）空字法

空字法就是遇到需要避諱的字，則空其字而不寫，或用空圍"□""某""諱"來代替。許慎著《説文解字》時把禾部的"秀"字、艸部的"莊"字、火部的"炟"字都空其字而不列，衹注"上諱"二字，這是爲了避漢光武帝劉秀、明帝劉莊、章帝劉炟的名諱。今本《説文解字》中這幾個字是後人補上的。《新修本草》的參修者有李世勣，但其書扉署名則作李勣，這是避太宗李世民名諱而删去"世"字。同書卷十七《葡萄》："陶景言用藤汁爲酒，謬矣。"這是避唐高宗太子李弘名諱而删去"弘"字。沈約修《宋書》，把劉裕寫作劉諱，或寫作劉□，這是爲了避宋武帝之名。今本《宋書》已回改。《醫説·太素之妙》："予伯祖諱，字子充，係歙人也。"句中"諱"指"擴"，避宋寧宗趙擴之名。

避諱所用改字、空字、缺筆等方法，造成了古籍文字上的混亂，給後人閱讀留下了極大的禍害。尤其是姓名、官名、地名、書名、年號之類，因避諱而改字，一改字便亂了歷史事實。如唐代醫藥學家許胤宗，在宋代因避太祖趙匡胤名諱，被改爲許嗣宗，至明代又被改稱許允宗，到了清代，因避雍正皇帝胤禛諱，則被寫成許引宗、許裔宗。一個人名如此多變，引起閱讀時的諸多麻煩。

避諱制度也從文化上暴露了封建專制的罪惡。在封建時代，不避諱是要判刑的"諸上書若奏事，誤犯宗廟諱者，杖八十；口誤及餘文書誤犯者，笞五十。即爲名字觸犯者，徒三年"（見《唐律疏議》卷十《職制篇》）。金代醫學家張元素二十七歲時參加經義進士考試，就是因爲試卷中用字"犯廟諱"而落第的。明清時期，因犯君諱而引起文字之禍，甚至無辜遭戮的，也不在少數。

## 三、避諱的應用

避諱給我們提供了鮮明的時代標志，可以輔助我們判斷史料的時代，確定古籍的真僞，辨別作品作者的年代，揭示文字的訛誤。如《黃帝内經太素》一書，撰注人爲楊上善，但正史没有記載其生平。宋代林億、明代李濂、徐春甫等都認爲楊上善爲隋人。但據該書中祇避唐諱而不避隋諱的情況來看，可判定《黃帝内經太素》爲唐書，楊爲唐人或由隋入唐之人。書中對隋文帝堅、隋煬帝廣的名諱，無論經文、注文，一律不避，而對于唐高祖、唐太宗、唐高宗三個皇帝的名諱，則咸悉避之，連高祖父親的名諱也避，與其他唐書并無二致。例如，"淵"作"泉"、"丙"作"景"、"世"作"代"、"民"作"人"、"治"作"理"或"療"等，皆爲唐諱。甚至在《黃帝内經太素・四時脈診》"脱血而脈不實不堅難療也"這樣一條包含隋唐兩諱的注文，不避隋諱"堅"，而避唐諱"治"，可謂佐證確鑿。

# 附錄 1 常 用 詞

## 説　明

　　共收錄 100 個醫古文常用詞。釋義以《漢語大詞典》爲主要參考辭書；例句的選擇以中醫古籍爲主，中醫古籍中未能尋見的選擇經典文獻；詞序按漢語拼音順序排列。

### A

**案**

[1] 器具名。有足的盤盂類食器。《脉診》：“《晋書》何曾日食萬錢，對案尚無下箸處。”
[2] 器具名。几桌。《診法通論》：“案頭著有《四書匯鈔》一部，甫卒業。”
[3] 指架起的長方形木板。《單方驗方》：“楊梅根皮、韭菜根白、廚房案板上刮下泥，三味相等，搗勻貼兩腮上，半時其蟲從眼角而出。”
[4] 官府處理公事的文書、成例和獄訟判定的結論等。《類經》：“予嘗治一薦紳，年愈四旬，因案牘積勞，致成大病。”
[5] 醫案。《與薛壽魚書》：“慮此外必有異案良方，可以拯人，可以壽世者。”
[6] 通“按”。用手向下壓。《扁鵲傳》：“案扤毒熨。”
[7] 通“按”。考察。《華佗傳》：“案脉，胎未去也。”

### B

**暴**

[1] 曬。此義後作“曝”。《重修政和經史證類備用本草》：“出，暴（pù）乾，去桑條，銼用。”
[2] 刳裂。《良方·自序》：“動有槁暴（pù）。”
[3] 急驟；猛烈。《靈樞·九針十二原》：“員利針者，大如氂，且員且銳，中身微大，以取暴氣。”
[4] 猝然；突然。《素問·離合真邪論》：“天暑地熱，則經水沸溢，卒風暴起，則經水波湧而隴起。”

**備**

[1] 完備；齊備。《漢書·藝文志·序》：“今删其要，以備篇籍。”
[2] 儲備。《墨子·七患》：“故倉無備粟，不可以待兇饑。”

［3］準備；預備。《傷寒論·傷寒例》："此爲家有患，備慮之要。"
［4］設備；裝備。《國語·吳語》："審備則可以戰乎？"

## 悖

［1］混亂；惑亂。《左傳·文公元年》："歸余於終，事則不悖。"
［2］逆亂。《養生論》："香芳腐其骨髓，喜怒悖其正氣。"
［3］違逆；違背。《不失人情論》："富者多任性而禁戒勿遵，貴者多自尊而驕恣悖理。"
［4］謬誤；荒謬。《史記·商君列傳》："公叔病甚，悲乎。欲令寡人以國聽公孫鞅，豈不悖哉！"

## 輩

［1］同一類的人、事、物。《華佗傳》："疾者前入座，見佗北壁縣此虵輩約以十數。"
［2］比類。《靈樞·口問》："此厥逆走上，脉氣輩至也。"
［3］量詞。批；群。《史記·張耳陳餘列傳》："使者往十餘輩輒死，若何以能得王？"
［4］代；世代。《診集》："吳門葉氏前輩云：食少便溏，損及中州，病已過半，此語尤爲顯快。"

## 比

［1］并列；排列。《韓非子·説難》："是比肩接踵而生也。"
［2］連續；頻頻。《類經·病機》："比比皆然，不忍見也。"
［3］及；等到。《傷寒論·平脉法》："比還送湯，如食頃，病人乃大吐。"
［4］類似；相類。《太素·脹論》："禁器，比藏腑也。"

## 必

［1］必定；一定。《素問·生氣通天論》："冬傷於寒，春必温病。"
［2］肯定；斷定。《醫宗必讀》："如病在危疑，良醫難必。"
［3］惟；祇。《太素·知古今》："當今之世，必齊毒藥攻其中。"
［4］如果。《景岳全書》："必其果有實邪，果有火證，則不得不爲治標。"

# C

## 差

［1］差別。《大醫精誠》："俞穴流注，有高下淺深之差（chā）。"
［2］比較；略微。《夢溪筆談·藥議》："凡含血之物，肉差（chā）易長，其次筋難長，骨最難長。"
［3］欠；缺少。《素問·風論》："肺風之狀，多汗惡風，色皏然白，時咳短氣，晝日則差（chà），暮則甚。"
［4］同"瘥"。病除；病愈。《華佗傳》："應便拔針，病亦行差（chài）。"

## 常

［1］規律；通例。《素問·上古天真論》："飲食有節，起居有常，不妄作勞，故能形與神俱，

而盡終其天年，度百歲乃去。”

[2] 正常狀態或秩序。《素問·經脉別論》：“故春秋冬夏四時陰陽生病，起於過用，此爲常也。”

[3] 固定不變。《素問·離合真邪論》：“其行無常處，在陰與陽，不可爲度。”

[4] 長久；永遠。《靈樞·營氣》：“穀入於胃，乃傳之肺，流溢於中，布散於外，精專者，行於經隧，常營無已，終而復始，是謂天地之紀。”

[5] 經常；常常。《素問·脉要精微論》：“岐伯對曰：‘診法常以平旦，陰氣未動，陽氣未散……故乃可診有過之脉。’”

[6] 往常。《素問·移精變氣論》：“上古使僦貸季理色脉而通神明，合之金木水火土，四時八風六合，不離其常，變化相移，以觀其妙，以知其要，欲知其要，則色脉是矣。”

[7] 通“嘗”。曾經。《外臺秘要·序》：“至於遁天倍情，懸解先覺，吾常聞之矣。”

### 承

[1] 奉；捧着。《良方·自序》：“其精過於承蜩。”

[2] 繼承；接續。《傷寒雜病論·序》：“觀今之醫，不念思求經旨，以演其所知，各承家技，終始順舊。”

[3] 順從；奉承。《素問·氣交變大論》：“承天而行之，故無妄動，無不應也。”

## D

### 當

[1] 對着；向着。《靈樞·百病始生》：“汗出當風，傷脾。”

[2] 值；正值。《難經·二十七難》：“當此之時，霧霈妄行，聖人不能復圖也。”

[3] 剛剛。《華佗傳》：“當得家書，方欲暫還耳。”

[4] 應當；應該。《靈樞·九針十二原》：“五藏有疾，當取之十二原。”

[5] 難道。《華佗傳》：“不憂，天下當無此鼠輩耶。”

[6] 適宜；適當。《素問·六元正紀大論》：“非太過，非不及，則至當（dàng）時。”

### 導

[1] 教導；勸導；誘導。《靈樞·逆順肥瘦》：“以言導之，切而驗之，其非必動，然後乃可明逆順之行也。”

[2] 導引。《養生論》：“至於導養得理，以盡性命，上獲千餘歲，下可數百年，可有之耳。”

[3] 疏導。《靈樞·五亂》：“徐入徐出，謂之導氣。”

## F

### 發

[1] 發射。《靈樞·九針十二原》：“不知機道，叩而不發。”

[2] 發生；産生。《大醫精誠》：“先發大慈惻隱之心。”

[3] 發散。《靈樞·決氣》：“腠理開發。”

［4］發酵；膨脹。《本草綱目·穀四·蒸餅》："小麥麵修治食品甚多，惟蒸餅其來最古，是酵糟發成單麵所造。"

［5］繁育；生長。《詩經·大雅·生民》："實種實褎，實發實秀，實堅實好，實穎實粟。"

［6］顯現；顯露。《秦醫緩和》："天有六氣，降生五味，發爲五色。"

［7］啓發；開導。《素問·六節藏象論》："請夫子發蒙解惑焉。"

［8］疾病發作。《靈樞·憂恚無言》："心痛甚，旦發夕死，夕發旦死。"

［9］發熱。《養生論》："勁刷理鬢，醇醴發顏。"

### 訪

［1］探訪。《孫思邈傳》："初，魏徵等受詔修齊、梁、陳、周、隋五代史，恐有遺漏，屢訪之，思邈口以傳授，有如目覩。"

［2］咨詢。《本草綱目·原序》："故辨專車之骨，必俟魯儒；博支機之石，必訪賣卜。"

［3］謀議。《周禮·春官·內史》："掌敘事之法，受納訪以詔王聽治。"

### 奮

［1］發揚；振奮。《丹溪翁傳》："凡有關於倫理者，尤諄諄訓誨，使人奮迅感慨激厲之不暇。"

［2］震動。《內經知要·病能》："肝木主春生之令，怒傷之，如雷奮九天，故氣逆也。"

［3］猛然用力。《史記·田單列傳》："遂經其頸於樹枝，自奮絕脰而死。"

［4］憤激。《史記·高祖本紀》："獨項羽怨秦破項梁軍，奮，願與沛公西入關。"

### 敷

［1］傳布；散布。《文選·張衡〈東京賦〉》："火烈具舉，武士星敷。"

［2］搽；塗。《吳醫匯講》："巫命別遷一室，以螃蟹數觔生搗，徧敷其身。"

［3］陳述；鋪叙。《丹溪翁傳》："羅遇翁亦甚歡，即授以劉、李、張諸書，爲之敷揚三家之旨。"

［4］開。《夢溪筆談·采藥》："用花者，取花初敷時；用實者，成實時采。"

［5］通"溥"。分布；散布。《詩經·周頌·賚》："敷時繹思，我徂維求定。"

［6］陳；陳舊。《素問·寶命全形論》："夫鹽之味鹹者，其氣令器津泄；弦絕者，其音嘶敗；木敷者，其葉發（廢）。病深者，其聲噦。人有此三者，是謂壞府。"

# G

### 顧

［1］回視；回頭看。《華佗傳》："熊頸鴟顧，引挽腰體。"

［2］顧惜；顧及。《大醫精誠》："亦不得瞻前顧後，自慮吉凶。"

［3］反而。《古今醫案按·痢》："而我顧投以參、术、陳皮、芍藥等補劑十餘貼，安得不日以劇？"

［4］連詞，表示輕微的轉折，略等于"不過""衹是"。《鑒藥》："顧醫之態，多齒術以自貴。"

### 規

[1] 圓規。《呂氏春秋·分職》：“巧匠爲宮室，爲圓必以規，爲方必以矩，爲平直必以準繩。”

[2] 準則。《丹溪翁傳》：“苟將起度量，立規矩，稱權衡，必也《素》《難》諸經乎。”

[3] 淺陋、拘泥的樣子。《類經·序》：“豈直規規治疾方術已哉？”

[4] 春天的脉象。《素問·陰陽應象大論》：“觀權衡規矩而知病所主。”

### 過

[1] 到達。《扁鵲傳》：“舍客長桑君過，扁鵲獨奇之。”

[2] 超過。《華佗傳》：“凡醫咸言背及胸藏之間不可妄針，針之不過四分。”

[3] 過失；錯誤。《溫病條辨·叙》：“致死則不言己過。”

[4] 訪；探望。《皇甫謐傳》：“柳爲布衣時過吾，吾迎送不出門。”

[5] 病。《素問·五藏生成》：“是以頭痛巔疾，下虛上實，過在足少陰巨陽。”

# H

### 候

[1] 伺望。《新修本草·序》：“風濕候隙，邅手足之災。”

[2] 守護。《靈樞·師傳》：“肝者，主爲將，使之候外。”

[3] 等待；等候。《針灸大成》卷三：“用針之法，候氣爲先。”

[4] 訪問；拜訪。《華佗傳》：“鹽瀆嚴昕與數人共候佗。”

[5] 探測；測知。《靈樞·師傳》：“候五藏六府之大小焉。”

[6] 徵候。《黃帝内經素問·序》：“陰陽之候列。”

[7] 脉候。《傷寒雜病論·序》：“九候曾無髣髴。”

[8] 氣候；節氣。《素問·六節藏象論》：“五日謂之候，三候謂之氣。”

### 忽

[1] 忽略。《養生論》：“知名位之傷德，故忽而不營，非欲而强禁也。”

[2] 輕視；怠慢。《傷寒雜病論·序》：“崇飾其末，忽棄其本，華其外而悴其内。”

[3] 迅速。《素問·至真要大論》注文：“熱動復止，倏忽往來。”

[4] 度量單位名。1 忽等于 1/1000 分，即等于 1/3000 釐米或 1/20000 克。《孫子算經》卷上：“度之所起，起於忽。欲知其忽，蠶吐絲爲忽，十忽爲一絲。十絲爲一毫，十毫爲一釐，十釐爲一分。”

### 涣

[1] 離散。《詩·周頌·訪落》：“將予就之，繼猶判涣。”

[2] 發散；消散。《丹溪翁傳》：“翁聞其言，涣焉無少凝滯於胸臆。”

[3] 水流盛貌。《養生論》：“而愧情一集，涣然流離。”

[4] 同“煥”。鮮明的。《後漢書·延篤傳》：“涣爛兮其溢目也。”

# J

## 間

[1] 中間。《扁鵲傳》："君有疾在腸胃間，不治將深。"

[2] 一會兒；片刻。《扁鵲傳》："有間，太子蘇。"

[3] 間隔。《華佗傳》："中間（jiàn）三日發病。"

[4] 悄悄的；偷偷的。《扁鵲傳》："乃呼扁鵲私坐，間（jiàn）與語曰。"

[5] 痊愈。《扁鵲傳》："今主君之病與之同，不出三日必間（jiàn）。"

## 兼

[1] 俱；同時。《華佗傳》："遊學徐土，兼通數經。"

[2] 同時具有或涉及若干方面。《孟子•公孫丑上》："宰我、子貢善爲說辭，冉牛、閔子、顏淵善言德行。孔子兼之。"

[3] 兩倍或兩倍以上。《三國志•魏志•典韋傳》："好酒食，飲啖兼人。"

[4] 加上。《黃帝内經素問•序》："《素問》即其經之九卷也，兼《靈樞》九卷，迺其數焉。"

## 見

[1] 看見。《扁鵲傳》："視見垣一方人。"

[2] 指代副詞，我。《皇甫謐傳》："父兄見出，妻息長訣。"

[3] 表被動，相當于"被"。《傷寒雜病論•序》："明堂闕庭，盡不見察。"

[4] "現"的古字。《扁鵲傳》："病應見於大表，不出千里，決者至衆。"

## 薦

[1] 墊席；墊褥。《古今醫案按•痢》："既而困憊，不能起床，乃以袵席及薦闕其中，而聽其自下焉。"

[2] 牧草。《莊子•齊物論》："民食芻豢，麋鹿食薦。"

[3] 進獻；送上。《大醫精誠》："珍羞迭薦，食如無味。"

[4] 推薦；介紹。《不失人情論》："又若薦醫，動關生死。"

[5] 祭祀時獻牲。《易•觀》："觀，盥而不薦，有孚顒若。"

## 解

[1] 用刀分割牛。《莊子•養生主》："庖丁爲文惠君解牛。"

[2] 剖開；分開。《扁鵲傳》："因五藏之輸，乃割皮解肌，訣脉結筋。"

[3] 解開；解除。《漢書•藝文志•方技略》："辯五苦六辛，致水火之齊，以通閉解結，反之於平。"

[4] 通"懈"。《素問•生氣通天論》："因而飽食，筋脉橫解，腸澼爲痔。"

## 金

[1] 計算貨幣的單位。明至近代以銀一兩爲一金。《對山醫話》："特贈二金，惟令安養。"

[2] 五行之一。《尚書·洪範》：“五行：一曰水，二曰火，三曰木，四曰金，五曰土。”
[3] 中醫學上指肺。《本草綱目·主治一·痰飲》：“栝樓，降火清金，滌痰結。”
[4] 指秋季。《本草綱目·菊》：“昔人謂其能除風熱，益肝補陰，蓋不知其得金水之精英尤多，能益金水二臟也。”

### 竟

[1] 完結。《類經·序》：“言之未竟，知必有闕余之謬而隨議其後者。”
[2] 窮究。《温病條辨·叙》：“攄生平之心得，窮源竟委，作爲是書。”
[3] 終于；果然。《華佗傳》：“佗遂下手，所患尋差，十年竟死。”
[4] 竟然；居然。《類經·序》：“竟不知孰可摘而孰可遺。”

### 居

[1] 蹲着。《左傳》：“昔闔廬食不二味，居不重席，室不崇壇。”
[2] 居住。《鑒藥》：“劉子閑居，有負薪之憂。”
[3] 積蓄。《宋清傳》：“居善藥。”
[4] 用于“有頃”“久之”等表示時間詞前，表示相隔了一段時間，意義較虛，可譯爲“過了”。《扁鵲傳》：“居二日半，簡子寤。”
[5] 通“倨”。直。《素問·平人氣象論》：“死心脉來，前曲後倨，如操帶鈎。”

### 沮

[1] 終止；阻止。《素問·生氣通天論》：“汗出偏沮，使人偏枯。”
[2] 敗壞；毀壞。《素問·生氣通天論》：“味過於辛，筋脉沮弛。”
[3] 沮喪；灰心失望。《莊子·逍遙游》：“且舉世而譽之而不加勸，舉世而非之而不加沮。”

### 捐

[1] 拋弃；放弃。《鼻對》：“屏火捐爐，凝神養氣。”
[2] 除去；消除。《外臺秘要·序》：“捐衆賢之砂礫，掇羣才之翠羽。”
[3] 獻出；捐助。《醫部全録》：“有可活而不能藥者，忻然捐資調治。”

### 蠲

[1] 蟲名。又名馬蠲、馬陸。俗稱香油蟲。《本草綱目·蟲三·螢火》：“螢有三種……一名蠲，俗名螢蛆。《明堂》《月令》所謂腐草化爲蠲者是也，其名宵行。”
[2] 除去。《養生論》：“合歡蠲忿，萱草忘憂。”
[3] 治愈。《蜀都賦》：“芳追氣邪，味蠲癘痟。”
[4] 使清潔。《皇甫謐傳》：“剖腹以蠲腸。”

### 矉

[1] 病名。脚上肌肉萎縮、神經麻痹而不能行走。《吕氏春秋·盡數》：“郁處頭則爲腫爲風，處耳則爲挶爲聾……處足則爲痿爲蹷。”

[2] 通"厥"。病名。氣逆上而暈眩倒地，失去知覺。《扁鵲傳》："邪氣蓄積而不得泄，是以陽緩而陰急，故暴蹷而死。"

[3] 疾行；跑。《國語·越語下》："臣聞從時者，猶救火、追亡人也，蹷而趨之，唯恐弗及。"

[4] 挖掘；拔出。《左傳·襄公十九年》："是謂蹷其本。"

## K

### 苛

[1] 疥瘡。《禮記·内則》："疾痛苛痒。"

[2] 通"疴"。疾病。《素問·四氣調神大論》："逆之則災害生，從之則苛疾不起。"

[3] 煩瑣；繁細。《漢書·欒布傳》："彭王病不行，而疑以爲反，反形未見，以苛細誅之，臣恐功臣人人自危也。"

[4] 苛刻；嚴厲。《史記·李將軍列傳》："寬緩不苛，士以此愛樂爲用。"

[5] 重。《素問·至真要大論》："夫陰陽之氣，清靜則生化治，動則苛疾起。"

### 刻

[1] 約定或者限定（時間）。《華佗傳》："應時歸，如佗所刻。"

[2] 用盡心思。《黄帝内經素問·序》："然刻意研精，探微索隱。"

[3] 減損；削減。《荀子·禮論》："刻生而附死謂之惑。"

[4] 計時單位。古時用漏壺計時，一晝夜共一百刻。《傷寒論·平脉法》："出入升降，漏刻周旋，水下百刻，一周循環。"

## L

### 累

[1] 形容脉象連貫而細小。《傷寒論·平脉法》："脉形如循絲累累（lěi）然，其面白脱色也。"

[2] 連續。《黄帝内經素問·序》："至道流行，徽音累（lěi）屬，千載之後，方知大聖之慈惠無窮。"

[3] 屢次；多次。《華佗傳》："太祖累（lěi）書呼，又敕郡縣發遣。"

[4] 連累。《醫旨緒餘·六名師小傳》："彼執方而不達變者，反爲丹溪累（lěi）也。余故不惜牙頰辯之。"

[5] 使受害。《養生論》："外物以累（lěi）心不存，神氣以醇白獨著。"

### 厲

[1] "礪"的古字。粗磨石。《史記·高祖功臣侯者年表·序》："使河如帶，泰山若厲。"

[2] 磨礪。《扁鵲傳》："厲針砥石，以取外三陽五會。"

[3] 惡鬼。《左傳·成公十年》："晋侯夢大厲，被髮及地，搏膺而踊。"

[4] 病灾；瘟疫。《左傳·襄公三十一年》："盗賊公行，而夭厲不戒。"

[5] 染疫而死。《管子·五行》："旱劄，苗死，民厲。"

［6］指病人。《禮記·檀弓下》："古代侵伐者，不斬祀，不殺厲，不獲二毛。"

［7］通"癩"。惡瘡。《史記·刺客列傳》："豫讓又漆身爲厲，吞炭爲啞。"

［8］"勵"的古字。勸勉。《丹溪翁傳》："史稱其風聲氣節，足以激貪而厲俗。"

［9］振奮。《丹溪翁傳》："凡有關於倫理者，尤諄諄訓誨，使人奮迅感慨激厲之不暇。"

## 了

［1］窮盡；完結。《大醫精誠》："不得道聽途説，而言醫道已了。"

［2］聰敏；穎慧。《後漢書·孔融傳》："小而聰了，大未必奇。"

［3］清楚；清晰。《傷寒雜病論》："目中不了了，睛不和。"

［4］完全。《靈樞經·序》："庶使好生之人開卷易明，了無差別。"

## 流

［1］水流動。《素問·至真要大論》："寒生春氣，流水不冰。"

［2］變化；演變。《朱丹溪治滯下案》："傷於飽，其流爲積，積之久爲此證。"

［3］通"留"。停留；停止。《周易·繫辭上》："旁行而不流。"

［4］某一類人。《不失人情論》："目不識丁，假托秘傳。"

# M

## 蒙

［1］幼稚；無知。《黃帝内經素問·序》："冀乎究尾明首，尋注會經，開發童蒙。"

［2］愚昧；糊塗。《傷寒雜病論·序》："身居厄地，蒙蒙昧昧，蠢若遊魂。"

［3］自稱謙詞。猶"愚"。《答元饒州論政理書》："蒙之所見，及此而已。"

［4］通"矇"。盲；目失明。《素問·五藏生成》："徇蒙招尤。"

［5］覆蓋。《丹溪翁傳》："天臺周進士病惡寒，雖暑亦必以綿蒙其首。"

［6］承受；遭受。《續名醫類案·吐血》："在前人，蒙謗之害甚微；在病者，受誤之害甚鉅。"

## 名

［1］稱做。《四時病氣》："其冬有非節之暖者，名曰冬溫。"

［2］聞名。《扁鵲傳》："扁鵲名聞天下。"

［3］名稱；篇名。《黃帝内經素問·序》："義不相涉，闕漏名目者，區分事類，別目以冠篇首。"

［4］名義。《扁鵲傳》："以此視病，盡見五藏癥結，特以診脉爲名耳。"

［5］高大。《素問·四氣調神大論》："萬物命故不施，不施則名木多死。"

［6］文字。《管子·君臣上》："書同名，行同軌。"

# N

## 逆

［1］迎面。《華佗傳》："小兒戲前門，逆見，自相謂曰。"

[2] 倒向；反向。《靈樞·邪氣藏府病形》：“中外皆傷，故氣逆而上行。”
[3] 違背；拂逆。《素問·四氣調神大論》：“逆之則傷肝，夏爲寒變。”
[4] 中醫指氣血不和、胃氣不順等所致病症。《素問·陰陽應象大論》：“此陰陽反作，病之逆從也。”

# P

## 闢

[1] 開；打開。《靈樞·刺節真邪》：“凡此熱邪，越而滄，出遊不歸，乃無病，爲開通，闢門户，使邪得出，病乃已。”
[2] 周圍。《靈樞·腸胃》：“廣腸傳脊以受迴腸，左環葉脊上下，闢大八寸，徑二寸。”
[3] 法；法度。《詩經·小雅·雨無正》：“如何昊天，闢言不信。”
[4] 刑罰。《左傳·襄公二十五年》：“先王之命，唯罪所在，各致其闢。”

## 平

[1] 平地。《鑒藥》：“蹈危如平。”
[2] 正常；平衡。《漢書·藝文志·方技略》：“辯五苦六辛，致水火之齊，以通閉解結，反之於平。”
[3] 調理；調治。《靈樞·根結》：“上工平氣。”
[4] 普通；平和。《醫學源流論·用藥如用兵論》：“本平和之藥，而以峻藥補之。”
[5] 通“辨”。《傷寒雜病論·序》：“乃勤求古訓，博采衆方，撰用《素問》《九卷》《八十一難》《陰陽大論》《胎臚藥録》，并平脉辨證，爲《傷寒雜病論》。”

# Q

## 起

[1] 確立；設置。《丹溪翁傳》：“苟將起度量，立規矩，稱權衡，必也《素》《難》諸經乎。”
[2] 起來。《扁鵲傳》：“太子起坐，更適陰陽，但服湯二旬而復故。”
[3] 痊愈。《華佗傳》：“即各與藥，明旦並起。”
[4] 闡明。《漢書·藝文志·方技略》：“以起百病之本，死生之分，而用度箴石湯火所施。”
[5] 高起。《諸病源候論》：“面爲起腫。”

## 契

[1] 刻，指占卜時以刀鑿刻龜甲。《詩經·大雅·綿》：“爰始爰謀，爰契我龜。”
[2] 指刻在甲骨等上的文字。《周易·繫辭下》：“上古結繩而治，後世聖人易之以書契。”
[3] 契合；投合。《黃帝内經素問·序》：“不謀而遐邇自同，勿約而幽明斯契。”
[4] 聚；合。《外臺秘要·序》：“死生契闊，不可問天，賴有經方，僅得存者。”

### 切

[1] 用刀把物品分成若干部分。《本草綱目》：“根有黃汁，切片陰乾。”
[2] 按。《扁鵲傳》：“意治病人，必先切（qiè）其脉，乃治之。”
[3] 深切。《扁鵲倉公列傳》：“妾切（qiè）痛死者不可復生，而刑者不可復續。”

### 竊

[1] 謙敬，副詞。私下；私自。《扁鵲傳》：“竊聞高義之日久矣，然未嘗得拜謁於前也。”
[2] 副詞。偷偷地；暗地里。《韓非子·説難》：“衛國之法，竊駕君車者罪刖。”
[3] 侵害；危害。《吕氏春秋·辯土》：“既種而無行，耕而不長，則苗相竊也。”

### 傾

[1] 偏斜。《靈樞·口問》：“目眩頭傾，補足外踝下留之。”
[2] 倒塌。《岳陽樓記》：“商旅不行，檣傾楫摧。”
[3] 竭盡。《病家兩要説》：“不傾信於臨事，不足以盡其所長。”
[4] 排斥。《養生論》：“心戰於内，物誘於外，交賒相傾，如此復敗者。”

### 清

[1] 一種清輕之氣。《素問·陰陽應象大論》：“寒氣生濁，熱氣生清。”
[2] 清净。《養生論》：“清虛靜泰，少私寡欲。”
[3] 清肅。《素問·四氣調神大論》：“無外其志，使肺氣清。”
[4] 清除；清解。《素問·至真要大論》：“温者清之。”
[5] 通“清”。寒凉；凉。《素問·五藏生成》：“腰痛，足清，頭痛。”

### 頃

[1] 頃刻；短時間。《傷寒論·平脉法》：“比還送湯，如食頃，病人乃大吐。”
[2] 往昔。《醫説·治痰嗽》：“頃見主帥有此，故劗得之，以其易辦，姑藉以度餘生。”
[3] 近來；剛才。《老學庵筆記》卷三：“岐公以書再求曰：‘頃蒙贈言，乃爲或者藏去。’”

### 請

[1] 拜見。《墨子·號令》：“豪傑之外多交諸侯者，常請之。”
[2] 禱祝求病愈。《後漢書·鍾離宋寒傳贊》：“宋均達政，禁此妖祭。禽蟲畏德，子民請病。”
[3] 詢問。《黄帝内經素問·序》：“君臣請問，禮儀乖失者，考校尊卑，增益以光其意。”
[4] 敬辭。表示自己願意做某件事而請求對方允許。《傷寒雜病論·序》：“余宿尚方術，請事斯語。”

### 窮

[1] 盡。《丹溪翁傳》：“時方盛行陳師文、裴宗元所定大觀二百九十七方，翁窮晝夜是習。”
[2] 不得志。與“達”相對。《孟子·盡心上》：“窮則獨善其身，達則兼善天下。”

［3］徹底推求。《温病條辨・叙》："述先賢之格言，擴生平之心得，窮源竟委，作爲是書。"

## 權

［1］秤；秤錘。《温病條辨・治病法論》："治下焦如權，非重不沈。"
［2］衡量。《孟子・梁惠王上》："權，然後知輕重。"
［3］權力；權勢。《傷寒雜病論・序》："但競逐榮勢，企踵權豪。"
［4］權變；變通。《病家兩要説》："昧經權之紗者，無格致之明。"

# R

## 容

［1］盛受。《素問・四氣調神大論》："秋三月，此謂容平，天氣以急，地氣以明。"
［2］容納。《靈樞・師傳》："廣骸，大頸，張胸，五穀乃容。"
［3］適宜；可以；允許。《秦醫緩和》："五降之後，不容彈矣。"
［4］儀容；相貌。《傷寒論・平脉法》："隨時動作，效象形容。"

# S

## 參

［1］星名，二十八宿之一。《續博物志》卷一："《周官》天星皆有分野……昴、畢，冀州；觜、蟜、參，益州。"
［2］中藥名，通常指人參。《不失人情論》："有參术沾唇懼補，心先痞塞。"
［3］參考。《黄帝内經素問・序》："一以參詳，羣疑冰釋。"
［4］參差；不齊的樣子。《詩經・周南・關雎》："參（cēn）差荇菜，左右流之。"
［5］錯誤。《大醫精誠》："處判針藥，無得參（cēn）差。"
［6］三次診察。《周禮・醫師》："參（sān）之以九藏之動。"

## 收

［1］拘捕；逮捕。《華佗傳》："若其虛詐，便收送之。"
［2］收取；接納。《素問・四氣調神大論》："秋爲痎瘧，奉收者少。"
［3］聚集；收集。《漢書・藝文志・序》："漢興，改秦之敗，大收篇籍。"
［4］收斂。《素問・四氣調神大論》："收斂神氣，使秋氣平，無外其志。"
［5］殯葬。《扁鵲傳》："（扁鵲）曰："收乎?"曰："未也，其死未能半日也。""

## 數

［1］六藝之一。算術。《周禮・地官・大司徒》："三曰六藝：禮、樂、射、御、書、數。"
［2］規律；必然性。《外臺秘要・序》："若乃分天地至數，别陰陽至候。"
［3］技藝；方術。指占卜、下棋等。《扁鵲倉公列傳》："意好數，公必謹遇之。"
［4］屢次。《華佗傳》："但旁人數（shuò）爲易湯，湯令煖之，其旦即愈。"

［5］病脉象之一。《丹溪翁傳》："翁診之，脉滑而數（shuò）。"
［6］計算。《華佗傳》："疾者前入坐，見佗北壁縣此虵輩約以十數（shǔ）。"

**率**

［1］輕率。《大醫精誠》："不得於性命之上，率爾自逞俊快，邀射名譽，甚不仁矣。"
［2］一律；一概。《進學解》："占小善者率以録，名一藝者無不庸。"
［3］規格；標準。《史記·商君列傳》："有軍功者，各以率（lǜ）受上爵。"
［4］比率。《華佗傳》："漆葉屑一升，青黏屑十四兩，以是爲率（lǜ）。"

**速**

［1］迅速。《養生論》："意速而事遲，望近而應遠。"
［2］召；請。《思玄賦》："速燭龍令執炬兮，過鍾山而中休。"
［3］招致。《皇甫謐傳》："而小人無良，致災速禍，久嬰篤疾。"

**T**

**特**

［1］公牛。亦泛指牛。《詩經·小雅·正月》："瞻彼阪田，有菀其特。"
［2］配偶。《詩經·鄘風·柏舟》："髧彼兩髦，實維我特。"
［3］特殊；特別。《養生論》："似特受異氣，稟之自然，非積學所能致也。"
［4］祇不過。《扁鵲傳》："以此視病，盡見五藏癥結，特以診脉爲名耳。"
［5］獨特。《丹溪翁傳》："翁簡慤貞良，剛嚴介特。"

**W**

**痿**

［1］指身體某部分萎縮或失去機能的病；痿弱。《素問·生氣通天論》："緛短爲拘，弛長爲痿。"
［2］指手足軟無力。衰微；減弱。《素問·四氣調神大論》："逆之則傷腎，春爲痿厥。"

**聞**

［1］傳布。《詩經·小雅·鶴鳴》："鶴鳴於九皋，聲聞於天。"
［2］聽説。《靈樞·邪氣藏府病形》："余聞之，見其色，知其病，命曰明。"
［3］了解；知道。《靈樞·邪氣藏府病形》："願聞六腑之病。"
［4］聲譽；名聲。《丹溪翁傳》："數年之間，聲聞（wèn）頓著。"

**誣**

［1］輕視。《養生論》："然則一溉之益，固不可誣也。"
［2］誇説。《管子·乘馬》："君舉事，臣不敢誣其所不能。"
［3］欺騙。《大醫精誠》："尋此貳途，陰陽報施，豈誣也哉。"
［4］虛假。《顔氏家訓·養生》："神仙之事，未可全誣。"

# X

## 下

[1] 身分、地位低；居下位。《與薛壽魚書》："得毋以'藝成而下'之説爲斤斤乎。"

[2] 治療疾病的一種方法。《華佗傳》："尋當下之，延當發汗。"

[3] 進。《華佗傳》："若當針，亦不過一兩處，下針言'當引某許。'"

[4] 下咽。《華佗傳》："佗行道，見一人病咽塞，嗜食而不得下。"

[5] 産下。《華佗傳》："於是爲湯下之，果下男形。"

[6] 下問；請教。《丹溪翁傳》："世之名公卿多折節下之，翁爲直陳治道，無所顧忌。"

[7] 施行。《華佗傳》："病者不堪其苦，必欲除之，佗遂下療，應時癒。"

[8] 指腹瀉。《華佗傳》："東陽陳叔山小男二歲得疾，下利常先啼。"

## 相

[1] 互相。《不失人情論》："有素不相識，遇延辨症。"

[2] 遞相。《秦醫緩和》："故有五節，遲速本末以相及。"

[3] 指代性副詞，表示動作行爲衹偏指一方，可指代"我""你""他"。《傷寒雜病論·序》："相對斯須，便處湯藥。"

[4] 相與：共同；一塊。《温病條辨·叙》："世俗樂其淺近，相與宗之，而生民之禍亟矣。"

[5] 省視；察看。《儒門事親·汗下吐三法該盡治病詮》："各相（xiàng）其病之所宜而用之。"

[6] 幫助；輔助。《秦醫緩和》："主相（xiàng）晉國，於今八年。"

[7] 輔佐國君的最高官吏，宰相。《華佗傳》："沛相（xiàng）陳珪舉孝廉，太尉黃琬闢，皆不就。"

## 寫

[1] 通"瀉"。《素問·生氣通天論》："而陽氣當隔，隔者當寫。"

[2] 描繪；描摹。《諸醫論》："許叔微醫如顧愷寫神。"

[3] 抄録；謄抄。《漢書·藝文志·序》："於是建藏書之策，置寫書之官。"

## 泄

[1] 泄露。《扁鵲傳》："我有禁方，年老，欲傳與公，公毋泄。"

[2] 腹瀉；泄瀉。《素問·生氣通天論》："春傷於風，邪氣留連，乃爲洞泄。"

[3] 疏泄。《靈樞·營衛生會》："此外傷於風，内開腠理，毛蒸理泄，衛氣走之。"

[4] 漏泄。《靈樞·營衛生會》："此氣慓悍滑疾，見開而出，故不得從其道，故命曰漏泄。"

## 刑

[1] 懲罰；處罰。《儒門事親·汗下吐三法該盡治病詮》："如世已治矣，刑措而不用。"

[2] 灾害；傷害。《素問·四氣調神大論》："早卧早起，與雞俱興，使志安寧，以緩秋刑。"

[3] 刑法；法度。《扁鵲倉公列傳》："人上書言意，以刑罪當傳西之長安。"

### 行

[1] 將；將要。《華佗傳》：“十八歲當一小發，服此散，亦行復差。”
[2] 運行；循行。《靈樞·營衛生會》：“衛氣行於陰二十五度，行於陽二十五度。”
[3] 流動；流通。《素問·舉痛論》：“寒則腠理閉，氣不行，故氣收矣。”
[4] 流行；流傳。《黃帝內經素問·序》：“今之奉行，惟八卷爾。”
[5] 奉行。《素問·四氣調神大論》：“聖人行之，愚者佩之。”
[6] 實施。《與薛壽魚書》：“夫學在躬行，不在講也。”

### 形

[1] 形體；身體。《靈樞·天年》：“百歲五藏皆虛，神氣皆去，形骸獨居而終矣。”
[2] 形狀；狀態。《筆花醫鏡·肺部》：“肺，形如華蓋。”
[3] 通“刑”。克。《標幽賦》：“木形金也，有蠲邪扶正之道。”
[4] 比較；對照。《老子·第二章》：“長短相形，高下相傾。”

### 省

[1] 視察；診察。《傷寒雜病論·序》：“省（xǐng）病問疾，務在口給，相對斯須，便處湯藥。”
[2] 反省。《儒門事親·汗下吐三法該盡治病詮》：“渠亦不自省（xǐng）其過，雖終老而不悔。”
[3] 簡省；減少。《精神訓》：“胸腹充而嗜欲省，則耳目清，聽視達矣。”
[4] 中央官署名。《銅人腧穴針灸圖經·序》：“殿中省尚藥奉御王惟一素授禁方，尤工屬石，竭心奉詔，精意參神。”

### 修

[1] 端正。《皇甫謐傳》：“或勸謐修名廣交。”
[2] 長。《皇甫謐傳》：“況命之修短分定懸天乎！”
[3] 善；美好。《離騷》：“老冉冉其將至兮，恐修名之不立。”
[4] 修養。《皇甫謐傳》：“修身篤學，自汝得之。”

### 玄

[1] 赤黑色。後多用以指黑色。《詩經·豳風·七月》：“載玄載黃，我朱孔陽。”
[2] 指天。《養生論》：“而世人不察，惟五穀是見，聲色是耽，目惑玄黃，耳務淫哇。”
[3] 深奧；玄妙。《黃帝內經素問·序》：“假若天機迅發，妙識玄通，蔵謀雖屬乎生知，標格亦資於詁訓。”
[4] 高遠；幽遠。《養生論》：“無爲自得，體妙心玄，忘歡而後樂足，遺生而後身存。”

## Y

### 厭

[1] 嫌棄；憎惡；厭煩。《素問·四氣調神大論》：“夜臥早起，無厭於日。”
[2] 吃飽；飽足。《老子·五十三章》：“帶利劍，厭飲食，財貨有餘，是謂盜竽。”

[3] 滿足。《溫病條辨·叙》:"秉超悟之哲,嗜學不厭。"

[4] "魘"的古字。惡夢。《世說新語·假譎》:"彪乃詐厭(yǎn),良久不悟,聲氣轉急。"

[5] "曆"的古字。掩蔽;掩藏。《莊子·齊物論》:"其厭(yǎn)也如緘,以言其老洫也。"

[6] 迫近。《左傳·哀公二十七年》:"有自晉師告寅者,將爲輕車千乘,以厭(yā)齊師之門。"

## 要

[1] "腰"的古字。《扁鵲倉公列傳》:"往四五日,君要脅痛,不可俛仰,又不得小溲。"

[2] 約束;控制。《素問·脉要精微論》:"倉廩不藏者,是門户不要(yāo)也。"

[3] 求得;設法取得;牟取。《鑒藥》:"遺患以要(yāo)財。"

[4] 通"邀"。邀請;約請。《明處士江民瑩墓志銘》:"乃今要我以平生之言。"

[5] 要領;關鍵。《黄帝内經素問·序》:"歷十二年,方臻理要。"

[6] 總之;總括。《針灸甲乙經·序》:"方治要皆淺近。"

[7] 簡要。《素問·至真要大論》:"夫標本之道,要而博。"

## 謁

[1] 稟告。《史記·蘇秦列傳》:"臣聞明王務聞其過,不欲聞其善,臣謂謁王之過。"

[2] 請;請求。《後漢書·廉範傳》:"隴西太守鄧融備禮謁範爲功曹。"

[3] 拜見。《扁鵲傳》:"未嘗得望精光,侍謁於前也。"

## 一

[1] 數詞。一個;一種。《不失人情論》:"一齊之傅幾何?衆楚之咻易亂。"

[2] 專一。《丹溪翁傳》:"乃悉焚棄向所習舉子業,一於醫致力焉。"

[3] 同一;一樣。《養生論》:"田、種一也,至於樹養不同,則功效相懸。"

[4] 一概;全。《丹溪翁傳》:"爲之敷揚三家之旨,而一斷於經。"

[5] 一旦;一經。《黄帝内經素問·序》:"文字昭晰,義理環周,一以參詳,羣疑冰釋。"

[6] 少。《與薛壽魚書》:"而先生獨能以一刀圭活之,僕所以心折而信以爲不朽之人也。"

[7] 或者。《丹溪翁傳》:"至於一語一默,一出一處,凡有關於倫理者,尤諄諄訓誨。"

## 夷

[1] 古代中原地區華夏族對東部各族的總稱。《大醫精誠》:"怨親善友,華夷愚智,普同一等。"

[2] 句首語氣詞。《李時珍傳》:"夷考其間,瑕疵不少。"

[3] 平坦。《與崔連州論石鍾乳書》:"其竅滑以夷,其肌廉以微。"

## 易

[1] 改變。《類經·序》:"凡歷歲者三旬,易稿者數四,方就其業。"

[2] 書名。古代卜筮之書。有《連山》《歸藏》《周易》三種,合稱三《易》,今僅存《周易》,簡稱《易》。

[3] 容易。與"難"相對。《景岳全書·小兒則總論》:"余謂其易,謂其易治也。"

[4] 輕視。《左傳·僖公二十二年》:"國無小,不可易也。"

### 詣

[1] 造訪。《後漢書·方術列傳·費長房傳》：“長房旦日復詣翁，翁乃與俱入壺中。”
[2] 去；前往。《黃帝内經素問·序》：“且將升岱嶽，非徑奚爲？欲詣扶桑，無舟莫適。”
[3] 學業、技藝等所達到的程度。《諸醫論》：“揮刃而肯綮無礙，其造詣自當有神。”

### 引

[1] 出。《靈樞·九針十二原》：“按而引針，是謂内温。”
[2] 延伸；伸長。《華佗傳》：“若當針，亦不過一兩處，下針言‘當引某許，若至，語人。’”
[3] 導引。《扁鵲傳》：“治病不以湯液醴灑、鑱石撟引。”
[4] 牽引。《華佗傳》：“是以古之仙者爲導引之事，熊頸鴟顧，引挽腰體，動諸關節。”

### 淫

[1] 過度；無節制；濫。《秦醫緩和》：“陰淫寒疾，陽淫熱疾，風淫末疾，雨淫腹疾。”
[2] 久雨。《素問·五運行大論》：“其眚淫潰。”
[3] 謂運行失其常度。《素問·四時逆從論》：“凡此四時刺者，大逆之病，不可不從也。反之，則生亂氣，相淫病焉。”
[4] 邪惡；奸邪。《素問·上古天真論》：“淫邪不能惑其心。”
[5] 雜亂；淫靡不正。《秦醫緩和》：“於是有煩手淫聲，慆堙心耳，乃忘平和。”

### 飲

[1] 喝。《扁鵲傳》：“飲是以上池之水三十日，當知物矣。”
[2] 酒或水等。《丹溪翁傳》：“謂李之論飲食勞倦，内傷脾胃。”
[3] 中醫病證名。《金匱要略·痰飲咳嗽病脉證并治》：“問曰：夫飲有四，何謂也？師曰：有痰飲，有懸飲，有溢飲，有支飲。”
[4] 給人、畜喝水。《華佗傳》：“當須刳割者，便飲（yìn）其麻沸散，須臾便如醉死。”

### 嬰

[1] 纏繞；被……纏着。《後漢書·範滂傳》：“滂以同囚多嬰病。”
[2] 約束。《陳政事疏》：“嬰以兼恥，故人矜節行。”
[3] 嬰兒；初生小兒。《扁鵲傳》：“曾不可以告咳嬰之兒。”
[4] 遭受。《傷寒雜病論·序》：“卒然遭邪風之氣，嬰非常之疾，患及禍至，而方震慄。”

### 幽

[1] 潛隱；埋于地下。《中藏經·陰陽大要調神論》：“陽中之陽爲高真，陰中之陰爲幽鬼。”
[2] 深。《傷寒雜病論·序》：“神明消滅，變爲異物，幽潛重泉，徒爲啼泣。”
[3] 暗；昏暗。《黃帝内經素問·序》：“故動則有成，猶鬼神幽贊。”
[4] 隱晦；深奧。《大醫精誠》：“既非神授，何以得其幽微。”

## 由

[1] 來源。《與薛壽魚書》：“有此附會，則亦當牽連書之，而不可盡沒有所由來。”
[2] 原由。《黃帝內經素問·序》：“天地之象分，陰陽之候列，變化之由表。”
[3] 通“猶”。《養生論》：“是由桓侯抱將死之疾，而怒扁鵲之先見。”
[4] 遵從；依從。《扁鵲傳》：“至今天下言脉者，由扁鵲也。”
[5] 自；從。《諸醫論》：“膠柱和之，七弦由是而不諧矣。”
[6] 因爲。《不失人情論》：“此由知醫不真，任醫不專也。”

## 尤

[1] 過失；罪愆。《爲劉荆州與袁尚書》：“是故雖滅親不爲尤，誅兄不傷義也。”
[2] 責備；怪罪。《報任安書》：“顧自以爲身殘處穢，動而見尤。”
[3] 猶；尚且。《類經·序》：“及乎近代諸家，尤不過順文敷演。”
[4] 尤其；格外。《靈樞·邪氣藏府病形》：“三焦病者，腹氣滿，小腹尤堅。”

## 遇

[1] 接待。《扁鵲傳》：“扁鵲獨奇之，常謹遇之。”
[2] 遇到。《華佗傳》：“此病後三期當發，遇良醫乃可濟救。”
[3] 際遇；機會。《不失人情論》：“有境遇不偶，營求未遂。”

## 鬱

[1] 鬱積。《素問·生氣通天論》：“勞汗當風，寒薄爲皶，鬱乃痤。”
[2] 急迫迅疾。《素問·至真要大論》：“諸氣膹鬱，皆屬於肺。”
[3] 停滯；阻滯。《呂氏春秋·達郁》：“水鬱則爲汗。”
[4] 怨恨。《呂氏春秋·侈樂》：“故樂愈侈而民愈鬱。”

## 御

[1] 駕馭車馬。周時爲六藝之一。泛指駕馭一切運行或飛行之物。《詩經·鄭風·大叔於田》：
　　“叔善射忌，又良御忌。”
[2] 統治；治理。《尚書·大禹謨》：“臨下以簡，御衆以寬。”
[3] 與女子交合。《華佗傳》：“勿爲勞事，御內即死。”
[4] 用。《皇甫謐傳》：“臣聞《韶》《衛》不並奏，《雅》《鄭》不兼御。”

## 禦

[1] 制止；阻止。《秦醫緩和》：“主不能禦，吾是以云也。”
[2] 抵禦；抵擋。《史記·秦本紀》：“（德公）二年，初伏，以狗禦蠱。”

# Z

## 造

[1] 到。《鬻藥》：“屬者造焉而美肥。”

[2] 拜訪。《華佗傳》：“立吐虵一枚，縣車邊，欲造佗。”

[3] 製作。《本草綱目·五味子》：“皮工造爲百藥煎。”

[4] 開始。《送江陵薛侯入覲·序》：“自古國家之禍，造於小人，而成於貪功幸名之君子者，十常八九。”

### 診

[1] 察看。《舊五代史·梁書·太祖紀二》：“帝診之曰：此必文通、全誨之謀也。皆不奉詔。”

[2] 察病。《漢書·藝文志·方技略》：“蓋論病以及國，原診以知政。”

[3] 症狀。《素問·風論》：“帝曰：五藏風之形狀不同者何？願聞其診及其病能。”

### 徵

[1] 察。《病家兩要説》：“徵醫之難，於斯益見。”

[2] 證明；應驗。《黃帝内經素問·序》：“稽其言有徵，驗之事不忒，誠可謂至道之宗，奉生之始矣。”

[3] 徵求；徵收。《吳醫匯講·書方宜人共識説》：“國家徵賦，單曰易知；良將用兵，法云貴速。”

[4] 徵兆；迹象。《素問·陰陽應象大論》：“水火者，陰陽之徵兆也。”

### 中

[1] 内；裏面。與“外”相對。《易·坤》：“象曰：黃裳元吉，文在中也。”

[2] 中間；當中。《養生論》：“百毒所傷，中道夭於衆難。”

[3] 符合。《漢書·藝文志·方技略》：“有病不治，常得中（zhòng）醫。”

[4] 箭射着目標。《吕氏春秋·盡數》：“射而不中（zhòng），反修於招，何益於中？”

[5] 侵襲；中傷。《儒門事親·汗下吐三法該盡治病詮》：“夫邪之中（zhòng）人，輕則傳久而自盡，頗甚則傳久而難已，更甚則暴死。”

[6] 治愈。《丹溪翁傳》：“蓋其遇病施治，不膠於古方，而所療則中（zhòng）。”

### 走

[1] 跑。《扁鵲傳》：“扁鵲復見，望見桓侯而退走。”

[2] 移向；走行。《靈樞·經脉》：“從耳後入耳中，出走耳前。”

[3] 前往。《淮南子·説林訓》：“漁者走淵，木者走山，所急者存也。”

[4] 歸；入。《靈樞·五味論》：“五味入於口也，各有所走……酸走筋，鹹走血。”

### 奏

[1] 進；進獻。《漢書·藝文志·序》：“歆於是總群書而奏其七略。”

[2] 特指臣子對帝王進言陳事的文書。《錢仲陽傳》：“長公主女有疾，召使視之，有功，奏授翰林醫學，賜緋。”

[3] 演奏；吹奏。《皇甫謐傳》：“臣聞《韶》《衛》不並奏，《雅》《鄭》不兼御。”

[4] 推進。《莊子·養生主》：“奏刀騞然。”

罪

[1] 捕魚竹網。泛指羅網。《詩·小雅·小明》："豈不懷歸，畏此罪罟。"
[2] 罪愆；犯法的行爲。《荀子·王制》："無功不賞，無罪不罰。"
[3] 過錯；過失。《靈樞·本神》："天之罪與？人之過乎？"
[4] 歸罪；責備。《温病條辨·叙》："知我罪我，一任當世，豈不善乎？"
[5] 懲罰；治罪。《扁鵲傳》："文帝四年中，人上書言意，以刑罪當傳西之長安。"

坐

[1] 古人鋪席于地，兩膝着席，臀部壓在脚後跟上，謂之"坐"。後來把臀部平放在椅子、凳子或其他物體上以支持身體稱爲"坐"。《禮記·曲禮上》："先生書策，琴瑟在前，坐而遷之，戒勿越。"
[2] 犯罪；觸犯法律。《扁鵲倉公列傳》："妾父爲吏，齊中稱其廉平，今坐法當刑。"
[3] 因爲。《世補齋醫書》："此無他，皆坐不講司天故也。"
[4] 空；徒然。《不失人情論》："致懷奇之士，拂衣而去，使深危之病，坐而待亡。"
[5] 因爲；由于。《醫俗亭記》："士俗坐無竹耳，使有竹，安知其俗之不可醫哉？"

# 附錄 2 容易誤讀誤寫的中醫藥常用字

中醫藥古籍中生僻字和特殊用字較多，若在閱讀時對字形、字音及字義不認真辨識，非常容易誤讀誤寫。以下就古醫籍中較容易出現誤讀誤寫的常用字分兩大類，進行簡要地解釋，以便于讀者在學習時加以注意。

## 一、容易誤讀的中醫藥常用字

（一）臟腑生理

頞（è）：鼻樑。不讀（ān）。

涎（xián）：口涎，口水。不讀（yán）。

頜（hé）：上頜，下頜。口腔上部和下部的骨頭與肌肉等組織。

頷（hàn）：下巴骨，下巴部。

髂（qià）：髂骨。不讀（kè）。

肱（gōng）：肱骨。指由肘到肩的部分。不讀（hóng）。

臀（tún）：臀部。不讀（diàn）。

尻（kāo）：臀部，尾骶骨。不讀（jiǔ）。

跖（zhí）：跖骨，脚面接近脚趾的部分。

骱（hóu）：長骨兩端膨大處。不讀（hòu）或（gòu）。

腓（féi）：腓腸肌。不讀（fēi）或（fěi）。

脛（jìng）：小腿，指從膝關節至踝關節以上的部分。不讀（jīng）。

踝（huái）：踝骨。指小腿與脚連接處兩邊突起的圓骨。不讀（guǒ）。

賁（bēn）：賁門。食管和胃的接口部分，即胃上口。不讀（pēn）。

脬（pāo）：膀胱。不讀（fú）。

腨（shuàn）：脛肉，俗稱小腿肚。不讀（duān）。

胻（héng）：胻骨。脛骨的上段，亦指脛骨。不讀（xíng）。

癸（guǐ）：天干第十位。不讀（kuí）。天癸，指人體一種促進性機能發育的物質。

脉：一詞多音多義。脉象，讀（mài）；脉脉含情，讀（mò）。

髁：骨節兩端凸起物。股骨，讀（kē）；髁骨，同"胯"，讀（kuà）。不讀（huái）或（guǒ）。

溺：一詞多音多義。小便，讀（niào），即"尿"字；溺水、沉溺，讀（nì）。

膻：一詞多音多義。穴位名，膻中，讀（dàn），不讀（tán）；羊膻味，讀（shān）。

睾（gāo）：睾丸。不讀（gǎo）。

腢（jùn）：隆起的肌肉。不讀（jiǒng）。

囟（xìn）：腦門，嬰兒頭頂骨縫未合處。不可誤讀誤寫爲 "囱"（cōng）。

肓（huāng）：膏肓，肓膜。不可誤讀誤寫爲 "盲"（máng）。

（二）證候病名

晡（bū）：日晡。指申時，即午後三時至五時。不讀（pǔ）或（fǔ）或（bǔ）。

懣（mèn）：煩懣。不讀（mǎn）。

怵（chù）：怵惕，恐懼貌。不讀（shù）。

齲（qǔ）：齲齒。不讀（yǔ）。

齘（xiè）：磨牙。不讀（jiè）。

眊（mào）：眼睛看不清。不讀（máo）。

眚（shěng）：眼睛生翳。不讀（shēng）。

眩（xuàn）：目眩。不讀（xuán）。

眵（chī）：指眼睛分泌物，俗稱 "眼屎"。不讀（duō）。

瞤（shùn）：眼皮或肌肉跳動。不讀（rùn）。

痏（wěi）：瘡瘍、瘢痕或針孔。不讀（yǒu）。

瘁（cuì）：心力交瘁。不讀（zú）。

皰（pào）：面部瘡皰，粉刺。不讀（bāo）。

瘵（zhài）：病，多指癆病。不讀（jì）。

衃（pēi）：瘀血，凝血。不讀（bù）。

瘰（luǒ）：瘰癧。即淋巴結結核。多見于頸部，俗名癧子頸。不讀（léi、lěi、lèi）。

癇（xián）：癲癇。今作 "癎"。不讀（jiān）。

怔忡（zhēng chōng）：心悸。不讀（zhèng zhōng）。

皴（cūn）：皮膚皺起或開裂。不讀（jùn）。

皸（jūn）：皮膚裂口或變粗糙。不讀（cūn）。

龜：一詞多音多義。同 "皸"，龜裂，皮膚因受凍而裂開，讀（jūn）；龜茲（cí）國，是我國古代西域大國之一，讀（qiū）。

瘖（yīn）：音啞。不讀（àn）或（ān）。

喑（yīn）：喑啞，不能説話。不讀（àn）或（ān）。

蕁：一詞多音多義。蕁麻疹，讀（qián），俗讀（xún）；中藥知母名，讀（tán）。

瘛瘲（chì zòng）：筋脉抽搐或弛縱的症狀。不讀（chì cóng）。

悗：一詞多音多義。表示鬱悶、不舒暢或凝澀疼痛時，義同 "悶" "懣"，讀（mèn）；表示煩悶、迷惑時，讀（mán），不讀（wǎn）。

痎（jiē）：一種瘧疾。不讀（gāi）或（hài）。

瘕（jiǎ）：癥瘕。不讀（xiá）。

痀（gōu）：痀僂。不讀（jū）。

搐（chù）：抽搐。不讀（xù）。

癩（lài）：麻風病，惡瘡。不讀（lǎn）。

衄（nǜ）：鼻衄。不讀（niù）。

悁：一詞多音多義。忿怒，憂愁，憂鬱，讀（yuān）；急躁，讀（juàn）。

痤（cuó）：痤瘡。不讀（cuò）或（zuò）。

晄（huàng）：面部因氣血虛少而發白無光的病色。不讀（guāng）或（huǎng）。

暍（yē）：中暑，傷暑病；或疊用"暍暍"，指熱貌。不讀（hē）。

灑（xiǎn）：多疊用。形容惡寒貌。《難經·四十九難》："其病身熱，灑灑惡寒，甚則喘咳，其脈浮大而澀。"不讀（sǎ）。亦作"洗洗"，同讀（xiǎn）。

喎（wāi）：口眼喎斜。不讀（wō）。

惴（zhuì）：惴惴，憂懼、恐懼貌。不讀（chuǎn）或（duān）。

燠（yù）：熱，暖。不讀（ào）。

創：一詞多音多義。創傷，創口，讀（chuāng）；表示開創，創造，創作，讀（chuàng）。

咯：一詞多音多義。咯血，同"喀"。讀（kǎ）。不讀（ké）或（luò）。

嘿（mò）：同"默"，多疊用。《傷寒論·辨太陽病脈證并治中》："嘿嘿不欲飲食。"不讀（hēi）。

噫（ǎi）：可寫作"噯"。因飽食或因病胃中氣體從口中排出，不讀（yì）或（yī）。

强：一詞多音多義。僵硬，固執。如《傷寒論》"項背强"，讀（jiàng）；堅强，强壯，讀（qiáng）；勉力、勉强，讀（qiǎng）。

淋：一詞多音多義。指性傳染病淋病，讀（lìn）；用于淋巴、淋漓，讀（lín）。

惡：一詞多音多義。惡心，讀（ě）；惡習，讀（è）；疑問代詞和嘆詞，讀（wū）；憎惡，厭惡，讀（wù）。

愊（bì）：愊愊，愊臆，脹滿貌。不讀（fú）。

呷（xiā）：咳嗽聲，小口地喝。不讀（jiǎ）。

噦（yuě）：乾嘔，呃逆（指呃聲短促而不連續）。不讀（suì）。

（三）中藥腧穴

炮（páo）：中藥炮製。不讀（pào）。

艽（jiāo）：秦艽。不讀（jiǔ）。

芎（xiōng）：川芎。不讀（gōng）。

茜（qiàn）：茜草。不讀（xī）。

茸（róng）：鹿茸。不讀（ěr）。

蒡（bàng）：牛蒡子。不讀（páng）。

蓯（cōng）：肉蓯蓉。不讀（cóng）。

莨（làng）：莨菪。不讀（liáng）。

硇（náo）：硇砂。不讀（xìn）。

獺（tǎ）：水獺，獺肝。不讀（lài）。

粳（jīng）：粳米。不讀（gěng）。

阿（ē）：阿膠。不讀（ā）。

楮（chǔ）：楮實、楮白皮。不讀（zhě）。

柏：一字多音多義。中藥黃柏，即黃檗，讀（bò）；柏樹，柏子仁，側柏葉，讀（bǎi）；柏林，讀（bó）。

朮（zhú）：白朮，蒼朮。與"術"（shù）讀音不同。

訶（hē）：訶子（訶黎勒）。不讀（kē）。

芐（hù）：地黃別名，《爾雅·釋草》："芐，地黃。"不讀（xià）或（biàn）。

菀（wǎn）：紫菀。不讀（yuàn）。

栝（guā）：栝樓（瓜蔞）。不讀（kuò）。

菝葜（bá qiā）：中藥名。"葜"不讀（qì）。

朴（pò）：厚朴。不讀（pǔ）。

大黃（dài huáng）中藥名。不讀（dà huáng）。

腧（shù）：腧穴。不讀（shū）。

穴（xué）：穴位。不讀（xuè）。

彧（yù）：穴位名，彧中。不讀（huò）。

攢（cuán）：穴位名，攢竹。不讀（zàn）或（zǎn）。

髃（yú）：穴位名，肩髃。不讀（ǒu）。

杼（zhù）：穴位名，大杼。不讀（shū）或（yú）。

臑（nào）：穴位名，臂臑。不讀（rú）。

（四）診斷治療

診（zhěn）：診斷。不讀（zhēn）。

灸（jiǔ）：針灸。不讀（jiū）。

砭（biān）：砭石。不讀（biǎn）。

芤（kōu）：芤脉。不讀（kǒng）。

鍉：鍉針，九針之一。讀（dī），也讀（dí），不讀（tí）或（shì）。

濡：一詞多音多義。同"軟"，濡脉，讀（ruǎn）；濕潤，濡潤，讀（rú）。

數：一詞多音多義。數脉，屢次，讀（shuò）；數目，禮數，讀（shù）；數落，讀（shǔ）。

瘥（chài）：病愈。不讀（chā）或（chà）。

刳（kū）：剖開。不讀（kuā）。

瘳（chōu）：病愈，病瘳。不讀（liáo）或（liào）。

熨：一詞多音多義。熨帖，讀（wèi）；熨燙，熨斗，讀（yùn）。

（五）其他

吮（shǔn）：嬰兒吮乳。不讀（yǔn）。

叢、業：分別是"丛""业"二字的繁體，形體較似，不可誤混。

啜（chuò）：吃，飲。不讀（zhuì）。

譌（é）："訛"的异體字，不讀（wéi）。

儕（chái）：同輩，同類的人。不讀（qí）。

窠（kē）：巢穴。本指鳥、獸、蟲的巢穴，可借指人安居或聚會之處。不讀（guǒ）。

啻（chì）：副詞，但，僅，止。不啻，不止。不讀（dì）。

咀（jǔ）：品味，細嚼。㕮（fǔ）咀，不讀（zǔ）。

酗（xù）：沉迷于酒，發酒瘋。不讀（xiōng）。

泌（mì）：分泌，泌尿。不讀（bì）。

稔（rěn）：本指穀物成熟，代指"年"。不讀（niàn）。

諳（ān）：認識，熟悉。不讀（yīn）。

恤（xù）：憂慮，體恤。不讀（xuè）。

摭（zhí）：拾取，摘取。不讀（shù）或（zhè）。

闡（chǎn）：闡述，闡明。不讀（shàn）。

垣（yuán）：矮牆。不讀（huán）或（héng）。

熾（chì）：熱盛。不讀（shí）或（zhì）。

恃（shì）：依仗，依賴。不讀（chí）。

鴟（chī）：鴟鳥。不讀（dī）。

卒：一詞多音多義。突然，倉促。腦卒中，同"猝"，讀（cù）；結束，死亡，讀（zú）。

匱：一詞多音多義。表示藏物之器，讀（guì），世作"櫃"，但在《金匱要略》中不能寫爲"櫃"；表示缺乏，讀（kuì）。

否：一詞多音多義。閉塞，阻隔不通，讀（pǐ）；否定，不，讀（fǒu）。

和：一詞多音多義。和應，讀（hè）；和諧，諧調，讀（hé）；將粉狀物攪和在一起，加水攪拌，讀（huó）；攪拌和藥及煎藥遍數，讀（huò）。

度：一詞多音多義。推測，揣度，讀（duó）；度量衡、程度、氣度，讀（dù）。

屬：一詞多音多義。類別，隸屬，歸屬，讀（shǔ）；連屬，接連，讀（zhǔ）。

校：一詞多音多義。查對，校勘，校對，讀（jiào）；學堂，軍銜，讀（xiào）。

期：一詞多音多義。指一周年，一整月，讀（jī）；表示希望，期限，日期，讀（qī）。

殷：一詞多音多義。深红或赤黑色，讀（yān）；表示富足，懇切，讀（yīn）。

螫（shì）：毒蟲刺傷。不讀（chì）。

逡（qūn）：退讓，退卻。不讀（jùn）或（suō）。

詣（yì）：到，舊時特指到尊長那裏去。造詣（指在學術或某方面有一定的成就），不讀（zhǐ）。

遺：一詞多音多義。表示贈送，贈與，讀（wèi）；表示遺失，遺忘，讀（yí）。

合：一詞多音多義。指計量單位，十分之一升，讀（gě），不讀（hé）；其他義，讀（hé）。

識：一詞多音多義。認識，見識，知識，讀（shí）；記住，標誌，讀（zhì）。

庠（xiáng）：古指學校。不讀（yǎng）。

食：一詞多音多義。飲食，食物，讀（shí）；以食與人，讀（sì）。

語：一詞多音多義。語言，語句，讀（yǔ）；告訴，讀（yù）。

飲：一詞多音多義。飲食，飲水，飲料，讀（yǐn）；以飲料給人或畜飲，讀（yìn）。

去：一詞多音多義。離開，除去，讀（qù）；收藏，讀（jǔ）。

中：一詞多音多義。中毒，中暑，中病即止，讀（zhòng）；中間，中途，中外，讀（zhōng）。

## 二、因形近而誤寫誤讀的中醫藥常用字

1. "疸" dǎn（黃疸）與"疽" jū（癰疽）形近。

2. "羸" léi（羸瘦）與"贏" yíng（輸贏）形近。

3. "輿" yú（輿論）、"與" yǔ（給與）、"興" xīng（興盛、興旺、興奮）形近。

4. "耆" qí（黃耆，黃芪）與"蓍" shī（蓍草）形近。

5. "鞕" yìng（"硬"的异體字）與"鞭"（皮鞭）形近。

6. "飧" sūn（飧泄）與"饗" xiǎng（用酒食招待客人，泛指請人受用）形近。

7. "刺" cì（針刺）與"剌" là（乖剌）形近。

8. "茛" gèn（中藥—毛茛）與"莨" làng（中藥—莨菪）形近。

9. "肺"，右從"巿（fú）"，不可從"市（shì）"（再如"芾""沛""霈"）。

10. "貝"（中藥—貝母）與"具"（工具）形近。

11. "麋" mí（麋鹿）與"糜" mí（糜爛）、"靡" mí（靡靡之音）形近。

12. "栝" guā（中藥—栝樓，瓜蔞）與"括" kuò（括號，包括）形近。

13. "穀" gǔ（穀白皮—中藥楮白皮別稱）與"穀" gǔ（穀物、水穀）形近。

14. "荼" tú（荼毒）與"茶" chá（茶葉）形近。

15. "炙" zhì（炮炙）與"灸" jiǔ（針灸）形近。

16. "杞" qǐ（枸杞）與"圮" pǐ（圮毀）、"祀" sì（祭祀）"圯" yí（圯橋）形近。

17. "鬥" dòu（爭鬥）與"門" mén（門户）形近。

18. "垣" yuán（矮墻，城垣）與"桓" huán（齊桓公）、"恒" héng（永恒）形近。

19. "螫" shì（毒蟲刺傷）與"蜇" zhē（毒蟲刺傷）形近。

20. "岐" qí（岐伯）與"歧" qí（歧途、歧義）形近。

21. "癥" zhēng（癥瘕）與"徽" huī（徽章）形近。

22. "齊" qí（齊心協力）與"齋" zhāi（齋戒）、"齏" jī（搗碎的薑、蒜、韭菜等）形近。

23. "佝" gōu（佝僂）與"拘" jū（拘謹）形近。

24. "蓄" xù（蓄積）與"畜" chù（牲畜）形近。

25. "蔞" lóu（瓜蔞）與"萎" wěi（萎縮）形近。

26. "囟" xìn（囟門）與"囪" cōng（煙囪）形近。

27. "肓" huāng（膏肓）與"盲" máng（盲目）形近。

28. "喑" yīn（喑啞）與"暗" àn、"諳" ān（熟悉，知道）形近。

29. "斑" bān（斑疹，斑點）與"班" bān（班次）形近。

30. "辨" biàn（辯證）與"辯" biàn（辯論）、"辮" biàn（辮子）、"瓣" bàn（花瓣）、"辦" bàn（辦理，辦事）形近。

31. "濯" zhuó（清洗）與"擢" zhuó（選拔）形近。

32. "滎" xíng（滎穴）與"熒" yíng（熒光）、"瑩" yíng（晶瑩）、"螢" yíng（螢火蟲）、"縈" yíng（縈繞）形近。

33. "舐" shì與"舔" tiǎn（舔犢）形近。

34. "芎" xiōng（川芎）與 "穹" qióng（天穹）形近。

35. "粳" jīng（粳米）與 "梗" gěng（梗塞，梗咽）形近。

36. "艽" jiāo（秦艽）與 "究" jiū（研究）形近。

37. "羲" xī（伏羲）與 "義" yì（正義，意義）形近。

38. "癸" guǐ（天癸，癸水）與 "葵" kuí（葵花）形近。

39. "巳" sì（巳時）與 "己" jǐ（自己）、"已" yǐ（已經）形近。

40. "頞" è（鼻梁）與 "額" é（額頭）形近。

41. "晡" bū（日晡潮熱，晡時）與 "哺" bǔ（哺乳，哺育）形近。

42. "髂" qià（髂骨）與 "骼" gé（骨骼）形近。

43. "臀" tún（臀部）與 "臂" bì（手臂，臂膀）形近。

44. "獺" tǎ（水獺，旱獺）與 "瀨" lài（水流湍急，急流）形近。

45. "訶" hē（訶子）與 "柯" kē（草木的枝莖）形近。

46. "臑" nào（穴位名：臂臑）與 "濡" rú（濡濕）形近。

47. "苄" hù（地黃）與 "苄" biàn（苄基，苯甲基）形近。

48. "菀" wǎn（中藥—紫菀）與 "宛" wǎn（宛然，宛如，宛若）形近。

49. "礜" yù（礜石，是制砷和亞砷酸的原料）與 "礬" fán（白礬）形近。

50. "蔻" kòu（豆蔻）與 "冠" guān（冠軍）形近。

51. "庠" xiáng（古指學校）與 "痒" yǎng 形近。

52. "搏" bó（脉搏）與 "摶" tuán（把東西捏聚成團）形近。

# 附錄 3　中醫重言詞

重言詞，是由兩個形音義完全相同的漢字重叠組成的詞語。重言詞在古漢語中使用非常廣泛，醫籍中尤然。在古醫籍中重言詞的運用對病症、脉象、藥物形態的描述、藥物的炮製方法、服藥方法、護理要點等發揮了重要的作用。其形式主要有 "AA" "AABB"。下面就古醫籍中常見的重言詞加以整理，以漢語拼音爲序，以便學習者查找并正確理解原文。需要説明的是，有些重言詞，僅僅是古醫籍中特有的讀音和意義。

【斑斑】形容陽毒病人面部發紅，色斑像織錦的花紋一樣。

《金匱要略·百合狐惑陰陽毒病證治第三》："陽毒之爲病，面赤斑斑如錦紋，咽喉痛，唾膿血，五日可治，七日不可治，升麻鱉甲湯主之。"

【愊愊】形容胸中煩悶鬱結。

《脉經》（卷二）："寸口脉弦，心下愊愊，微頭痛，心下有水氣。宜服甘遂丸，針期門，瀉之。"

【勃勃】發熱後口中熱氣盛出之貌。

《傷寒論·辨不可下病脉證并治》："傷寒發熱，口中勃勃氣出，頭痛目黄，衄不可制，貪水者必吐，惡水者厥。"

【蒼蒼】形容面色青蒼，爲衰危之象。

《素問·刺瘧》："肝瘧者，令人色蒼蒼然，太息，其狀若死者，刺足厥陰見血。"

《靈樞·厥病》："厥心痛，色蒼蒼如死狀，終日不得太息。"形容厥心痛的病人面色蒼白灰暗無光，如同死人顏色一般的敗壞難看。

【重重（chóng chóng）】一層層地。

《聖濟總錄·泄痢門》："木香散方：上一十三味，搗羅爲散。每服三錢匕，用不經水豬肝四兩，去筋膜，批爲薄片，重重滲藥。"

【澹澹（dàn dàn）】"澹澹"同"憺憺"，指心神志忐不安。

《素問·至真要大論》："民病厥心痛……心澹澹大動。"

【逢逢　堂堂】"逢逢"形容氣勢宏大、蓬勃。"逢"通"蓬"。"堂堂"形容軍隊陣容盛大整齊。

《靈樞·逆順》："《兵法》曰：'無迎逢逢之氣，無擊堂堂之陣。'"

【哽哽】形容咽喉聲氣堵塞之狀。

《備急千金要方·治諸風方·諸風第二》："魯王酒治風眩心亂……八風十二痹、五緩六急、半身不遂、四肢偏枯、筋攣不可屈伸；賊風咽喉閉塞、哽哽不利或如錐刀所刺、行人皮膚中無有常處。"

【熇熇（hè hè）　漉漉】"熇熇"形容熱盛狀，如火熱熾烈般；"漉漉"形容汗出皮膚潮濕的樣子。

《素問·瘧論》：“經言無刺熇熇之熱，無刺渾渾之脈，無刺漉漉之汗，故爲其病逆，未可治也。”

【忽忽】形容頭目眩暈不爽之狀。

《素問·玉機真藏論》：“帝曰：春脉太過與不及，其病皆何如？岐伯曰：太過則令人善忘，忽忽眩冒而巓疾；其不及，則令人胸痛引背，下則兩脅胠滿。”

【惚惚憒憒】“惚惚”，煩亂不安貌；“憒憒”，煩悶，憂愁。“惚惚憒憒”形容病人心情煩亂，神情時有恍惚。

《千金翼方·婦人三·心悸》：“治產後忽苦心中沖悸不定，志意不安，言語誤錯，惚惚憒憒不自覺方：遠志（去心）　人參　麥門冬（去心）　當歸、桂心、甘草（炙，各二兩）　茯苓（五兩）　芍藥（一兩）　生薑（六兩）　大棗（二十枚，擘）。”

【䀮䀮（huāng huāng）】形容目視不明症狀。

《素問·藏氣法時論》：“肝病者，兩脅下痛引少腹，令人善怒，虛則目䀮䀮無所見，耳無所聞，善恐如人將捕之，取其經，厥陰與少陽，氣逆，則頭痛耳聾不聰頰腫。”

【恍恍吸吸】形容病人精神恍惚，短氣乏力貌。

《諸病源候論·傷寒陰陽易候》：“其亦有不即死者，病苦小腹裏急，熱上沖胸，頭重不欲舉，百節解離經脉緩弱，氣血虛，骨髓空竭，便恍恍吸吸，氣力轉少，着床不能搖動，起居仰人，或引歲月方死。”

【渾渾】①形容脉氣紛亂。②指渾濁不清。

《素問·脉要精微論》：“夫脉者，血之府也，長則氣治，短則氣病，數則煩心，大則病進，上盛則氣高，下盛則氣脹，代則氣衰，細則氣少，澀則心痛，渾渾革至如涌泉，病進而色弊，綿綿其去如弦絕，死。”“革（jí）”，急也。“渾渾革至如涌泉”形容脉來紛亂而急促，如泉水急促上涌，表明病情加劇而危重。

《素問·至真要大論》：“心痛耳鳴，渾渾焞焞。”“焞焞”（tūn tūn）指暗淡無光。“渾渾焞焞”形容聽覺失聰，反應遲鈍之症。

【集集】形容用耳聽羚羊角時發出的鳴聲。

《經史證類備急本草》卷十七：“羚羊角：取耳邊聽之，集集鳴者良。”

【濈濈（jí jí）】形容汗出和緩暢快。

《傷寒論·辨陽明病脉證并治》：“傷寒發熱無汗，嘔不能食，而反汗出濈濈然者，是轉屬陽明也。”

【兢兢】形容病人足部拘急、恐懼不安的樣子。

《針灸甲乙經·足厥陰脉動喜怒不時發癀疝遺溺癃第十一》：“胸滿膨膨然，實則癃閉，腋下腫，虛則遺溺，脚急兢兢然，筋急痛，不得大小便，腰痛引腹，不得俯仰，委陽主之。”

【久久】说明肺癰日久已成膿，故用桔梗湯以祛痰排膿解毒。

《金匱要略·肺痿肺癰咳嗽上氣病脉證治第七》：“久久吐膿如米粥者，爲肺癰，桔梗湯主之。”

【駒駒】形容分散狀。

《靈樞·五色》：“其色散，駒駒然未有聚，其病散而氣痛，聚未成也。”

【厥厥】短暫。

《傷寒論·辨脉法》："若數脉見于關上，上下無頭尾，如豆大，厥厥動搖者，名曰動也。""厥厥動搖者"應理解爲指下脉來搖擺不定而短促。

【憒憒（kuì kuì）】形容病人水飲搏結胸中，心中悶亂而無可奈何之狀。

《金匱要略·嘔吐噦下利病脉證治第十七》："病人胸中似喘不喘，似嘔不嘔，似噦不噦，徹心中憒憒然無奈者，生薑半夏湯主之。"

【潰潰　汩汩（gǔ gǔ）】潰潰指昏亂，"汩汩"形容水流動的聲音。

《素問·生氣通天論》："目盲不可以視，耳閉不可以聽，潰潰乎若壞都，汩汩乎不可止。""潰潰乎若壞都"形容病勢像洶涌的大水衝開堤壩一樣。

【累累（léi léi）喘喘】"累累"形容脉來像連串的珠子。"喘喘"形容呼吸急促，氣息微弱。

《素問·平人氣象論》："夫平心脉來，累累如連珠，如循琅玕，曰心平。夏以胃氣爲本。病心脉來，喘喘連屬，其中微曲曰心病。"

【瀝瀝】形容水飲在腸間流動時發出的聲音。

《金匱要略·痰飲咳嗽病脉證并治第十二》："其人素盛今瘦，水走腸間，瀝瀝有聲，謂之痰飲。"

【栗栗】描述病人因寒而顫的症狀。

《傷寒論·辨不可下病脉證并治》："脉濡而緊，濡則衛氣微，緊則榮中寒……客熱應時罷，栗栗而振寒，重被而覆之，汗出而冒巔，體惕而又振，小便爲微難。"

【了了】明白，清楚。

《傷寒論·辨太陽病脉證并治上》："風家，表解而不了了者，十二日愈。""了了"義爲清爽。此指慧然病除，神明了然。"不了了"意爲病未全除，但大勢已去。

《傷寒論·辨陽明病脉證并治》："陽明病，本自汗出，醫更重發汗，病已瘥，尚微煩不了了者，此必大便鞕故也。"了了"爲了結。"尚微煩不了了者"説明疾病已愈，僅有稍煩未了。

《傷寒論·辨陽明病脉證并治》："傷寒六七日，目中不了了，睛不和，無表裏證，大便難，身微熱者，此爲實也。急下之，宜大承氣湯。""了了"爲了然，清晰。"目中不了了"，指視物不清。

《傷寒論·辨陰陽易差後勞復病脉證并治》："大病差後，喜唾，久不了了，胸上有寒，當以丸藥溫之，宜理中丸。""了了"義爲清爽。"久不了了"即指大病初愈，但脾肺功能未復，宣發肅降及運化失職，津液不布，故唾沫或痰涎不止。

【礱礱（lóng lóng）】形容腹中氣體活動發出的聲音。

《聖濟總錄·雜療門》："令人噓之，有頃其腹中礱礱轉者，是氣通也。"

【靡靡】形容禹餘糧色紫，狀細散如粉末。

《本草綱目·石部·禹餘糧·集解》："其佳處乃紫色靡靡如面，嚼之無復磣，《仙經》服食用之。"

【冥冥】昏暗。指看不見，摸不着。

《素問·八正神明論》："視之無形，嘗之無味，故謂冥冥，若神仿佛。"

【冥冥　烏烏　稷稷（jì jì）】"冥冥"形容血氣變化幽隱而不可見；"烏烏"言針刺氣至

如空中飛鳥之往來;"稷稷"形容氣盛如稷之盛多、繁茂。

《素問·寶命全形論》:"手動若務,針耀而勻,静意視義,觀適之變,是謂冥冥,莫知其形,見其烏烏,見其稷稷,從見其飛,不知其誰,伏如橫弩,起如發機。"

【嘿嘿（mò mò）】①同"默默"。②形容病人安静,不欲言語。

《傷寒論·辨太陽病脉證并治中》:"傷寒五六日,中風,往來寒熱,胸脇苦滿,嘿嘿不欲飲食,心煩喜嘔,或胸中煩而不嘔,或渴,或腹中痛,或脇下痞鞕,或心下悸、小便不利,或不渴、身有微熱,或咳者,小柴胡湯主之。""嘿嘿"同"默默",形容病人默不作聲。

《素問·刺腰痛》:"厥陰之脈,令人腰痛,腰中如張弓弩弦,刺厥陰之脉,在腨踵魚腹之外,循之累累然,乃刺之,其病令人善言,默默然不慧,刺之三痏。""默默"形容病人安静,不欲言語。

【矗矗】形容身體輕微顫動。

《金匱要略·水氣病脉證并治第十四》:"皮水爲病,四肢腫,水氣在皮膚中,四肢矗矗動者,防己茯苓湯主之。"

【膨膨】形容肺脹滿之狀。

《素問·至真要大論》:"少陰司天,熱淫所勝,怫熱至,火行其政。民病胸中煩熱,嗌干,右胠滿,皮膚痛,寒熱咳喘,大雨且至,唾血,血泄,鼽衄,嚏,嘔,溺色變,甚則瘡瘍胕腫,肩背臂臑及缺盆中痛,心痛,肺䐜,腹大滿,膨膨而喘咳,病本于肺。"

【辟辟（pì pì）　隱隱】"辟辟"形容手指彈石之聲。指脉象促而堅。"隱隱"指不分明貌。

《素問·平人氣象論》:"死腎脉來,發如奪索,辟辟如彈石,曰腎死。"

《金匱要略·肺痿肺癰咳嗽上氣病脉證治第七》:"若口中辟辟燥,咳即胸中隱隱痛,脉反滑數,此爲肺癰。""辟辟"形容肺痿病人口中感覺乾燥,"隱隱"説明咳嗽則胸中作痛,這是熱邪在肺,結聚成癰之候。

【瞥瞥】同"潎潎",形容脉象游浮不定。

《傷寒論·辨脉法》:"脉瞥瞥如羹上肥者,陽氣微也。"

【溶溶】①水緩緩流動貌。②水流盛大貌。

《素問·離合真邪論》:"岐伯曰:此攻邪也,疾出以去盛血,而復其真氣,此邪新客,溶溶未有定處也,推之則前,引之則止,逆而刺之,温血也。刺出其血,其病立已。"溶溶,形容邪氣在體内游走不定的狀態。

《難經·二十九難》:"然:陽維維于陽,陰維維于陰,陰陽不能自相維,則悵然失志,溶溶不能自收持。""溶溶",水盛貌。此處有流動、蕩漾之意。形容帶脉爲病,如坐水中,有流動之感,自感不能控制。

【洒洒】形容人寒冷時的狀態。

《素問·診要經終論》:"秋刺冬分,病不已,令人洒洒時寒。"

【嗇嗇（sè sè）】形容病人肌體因畏寒而收縮之狀。

《金匱要略·腹滿寒疝宿食病脉證治第十》:"寸口脉弦,即脅下拘急而痛,其人嗇嗇惡寒也。"

【少少】很少,少量。

《傷寒論·辨太陽病脉證并治上》:"少少温服之。"（調胃承氣湯服法）"少少温服",即服藥應在藥汁温時少量多次服用，以免嘔吐。説明病人雖内有實熱，大便燥結，但因胃氣不和，不可快速頓服，以免損傷胃氣。

《傷寒論·辨太陽病脉證并治下》："不吐者，少少加，得快吐乃止。""少少加"説明服瓜蒂散後不吐者，再服時從小劑量逐漸加量，以病人得吐爲度，不可過劑。

《傷寒論·辨少陰病脉證并治》："安火上，令三沸，去渣，少少含咽之。""少少含咽"説明用苦酒湯治療咽瘡，服用時應少量多次含咽，使藥物持續作用于咽部，以發揮藥效。

《傷寒論·辨太陽病脉證并治中》："太陽病，發汗後，大汗出，胃中乾，煩躁不得眠，欲得飲水者，少少與飲之，令胃氣和則愈。若脉浮，小便不利，微熱消渴者，五苓散主之。""少少與飲之"即稍微飲點水，使胃中津液得以恢復，切不可讓病人恣意飲水。

【時時】常常。

《金匱要略·水氣病脉證并治第十四》："肺水者，其身腫，小便難，時時鴨溏。"

【几几（shū shū）】描寫項背拘急、俯仰不能自如的狀態。

《傷寒論·辨太陽病脉證并治上》："太陽病，項背强几几，反汗出惡風者，桂枝加葛根湯主之。"

【四四】四片四片相對。

《經史證類備急本草·烏頭》："正月始生，葉濃，莖方中空，葉四四相當，與蒿相似。"

【索索】象聲詞。形容莎鷄振羽之聲。

《經史證類備急本草》卷二十一："樗鷄，然今所謂莎鷄者，亦生樗木上，六月後出飛，而振羽索索作聲，人或畜之樊中。"

【惕惕】形容恐懼不安的心情。

《素問·診要經終論》："夏刺秋分，病不愈，令人心中欲無言，惕惕如人將捕之。"

【替替】形容脉象滑利不休。

《脉經·脉形狀指下秘决第一》："滑脉，往來前卻，流利，輾轉替替然，與數相似。（一曰浮中如有力。一曰漉漉如欲脱。）"

【填填　憒憒　嘈嘈】象聲詞。"填填"，雷鳴聲，形容聲音巨大；"憒憒"，形容耳中聲響；"嘈嘈"形容耳中聲音嘈雜。

《針灸甲乙經·手太陽少陽脉動發耳病第五》："耳聾填填，如無聞，憒憒嘈嘈若蟬鳴，頷頰鳴，聽宮主之。"

【帖帖】形容咽部似有物帖伏，黏着。

《備急千金要方·婦人方中·雜治第十七》："半夏厚朴湯治婦人胸滿心下堅，咽中帖帖，如有炙肉臠，吐之不出，咽之不下方。"

【吸吸】形容病人短氣、少氣。

《備急千金要方》（卷三）："甘草丸治産後心虛不足，虛悸，心神不安，吸吸乏氣，或若恍恍惚惚，不自覺知者方。"

【翕翕（xī xī）】形容發燒時的症狀。

《金匱要略·五臟風寒積聚病脉證并治第十一》："心中風者，翕翕發熱，不能起，心中饑，食即嘔吐。"

【噏噏（xī xī）】①噏噏同"吸吸"，形容呼吸氣短，上氣不接下氣。②"噏噏"同"翕翕"，指輕微發熱。

《諸病源候論·虛勞病諸候上》：“一、虛勞候：六曰精極，令人少氣噏噏然，内虛，五臟氣不足，發毛落，悲傷喜忘。”

《諸病源候論·傷寒病諸候上》：“四、中風傷寒候：陽浮熱自發，陰弱汗自出，嗇嗇惡寒，淅淅惡風，噏噏發熱，鼻鳴干嘔，此其候也。”

【呷呷（xiā xiā）】象聲詞，形容蝦蟆叫聲。

《經史證類備急本草》卷二十二：“蝦蟆：採取無別。今藥家所賣，亦以蟾蜍當蝦蟆，且蝦蟆背有黑點，身小，能跳接百蟲，解作呷呷聲，在陂澤間，舉動極急。”

【徐徐】指速度或節奏緩慢。

《聖濟總録·吐血門·吐血》：“地黄飲方：右六味，和勻，徐徐呷之，以瘥爲度。”“徐徐呷之”説明服藥方法，即慢慢一小口一小口地喝。

《聖濟總録·吐血門·吐血不止》：“補肺百花煎方：右一十一味，相次下，煎減一半，卻入上色蜜四兩，徐徐着火，養成煎後，入瓷合中盛。”“徐徐着火”指在炮製藥物時，要慢慢着火煎。

【旋旋】①陸續。②緩緩。

《聖濟總録·咳嗽門·咳嗽上氣》：“地黄煎方：以文武火煎百十沸，時時攪轉，然後旋旋調下諸藥末，攪令勻，煎百余沸。”“旋旋”義爲陸續調入諸藥末。

《聖濟總録·脚氣門·江東嶺南瘴毒脚氣》：“檳榔湯方：至一盞半，次下檳榔末，再煎取沸，去滓旋旋温服，未退再服。”“旋旋温服”指服藥的方法，義爲待藥汁温時緩緩地喝下。

《經史證類備用本草》卷十七：“用五方草、紫背天葵二味自然汁各一鎰，旋旋添白礬於中，下火逼令藥汁乾。”“旋旋”，緩緩地。

【眴眴（xuàn xuàn）】形容目視昏花且眩動之狀。

《素問·刺瘧》：“腎瘧者，令人洒洒然，腰脊痛宛轉，大便難，目眴眴然，手足寒，刺足太陽少陰。”

【厭厭聶聶】“厭厭”，安静貌；“聶聶”，輕小。“厭厭聶聶”指脉象輕虛平和貌。

《素問·平人氣象論》：“平肺脉來，厭厭聶聶，如落榆莢，曰肺平，秋以胃氣爲本。”

【窈窈冥冥】“窈窈”，深冥貌，幽暗貌；“冥冥”，高遠，渺茫。指醫學道理微妙精深。

《素問·徵四失論》：“嗚呼，窈窈冥冥，孰知其道？”

【悒悒（yì yì）】不暢之貌，形容心胸積滯鬱結之狀。

《素問·刺瘧》：“足厥陰之瘧，令人腰痛，少腹滿，小便不利，如癃狀，非癃也，數便，意恐懼，氣不足，腹中悒悒，刺足厥陰。”

【淫淫】①行進貌。②增進貌。

《備急千金要方·風毒脚氣方·諸散第三》：“藥入肌膚中淫淫然，三日知，一月瘥。”“淫淫然”，形容藥物不斷滲入肌膚的狀態。

《本草綱目·木二·蕪荑》：“〔主治〕五内邪氣，散皮膚骨節中淫淫温行毒。”形容邪氣在體内慢慢推進的狀態。

【縈縈】形容脉象纖細。

《傷寒論·辨脉法》：“脉縈縈如蜘蛛絲者，陽氣衰也。”

【幽幽】指腸鳴聲微弱。

《神農本草經·桔梗》：“桔梗，味辛，微温。主胸脇痛如刀刺，腹滿，腸鳴幽幽，驚恐悸氣。”

【鬱鬱】形容心中憂傷，沉悶而煩躁的症狀。

《傷寒論·辨太陽病脉證并治中》：“太陽病，過經十餘日，反二三下之，後四五日，柴胡證仍在者，先與小柴胡湯；嘔不止，心下急，鬱鬱微煩者，爲未解也，與大柴胡湯，下之則愈。”

【緣緣】形容面部之赤色，自面部邊緣起，漸至滿面而紅。

《傷寒論·辨陽明病脉證并治》：“若太陽病證不罷者，不可下，下之爲逆，如此可小發汗。設面色緣緣正赤者，陽氣怫鬱在表，當解之、熏之。”

【温温】同“愠愠”，指心中鬱積而不舒暢。

《傷寒論·辨太陽病脉證并治中》：“太陽病，過經十餘日，心下温温欲吐而胸中痛，大便反溏，腹微滿，鬱鬱微煩。”

【愠愠（yùn yùn）】形容背及膊倦悶不舒暢的樣子。

《素問·玉機真藏論》：“帝曰：秋脉太過與不及，其病皆何如？岐伯曰：太過則令人逆氣而背痛，愠愠然；其不及，則令人喘，呼吸少氣而咳，上氣見血，下聞病音。”

【澤澤】形容脉來沉而鬆散之象。

《脉經·平雜病脉》：“脉來沉沉澤澤，四肢不仁而重，土祟。”

【招招】形容脉細長柔軟，如長竿末梢。

《素問·平人氣象論》：“平肝脉來，耎弱招招，如揭長竿末梢，曰肝平，春以胃氣爲本。”

【貞貞】形容頭痛固定不移。

《靈樞·厥病》：“厥頭痛，貞貞頭重而痛，瀉頭上五行，行五，先取手少陰，後取足少陰。”

【振振】戰栗。

《金匱要略·臟腑經絡先後病脉證第一》：“呼吸動搖振振者，不治。”“振振”，形容呼吸時全身抖動，爲虛弱已極、形氣不能相保的危重症候。

《傷寒論·辨太陽病脉證并治中》：“傷寒若吐若下後，心下逆滿，氣上衝胸，起則頭眩，脉沈緊，發汗則動經，身爲振振摇者，茯苓桂枝白术甘草湯主之。”“身爲振振摇者”，形容身體戰抖不能自主之狀，因中陽不足，痰飲內停所致。

【錚錚】描述敲擊石花發出的聲響。

《經史證類備急本草》卷四：“石花：上有細紋起，以指撩之，錚錚然有聲。”

《傷寒論·辨太陽病脉證并治中》：“太陽病發汗，汗出不解，其人仍發熱，心下悸，頭眩，身瞤動，振振欲擗地者，真武湯主之。”“振振欲擗地”，形容身體振顫不穩欲倒之狀，因脾腎陽虛，水濕泛溢所致。

【蒸蒸】形容陽明腑證發熱如熱氣蒸騰，從內達外的熱甚之狀。

《傷寒論·辨陽明病脉證并治》：“太陽病三日，發汗不解，蒸蒸發熱者，屬胃也，調胃承氣湯主之。”

【漐漐（zhí zhí）】汗浸出不住貌。

《傷寒論·辨太陽病脉證并治下》：“太陽中風，下利，嘔逆，表解者，乃可攻之。其人漐漐汗出，發作有時，頭痛，心下痞鞕滿，引脇下痛，乾嘔，短氣，汗出不惡寒者，此表解裏未和也，十棗湯主之。”“漐漐”，形容汗出細微且連綿不斷。

《金匱要略·嘔吐噦下利病脉證治第十七》：“温覆令一時許，遍身漐漐微似有汗者益佳。”“遍身漐漐微似有汗者益佳”，即遍身微微汗出效果最佳。不得汗或大汗淋漓，病必不除。

【灼灼　滄滄（cāng cāng）】“灼灼”，炙熱貌。指飲食不要過熱過燙。“滄滄”，寒冷貌，指飲食不要過冷。

《靈樞·師傳》：“食飲者，熱無灼灼，寒無滄滄，寒温中適，故氣將持，及不致邪僻也。”“熱無灼灼，寒無滄滄”指飲食的温度要適宜。

【濯濯（zhuó　zhuó）】形容腹中水鳴之聲。

《素問·氣厥論》：“肺移寒於腎，爲湧水，湧水者，按腹不堅，水氣客於大腸，疾行則鳴濯濯，如囊裹漿，水之病也。”

【孜孜汲汲】“孜孜”指不停歇的樣子；“汲汲”形容心情急切。“孜孜汲汲”形容急急忙忙、迫不及待的樣子。

《傷寒雜病論·序》：“但競逐榮勢，企踵權豪，孜孜汲汲，惟名利是務。”

# 附錄 4　簡繁字對照表

　　本表根據教育部、國家語言文字工作委員會于 2013 年發布的《通用規範漢字表》及配合實施的《通用規範漢字字典》（2014 年，商務印書館）整理，并參考國家語言文字工作委員會 1986 年 10 月公布的新版《簡化字總表》。

　　凡簡化字與繁體字都見于古代，而在意義上或用法上有所不同的，本表後面另附有説明，以供查閱。

　　字前標有＊號的（多音字只標注在首見處）是《簡化字總表》規定可作爲偏旁用的簡化字。本表按漢語拼音排列。括弧前爲簡體字，括弧内爲其繁体字。

**A**

a
锕〔錒〕

ai
锿〔鎄〕
皑〔皚〕
嗳〔噯〕
蔼〔藹〕
霭〔靄〕
＊爱〔愛〕
碍〔礙〕
嫒〔嬡〕
瑷〔璦〕
叆〔靉〕
暧〔曖〕

an
谙〔諳〕
鹌〔鵪〕
鲛〔鮟〕
铵〔銨〕

ang
肮〔骯〕

ao
鳌〔鰲〕
祆〔襖〕
骜〔驁〕

**B**

ba
鲃〔鲃〕
钯〔鈀〕
坝〔壩壩〕
＊罢〔罷〕
鲅〔鲅〕

bai
摆〔擺襬〕
败〔敗〕

ban
颁〔頒〕
板〔闆〕
钣〔鈑〕
办〔辦〕

绊〔絆〕

bang
帮〔幫〕
绑〔綁〕
谤〔謗〕
镑〔鎊〕

bao
龅〔齙〕
饱〔飽〕
宝〔寶〕
鸨〔鴇〕
报〔報〕
鲍〔鮑〕

bei
鹎〔鵯〕
＊贝〔貝〕
狈〔狽〕
泿〔淇〕
＊备〔備〕
钡〔鋇〕
辈〔輩〕
惫〔憊〕

呗〔唄〕

ben
贲〔賁〕
锛〔錛〕

beng
绷〔繃〕
镚〔鏰〕

bi
鲾〔鰏〕
＊笔〔筆〕
币〔幣〕
＊毕〔畢〕
闭〔閉〕
诐〔詖〕
荜〔蓽〕
哔〔嗶〕
毙〔斃〕
铋〔鉍〕
赑〔贔〕
筚〔篳〕
跸〔蹕〕
滗〔潷〕

bian

*边〔邊〕

笾〔籩〕

编〔編〕

鳊〔鯿〕

贬〔貶〕

变〔變〕

辩〔辯〕

辫〔辮〕

biao

标〔標〕

飑〔颮〕

骉〔驫〕

骠〔驃〕

飙〔飆〕

镖〔鏢〕

镳〔鑣〕

表〔錶〕

鳔〔鰾〕

bie

瘪〔癟〕

鳖〔鱉〕

别〔彆〕

bin

*宾〔賓〕

傧〔儐〕

滨〔濱〕

缤〔繽〕

槟〔檳〕

镔〔鑌〕

濒〔瀕〕

摈〔擯〕

殡〔殯〕

膑〔臏〕

髌〔髕〕

鬓〔鬢〕

bing

槟〔檳〕

饼〔餅〕

bo

拨〔撥〕

钵〔缽〕

饽〔餑〕

铍〔鏺〕

驳〔駁〕

钹〔鈸〕

铂〔鉑〕

褓〔褓〕

鹁〔鵓〕

鲌〔鮊〕

铸〔鎛〕

卜〔蔔〕

bu

补〔補〕

䴗〔鵏〕

钚〔鈈〕

**C**

cai

才〔纔〕

财〔財〕

can

*参〔參〕

骖〔驂〕

残〔殘〕

蚕〔蠶〕

惭〔慚〕

惨〔慘〕

穇〔穇〕

黪〔黲〕

灿〔燦〕

cang

*仓〔倉〕

伧〔傖〕

苍〔蒼〕

沧〔滄〕

鸧〔鶬〕

舱〔艙〕

ce

厕〔厠〕

侧〔側〕

测〔測〕

恻〔惻〕

cen

参〔參〕

ceng

层〔層〕

cha

馇〔餷〕

锸〔鍤〕

镲〔鑔〕

诧〔詫〕

chai

钗〔釵〕

侪〔儕〕

虿〔蠆〕

chan

觇〔覘〕

掺〔摻〕

搀〔攙〕

单〔單〕

谗〔讒〕

婵〔嬋〕

馋〔饞〕

禅〔禪〕

缠〔纏〕

蝉〔蟬〕

镡〔鐔〕

镵〔鑱〕

*产〔產〕

浐〔滻〕

谄〔諂〕

啴〔嘽〕

铲〔鏟〕

鸽〔鴿〕

舱〔艙〕

阐〔闡〕

蒇〔蕆〕

焯〔煇〕

骣〔驏〕

辗〔輾〕

忏〔懺〕

刬〔剗〕

颤〔顫〕

chang

伥〔倀〕

阊〔閶〕

鲳〔鯧〕

*长〔長〕

场〔場〕

苌〔萇〕

肠〔腸〕

*尝〔嘗〕

偿〔償〕

鲿〔鱨〕

厂〔廠〕

铴〔鐋〕

怅〔悵〕

畅〔暢〕

chao

钞〔鈔〕

绰〔綽〕

che

*车〔車〕

砗〔硨〕

彻〔徹〕

chen

綝〔綝〕

尘〔塵〕

陈〔陳〕

谌〔諶〕

碜〔磣〕

衬〔襯〕

龀〔齔〕

称〔稱〕

槎〔櫧〕

谶〔讖〕

**cheng**

柽〔檉〕

称〔稱〕

蛏〔蟶〕

铛〔鐺〕

赪〔赬〕

枨〔棖〕

诚〔誠〕

铖〔鋮〕

惩〔懲〕

骋〔騁〕

**chi**

鸱〔鴟〕

绨〔絺〕

驰〔馳〕

迟〔遲〕

*齿〔齒〕

饬〔飭〕

炽〔熾〕

**chong**

冲〔衝〕

*虫〔蟲〕

宠〔寵〕

铳〔銃〕

**chou**

俦〔儔〕

帱〔幬〕

绸〔綢〕

畴〔疇〕

筹〔籌〕

踌〔躊〕

雠〔讎〕

丑〔醜〕

**chu**

出〔齣〕

貙〔貙〕

*刍〔芻〕

锄〔鋤〕

雏〔雛〕

处〔處〕

础〔礎〕

储〔儲〕

龊〔齪〕

绌〔絀〕

触〔觸〕

**chuan**

传〔傳〕

钏〔釧〕

**chuang**

创〔創〕

疮〔瘡〕

闯〔闖〕

怆〔愴〕

**chui**

锤〔錘〕

**chun**

䲠〔鰆〕

纯〔純〕

莼〔蒓〕

䥶〔錞〕

鹑〔鶉〕

**chuo**

绰〔綽〕

辍〔輟〕

龊〔齪〕

**ci**

词〔詞〕

辞〔辭〕

鹚〔鷀〕

鲝〔鮺〕

赐〔賜〕

**cong**

苁〔蓯〕

枞〔樅〕

骢〔驄〕

聪〔聰〕

*从〔從〕

丛〔叢〕

**cou**

辏〔輳〕

**cuan**

撺〔攛〕

�〔鑹〕

蹿〔躥〕

攒〔攢〕

*窜〔竄〕

**cui**

缞〔縗〕

**cuo**

嵯〔嵯〕

锉〔銼〕

错〔錯〕

**D**

**da**

哒〔噠〕

铊〔鉈〕

*达〔達〕

荙〔蓬〕

磁〔礚〕

鞑〔韃〕

挞〔撻〕

跶〔躂〕

**dai**

轪〔軑〕

骀〔駘〕

绐〔紿〕

*带〔帶〕

贷〔貸〕

埭〔靆〕

**dan**

担〔擔〕

*单〔單〕

郸〔鄲〕

殚〔殫〕

瘅〔癉〕

箪〔簞〕

纨〔紞〕

胆〔膽〕

掸〔撣〕

赕〔賧〕

诞〔誕〕

俥〔僤〕

惮〔憚〕

弹〔彈〕

**dang**

*当〔當噹〕

珰〔璫〕

铛〔鐺〕

裆〔襠〕

筜〔簹〕

挡〔擋〕

*党〔黨〕

谠〔讜〕

欓〔欓〕

砀〔碭〕

垱〔壋〕

荡〔蕩〕

档〔檔〕

璗〔盪〕

**dao**

鱽〔魛〕

导〔導〕

岛〔島〕

捣〔搗〕

祷〔禱〕

帱〔幬〕

**de**

锝〔鍀〕

**deng**

灯〔燈〕

邓〔鄧〕

镫〔鐙〕

**di**

碲〔碲〕

镝〔鏑〕

籴〔糴〕

敌〔敵〕

涤〔滌〕

頔〔頔〕

觌〔覿〕

诋〔詆〕

递〔遞〕

谛〔諦〕

缔〔締〕

螮〔螮〕

**dian**

颠〔顛〕

巅〔巔〕

癫〔癲〕

点〔點〕

电〔電〕

垫〔墊〕

钿〔鈿〕

淀〔澱〕

**diao**

鲷〔鯛〕

钓〔釣〕

鸢〔鳶〕

调〔調〕

铞〔銱〕

铫〔銚〕

**die**

绖〔絰〕

谍〔諜〕

嵽〔嵽〕

鲽〔鰈〕

**ding**

钉〔釘〕

顶〔頂〕

订〔訂〕

锭〔錠〕

**diu**

铥〔銩〕

**dong**

*东〔東〕

冬〔鼕〕

崠〔崬〕

鸫〔鶫〕

蝀〔蝀〕

*动〔動〕

冻〔凍〕

栋〔棟〕

胨〔腖〕

**dou**

钭〔鈄〕

斗〔鬥〕

读〔讀〕

窦〔竇〕

**du**

阇〔闍〕

独〔獨〕

读〔讀〕

渎〔瀆〕

椟〔櫝〕

犊〔犢〕

牍〔牘〕

黩〔黷〕

笃〔篤〕

赌〔賭〕

鍍〔鍍〕

镀〔鍍〕

**duan**

*断〔斷〕

缎〔緞〕

锻〔鍛〕

簖〔籪〕

**dui**

*队〔隊〕

*对〔對〕

怼〔懟〕

**dun**

吨〔噸〕

镦〔鐓〕

趸〔躉〕

钝〔鈍〕

顿〔頓〕

**duo**

夺〔奪〕

铎〔鐸〕

敠〔斁〕

驮〔馱〕

饳〔飿〕

堕〔墮〕

**E**

**e**

讹〔訛〕

锇〔鋨〕

鹅〔鵝〕

额〔額〕

恶〔噁惡〕

轭〔軛〕

垩〔堊〕

饿〔餓〕

谔〔諤〕

噁〔噁〕

鹗〔鶚〕

锷〔鍔〕

颚〔顎〕

**duan**

鳄〔鱷〕

**er**

儿〔兒〕

鸸〔鴯〕

鲕〔鮞〕

*尔〔爾〕

迩〔邇〕

饵〔餌〕

铒〔鉺〕

贰〔貳〕

**F**

**Fa**

*发〔發髮〕

罚〔罰〕

阀〔閥〕

**fan**

矾〔礬〕

钒〔釩〕

烦〔煩〕

镭〔鐇〕

鹬〔鷭〕

饭〔飯〕

范〔範〕

贩〔販〕

**fang**

钫〔鈁〕

鲂〔魴〕

访〔訪〕

纺〔紡〕

**fei**

飞〔飛〕

鲱〔騑〕

绯〔緋〕

鲱〔鯡〕

诽〔誹〕

废〔廢〕

费〔費〕

锁〔鑕〕

**fen**

纷〔紛〕

坟〔墳〕

渍〔瀆〕

豮〔豶〕

奋〔奮〕

偾〔僨〕

粪〔糞〕

愤〔憤〕

鲼〔鱝〕

**feng**

*丰〔豐〕

*风〔風〕

沣〔灃〕

沨〔渢〕

枫〔楓〕

砜〔碸〕

疯〔瘋〕

锋〔鋒〕

冯〔馮〕

缝〔縫〕

讽〔諷〕

凤〔鳳〕

赗〔賵〕

**fu**

肤〔膚〕

铁〔鈇〕

麸〔麩〕

凫〔鳧〕

绂〔紱〕

绋〔紼〕

韨〔韍〕

辐〔輻〕

抚〔撫〕

辅〔輔〕

频〔頫〕

讣〔訃〕

负〔負〕

妇〔婦〕

驸〔駙〕

复〔復複〕

赋〔賦〕

鲋〔鮒〕

缚〔縛〕

赙〔賻〕

**G**

**ga**

*夹〔夾〕

钆〔釓〕

**gai**

该〔該〕

赅〔賅〕

陔〔隑〕

钙〔鈣〕

盖〔蓋〕

**gan**

干〔乾幹〕

尴〔尷〕

赶〔趕〕

鳡〔鱤〕

绀〔紺〕

赣〔贛〕

**gang**

*冈〔岡〕

刚〔剛〕

岗〔崗〕

纲〔綱〕

枫〔棡〕

钢〔鋼〕

戆〔戇〕

**gao**

缟〔縞〕

镐〔鎬〕

诰〔誥〕

锆〔鋯〕

**ge**

铬〔鉻〕

鸽〔鴿〕

搁〔擱〕

阁〔閣〕

镉〔鎘〕

盖〔蓋〕

个〔個〕

铬〔鉻〕

**gei**

给〔給〕

**geng**

赓〔賡〕

鹒〔鶊〕

绠〔綆〕

颈〔頸〕

鲠〔鯁〕

**gong**

龚〔龔〕

巩〔鞏〕

贡〔貢〕

**gou**

沟〔溝〕

钩〔鈎〕

缑〔緱〕

构〔構〕

购〔購〕

诟〔詬〕

觏〔覯〕

**gu**

轱〔軲〕

鸪〔鴣〕

谷〔穀〕

诂〔詁〕

贾〔賈〕

钴〔鈷〕

蛊〔蠱〕

鹄〔鵠〕

馉〔餶〕

毂〔轂〕

鹘〔鶻〕

顾〔顧〕

锢〔錮〕

鲴〔鯝〕

**gua**

刮〔颳〕

鸹〔鴰〕

剐〔剮〕

诖〔詿〕

**guai**

掴〔摑〕

**guan**

关〔關〕

观〔觀〕

纶〔綸〕

鳏〔鰥〕

馆〔館〕

鳤〔鱤〕

贯〔貫〕

掼〔摜〕

惯〔慣〕

鹳〔鸛〕

**guang**

铣〔軦〕

*广〔廣〕

犷〔獷〕

**gui**

*归〔歸〕

*龟〔龜〕

妫〔媯〕

规〔規〕

闺〔閨〕

鲑〔鮭〕

鬶〔鬹〕

轨〔軌〕

珲〔琿〕
馄〔餛〕
诨〔諢〕

huo

骁〔驍〕
锪〔鍃〕
伙〔夥〕
钬〔鈥〕
货〔貨〕
获〔獲穫〕
祸〔禍〕
镬〔鑊〕

**J**

ji

*几〔幾〕
讥〔譏〕
击〔擊〕
叽〔嘰〕
饥〔飢饑〕
玑〔璣〕
机〔機〕
矶〔磯〕
鸡〔鷄〕
阱〔隋〕
积〔積〕
铽〔銈〕
赍〔賫〕
缉〔緝〕
跻〔躋〕
锗〔錤〕
禝〔禝〕
畲〔齏〕
羁〔羈〕
级〔級〕
极〔極〕
辑〔輯〕
鹡〔鶺〕

纪〔紀〕
虮〔蟣〕
挤〔擠〕
济〔濟〕
给〔給〕
妃〔紀〕
计〔計〕
记〔記〕
系〔繫〕
际〔際〕
剂〔劑〕
荠〔薺〕
勣〔勣〕
觊〔覬〕
继〔繼〕
绩〔績〕
蓟〔薊〕
霁〔霽〕
鲚〔鱭〕
鲫〔鯽〕
鳖〔鱉〕
骥〔驥〕

jia

夹〔夾〕
浃〔浹〕
梜〔梜〕
家〔傢〕
镓〔鎵〕
郏〔郟〕
荚〔莢〕
铗〔鋏〕
颊〔頰〕
蛱〔蛺〕
贾〔賈〕
钾〔鉀〕
槚〔檟〕
价〔價〕

驾〔駕〕

jian

*戋〔戔〕
歼〔殲〕
坚〔堅〕
间〔間〕
艰〔艱〕
*监〔監〕
笺〔箋〕
缄〔緘〕
缣〔縑〕
鲣〔鰹〕
鹣〔鶼〕
鹸〔鹸〕
鞯〔韉〕
鰜〔鰜〕
拣〔揀〕
枧〔梘〕
茧〔繭〕
俭〔儉〕
捡〔撿〕
笕〔筧〕
检〔檢〕
睑〔瞼〕
锏〔鐧〕
裥〔襇〕
简〔簡〕
谫〔譾〕
*见〔見〕
戋〔戔〕
饯〔餞〕
*荐〔薦〕
贱〔賤〕
剑〔劍〕
舰〔艦〕
涧〔澗〕
渐〔漸〕
谏〔諫〕

践〔踐〕
溅〔濺〕
鉴〔鑒〕
键〔鍵〕
槛〔檻〕

jiang

*将〔將〕
姜〔薑〕
浆〔漿〕
缰〔繮〕
鳉〔鱂〕
讲〔講〕
奖〔獎〕
桨〔槳〕
蒋〔蔣〕
绛〔絳〕
酱〔醬〕

jiao

浇〔澆〕
娇〔嬌〕
骄〔驕〕
胶〔膠〕
鹪〔鷦〕
鲛〔鮫〕
鹩〔鷯〕
矫〔矯〕
侥〔僥〕
饺〔餃〕
绞〔絞〕
铰〔鉸〕
矫〔矯〕
搅〔攪〕
缴〔繳〕
峤〔嶠〕
觉〔覺〕
轿〔轎〕
较〔較〕

jie
*节〔節〕
阶〔階〕
疖〔癤〕
结〔結〕
讦〔訐〕
诘〔詰〕
洁〔潔〕
颉〔頡〕
鲒〔鮚〕
诫〔誡〕
借〔藉〕
价〔價〕
jin
釿〔釿〕
仅〔僅〕
*尽〔儘盡〕
紧〔緊〕
锦〔錦〕
谨〔謹〕
馑〔饉〕
*进〔進〕
劲〔勁〕
荩〔藎〕
浕〔濜〕
赆〔贐〕
烬〔燼〕
琎〔璡〕
缙〔縉〕
觐〔覲〕
jing
茎〔莖〕
泾〔涇〕
经〔經〕
惊〔驚〕
鹄〔鵠〕
鲸〔鯨〕
刭〔剄〕
颈〔頸〕
劲〔勁〕
径〔徑〕
迳〔逕〕
胫〔脛〕
痉〔痙〕
竞〔競〕
靓〔靚〕
镜〔鏡〕
jiong
駉〔駉〕
䌹〔絅〕
颎〔熲〕
jiu
纠〔糾〕
鸠〔鳩〕
阄〔鬮〕
旧〔舊〕
鹫〔鷲〕
ju
车〔車〕
驹〔駒〕
锔〔鋦〕
鲄〔鮈〕
䴗〔鶪〕
*举〔舉〕
榉〔櫸〕
龃〔齟〕
讵〔詎〕
钜〔鉅〕
剧〔劇〕
据〔據〕
惧〔懼〕
飓〔颶〕
锯〔鋸〕
窭〔窶〕
屦〔屨〕
juan
鹃〔鵑〕
镌〔鎸〕
卷〔捲〕
锩〔錈〕
绢〔絹〕
jue
诀〔訣〕
玦〔駃〕
觉〔覺〕
绝〔絶〕
谲〔譎〕
镢〔钁〕
镼〔鐍〕
jun
军〔軍〕
龟〔龜〕
钧〔鈞〕
皲〔皸〕
鲪〔鮶〕
骏〔駿〕

## K

kai
开〔開〕
锎〔鐦〕
剀〔剴〕
凯〔凱〕
垲〔塏〕
闿〔闓〕
恺〔愷〕
铠〔鎧〕
锴〔鍇〕
忾〔愾〕
kan
龛〔龕〕
槛〔檻〕
阚〔闞〕
kang
鱇〔鱇〕
闶〔閌〕
钪〔鈧〕
kao
铐〔銬〕
ke
轲〔軻〕
颏〔頦〕
颗〔顆〕
*壳〔殼〕
克〔剋〕
课〔課〕
骒〔騍〕
缂〔緙〕
锞〔錁〕
ken
垦〔墾〕
恳〔懇〕
keng
硁〔硜〕
铿〔鏗〕
kou
抠〔摳〕
弜〔彄〕
眍〔瞘〕
ku
库〔庫〕
绔〔絝〕
喾〔嚳〕
裤〔褲〕
kua
夸〔誇〕
kuai
㧟〔擓〕
会〔會〕
块〔塊〕
侩〔儈〕

邻〔鄰〕

哙〔噲〕

狯〔獪〕

脍〔膾〕

鲙〔鱠〕

**kuan**

宽〔寬〕

髋〔髖〕

**kuang**

诓〔誆〕

诳〔誑〕

邝〔鄺〕

圹〔壙〕

纩〔纊〕

旷〔曠〕

矿〔礦〕

贶〔貺〕

**kui**

亏〔虧〕

岿〔巋〕

窥〔窺〕

骙〔騤〕

颏〔頯〕

匮〔匱〕

蒉〔蕢〕

馈〔饋〕

溃〔潰〕

愦〔憒〕

聩〔聵〕

篑〔簣〕

**kun**

裈〔褌〕

鹍〔鵾〕

锟〔錕〕

鲲〔鯤〕

阃〔閫〕

壸〔壼〕

困〔睏〕

**kuo**

扩〔擴〕

阔〔闊〕

# L

**la**

腊〔臘〕

蜡〔蠟〕

鯻〔鯻〕

镴〔鑞〕

**lai**

*来〔來〕

俫〔倈〕

莱〔萊〕

崃〔崍〕

徕〔徠〕

涞〔淶〕

棶〔棶〕

铼〔錸〕

赉〔賚〕

睐〔睞〕

赖〔賴〕

濑〔瀨〕

癞〔癩〕

籁〔籟〕

**lan**

兰〔蘭〕

岚〔嵐〕

拦〔攔〕

栏〔欄〕

阑〔闌〕

蓝〔藍〕

礛〔礛〕

谰〔讕〕

澜〔瀾〕

褴〔襤〕

篮〔籃〕

斓〔斕〕

镧〔鑭〕

襕〔襴〕

览〔覽〕

揽〔攬〕

缆〔纜〕

榄〔欖〕

懒〔懶〕

烂〔爛〕

滥〔濫〕

**lang**

锒〔鋃〕

阆〔閬〕

**lao**

捞〔撈〕

劳〔勞〕

崂〔嶗〕

唠〔嘮〕

崂〔嶗〕

铹〔錴〕

痨〔癆〕

铑〔銠〕

络〔絡〕

涝〔澇〕

耢〔耮〕

**le**

*乐〔樂〕

鳓〔鰳〕

饹〔餎〕

**lei**

累〔纍〕

缧〔縲〕

镭〔鐳〕

诔〔誄〕

垒〔壘〕

类〔類〕

**li**

*丽〔麗〕

斓〔斕〕

锎〔鎇〕

裥〔襉〕

览〔覽〕

揽〔攬〕

缆〔纜〕

榄〔欖〕

懒〔懶〕

烂〔爛〕

滥〔濫〕

*离〔離〕

骊〔驪〕

鹂〔鸝〕

蓠〔蘺〕

漓〔灕〕

缡〔縭〕

鲡〔鱺〕

篱〔籬〕

礼〔禮〕

里〔裏〕

逦〔邐〕

锂〔鋰〕

鲤〔鯉〕

鳢〔鱧〕

*历〔歷曆〕

厉〔厲〕

坜〔壢〕

苈〔藶〕

励〔勵〕

呖〔嚦〕

坜〔壢〕

疬〔癧〕

沥〔瀝〕

枥〔櫪〕

疠〔癘〕

隶〔隸〕

琜〔瓅〕

栎〔櫟〕

郦〔酈〕

轹〔轢〕

俪〔儷〕

疬〔癧〕

砺〔礪〕

砾〔礫〕

蛎〔蠣〕

粝〔糲〕

雳〔靂〕

跞〔躒〕

氇〔氌〕

**lü**

驴〔驢〕

闾〔閭〕

榈〔櫚〕

腂〔膢〕

铝〔鋁〕

偻〔僂〕

屡〔屢〕

缕〔縷〕

褛〔褸〕

*虑〔慮〕

绿〔綠〕

滤〔濾〕

**luan**

峦〔巒〕

孪〔孿〕

娈〔孌〕

栾〔欒〕

挛〔攣〕

鸾〔鸞〕

脔〔臠〕

滦〔灤〕

銮〔鑾〕

乱〔亂〕

**lüe**

锊〔鋝〕

**lun**

抡〔掄〕

*仑〔侖〕

伦〔倫〕

论〔論〕

囵〔圇〕

沦〔淪〕

纶〔綸〕

轮〔輪〕

铨〔錀〕

埨〔埨〕

**luo**

啰〔囉〕

*罗〔羅〕

萝〔蘿〕

逻〔邏〕

脶〔腡〕

猡〔玀〕

椤〔欏〕

锣〔鑼〕

箩〔籮〕

骡〔騾〕

泺〔濼〕

荦〔犖〕

骆〔駱〕

络〔絡〕

**M**

**m**

呒〔嘸〕

**ma**

妈〔媽〕

吗〔嗎〕

*马〔馬〕

犸〔獁〕

玛〔瑪〕

码〔碼〕

蚂〔螞〕

杩〔榪〕

祃〔禡〕

骂〔罵〕

**mai**

*买〔買〕

荬〔蕒〕

劢〔勱〕

迈〔邁〕

*麦〔麥〕

*卖〔賣〕

唛〔嘜〕

铵〔鎊〕

**man**

颟〔顢〕

蛮〔蠻〕

馒〔饅〕

瞒〔瞞〕

鳗〔鰻〕

满〔滿〕

螨〔蟎〕

苘〔蕄〕

谩〔謾〕

缦〔縵〕

镘〔鏝〕

**mao**

锚〔錨〕

铆〔鉚〕

贸〔貿〕

**me**

么〔麼〕

**mei**

镅〔鎇〕

鹛〔鶥〕

霉〔黴〕

镁〔鎂〕

**men**

闷〔悶〕

*门〔門〕

们〔們〕

扪〔捫〕

钔〔鍆〕

璊〔璊〕

焖〔燜〕

懑〔懣〕

**meng**

蒙〔矇濛〕

　〔懞〕

鄳〔鄳〕

鹲〔鸏〕

锰〔錳〕

梦〔夢〕

**mi**

弥〔彌瀰〕

祢〔禰〕

猕〔獼〕

谜〔謎〕

觅〔覓〕

谧〔謐〕

**mian**

绵〔綿〕

渑〔澠〕

缅〔緬〕

鮸〔鮸〕

面〔麵〕

**miao**

鹋〔鶓〕

缈〔緲〕

庙〔廟〕

缪〔繆〕

**mie**

灭〔滅〕

蔑〔衊〕

**min**

缗〔緡〕

闵〔閔〕

*黾〔黽〕

闽〔閩〕

悯〔憫〕

鳘〔鰵〕

**ming**

鸣〔鳴〕

铭〔銘〕

**miu**

谬〔謬〕

缪〔繆〕

**mo**

无〔無〕

谟〔謨〕
馍〔饃〕
蓦〔驀〕
镆〔鏌〕
缪〔繆〕
mou
谋〔謀〕
缪〔繆〕
mu
亩〔畝〕
鉧〔鉧〕
钼〔鉬〕

N

na
镎〔鎿〕
纳〔納〕
钠〔鈉〕
nan
*难〔難〕
nang
馕〔饢〕
nao
挠〔撓〕
铙〔鐃〕
蛲〔蟯〕
恼〔惱〕
脑〔腦〕
闹〔鬧〕
ne
讷〔訥〕
nei
馁〔餒〕
ni
铌〔鈮〕
輗〔輗〕
齯〔齯〕
鲵〔鯢〕
拟〔擬〕
腻〔膩〕
nian
鲇〔鮎〕
辇〔輦〕
撵〔攆〕
niang
酿〔釀〕
niao
*鸟〔鳥〕
茑〔蔦〕
袅〔裊〕
nie
*聂〔聶〕
啮〔嚙〕
嗫〔囁〕
阒〔闃〕
镊〔鑷〕
镍〔鎳〕
颞〔顳〕
蹑〔躡〕
ning
*宁〔寧〕
拧〔擰〕
苧〔薴〕
咛〔嚀〕
狞〔獰〕
柠〔檸〕
聍〔聹〕
泞〔濘〕
niu
纽〔紐〕
钮〔鈕〕
nong
*农〔農〕
侬〔儂〕
哝〔噥〕
浓〔濃〕
脓〔膿〕
秾〔穠〕
醲〔醲〕
nu
驽〔駑〕
nü
钕〔釹〕
nüe
疟〔瘧〕
nuo
傩〔儺〕
诺〔諾〕
锘〔鍩〕

O

ou
*区〔區〕
讴〔謳〕
�〔塸〕
瓯〔甌〕
欧〔歐〕
殴〔毆〕
鸥〔鷗〕
呕〔嘔〕
炬〔熰〕
沤〔漚〕
怄〔慪〕

P

pan
盘〔盤〕
蹒〔蹣〕
pang
庞〔龐〕
鳑〔鰟〕
pei
赔〔賠〕
锫〔錇〕
辔〔轡〕
pen
喷〔噴〕
peng
鹏〔鵬〕
pi
纰〔紕〕
駓〔駓〕
铍〔鈹〕
鲏〔鮍〕
罴〔羆〕
辟〔闢〕
鹛〔鸊〕
pian
骈〔駢〕
谝〔諞〕
骗〔騙〕
piao
缥〔縹〕
飘〔飄〕
骠〔驃〕
pie
锹〔鐅〕
pin
贫〔貧〕
频〔頻〕
嫔〔嬪〕
蘋〔蘋〕
颦〔顰〕
ping
评〔評〕
苹〔蘋〕
凭〔憑〕
鲆〔鮃〕
po
钋〔釙〕
泼〔潑〕
钹〔鏺〕

颇〔頗〕

酦〔醱〕

钜〔鉅〕

**pu**

扑〔撲〕

铺〔鋪〕

仆〔僕〕

镤〔鏷〕

朴〔樸〕

谱〔譜〕

镨〔鐠〕

**Q**

**qi**

桤〔榿〕

缉〔緝〕

*齐〔齊〕

轵〔軝〕

荠〔薺〕

顾〔頇〕

脐〔臍〕

骐〔騏〕

骑〔騎〕

蛴〔蠐〕

锜〔錡〕

蕲〔蘄〕

鲯〔鯕〕

鳍〔鰭〕

*岂〔豈〕

启〔啓〕

绮〔綺〕

*气〔氣〕

讫〔訖〕

碛〔磧〕

**qian**

千〔韆〕

*迁〔遷〕

*佥〔僉〕

钎〔釺〕

牵〔牽〕

铅〔鉛〕

悭〔慳〕

谦〔謙〕

签〔簽籤〕

鸽〔鵮〕

骞〔騫〕

荨〔蕁〕

钤〔鈐〕

钱〔錢〕

钳〔鉗〕

浅〔淺〕

谴〔譴〕

缱〔繾〕

伣〔俔〕

纤〔縴〕

堑〔塹〕

**绮**〔綪〕

椠〔槧〕

**qiang**

抢〔搶〕

呛〔嗆〕

玱〔瑲〕

枪〔槍〕

戗〔戧〕

锖〔錆〕

锵〔鏘〕

镪〔鏹〕

墙〔墻〕

蔷〔薔〕

嫱〔嬙〕

樯〔檣〕

羟〔羥〕

炝〔熗〕

跄〔蹌〕

**qiao**

硗〔磽〕

跷〔蹺〕

锹〔鍬〕

缲〔繰〕

*乔〔喬〕

侨〔僑〕

荞〔蕎〕

峤〔嶠〕

桥〔橋〕

硚〔礄〕

翘〔翹〕

谯〔譙〕

鞒〔鞽〕

壳〔殼〕

诮〔誚〕

窍〔竅〕

**qie**

窃〔竊〕

惬〔愜〕

锲〔鍥〕

箧〔篋〕

**qin**

钦〔欽〕

*亲〔親〕

骎〔駸〕

嵌〔嶔〕

锓〔鋟〕

寝〔寢〕

揿〔撳〕

**qing**

轻〔輕〕

氢〔氫〕

倾〔傾〕

鲭〔鯖〕

顷〔頃〕

请〔請〕

庼〔廎〕

庆〔慶〕

亲〔親〕

**qiong**

*穷〔窮〕

茕〔煢〕

劳〔藭〕

琼〔瓊〕

**qiu**

龟〔龜〕

秋〔鞦〕

鹙〔鶖〕

鳅〔鰍〕

赇〔賕〕

铼〔銶〕

巯〔巰〕

**qu**

区〔區〕

曲〔麯〕

岖〔嶇〕

岖〔嶇〕

诎〔詘〕

驱〔驅〕

躯〔軀〕

趋〔趨〕

麹〔麴〕

鸲〔鴝〕

龋〔齲〕

阒〔闃〕

觑〔覷〕

**quan**

权〔權〕

诠〔詮〕

辁〔輇〕

铨〔銓〕

鳈〔鰁〕

颧〔顴〕

绻〔綣〕

劝〔勸〕

**que**

阙〔闕〕

岩〔礜〕

恧〔愿〕

确〔確〕

阕〔闋〕

鹊〔鵲〕

**R**

rang

让〔讓〕

rao

荛〔蕘〕

饶〔饒〕

娆〔嬈〕

桡〔橈〕

扰〔擾〕

绕〔繞〕

re

热〔熱〕

ren

认〔認〕

讱〔訒〕

纫〔紉〕

韧〔靭〕

韧〔靱〕

饪〔飪〕

纴〔紝〕

ri

驲〔馹〕

rong

荣〔榮〕

绒〔絨〕

嵘〔嶸〕

蝾〔蠑〕

镕〔鎔〕

rou

鞣〔鞣〕

ru

铷〔銣〕

颥〔顬〕

缛〔縟〕

ruan

软〔軟〕

rui

锐〔銳〕

run

闰〔閏〕

润〔潤〕

**S**

sa

洒〔灑〕

飒〔颯〕

萨〔薩〕

sai

鳃〔鰓〕

赛〔賽〕

san

毵〔毿〕

伞〔傘〕

糁〔糝〕

馓〔饊〕

sang

丧〔喪〕

颡〔顙〕

sao

骚〔騷〕

缫〔繅〕

扫〔掃〕

se

涩〔澀〕

*啬〔嗇〕

铯〔銫〕

穑〔穡〕

sha

*杀〔殺〕

纱〔紗〕

铩〔鎩〕

鲨〔鯊〕

shai

筛〔篩〕

晒〔曬〕

shan

钐〔釤〕

闪〔閃〕

陕〔陝〕

讪〔訕〕

单〔單〕

埠〔墠〕

禅〔禪〕

骟〔騸〕

缮〔繕〕

赡〔贍〕

鳝〔鱔〕

shang

伤〔傷〕

殇〔殤〕

觞〔觴〕

赏〔賞〕

绱〔緔〕

shao

烧〔燒〕

绍〔紹〕

she

峚〔輋〕

赊〔賒〕

阇〔闍〕

舍〔捨〕

库〔庫〕

设〔設〕

摄〔攝〕

滠〔灄〕

慑〔懾〕

shei

谁〔誰〕

shen

诜〔詵〕

参〔參〕

绅〔紳〕

诜〔詵〕

糁〔糝〕

鲹〔鰺〕

钟〔鐘〕

沈〔瀋〕

*审〔審〕

谂〔諗〕

婶〔嬸〕

肾〔腎〕

渗〔滲〕

瘆〔瘮〕

sheng

声〔聲〕

绳〔繩〕

*圣〔聖〕

胜〔勝〕

shi

*师〔師〕

诗〔詩〕

鸤〔鳲〕

鸤〔鶳〕

狮〔獅〕

浉〔溮〕

湿〔濕〕

酾〔釃〕

鲥〔鰣〕

鲺〔鯴〕

*时〔時〕

识〔識〕

实〔實〕

蚀〔蝕〕

埘〔塒〕

莳〔蒔〕

鲥〔鰣〕

驶〔駛〕

势〔勢〕

饰〔飾〕

试〔試〕

视〔視〕

贯〔貫〕

适〔適〕

轼〔軾〕

铈〔鈰〕

諟〔諟〕

释〔釋〕

谥〔謚〕

**shou**

*寿〔壽〕

兽〔獸〕

绶〔綬〕

**shu**

书〔書〕

纾〔紓〕

枢〔樞〕

摅〔攄〕

输〔輸〕

赎〔贖〕

*属〔屬〕

数〔數〕

术〔術〕

树〔樹〕

竖〔豎〕

鉥〔鉥〕

**shuai**

帅〔帥〕

**shuan**

闩〔閂〕

**shuang**

*双〔雙〕

泷〔瀧〕

骦〔驦〕

鹴〔鸘〕

**shui**

谁〔誰〕

说〔說〕

**shun**

顺〔順〕

**shuo**

说〔說〕

烁〔爍〕

铄〔鑠〕

硕〔碩〕

数〔數〕

**si**

丝〔絲〕

咝〔噝〕

鸶〔鷥〕

蛳〔螄〕

缌〔緦〕

飔〔颸〕

锶〔鍶〕

饲〔飼〕

驷〔駟〕

**song**

松〔鬆〕

枞〔樅〕

怂〔慫〕

耸〔聳〕

讼〔訟〕

诵〔誦〕

颂〔頌〕

**sou**

馊〔餿〕

飕〔颼〕

锼〔鎪〕

擞〔擻〕

薮〔藪〕

**su**

苏〔蘇囌〕

稣〔穌〕

诉〔訴〕

*肃〔肅〕

觫〔觫〕

骕〔驌〕

谡〔謖〕

鹔〔鷫〕

缩〔縮〕

**sui**

虽〔雖〕

绥〔綏〕

随〔隨〕

*岁〔歲〕

谇〔誶〕

繐〔繐〕

镓〔鐩〕

**sun**

*孙〔孫〕

荪〔蓀〕

狲〔猻〕

损〔損〕

**suo**

缩〔縮〕

唢〔嗩〕

琐〔瑣〕

锁〔鎖〕

**T**

**ta**

铊〔鉈〕

碴〔磋〕

獭〔獺〕

鳎〔鰨〕

挞〔撻〕

闼〔闥〕

阘〔闒〕

**tai**

台〔臺颱〕

〔檯〕

骀〔駘〕

鲐〔鮐〕

态〔態〕

钛〔鈦〕

**tan**

贪〔貪〕

摊〔攤〕

滩〔灘〕

瘫〔癱〕

坛〔壇罎〕

昙〔曇〕

谈〔談〕

弹〔彈〕

锬〔錟〕

谭〔譚〕

镡〔鐔〕

钽〔鉭〕

叹〔嘆〕

**tang**

汤〔湯〕

铴〔鐋〕

镗〔鏜〕

傥〔儻〕

镋〔钂〕

烫〔燙〕

**tao**

涛〔濤〕

绦〔縧〕

焘〔燾〕

韬〔韜〕

梼〔檮〕

骑〔騊〕

绹〔綯〕

讨〔討〕

**te**

铽〔鋱〕

**teng**

腾〔騰〕

誊〔謄〕
腾〔騰〕

**ti**

体〔體〕
锑〔銻〕
鹏〔鶗〕
鹈〔鵜〕
騠〔騠〕
缇〔緹〕
题〔題〕
鳀〔鯷〕
体〔體〕
绨〔綈〕

**tian**

阗〔闐〕

**tiao**

*条〔條〕
调〔調〕
韶〔齠〕
鲦〔鰷〕
祟〔糶〕

**tie**

贴〔貼〕
铁〔鐵〕

**ting**

厅〔廳〕
听〔聽〕
烃〔烴〕
绖〔綎〕
铤〔鋌〕
颋〔頲〕

**tong**

㖞〔詞〕
铜〔銅〕
鲖〔鮦〕
统〔統〕
恸〔慟〕

**tou**

头〔頭〕

**tu**

图〔圖〕
涂〔塗〕
骎〔駼〕
钍〔釷〕

**tuan**

团〔團糰〕
抟〔摶〕

**tui**

陨〔隤〕
颓〔頹〕

**tun**

饨〔飩〕
鲀〔魨〕

**tuo**

驮〔馱〕
驼〔駝〕
铊〔鉈〕
鸵〔鴕〕
鲅〔鮀〕
鼍〔鼉〕
椭〔橢〕
萚〔蘀〕
箨〔籜〕

# W

**wa**

洼〔窪〕
娲〔媧〕
袜〔襪〕

**wan**

弯〔彎〕
塆〔壪〕
湾〔灣〕
纨〔紈〕
顽〔頑〕

绾〔綰〕
*万〔萬〕
沥〔潫〕

**wang**

网〔網〕
辋〔輞〕

**wei**

鳂〔鰃〕
*韦〔韋〕
*为〔爲〕
违〔違〕
围〔圍〕
帏〔幃〕
闱〔闈〕
沩〔潙〕
沩〔潙〕
潍〔濰〕
维〔維〕
鲀〔鮠〕
潍〔濰〕
伟〔偉〕
伪〔僞〕
苇〔葦〕
芀〔蒍〕
纬〔緯〕
玮〔瑋〕
晬〔暐〕
炜〔煒〕
诿〔諉〕
颙〔頠〕
跬〔躛〕
鲔〔鮪〕
卫〔衛〕
硙〔磑〕
谓〔謂〕
鳚〔䲁〕

**wen**

辒〔輼〕

缢〔緼〕
*万〔萬〕
汒〔潫〕

**wang**

网〔網〕
辋〔輞〕

鳀〔鰛〕
驳〔駁〕
纹〔紋〕
闻〔聞〕
阌〔閿〕
稳〔穩〕
问〔問〕

**weng**

鎓〔鎓〕
鹟〔鶲〕

**wo**

挝〔撾〕
莴〔萵〕
涡〔渦〕
窝〔窩〕
蜗〔蝸〕
龌〔齷〕

**wu**

*乌〔烏〕
邬〔鄔〕
呜〔嗚〕
钨〔鎢〕
诬〔誣〕
*无〔無〕
芜〔蕪〕
鹀〔鵐〕
铻〔鋙〕
庑〔廡〕
沅〔潕〕
怃〔憮〕
妩〔嫵〕
鹉〔鵡〕
务〔務〕
坞〔塢〕
误〔誤〕
恶〔惡〕
骛〔鶩〕
雾〔霧〕

鸷〔鷙〕

**X**

xi

饻〔餏〕
牺〔犧〕
锡〔錫〕
习〔習〕
觋〔覡〕
袭〔襲〕
骙〔騱〕
鳛〔鰼〕
玺〔璽〕
铣〔銑〕
镨〔鐯〕
鳍〔鰭〕
戏〔戲〕
饩〔餼〕
系〔係繫〕
屃〔屓〕
细〔細〕
绤〔綌〕
阋〔鬩〕

xia

虾〔蝦〕
侠〔俠〕
峡〔峽〕
狭〔狹〕
硖〔硤〕
辖〔轄〕
吓〔嚇〕

xian

纤〔纖〕
莶〔薟〕
跹〔躚〕
锨〔鍁〕
鲜〔鮮〕
骞〔騫〕
闲〔閑〕
贤〔賢〕
挦〔撏〕
咸〔鹹〕
娴〔嫻〕
衔〔銜〕
诚〔諴〕
痫〔癇〕
鹇〔鷳〕
猕〔獮〕
显〔顯〕
险〔險〕
蚬〔蜆〕
崄〔嶮〕
猃〔獫〕
藓〔蘚〕
见〔見〕
苋〔莧〕
县〔縣〕
岘〔峴〕
现〔現〕
眖〔晛〕
线〔綫〕
觃〔覎〕
宪〔憲〕
馅〔餡〕
缐〔線〕
*献〔獻〕

xiang

*乡〔鄉〕
芗〔薌〕
缃〔緗〕
骧〔驤〕
纕〔纕〕
镶〔鑲〕
详〔詳〕
响〔響〕
饷〔餉〕
飨〔饗〕
鲞〔鯗〕
向〔嚮〕
项〔項〕

xiao

枭〔梟〕
哓〔嘵〕
骁〔驍〕
鸮〔鴞〕
绡〔綃〕
萧〔蕭〕
销〔銷〕
箫〔簫〕
潇〔瀟〕
蟏〔蠨〕
嚣〔囂〕
晓〔曉〕
谡〔謏〕
啸〔嘯〕
敩〔斆〕

xie

协〔協〕
胁〔脅〕
挟〔挾〕
谐〔諧〕
颉〔頡〕
撷〔擷〕
缬〔纈〕
*写〔寫〕
泻〔瀉〕
绁〔紲〕
龂〔齘〕
亵〔褻〕
谢〔謝〕

xin

䜣〔訢〕
锌〔鋅〕
廞〔廞〕
衅〔釁〕

xing

兴〔興〕
骍〔騂〕
饧〔餳〕
陉〔陘〕
娙〔娙〕
荥〔滎〕
钘〔鈃〕
铏〔鉶〕

xiong

讻〔訩〕
诇〔詗〕

xiu

鸺〔鵂〕
馐〔饈〕
绣〔綉〕
锈〔銹〕

xu

讦〔訏〕
须〔須鬚〕
顼〔頊〕
谞〔諝〕
褮〔褮〕
𦈡〔繻〕
许〔許〕
诩〔詡〕
浒〔滸〕
绪〔緒〕
续〔續〕

xuan

轩〔軒〕
谖〔諼〕
铜〔鋗〕
谖〔譞〕
驱〔駭〕
悬〔懸〕
选〔選〕

癣〔癬〕　　　　娅〔婭〕　　　　旸〔暘〕　　　　诒〔詒〕

绚〔絢〕　　　　氩〔氬〕　　　　飏〔颺〕　　　　饴〔飴〕

铉〔鉉〕　　　　yan　　　　　　炀〔煬〕　　　　贻〔貽〕

旋〔鏇〕　　　　怏〔慲〕　　　　钖〔鍚〕　　　　遗〔遺〕

xue　　　　　　阉〔閹〕　　　　疡〔瘍〕　　　　颐〔頤〕

峃〔嶨〕　　　　阌〔閿〕　　　　养〔養〕　　　　钇〔釔〕

学〔學〕　　　　闫〔閆〕　　　　痒〔癢〕　　　　蚁〔蟻〕

鳕〔鱈〕　　　　*严〔嚴〕　　　　样〔樣〕　　　　舣〔艤〕

谑〔謔〕　　　　綖〔綖〕　　　　yao　　　　　　颛〔顗〕

xun　　　　　　盐〔鹽〕　　　　约〔約〕　　　　﨏〔齮〕

勋〔勛〕　　　　铅〔鉛〕　　　　*尧〔堯〕　　　　亿〔億〕

埙〔塤〕　　　　阎〔閻〕　　　　侥〔僥〕　　　　*义〔義〕

纁〔纁〕　　　　颜〔顏〕　　　　轺〔軺〕　　　　*艺〔藝〕

*寻〔尋〕　　　　奁〔奩〕　　　　峣〔嶢〕　　　　忆〔憶〕

纠〔紃〕　　　　俨〔儼〕　　　　铫〔銚〕　　　　议〔議〕

询〔詢〕　　　　厣〔厴〕　　　　谣〔謠〕　　　　呓〔囈〕

郇〔鄩〕　　　　鸥〔鷗〕　　　　鳐〔鰩〕　　　　译〔譯〕

荨〔蕁〕　　　　缬〔纈〕　　　　疟〔瘧〕　　　　峄〔嶧〕

浔〔潯〕　　　　魇〔魘〕　　　　药〔藥〕　　　　钑〔鈒〕

珣〔珣〕　　　　崅〔巘〕　　　　钥〔鑰〕　　　　怿〔懌〕

焴〔燖〕　　　　黡〔黶〕　　　　鹞〔鷂〕　　　　诣〔詣〕

鲟〔鱘〕　　　　*厌〔厭〕　　　　ye　　　　　　驿〔驛〕

训〔訓〕　　　　尪〔尪〕　　　　爷〔爺〕　　　　绎〔繹〕

讯〔訊〕　　　　砚〔硯〕　　　　铘〔鋣〕　　　　轶〔軼〕

驯〔馴〕　　　　艳〔艷〕　　　　*业〔業〕　　　　谊〔誼〕

逊〔遜〕　　　　验〔驗〕　　　　叶〔葉〕　　　　勚〔勩〕

　　　　　　　　谚〔諺〕　　　　*页〔頁〕　　　　缢〔縊〕

**Y**　　　　　滟〔灩〕　　　　邺〔鄴〕　　　　瘗〔瘞〕

　　　　　　　　酽〔釅〕　　　　晔〔曄〕　　　　鹝〔鷊〕

ya　　　　　　餍〔饜〕　　　　烨〔燁〕　　　　镒〔鎰〕

压〔壓〕　　　　谳〔讞〕　　　　谒〔謁〕　　　　鹢〔鷁〕

垭〔埡〕　　　　赝〔贋〕　　　　馌〔饁〕　　　　缳〔繯〕

鸦〔鴉〕　　　　yang　　　　　歴〔靨〕　　　　虉〔虉〕

哑〔啞〕　　　　莺〔鶯〕　　　　yi　　　　　　镱〔鐿〕

桠〔椏〕　　　　扬〔揚〕　　　　医〔醫〕　　　　yin

鸭〔鴨〕　　　　阳〔陽〕　　　　祎〔禕〕　　　　*阴〔陰〕

轧〔軋〕　　　　场〔場〕　　　　铱〔銥〕　　　　荫〔蔭〕

*亚〔亞〕　　　　杨〔楊〕　　　　仪〔儀〕　　　　骃〔駰〕

讶〔訝〕

绲〔緄〕
铟〔銦〕
谭〔譚〕
阐〔闡〕
阄〔鬮〕
银〔銀〕
断〔斷〕
龈〔齦〕
饮〔飲〕
*隐〔隱〕
瘾〔癮〕
鰤〔鰤〕
慭〔憗〕

**ying**

应〔應〕
莺〔鶯〕
萤〔罃〕
婴〔嬰〕
锳〔鍈〕
撄〔攖〕
嘤〔嚶〕
罂〔罌〕
缨〔纓〕
璎〔瓔〕
樱〔櫻〕
鹦〔鸚〕
鹰〔鷹〕
茔〔塋〕
荥〔滎〕
荧〔熒〕
莹〔瑩〕
萤〔螢〕
营〔營〕
萦〔縈〕
溁〔濚〕
蓥〔鎣〕
滢〔瀅〕
蝇〔蠅〕

漤〔濴〕
赢〔贏〕
颍〔潁〕
颖〔穎〕
瘿〔癭〕

**yo**

哟〔喲〕

**yong**

佣〔傭〕
拥〔擁〕
痈〔癰〕
镛〔鏞〕
鳙〔鱅〕
颙〔顒〕
踊〔踴〕
鲬〔鯒〕

**you**

优〔優〕
忧〔憂〕
邮〔郵〕
*犹〔猶〕
莸〔蕕〕
铀〔鈾〕
鱿〔魷〕
辀〔輈〕
鲉〔鮋〕
铕〔銪〕
诱〔誘〕

**yu**

纡〔紆〕
玙〔璵〕
欤〔歟〕
余〔餘〕
*鱼〔魚〕
谀〔諛〕
渔〔漁〕
舰〔覦〕
舆〔輿〕

*与〔與〕
屿〔嶼〕
伛〔傴〕
语〔語〕
龉〔齬〕
驭〔馭〕
吁〔籲〕
饫〔飫〕
妪〔嫗〕
郁〔鬱〕
狱〔獄〕
钰〔鈺〕
预〔預〕
阈〔閾〕
谕〔諭〕
御〔禦〕
鹆〔鵒〕
蓣〔蕷〕
滪〔澦〕
誉〔譽〕
鹬〔鷸〕

**yuan**

鸢〔鳶〕
鸳〔鴛〕
渊〔淵〕
园〔園〕
员〔員〕
圆〔圓〕
鼋〔黿〕
缘〔緣〕
骤〔騵〕
辕〔轅〕
橼〔櫞〕
远〔遠〕
愿〔願〕

**yue**

约〔約〕
彟〔彠〕

哕〔噦〕
*乐〔樂〕
轧〔軏〕
栎〔櫟〕
钥〔鑰〕
钺〔鉞〕
阅〔閱〕
跃〔躍〕
鸢〔鸑〕

**yun**

晕〔暈〕
顽〔頵〕
赟〔贇〕
*云〔雲〕
芸〔蕓〕
沄〔澐〕
纭〔紜〕
郧〔鄖〕
涢〔溳〕
筼〔篔〕
陨〔隕〕
殒〔殞〕
运〔運〕
员〔員〕
郓〔鄆〕
恽〔惲〕
酝〔醞〕
缊〔縕〕
韫〔韞〕
蕴〔蘊〕

**Z**

**za**

臜〔臢〕
杂〔雜〕

**zai**

载〔載〕

zan
攒〔攢〕
趱〔趲〕
暂〔暫〕
錾〔鏨〕
赞〔贊〕
酂〔酇〕
瓒〔瓚〕

zang
赃〔贓〕
脏〔髒臟〕
驵〔駔〕

zao
凿〔鑿〕
枣〔棗〕
灶〔竈〕

ze
则〔則〕
责〔責〕
择〔擇〕
泽〔澤〕
啧〔嘖〕
帻〔幘〕
箦〔簀〕
赜〔賾〕

zei
贼〔賊〕
鲗〔鰂〕

zen
谮〔譖〕

zeng
缯〔繒〕
综〔綜〕
锃〔鋥〕
赠〔贈〕

zha
轧〔軋〕
闸〔閘〕

铡〔鍘〕
鲊〔鮓〕
鲝〔鮺〕
诈〔詐〕
馇〔餷〕

zhai
斋〔齋〕
择〔擇〕
债〔債〕

zhan
毡〔氈〕
谵〔譫〕
饘〔饘〕
鹯〔鸇〕
鳣〔鱣〕
斩〔斬〕
飐〔颭〕
盏〔盞〕
崭〔嶄〕
辗〔輾〕
栈〔棧〕
战〔戰〕
绽〔綻〕

zhang
张〔張〕
长〔長〕
涨〔漲〕
帐〔帳〕
账〔賬〕
胀〔脹〕

zhao
钊〔釗〕
铫〔銚〕
诏〔詔〕
赵〔趙〕
鮡〔鮡〕

zhe
折〔摺〕

辄〔輒〕
蛰〔蟄〕
詟〔讋〕
谪〔謫〕
辙〔轍〕
锗〔鍺〕
这〔這〕
鹧〔鷓〕

zhen
贞〔貞〕
针〔針〕
侦〔偵〕
帧〔幀〕
浈〔湞〕
桢〔楨〕
祯〔禎〕
诊〔診〕
轸〔軫〕
缜〔縝〕
阵〔陣〕
纼〔紖〕
鸩〔鴆〕
赈〔賑〕
镇〔鎮〕

zheng
征〔徵〕
钲〔鉦〕
症〔癥〕
铮〔錚〕
证〔證〕
*郑〔鄭〕
诤〔諍〕

zhi
只〔隻衹〕
织〔織〕
*执〔執〕
职〔職〕
絷〔縶〕

踯〔躑〕
纸〔紙〕
轵〔軹〕
识〔識〕
帜〔幟〕
制〔製〕
*质〔質〕
栉〔櫛〕
贽〔贄〕
挚〔摯〕
轾〔輊〕
致〔緻〕
鸷〔鷙〕
掷〔擲〕
铚〔銍〕
槠〔櫧〕
滞〔滯〕
骘〔騭〕
锧〔鑕〕
踬〔躓〕
觯〔觶〕

zhong
终〔終〕
钟〔鍾鐘〕
锺〔鍾〕
肿〔腫〕
种〔種〕
众〔衆〕

zhou
诌〔謅〕
辀〔輈〕
鸼〔鵃〕
赒〔賙〕
轴〔軸〕
纣〔紂〕
㑇〔㑇〕
㤘〔㥮〕
绉〔縐〕

| | | | |
|---|---|---|---|
| 苧〔薴〕 | 胕〔膞〕 | 赘〔贅〕 | **zong** |
| 昼〔晝〕 | 砖〔磚〕 | **zhun** | 枞〔樅〕 |
| 皱〔皺〕 | 颛〔顓〕 | 谆〔諄〕 | 综〔綜〕 |
| 骤〔驟〕 | 转〔轉〕 | 准〔準〕 | 总〔總〕 |
| **zhu** | 传〔傳〕 | 绰〔綧〕 | 纵〔縱〕 |
| 朱〔硃〕 | 啭〔囀〕 | **zhuo** | 疭〔瘲〕 |
| 诛〔誅〕 | 赚〔賺〕 | 镯〔鐯〕 | **zou** |
| 诸〔諸〕 | 馔〔饌〕 | 浊〔濁〕 | 邹〔鄒〕 |
| 铢〔銖〕 | **zhuang** | 诼〔諑〕 | 驺〔騶〕 |
| 槠〔櫧〕 | 妆〔妝〕 | 鸶〔鷟〕 | 诹〔諏〕 |
| 烛〔燭〕 | 庄〔莊〕 | 镯〔鐲〕 | 鲰〔鯫〕 |
| 讧〔訌〕 | 桩〔樁〕 | **zi** | **zu** |
| 嘱〔囑〕 | 装〔裝〕 | 赀〔貲〕 | 镞〔鏃〕 |
| 瞩〔矚〕 | 壮〔壯〕 | 资〔資〕 | 诅〔詛〕 |
| 苎〔苧〕 | 状〔狀〕 | 缁〔緇〕 | 组〔組〕 |
| 纻〔紵〕 | 戆〔戇〕 | 辎〔輜〕 | **zuan** |
| 贮〔貯〕 | **zhui** | 锱〔錙〕 | 钻〔鑽〕 |
| 驻〔駐〕 | 骓〔騅〕 | 龇〔齜〕 | 躜〔躦〕 |
| 铸〔鑄〕 | 锥〔錐〕 | 镃〔鎡〕 | 缵〔纘〕 |
| 筑〔築〕 | 坠〔墜〕 | 鲻〔鯔〕 | **zun** |
| **zhuan** | 缀〔綴〕 | 渍〔漬〕 | 撙〔鱒〕 |
| *专〔專〕 | 缒〔縋〕 | | 鳟〔鱒〕 |

# 説　　明

**C**

才纔：才，始，僅；又才能。纔，僅。二字本通用，但才能的才，絶不與纔通用。

冲衝：冲的意義是幼小，空虛；用作動詞時表示一直向上（冲天）。衝的意義是突擊、衝撞；用作名詞時表示交叉路口。這兩個字在古書裏一般是區別得很清楚的。

丑醜：二字古不通用。丑是地支名。醜是醜惡的醜。

出齣：齣是近代産生的字，來歷不明。

**D**

淀澱：淀，淺水泊。澱，沉澱，滓泥。

斗鬥：斗，升斗。鬥，鬥争。

**F**

发發髮：發，發射，出發。髮，頭髮。

范範：范，姓。範，模範。

丰豐：丰，丰滿，丰采（風采，風度）。豐，豐富。二字在古書裏一般不通用。丰字比較罕用。

复復複覆：反復的復本作复，但是復和複、覆并不是同義詞。複衹用于重複和複雜的意義；復字等于現代的"再"，它不表示複雜，一般也不用作形容詞來表示重複；覆用于覆蓋、顛覆的意義，而這些意義絕不能用復或複。

**G**

干乾幹榦：干是干戈的干，讀 gān，和讀 gàn 的幹没有什麽關係。乾枯的乾和干戈的干也絕不相通。特別應該注意的是乾坤的乾(qián)，讀音完全不同，規定不能簡化爲干。

谷穀：谷，山谷。穀，百穀（稻麥等）。二字不通用。

**H**

后後：后，君王，皇后。後，先後。有些古書曾經以后代後，但用得很不普遍，後代一般不再通用。至于君王、皇后的后，則絕不寫作後。

画畫，划劃：古代計畫的畫不寫作劃。劃是後起字，并且衹表示錐刀劃開。划是划船的划（也是後起字），與計畫的畫更是没有關係。

汇匯彙：匯，匯合。彙，種類。

伙夥：伙，伙伴，傢伙。夥，很多。

获獲穫：獲，獲得。穫，收穫。二字不通用。

**J**

几幾：几是几案的几。幾是幾何的幾。二字絕不相通。

饥飢饑：飢，飢飽。饑，饑饉。上古一般不相通，後代漸混。

价價：价，善。價，價格。二字不通用。

荐薦：《説文》："荐，席也。"又："薦，獸之所食草。"二字古通用，都有重複、陳獻、推薦等義。

借藉：借，借貸。藉，憑藉。二字一般不通用。注意：狼藉的藉(jí)不能簡化爲借。

尽盡儘：盡，完全，竭盡。儘，達到極限。儘是後起字，本寫作盡。

卷捲：卷，捲曲；又書卷。捲，收捲。上古捲多寫作卷。

**K**

克剋：克，能，勝。剋，剋制。

夸誇：夸，奢侈，夸大，自大。誇，大言，自大。在自大、夸大的意義上，二字古通用。

困睏：困，勞倦，窮困。睏是困的後起字，專用于疲乏想睡的意義。

**L**

腊臘：腊(xī)，乾肉。臘，陰曆十二月。

蜡蠟：蜡，即蛆；又音 zhà，古祭名。蠟，油脂中的一種，蠟燭。

累纍：累，積累，牽累，纏縛。纍，連綴，纏縛。在"纏縛"這個意義上，二字古通用。

里裏：里，鄉里。裏，衣内。《詩經·邶風·緑衣》："緑衣黄裏。"《左傳·僖公二十八年》："表裏山河。"二字古不通用。

历曆歷：歷，經歷。曆，曆數。歷曆一般是有區別的。在古書中，曆數的曆可以用歷，但經歷的歷絕不用曆。

帘簾：帘，酒家幟（後起字）。簾，門簾。

了瞭：了，了解。瞭，眼睛明亮。後來又有雙音詞"瞭望"。

## M

么麼：么(yāo)，幺的俗體，細小，與麼没有關係。

蒙濛懞矇：蒙，披蓋，遭受。濛，微雨的樣子。懞，懞懂，不明白。矇，矇矓，眼力不好。

弥彌瀰：彌，滿，更。瀰，瀰漫，水大的樣子。

面麵：面，臉部。麵（麪的後起字），糧食磨成的粉。二字不通用。

蔑衊：蔑是蔑視的蔑。衊是誣衊的衊。

## N

宁寧：宁是貯的本字，與寧没有關係。

## P

辟闢：辟，法，刑，君。闢，開闢。上古辟曾經通用作闢，後代不通用。

苹蘋：苹，草名，蒿的一種，《詩經·小雅·鹿鳴》有"食野之苹"；又同萍。蘋，草名，一名田字草，讀 pín；蘋果的蘋是後起的，舊寫作苹，讀 píng，簡化字作苹。

凭憑：憑依的憑本作凭，又作馮、凴。

## Q

气氣：依文字家説，氣本作气，但是現在簡化爲气的字，一般古書都寫作氣。

启啓：開啓的啓本作启。

千韆：千，數目。韆，鞦韆。

签簽籤：簽與籤意義相近，但簽押不能作籤押；竹籤、牙籤不能作竹簽、牙簽。

秋鞦：秋，四季中的第三季。鞦，鞦韆。

## S

舍捨：舍，客館，居室；又放弃。捨，放弃。捨本作舍。

沈瀋：沈，沉（chén）的古字；又沈（shěn），姓。瀋，汁；又地名（瀋陽）。

适適：适，讀 kuò，《論語》有南宮适，人名。適，到〔某地〕去，正巧。

术術：术（zhú），原寫作朮，植物名，有白朮、蒼朮，與術不相通。

松鬆：松，松樹。鬆，鬆緊。

## T

台臺檯颱：這四個字的意義各不相同。台（yí），我；又三台（tái），星名。臺，樓臺。檯（後起字），桌子。颱，颱風。

## W

网網：网是網的本字。

无無：二字古代通用，但一般祇寫作無。

## X

系係繫：這三個字意義相近，上古往往通用。後代逐漸分工，世系、系統、體系作系，關係和"是"的意義作係，縛的意義作繫。

咸鹹：咸，皆。鹹，鹹淡。不通用。

向嚮：嚮與向意義相近，但嚮導不作向導。在上古，嚮可通向，向不通嚮。

崒崪：二字古代通用。

## Y

痒癢：痒，病。《詩經·小雅·正月》："癙憂以痒。"在這個意義上，痒癢不相通。

叶葉：叶（xié），同"協"，如"叶音""叶韻"。叶與葉音義皆不同。

踊踴：二字古代通用。

余餘：余，我。餘，剩餘。二字不通用。

御禦：御，駕馭車馬。禦，阻當，防禦。

吁籲：吁（xū），歎息，如"長吁短歎"。籲（yù），呼，如"籲天""呼籲"。

郁鬱：二字古不同音。郁郁，有文采的樣子；馥郁，香氣濃。鬱，草木叢生；又憂鬱。按：郁鬱有相通之處，但憂鬱的鬱絕不作郁。

与與：賜與的與本作与。

云雲：依《説文解字》，云是雲的本字。但是在古書中，云謂的云和雲雨的雲已經有了明確的分工，絕不相混。

## Z

折摺：二字古不同音，亦不通用。折，折斷，屈折。摺，摺叠。

征徵：二字古不同音。征，行，征伐，征稅。徵，徵召，徵求，徵信。按：征稅的意義古書偶然用徵，其餘意義都不相通。特別要注意的是宮商角徵羽（五音）的徵，讀音是 zhǐ，不能簡化爲征。

症癥：症（zhèng），病症。癥（zhēng），癥結。

只衹隻：只，語氣詞，這個意義不能作衹或隻。只在中古以後與衹通，表示"單只"的意思。副詞只與量詞隻在古書中絕不通用。

致緻：緻是密的意思，"細緻"；古與致通。當然，這衹是説用緻的地方可以用致，不是説用致的地方可以用緻。

制製：制，制裁，法度，君命。製，製造。製造的意義在古代也可以用制。

钟鐘鍾：鐘，樂器。鍾，酒器；又聚。《國語·周語》："澤，水之所鍾也。"上古鐘多作鍾，但酒器的鍾、鍾聚的鍾及姓鍾的鍾不作鐘。

筑築：筑，樂器名。築，建築。二字不通用。

准準：准是準的俗體，但近代有了分工：准字衹用于允許、決定等近代意義，而水準、準繩等古代意義則寫作準。一般古書衹有準字，没有准字。

# 附錄 5　异體字整理表

本表根據教育部、國家語言文字工作委員會于 2013 年發布的《通用規範漢字表》及配合實施的《通用規範漢字字典》（2014 年，商務印書館）整理，并參考文化部、中國文字改革委員會于 1955 年 12 月 22 日發布的、1956 年 2 月 1 日起在全國實施的《第一批异體字整理表》，按中文拼音順序編排。

《通用規範漢字表》出于人名、地名和科技用字的特殊需要，將一部分《第一批异體字整理表》中列出的异體字列入規範字，并限定祇能專用，本表在字頭用*號標示。

**A**

an
庵〔菴〕
鞍〔鞌〕
岸〔圻〕
暗〔晻闇〕

ao
翱〔翱〕
鰲〔鼇〕
坳〔㘭〕
拗〔抝〕

**B**

ba
霸〔覇〕

bai
柏〔栢〕
稗〔粺〕

ban
坂〔*阪岅〕

bang
幫〔幇幚〕
榜〔牓〕

膀〔髈〕

bao
褒〔襃〕
寶〔寳〕
褓〔緥〕
刨〔鉋鑤〕

bei
杯〔盃柸〕
背〔揹〕
備〔俻〕
悖〔誖〕

ben
奔〔奔*犇〕
奔〔奔逩〕

beng
繃〔繈〕

bi
逼〔偪〕
秕〔粃〕
斃〔獘〕
秘〔祕〕
痹〔痺〕
弊〔獘〕

bian

遍〔徧〕

biao
膘〔臕〕

bie
鱉〔鼈〕
癟〔瘪〕

bing
冰〔氷〕
稟〔稟〕
并〔併並竝〕

bo
鉢〔盋缽〕
駁〔駮〕
脖〔頸〕
博〔愽〕

bu
布〔佈〕

**C**

cai
采〔採〕
彩〔綵〕
睬〔倸〕
踩〔跴〕

采〔寀〕

can
參〔叅〕
慚〔慙慚〕

cao
操〔捒捒〕
草〔艸〕

ce
册〔冊〕
厠〔廁〕
策〔筴筞〕

cen
參〔叅〕

cha
插〔挿〕
查〔查〕
碴〔䃎〕
察〔詧〕

chan
諂〔讇〕
鏟〔剷〕

chang
場〔塲〕
腸〔膓〕

尝〔嘗嚐〕

**che**

扯〔撦〕

**chen**

趁〔趂〕

**cheng**

撑〔撐〕

乘〔乗椉〕

塍〔塖〕

澄〔*澂〕

**chi**

吃〔喫〕

痴〔癡〕

耻〔恥〕

翅〔翄〕

敕〔勅勑〕

**chou**

仇〔讐*讎〕

绸〔紬〕

酬〔醻詶醻〕

雠〔讐〕

瞅〔盰瞝〕

**chu**

厨〔廚厨〕

锄〔鉏耡〕

橱〔櫥〕

蹰〔躕〕

**chuan**

船〔舩〕

**chuang**

窗〔窓窻牕牎窻〕

床〔牀〕

创〔刱剏〕

**chui**

捶〔搥〕

棰〔箠〕

锤〔鎚〕

**chun**

春〔旾〕

莼〔蓴〕

唇〔脣〕

淳〔湻〕

醇〔醕〕

蠢〔惷〕

**ci**

词〔䛐〕

辞〔辤辝〕

鹚〔鶿〕

糍〔餈〕

**cong**

匆〔怱悤〕

葱〔蓯〕

**cou**

凑〔湊〕

**cu**

粗〔觕麤〕

卒〔卆〕

蹴〔蹵〕

**cuan**

篡〔篹〕

**cui**

脆〔脃〕

悴〔顇〕

**cun**

村〔*邨〕

**cuo**

锉〔剉〕

**D**

**da**

瘩〔瘩〕

**dai**

呆〔獃〕

玳〔瑇〕

**dan**

耽〔躭〕

啖〔啗噉〕

**dang**

挡〔攩〕

荡〔盪〕

**dao**

岛〔嶋島〕

捣〔搗擣〕

**de**

德〔悳惪〕

**deng**

凳〔櫈〕

**di**

堤〔隄〕

抵〔牴觝〕

蒂〔蔕〕

**diao**

雕〔彫琱鵰〕

吊〔弔〕

**die**

喋〔啑〕

叠〔曡疊疉〕

蝶〔蜨〕

**ding**

碇〔矴椗〕

**dong**

动〔働〕

峒〔峝〕

**dou**

兜〔兠〕

斗〔鬥鬦鬪鬬〕

豆〔荳〕

**du**

睹〔覩〕

妒〔妬〕

**dun**

惇〔憞〕

敦〔㪟〕

墩〔礅〕

遁〔遯〕

**duo**

朵〔朶〕

垛〔垜〕

驮〔馱〕

跺〔跥〕

**E**

**e**

婀〔娿〕

讹〔譌〕

峨〔峩〕

鹅〔鵝䳘〕

额〔額〕

厄〔戹阨〕

扼〔搤〕

萼〔蕚〕

腭〔齶〕

鳄〔鱷〕

**en**

恩〔㤙〕

**er**

尔〔尓〕

**F**

**fa**

罚〔罸〕

筏〔栰〕

法〔泫灋〕

珐〔琺〕

**fan**

帆〔帆颿〕

翻〔繙飜〕

凡〔凣〕

繁〔緐〕

泛〔氾汎〕

**fang**

仿〔倣髣〕

fei

廢〔癈〕

痱〔疿〕

fen

氛〔雰〕

feng

峰〔峯〕

蜂〔蠭蠭〕

fu

麩〔粰麱〕

佛〔彿髴〕

俯〔俛*頫〕

婦〔媍〕

附〔坿〕

**G**

ga

嘎〔嘠〕

gai

丐〔匃匄〕

概〔槩〕

gan

乾〔乹乾〕

杆〔桿〕

秆〔稈〕

幹〔榦〕

贛〔贑灨〕

gang

扛〔摃〕

肛〔疘〕

杠〔槓〕

gao

皋〔皐皞〕

糕〔餻〕

槁〔槀〕

稿〔稾〕

ge

胳〔肐〕

歌〔謌〕

閣〔閤〕

個〔箇〕

gen

亘〔亙〕

geng

耕〔畊〕

鯁〔骾〕

gong

躬〔躳〕

gou

鈎〔鉤〕

構〔搆〕

够〔夠〕

gu

鼓〔皷〕

雇〔僱〕

gua

挂〔罣掛〕

guai

拐〔枴〕

怪〔恠〕

guan

館〔舘〕

管〔*筦〕

罐〔鑵〕

gui

規〔槼〕

瑰〔瓌〕

guo

果〔菓〕

椁〔槨〕

**H**

han

函〔圅〕

捍〔*扞〕

悍〔猂〕

焊〔釬銲〕

hao

蚝〔蠔〕

嗥〔嘷獆〕

皓〔暠皞〕

he

和〔咊龢〕

盍〔盇〕

核〔覈〕

heng

恒〔恆〕

hong

哄〔閧鬨〕

hou

糇〔餱〕

hu

呼〔虖嘑謼〕

胡〔衚〕

糊〔粘糊〕

hua

花〔苍蘤〕

嘩〔譁〕

話〔譮〕

huan

歡〔懽讙驩〕

獾〔貛貆〕

浣〔澣〕

huang

恍〔怳〕

晃〔提〕

hui

輝〔煇〕

徽〔微〕

迴〔廻迴〕

蛔〔蚘痐蛕蛔〕

毁〔燬譭〕

匯彙〔滙〕

hun

昏〔昬〕

魂〔䰟〕

huo

禍〔旤〕

**J**

ji

鷄〔雞〕

期〔朞〕

齎〔賷齎〕

羈〔羇〕

楫〔檝〕

迹〔跡蹟〕

績〔勣〕

jia

夾〔裌袷〕

戛〔戞〕

假〔叚〕

jian

奸〔姦〕

箋〔牋椾〕

緘〔椷〕

繭〔璽〕

减〔減〕

碱〔城鹻鹼〕

劍〔劒〕

鑒〔鑑鑑〕

jiang

僵〔殭〕

繮〔韁〕

獎〔奬〕

强〔強彊〕

jiao

僥〔傲〕

脚〔腳〕

剿〔勦勦〕

叫〔呌〕

jie

階〔堦〕

秸〔稭〕

劫〔刦刧刼〕

杰〔傑〕

潔〔絜〕

捷〔捷〕

屆〔届〕

jin

斤〔觔〕

緊〔緊緊〕

晉〔晉〕

jing

粳〔秔粇稉〕

阱〔穽〕

徑〔逕〕

净〔淨〕

脛〔踁〕

jiong

迥〔逈〕

炯〔烱〕

jiu

糾〔糺〕

揪〔揫〕

韭〔韮〕

救〔捄〕

廄〔廐廏〕

ju

局〔侷跼〕

矩〔榘〕

舉〔擧〕

巨〔*鉅〕

據〔攄〕

颶〔颶〕

juan

雋〔儁〕

倦〔勌〕

狷〔獧〕

眷〔睠〕

jue

決〔决〕

橛〔欛〕

jun

俊〔儁傮〕

浚〔濬〕

**K**

kai

慨〔嘅〕

kan

刊〔栞〕

坎〔埳〕

侃〔偘〕

瞰〔矙〕

kang

糠〔粆穅〕

炕〔匟〕

kao

考〔攷〕

ke

疴〔痾〕

咳〔欬〕

剋〔尅〕

kei

剋〔尅〕

ken

肯〔肎〕

keng

坑〔阬〕

kou

叩〔敂〕

扣〔釦〕

寇〔冦寇〕

ku

褲〔袴〕

kuan

款〔欵〕

kuang

況〔况〕

礦〔鑛〕

kui

窺〔闚〕

饋〔餽〕

愧〔媿〕

kun

坤〔*堃〕

昆〔崐崑〕

捆〔綑〕

kuo

括〔捪〕

闊〔濶〕

**L**

la

臘〔臈〕

辣〔辢〕

lai

賴〔賴〕

lan

婪〔惏〕

懶〔嬾〕

lang

琅〔瑯〕

螂〔蜋〕

lei

泪〔淚〕

leng

棱〔稜〕

li

厘〔釐〕

狸〔貍〕

梨〔棃〕

璃〔琍瓈〕

藜〔藜〕

裏〔裡〕

歷〔歷歴〕

曆〔厤〕

苈〔葀藶〕

隸〔隸隷〕

荔〔荔〕

栗〔慄〕

lian

奩〔匳匲籢〕

廉〔亷廉〕

鐮〔鎌鐮〕

斂〔歛〕

煉〔鍊〕

liang

涼〔凉〕

梁〔樑〕

lin

鄰〔隣〕

磷〔粦燐〕

麟〔麐〕

吝〔悋〕

淋〔痳〕

ling

菱〔蔆〕

liu

留〔畄畱罶〕

琉〔瑠瑠〕

瘤〔癅〕

柳〔栁桞〕

碌〔磟〕

long

弄〔衖〕

lu

爐〔鑪〕

虜〔虜〕

櫓〔樐樐艣艪〕

戮〔剹〕

lü

綠 〔*菉〕

lüe

略 〔畧〕

lun

侖 〔崙崘〕

luo

騾 〔贏〕

裸 〔躶臝〕

**M**

ma

麻 〔蔴〕

蟆 〔蟇〕

罵 〔傌駡〕

mai

脉 〔脈峬脈〕

mao

猫 〔貓〕

牦 〔犛氂〕

卯 〔戼夘〕

冒 〔冐〕

帽 〔帽〕

mei

梅 〔楳槑〕

meng

虻 〔蝱〕

mi

眯 〔瞇〕

覓 〔覔〕

幂 〔冪〕

秘 〔*祕〕

mian

綿 〔緜〕

麵 〔麫〕

miao

眇 〔䀩〕

渺 〔淼渺〕

妙 〔玅〕

mie

咩 〔哶哶〕

min

泯 〔冺〕

ming

冥 〔㝠冥〕

命 〔冾〕

mo

謨 〔暮〕

饃 〔饝〕

脉 〔脈〕

mu

畝 〔畂畆畮畮畮〕

幕 〔幙〕

**N**

na

拿 〔拏舎拏〕

nai

乃 〔迺*迺〕

奶 〔妳嬭〕

nan

楠 〔枏柟〕

nao

鬧 〔閙〕

nen

嫩 〔媆〕

ni

霓 〔蜺〕

擬 〔儗〕

你 〔妳〕

昵 〔暱〕

nian

年 〔秊〕

念 〔唸〕

niang

娘 〔孃〕

niao

嬝 〔嬝裊嬈〕

nie

捏 〔揑〕

涅 〔湼〕

囁 〔囁囁〕

孽 〔孼〕

ning

寧 〔寍*甯〕

niu

拗 〔抝〕

nong

農 〔辳〕

弄 〔挵〕

nü

衄 〔䶊衂〕

nuan

暖 〔㬉煗煖〕

nuo

糯 〔稬穤〕

**P**

pai

迫 〔廹〕

pao

炮 〔砲礟〕

疱 〔皰〕

pei

胚 〔肧〕

peng

碰 〔掽踫〕

pi

毗 〔毘〕

匹 〔疋〕

piao

飄 〔飃〕

ping

憑 〔凴〕

瓶 〔缾〕

po

迫 〔廹〕

pu

鋪 〔舖〕

**Q**

qi

栖 〔棲〕

凄 〔淒悽〕

戚 〔慽慼〕

棋 〔碁棊〕

旗 〔旂〕

啓 〔啟啟〕

弃 〔棄〕

憩 〔憇〕

qian

鉛 〔鈆〕

慫 〔慫〕

潛 〔潜〕

qiang

羌 〔羗羌〕

槍 〔鎗〕

强 〔強彊〕

墻 〔牆〕

檣 〔艢〕

襁 〔繦〕

qiao

蹺 〔蹻〕

鍬 〔鏊〕

蕎 〔荍〕

憔 〔瘄顦〕

峭 〔陗〕

qie

愜 〔愜慊〕

qin

琴 〔珡〕

勤 〔懃〕

寝〔寑〕
撬〔撽〕

qiu
丘〔坵〕
秋〔秌穐〕
鰍〔鰌〕
虬〔虯〕
球〔毬〕

qu
麯〔*麹〕
驱〔駆歐〕

quan
券〔劵〕

que
却〔卻卻〕
権〔㩲権〕

qun
裙〔帬裠〕
群〔羣〕

**R**

ran
髯〔髥〕
冉〔冄〕

rao
繞〔遶〕

ren
韧〔靭靱靭〕
韧〔靷〕
饪〔餁〕
妊〔姙〕
衽〔袵〕

rong
绒〔毧羢〕
融〔螎〕
冗〔宂〕

ru
蠕〔蝡〕

ruan
软〔輭〕

rui
蕊〔蘂蕋蘃〕
睿〔叡〕

ruo
箬〔篛〕

**S**

sa
挲〔挱〕
颯〔颾〕

sai
腮〔顋〕

san
伞〔傘繖〕
散〔㪚〕

sang
桑〔桒〕

se
涩〔澁濇〕

sha
厦〔廈〕

shan
删〔刪〕
姗〔姍〕
珊〔珊〕
栅〔柵〕
膻〔羴羶〕
膳〔饍〕
鳝〔鱓〕

shao
筲〔籍〕

she
蛇〔虵〕
射〔躲〕
慑〔慴〕

shen
参〔參葠薓〕
深〔湙〕
慎〔昚〕

sheng
升〔*昇*陞〕
剩〔賸〕

shi
尸〔屍〕
虱〔蝨〕
湿〔溼〕
时〔旹〕
实〔寔〕
似〔佀〕
视〔眡眎〕
柿〔柹〕
是〔昰〕
谥〔謚〕

shu
倏〔倐儵〕
疏〔疎〕
薯〔藷〕
竖〔竪〕
庶〔庻〕
漱〔潄〕

si
厮〔廝〕
似〔佀〕
祀〔禩〕
饲〔飤〕
俟〔竢〕

sou
搜〔*蒐〕
嗽〔嗽〕

su
苏〔*甦蘇〕
诉〔愬〕
宿〔宿〕

溯〔泝遡〕

sui
岁〔歳〕

sun
飧〔飱〕
笋〔筍〕

suo
挲〔挱〕
蓑〔簑〕
琐〔瑣〕
锁〔鎖〕

**T**

ta
它〔牠〕
塔〔墖〕
拓〔搨〕

tan
罎〔罈壜〕
袒〔襢〕
叹〔歎〕

tang
蹚〔蹪〕
糖〔餹〕

tao
绦〔條縧〕
掏〔搯〕

teng
藤〔籐〕

ti
啼〔嗁〕
蹄〔蹏〕
剃〔薙鬀〕

tiao
眺〔覜〕

tong
同〔*仝衕〕
峒〔峝〕

筒〔䈞〕

tou

偷〔婾〕

tu

兔〔兎兎〕

tui

頹〔穨〕

腿〔骽〕

tun

臀〔臋〕

tuo

托〔託〕

拖〔拕〕

馱〔**駄**〕

駝〔馳〕

**W**

wa

蛙〔鼃〕

襪〔韈韤〕

wan

玩〔翫〕

挽〔輓〕

碗〔**盌盌**\*梡〕

wang

亡〔兦〕

罔〔冈〕

往〔徃〕

望〔朢〕

wei

喂〔餧餵〕

猬〔蝟〕

wen

蚊〔螡蟁〕

吻〔脗〕

weng

瓮〔甕甕〕

wu

污〔汙污〕

忤〔牾〕

塢〔隖〕

**X**

xi

晰〔\*晳〕

溪〔\*谿〕

熙〔**熙**熙〕

嘻〔譆〕

膝〔厀〕

席〔蓆〕

戲〔戱〕

xia

狹〔陜〕

厦〔廈〕

xian

仙〔僊〕

籼〔秈〕

鮮〔鱻〕

閑〔閒〕

弦〔絃〕

涎〔次〕

嫻〔嫺〕

銜〔啣衒〕

鮮〔尠尟〕

綫〔\*線〕

xiang

厢〔廂〕

享〔亯〕

餉〔饟〕

嚮〔曏〕

xiao

淆〔殽〕

笑〔咲〕

效〔効傚〕

xie

蝎〔蠍〕

邪〔衺〕

脅〔脇〕

携〔攜**攜**攜〕

鞋〔鞵〕

泄〔洩〕

紲〔緤〕

燮〔爕〕

蟹〔蠏〕

xin

欣〔\*訢〕

xing

幸〔倖〕

xiong

凶〔兇〕

洶〔汹〕

胸〔胷〕

xiu

修〔\*脩〕

宿〔宿〕

綉〔繡〕

銹〔鏽〕

xu

叙〔敍敘〕

恤〔卹邺賉〕

勖〔勗〕

婿〔壻〕

xuan

萱〔蕿蘐薏蘐〕

喧〔誼〕

璇〔璿〕

楦〔楥〕

xue

靴〔鞾〕

xun

勛〔勳勲〕

塤〔壎〕

熏〔燻〕

尋〔**尋**〕

巡〔廵〕

徇〔狥〕

浚〔濬〕

**Y**

ya

丫〔枒\*椏〕

鴉〔鵶〕

yan

胭〔臙〕

烟〔菸煙〕

腌〔醃〕

岩〔喦巗巖〕

鉛〔鈆〕

檐〔簷〕

巘〔巘〕

咽〔嚥〕

艷〔豔豓〕

宴〔醼讌〕

驗〔驗〕

雁〔鴈〕

焰〔燄〕

燕〔鷰〕

贋〔贗〕

yang

揚〔敭\*颺〕

yao

夭〔殀〕

肴〔餚〕

窑〔窯窰窑〕

咬〔齩〕

耀〔燿〕

ye

野〔埜墅壄〕

夜〔亱〕

燁〔爗〕